M. Motzko   U. Mlynczak   C. Prinzen

Stimm- und Schlucktherapie nach Larynx- und Hypopharynxkarzinomen

M. Motzko   U. Mlynczak   C. Prinzen

Stimm- und Schlucktherapie nach Larynx- und Hypopharynxkarzinomen

URBAN & FISCHER
München · Jena

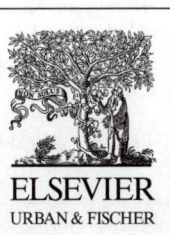
ELSEVIER
URBAN & FISCHER

Zuschriften und Kritik an:
Elsevier GmbH, Urban & Fischer Verlag, Programmbereich Fachberufe, Karlstraße 45, 80333 München

Autorinnen:

Manuela Motzko
Hals-Nasen-Ohren-Klinik
der Universität zu Köln

Ute Mlynczak
Hals-Nasen-Ohren-Klinik
der Universität zu Köln

Claudia Prinzen
Lehranstalt für Logopädie
der TERTIA Bonn

Wichtiger Hinweis für den Benutzer
Die Erkenntnisse in der Medizin unterliegen laufendem Wandel durch Forschung und klinische Erfahrungen. Herausgeber und Autoren dieses Werkes haben große Sorgfalt darauf verwendet, dass die in diesem Werk gemachten therapeutischen Angaben (insbesondere hinsichtlich Indikation, Dosierung und unerwünschten Wirkungen) dem derzeitigen Wissensstand entsprechen. Das entbindet den Nutzer dieses Werkes aber nicht von der Verpflichtung, anhand der Beipackzettel zu verschreibender Präparate zu überprüfen, ob die dort gemachten Angaben von denen in diesem Buch abweichen und seine Verordnung in eigener Verantwortung zu treffen.

Wie allgemein üblich wurden Warenzeichen bzw. Namen (z. B. bei Pharmapräparaten) nicht besonders gekennzeichnet.

Bibliografische Information Der Deutschen Bibliothek
Die Deutsche Bibliothek verzeichnet diese Publikation in der Deutschen Nationalbibliografie; detaillierte bibliografische Daten sind im Internet unter http://dnb.ddb.de abrufbar.

Alle Rechte vorbehalten
1. Auflage 2004
© Elsevier GmbH, München
Der Urban & Fischer Verlag ist ein Imprint der Elsevier GmbH.

04 05 06 07 08   5 4 3 2 1

Für Copyright in Bezug auf das verwendete Bildmaterial siehe Abbildungsnachweis.

Das Werk einschließlich aller seiner Teile ist urheberrechtlich geschützt. Jede Verwertung außerhalb der engen Grenzen des Urheberrechtsgesetzes ist ohne Zustimmung des Verlages unzulässig und strafbar. Das gilt insbesondere für Vervielfältigungen, Übersetzungen, Mikroverfilmungen und die Einspeicherung und Verarbeitung in elektronischen Systemen.

Um den Textfluss nicht zu stören und der Praxissituation gerecht zu werden, wurde bei Patienten und Berufsbezeichnungen mal die grammatikalisch maskuline, mal die feminine Form gewählt. Selbstverständlich ist in diesen Fällen das jeweils andere Geschlecht mit eingeschlossen.

Planung und Lektorat: Anne Wiehage, Christiane Tietze
Redaktion: Christine Pigors
Herstellung: Hildegard Graf
Satz: klartext, Heidelberg
Druck und Bindung: Printer Trento, Trento/Italien
Umschlaggestaltung: SpieszDesign, Neu-Ulm
Titelfotografie: Getty Images/Erik Dreyer
Zeichnungen: Manuela Motzko, Köln
Abbildungen: H. E. Eckel, Klagenfurt (Abb. 2.2, 2.3, 2.5, 3.1), Andreas Fahl Medizintechnik Vertrieb, Köln (Abb. 3.18),
       H. P. Zenner, Tübingen (Abb. 6.25)

ISBN 3-437-48000-6

Aktuelle Informationen finden Sie im Internet unter www.elsevier.de

Die Autorinnen

Manuela Motzko, Jahrgang 1972, absolvierte von 1993–1996 ihre Ausbildung zur staatlich geprüften Logopädin an der Lehranstalt für Logopädie der Phoniatrie und Pädaudiologie der Universitätsklinik Münster. Nach kurzer Tätigkeit an einem Institut für Stimm- und Sprachstörungen am Evangelischen Krankenhaus in Hamm, Westfalen, ist sie seit 1997 an der Klinik für Hals-Nasen-Ohrenheilkunde der Universität zu Köln tätig. Hier liegt ein Schwerpunkt ihrer Arbeit in der Behandlung von tumorbedingten Stimm- und Schluckstörungen.

Sie ist langjähriges Mitglied der „Interdisziplinären Arbeitsgruppe Dysphagie" an der Klinik der Universität zu Köln. 2002 gründete Frau Motzko mit einer Kollegin das „Kölner Dysphagiezentrum", das sich ausschließlich mit der Diagnostik, Beratung und Behandlung von Schluckstörungen befasst und Seminare, Fortbildungen und Vorträge für Fachpersonal und Betroffene zu diesem Thema anbietet.

Ute Mlynczak, Jahrgang 1967, absolvierte von 1991–1994 ihre Ausbildung zur staatlich geprüften Logopädin an der Lehranstalt für Logopädie in Köln. Direkt im Anschluss an die Ausbildung begann sie ihre Tätigkeit als klinische Logopädin an der Klinik für Hals-Nasen-Ohrenheilkunde der Universität zu Köln und ist bis heute dort tätig. Seit 1997 arbeitet Frau Mlynczak zusätzlich als niedergelassene Logopädin. Sie ist Mitglied der „Interdisziplinären Arbeitsgruppe Dysphagie" an der Klinik der Universität zu Köln. Außerdem ist sie in der Aus- und Weiterbildung von Logopädinnen tätig und hat eine Zusatzzertifikation als Fachtherapeutin für Laryngektomie. Im Rahmen der ärztlichen Fortbildung hält Frau Mlynczak regelmäßig Vorträge mit dem Schwerpunkt der Stimm- und Schlucktherapie nach Resektion von Larynx- und Hypopharynxtumoren.

Claudia Prinzen, Jahrgang 1968, absolvierte von 1989–1992 ihre Ausbildung zur staatlich geprüften Logopädin an der Lehranstalt für Logopädie der Phoniatrie und Pädaudiologie der Universitätsklinik Münster. Bis 1997 war sie an der Klinik für Hals-Nasen-Ohrenheilkunde der Universität zu Köln tätig. Hauptsächlich beschäftigte sie sich mit der Behandlung von Stimm- und Hörstörungen. Währenddessen arbeitete sie 1995 für acht Monate am Groote Schuur Hospital in Kapstadt, Südafrika. Schwerpunkt ihrer Arbeit dort war die Behandlung von Laryngektomierten und die Beratung innerhalb einer Spaltsprechstunde. Seit 1997 ist Frau Prinzen Lehrlogopädin an der staatlich anerkannten Lehranstalt für Logopädie in Bonn mit den Schwerpunkten Laryngektomie, Hörstörung und Rhinophonie. Neben einer Tätigkeit in einer freien Praxis war sie Mitglied der Spaltsprechstunde der Zahnklinik der Universitätsklinik Bonn, und – last, not least – ist sie Mutter von zwei Töchtern.

Geleitwort

Die Diagnostik und Therapie von Kehlkopferkrankungen hat in den letzten Jahren rasante Fortschritte verzeichnet. Neue anatomische, elektrophysiologische und bildgebende Untersuchungen haben unser Verständnis der Kehlkopfkrankheiten wesentlich verbessert, und neue Therapieverfahren erlauben heute eine Vielzahl von teilweise sehr komplexen Behandlungsverfahren für Patienten mit Stimmstörungen, Schluckstörungen, zentralen Atemwegsveränderungen und Tumorkrankheiten im Bereich von Mundhöhle, Rachen und Kehlkopf sowie der benachbarten Organe.

Dabei erfordert die zielgerichtete Abklärung der klinischen Symptome ebenso wie die Therapie der organischen und funktionellen Kehlkopfveränderungen häufig eine enge Kooperation zwischen Laryngologen und Logopäden. Voraussetzung hierzu ist aber eine umfassende und aktuelle Ausbildung aller Beteiligten.

Die Autorinnen des vorliegenden Buches hatten über viele Jahre hinweg in der klinischen Praxis, aber auch an der laryngologischen Forschung und bei der Durchführung von Kehlkopf-Operationskursen die Möglichkeit, sich intensiv mit der interdisziplinären Behandlung von Patienten mit Kehlkopfkrankheiten zu beschäftigen und logopädische Behandlungsverfahren im Zusammenhang mit modernen Diagnosetechniken und Operationsverfahren zu erproben, zu entwickeln und anzuwenden. Aus dieser intensiven klinischen Praxis heraus entstand der Gedanke, die modernen laryngologischen Techniken aktuell und übersichtlich für den Einsatz in der Logopädie zusammenfassend darzustellen.

Lesern und Leserinnen dieses Buches wird damit die Gelegenheit gegeben, die aktuellen Entwicklungen in der Kehlkopfheilkunde in komprimierter Form nachzulesen und als Grundlage für die logopädische Arbeit am Patienten zu nutzen. Den Verfasserinnen ist für ihre Mühe und Sorgfalt bei der Abfassung dieses Buches zu danken. Den Leserinnen und Lesern ist zu wünschen, dass sie an der laryngologischen Arbeit in der täglichen Praxis ebenso viel Freude und Genugtuung finden werden, wie sie sich in der gesammelten klinischen Erfahrung dieses Buches widerspiegelt.

Klagenfurt, im Januar 2004
Prim. Prof. Dr. med. Hans Edmund Eckel

Vorwort

Mit diesem Buch möchten wir einen Überblick über die medizinischen Grundlagen, die onkologischen Therapiemöglichkeiten und die logopädischen Interventionen bei Patienten mit Larynx- und Hypopharynxtumoren geben. Es gibt bisher keine Veröffentlichung, welche die logopädische Behandlung von Stimm- und Schluckstörungen bei Patienten nach Kehlkopfteilresektion und totaler Laryngektomie zusammenfasst. Die Anzahl der Kehlkopfteilresektionen ist in den vergangenen Jahren stetig gestiegen. Dennoch ist die Zahl der Laryngektomien gleichbleibend hoch und es besteht ein Informationsdefizit bezüglich des Vorgehens der Stimm- und Schlucktherapie nach Tumorresektionen in diesen Bereichen. Wir haben uns deshalb entschlossen, unsere therapeutischen Erfahrungen und unser interdisziplinäres Wissen in diesem Handbuch zusammenzutragen. Wir möchten so auf allgemeine sowie spezifische Fragen antworten, die sich in Ausbildung und Praxis immer wieder stellen. Zu nennen sind in diesem Zusammenhang z. B. die Operationsarten, die Folgen einer Bestrahlungsbehandlung und ggf. die Folgen einer Chemotherapie, vor allem aber das therapeutische Vorgehen nach der Entfernung von malignen Tumoren und den daraus entstehenden Stimm- und Schluckstörungen.

Ansprechen möchten wir neben Therapeuten und interessierten Medizinern aus HNO- und Rehakliniken die Kollegen in den niedergelassenen Praxen, da diese nach der akuten, stationären Phase die Patienten betreuen. Zudem würden wir uns freuen, wenn wir durch unser Buch das Interesse für diesen Bereich der Logopädie/Sprachtherapie schon bei den Studierenden wecken könnten und sich so immer mehr Therapeuten für dieses Störungsgebiet engagieren.

Wir stellen keinen Anspruch auf Vollständigkeit der thematischen Abhandlung, was aufgrund der unterschiedlichen Vorgehensweisen in der Tumorbehandlung an verschiedenen Kliniken und der ständigen Neuerungen in den medizinischen Fachgebieten auch nur schwer zu erreichen ist. Vielmehr haben wir versucht, einige Lücken zu schließen und Therapievorschläge zu machen.

Besonderer Dank für die tatkräftige, fachliche Unterstützung gilt an dieser Stelle *Dr. Ursula Schröder, Priv.-Doz. Dr. Christian Sittel* und *Priv.-Doz. Dr. Michael Damm* sowie *Prof. Dr. Hans Edmund Eckel*, denen wir unsere Motivation und unser Interesse für die Behandlung von Tumorerkrankungen zu verdanken haben. Auch den vielen anderen Arztkollegen und -kolleginnen, die uns in unserer täglichen Arbeit immer mit Rat und Tat zur Seite stehen, sei gedankt. Ohne sie wäre ein Buch in diesem Umfang nicht möglich gewesen. Des Weiteren möchten wir uns bei *Dr. Ruth Lang-Roth* für ihre phoniatrischen Hinweise und anregenden Veränderungsvorschläge und auch bei *Viola Neuwald-Fernandez, Marie Lotter-Becker* und bei *Melanie Weinert* für ihre logopädische/sprachtherapeutische Betrachtung sowie bei *Ulrike Prinzen* für die physiotherapeutischen Anregungen bedanken.

Dank sagen möchten wir auch unseren motivierten und interessierten Patienten (besonders *Renate Bellmann* und *Lieselotte Rödder*), die durch ihre bereitwillige Mitarbeit zum Teil aktiv (Photos und Anregungen) und passiv (durch Erprobung von therapeutischen Vorgehensweisen und Diagnostikmaterial während der Therapien) maßgebend an diesem Buch beteiligt waren.

Köln, im März 2004

Manuela Motzko
Ute Mlynzcak
Claudia Prinzen

Inhaltsverzeichnis

1	**Krebserkrankungen in Deutschland**	1
	Entstehung von Krebserkrankungen	1
	Häufigkeit von Karzinomen des Larynx und der Mund-Rachenregion	1
2	**Medizinische Grundlagen**	3
2.1	**Anatomische Richtungs- und Lagebezeichnungen**	3
2.2	**Morphologie und Erscheinungsformen von Tumoren in Larynx und Hypopharynx**	4
	Präkanzerosen	4
	Bösartige Tumore/Karzinome	5
	Arten von Malignomen des Larynx- und Hypopharynxbereichs	5
	Lokalisation von Plattenepithelkarzinomen im Larynx	6
	Lokalisation von Plattenepithelkarzinomen im Hypopharynx	7
2.3	**Tumoreinteilung/TNM-Klassifikation**	10
	Primärtumorklassifikation (T)	10
	Lymphknotenmetastasierung (N = Nodulus)	11
	Fernmetastasierung (M)	11
	Das CUP-Syndrom als Sonderfall	11
	Stadieneinteilung	11
3	**Methoden der Tumortherapie**	13
3.1	**Chirurgische Therapiekonzepte**	13
3.1.1	**Endolaryngeale Kehlkopfteilresektionen**	14
3.1.2	**Transzervikale Kehlkopfoperationen**	19
	Laryngofissur/Thyreotomie mit Chordektomie	19
	Frontolaterale/Frontoanteriore Teilresektion	20
	Hemilaryngektomie	21
	Supraglottische „horizontale" Teilresektion	22
	Erweiterte Teilresektionen	23
	Totale Laryngektomie	24
3.1.3	**Resektion von Hypopharynxkarzinomen**	25
3.1.4	**Neck dissection**	26
	Radikale Neck dissection	27

	Modifiziert radikale Neck dissection	27
	Selektive Neck dissection	27
	Folgen einer Neck dissection	27
3.1.5	**Tracheostomie/Tracheotomie**	28
	Kanülenarten und ihre Handhabung	29
3.1.6	**Ergänzende chirurgische Verfahren**	33
	Rekonstruktive Verfahren nach totaler Pharyngolaryngektomie	33
	Rekonstruktive Verfahren bei Hypopharynxteilresektionen	34
	Lappendeckung bei pharyngokutanen Speichelfisteln	35
3.1.7	**Stenosen im Bereich des M. cricopharyngeus**	36
	Primäre/sekundäre Myotomie	36
	Bougierung	37
	Behandlung mit Botulinum-Toxin	37
3.1.8	**Chirurgische Maßnahmen zur Stimmrehabilitation nach totaler Laryngektomie: Das Shunt-Ventil**	37
	Indikationen und Kontraindikationen für die Stimmrehabilitation mittels Shunt-Ventil	37
	Arten von Shunt-Ventilen	38
	Vor- und Nachteile des Shunt-Ventils	39
	Komplikationen	40
	Sonstige chirurgische Stimmrehabilitationsmaßnahmen	41
3.2	**Weitere Behandlungsverfahren**	42
3.2.1	**Radiologische Behandlung**	42
	Indikation zur Strahlentherapie	43
	Mögliche Nebenwirkungen der radiologischen Behandlung im Kopf-Hals-Bereich	43
3.2.2	**Chemotherapie**	46
	Indikation zur Chemotherapie	46
	Mögliche Nebenwirkungen der Chemotherapie	46
3.2.3	**Kombinierte Radio-/Chemotherapie**	46
3.2.4	**Palliative Behandlung**	48
4	**Logopädische Diagnostik und Therapie bei Schluckstörungen nach Larynx- und/oder Hypopharynxteilresektionen**	50
4.1	**Schluckstörung nach totaler Laryngektomie und Behandlung**	51
4.2	**Schluckstörung nach Hypopharynx- und/oder Larynxteilresektion**	52
4.3	**Die postoperative Ernährung**	54
4.3.1	Ernährung via Sonde oder intravenös	54
4.3.2	Die optimale orale Ernährung bei Tumorerkrankungen	56
4.4	**Das Tracheostoma in der Dysphagietherapie**	57
4.4.1	Das tracheale Absaugen	59
4.5	**Diagnostik der Schluckstörungen**	60
4.5.1	Logopädische Anamnese und Diagnostik	60
4.5.2	Weitere Diagnostikverfahren/bildgebende Verfahren	66

4.6	**Logopädische Therapie**	68
4.6.1	Grundlagen der Schlucktherapie nach Larynx- und Hypopharynxtumoren	68
	Hypopharynxbereich	69
	Larynxbereich	69
	Wahl der geeigneten Nahrungskonsistenz	69
	Übungen zur Verbesserung der oralen Vorbereitung und der oralen Phase	71
	Therapie der Kieferklemme	76
	Modifikation der Kopf- und Körperhaltung	77
	Spezielle Schlucktechniken	79
4.6.2	Therapeutisches Vorgehen	79
4.7	**Rechtliche Lage: Was dürfen Dysphagietherapeuten und worauf müssen sie achten?**	81
4.8	**Notfallmaßnahmen bei Verlegung der Atemwege durch Fremdkörperaspiration**	82

5 Logopädische Diagnostik und Therapie bei Stimmstörungen nach Kehlkopfteilresektion ... 84

5.1	**Grundlagen der logopädischen Interventionen**	84
5.2	**Diagnostik**	86
5.3	**Logopädische Therapie**	91
5.3.1	Funktionale Stimmrehabilitation nach dem Göttinger Modell	91
	Therapiebereiche und allgemeine Ziele	92
	Therapie im Unterdruck	95
	Beispiele für Bewegungs-Phonationsübungen (BPÜ)	96
	Therapie im Überdruck	103
	Beispiele für Bewegungs-Phonationsübungen (BPÜ)	103
	Möglicher Ablauf der ersten Therapieeinheiten	108
5.3.2	Funktionelles Stimmbehandlungskonzept nach Kehlkopfteilresektion	109
	Gespräch/Beratung	111
	Eigenwahrnehmung	111
	Tonus	111
	Atmung	120
	Phonation	125
	Artikulation	133

6 Logopädische Diagnostik und Therapie bei Stimmstörungen nach totaler Laryngektomie ... 136

6.1	**Das präoperative Gespräch**	136
6.1.1	Anatomische und physiologische Veränderungen	137
6.1.2	Weitere Veränderungen	138

6.2	**Logopädische Behunderhebung nach totaler Laryngektomie**	140
6.2.1	Anamnese	140
6.2.2	Befunderhebung	143
6.3	**Logopädische Therapie**	146
6.3.1	Die ersten zehn Tage nach der Operation	146
6.3.2	Allgemeines therapeutisches Vorgehen/Therapiebereiche	146
	Gespräch/Beratung	148
	Wahrnehmung/Eigenwahrnehmung	148
	Tonus/Tonusregulierung	148
	Mundmotorik	161
	Artikulation	163
	Pseudoflüstern	165
	Atmung	166
6.3.3	Stimmrehabilitation	170
	Elektronische Sprechhilfe	170
	Methodisches Vorgehen in der Therapie	171
	Shunt-Ventil	173
	Die erste Therapiestunde	173
	Methodisches Vorgehen	175
	Fingerfreies Sprechen mittels Tracheostomaventil	179
	Mögliche Schwierigkeiten bei der Phonation mit dem Shunt-Ventil	179
	Ösophagusersatzstimme	181
	Unterschiedliche Methoden zur Luftaufnahme	181
	Methodisches Vorgehen in der Therapie	182
	Qualitative Parameter der Ösophagusersatzstimme	192
	Auswirkungen der Neck dissection auf die Stimmleistung	195
	Qualitätssicherung durch Therapieverlaufskontrollen	196

7	**Zusätzliche Behandlungsmöglichkeiten**	200
7.1	**Physiotherapie**	200
7.1.1	Therapiebereiche und Methoden	200
7.2	**Lymphdrainage**	203
7.2.1	Lymphsystem	203
7.2.2	Symptome bei Lymphödemen	204
7.2.3	Behandlungsmethoden von Lymphödemen im Gesichts- und Halsbereich	204
7.2.4	Kontraindikationen zur Lymphdrainagetherapie	205
7.3	**Epithetische/prothetische Versorgung**	206
7.3.1	Herstellung einer Tracheostoma-Epithese	206
7.3.2	Einsetzen der Tracheostoma-Epithese und Pflege	206
7.4	**Psychologische Betreuung**	207
7.4.1	Allgemeine Phasen der Trauer- oder Krankheitsverarbeitung	207

7.4.2	Unterschiedliches Verhalten bei der Krankheitsbewältigung	208
7.4.3	Psychologische Aspekte bei der Betreuung der HNO-Tumorpatienten	209

8 Diagnostik- und Therapiebögen ... 211

Anamnese- und Befundbogen „Schluckstörung" ... 212
Anamnese- und Befundbogen „Stimmstörung" ... 215
Anamnesebogen „Laryngektomie" ... 218
Befundbogen „Laryngektomie" ... 220
Verlaufsprotokoll „Laryngektomie" ... 221

9 Therapiematerial, Wort- und Textlisten ... 223

9.1 Wortlisten ... 223

9.2 Kurze Phrasen ... 237

9.3 Wortpaarlisten für Differenzierungs- und Diskriminationsübungen ... 238

9.4 Wortlisten für Betonungsübungen ... 241

9.5 Abspannen auf Wortebene und mit kurzen Phrasen ... 243

9.6 Textlisten ... 246

9.7 Text für das Verlaufsprotokoll ... 250

9.8 Mundmotorik ... 252

9.9 Stimmhygiene ... 254

Anhang ... 255

Glossar ... 255

Internetseiten, Kontakt- und Beratungsstellen ... 257

Literatur ... 259

Sachwortverzeichnis ... 264

1 Krebserkrankungen in Deutschland

Entstehung von Krebserkrankungen

Als „Krebs" wird in der Regel ein bösartig und ungehindert wachsender Tumor bezeichnet. Diese Gewebsvermehrung, die auf benachbarte Strukturen übergreifen und diese in ihrer Funktion beeinträchtigen oder auch komplett zerstören kann, kommt durch ein unreguliertes Wachstum von ursprünglich normal funktionierenden Körperzellen zu Stande. Einzelne, somatische Zellen kommen aus dem Gleichgewicht und es findet in ihrer DNA (Desoxyribonukleinsäure) eine Anhäufung von Genmutationen statt. Diese Mutationen betreffen Gene, die normalerweise das Zellwachstum und die Zellteilung regulieren. Werden diese „entarteten" Zellen vom Organismus nicht erkannt oder durch das Abwehrsystem nicht zerstört, so kann sich im Laufe von Jahren oder auch Jahrzehnten die Zelle mit den geschädigten Genen ungebremst vervielfältigen und so zu einer Neoplasie heranwachsen.

Unterstützung kann dieses ungebremste Wachstum durch den Einfluss von endogenen und exogenen Faktoren finden. Zu den endogenen, krebsfördernden Faktoren gehören z. B. bestimmte Produkte aus dem körpereigenen Stoffwechsel. Zu den exogenen Einflüssen gehören u. a. die radioaktive Strahlung, einige Viren oder sog. Prokanzerogene, also Stoffe, die erst durch enzymatische Veränderung zu DNA-Schäden führen (vgl. World Cancer Research Fund 1999).

Krebsregister in Deutschland

Laut amtlicher Todesursachenstatistik versterben jedes Jahr etwa 102.000 Frauen und 108.000 Männer an den Folgen einer bösartigen Neubildung. Damit sind Krebserkrankungen die zweithäufigste Todesursache in Deutschland. Für die Ursachenforschung, die Ermittlung der Versorgungsqualität, die Bewertung von Präventions- und Früherkennungsprogrammen sowie für Planungen im Gesundheitswesen gilt die kontinuierliche Erfassung möglichst aller in der Bevölkerung auftretenden Krebserkrankungen als kaum verzichtbar. Diese epidemiologischen Daten werden nach Alter, Geschlecht und Wohnort der Betroffenen sowie Art und Ausdehnung der Erkrankung bei Diagnosestellung gesammelt und ausgewertet. Dennoch kann die Häufigkeit von Krebserkrankungen in Deutschland bis heute nur grob geschätzt werden, da es keine vollständige und flächendeckende Krebsregistrierung gibt. Mit dem Gesetz über Krebsregister (KRG) verpflichtete der Bund die Länder zum Aufbau entsprechender Einrichtungen bis zum Ende des Jahres 1999. Einige der aufgebauten Krebsregister liefern jetzt zunehmend aussagekräftiges Datenmaterial.

Die Dachdokumentation „Krebs" des *Robert-Koch-Instituts* setzt sich mit der zusammenfassenden und übergreifenden Auswertung der epidemiologischen Daten der bevölkerungsbezogenen Krebsregister in Deutschland auseinander. Eine Auswertung zum Thema „Krebs in Deutschland – Häufigkeiten und Trends" wurde von der *Arbeitsgemeinschaft Bevölkerungsbezogener Krebsregister* in Deutschland in Zusammenarbeit mit dem *Robert-Koch-Institut* im Jahr 2002 veröffentlicht. Hier sind u. a. geschätzte Fallzahlen der häufigsten Tumorentitäten für die deutsche Gesamtbevölkerung enthalten, die auf Daten des *Epidemiologischen Krebsregisters Saarland* basieren, welches hinsichtlich der Vollzähligkeit und der Datenqualität seit langem internationalen Standards genügt. Neben dem saarländischen Register galt bis 1989 auch das *Nationale Krebsregister* der ehemaligen DDR als zuverlässige Quelle für epidemiologische Daten in Bezug auf Krebs.

Häufigkeit von Karzinomen des Larynx und der Mund-Rachen-Region

Laut Schätzungen der *Arbeitsgemeinschaft Bevölkerungsbezogener Krebsregister* in Deutschland betrifft Kehlkopf-

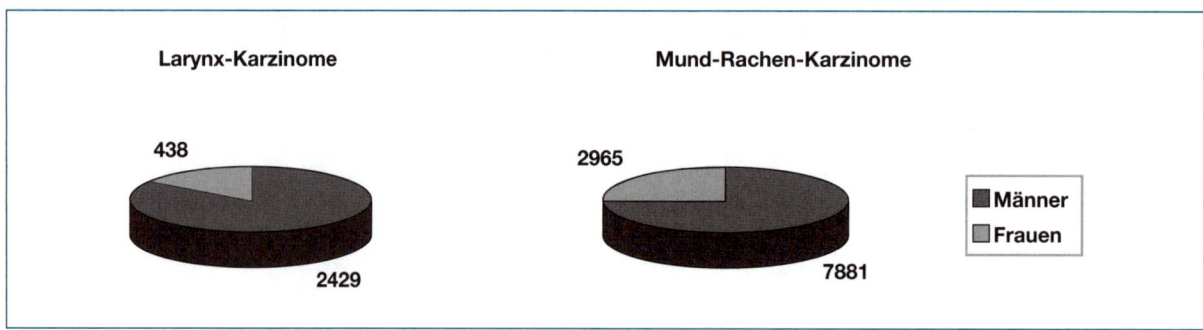

Abb. 1.1 Schätzungen der Neuerkrankungen an Larynx- und Mund-Rachenkarzinomen in der Bundesrepublik Deutschland im Jahr 1999

krebs ICD 161 (Internationale Klassifikation der Krankheiten, 10. Revision) in Deutschland etwa 6× häufiger Männer als gleichaltrige Frauen. Schätzungen der jährlichen Neuerkrankungen gehen von ca. 2.500 erkrankten Männern gegenüber ca. 400 Frauen aus. Bei Krebserkrankungen des Mundes und des Rachens (ICD 140-149) sind es mehr als doppelt so viele. Schätzungen der jährlichen Neuerkrankungen liegen bei ca. 7.800 Männer gegenüber 3.000 Frauen (Abb. 1.1). Gesamt betrachtet sind das im Fall von Kehlkopfkrebs mehr als 2 % aller bösartigen Neubildungen bei Männern, aber nur 0,3 % aller bösartigen Neubildungen bei Frauen. Zum Zeitpunkt der Diagnosestellung „Kehlkopfkrebs" sind die meisten Patienten ca. 60 Jahre alt. Das mittlere Erkrankungsalter für Tumore des Mundes und des Rachens liegt bei 58 Jahren bei den Männern und bei 63 Jahren bei den weiblichen Patienten. Die Erkrankungshäufigkeit bei Larynxkarzinomen, aber auch bei Tumoren im Mund- und Rachenbereich hat nach einem stetigen Anstieg in den 80er Jahren des letzten Jahrhunderts in den 90er Jahren ein Plateau erreicht und ist z. T. sogar leicht rückläufig. Dies betrifft die Neuerkrankungen bei Männern. Die Frauen holen aufgrund des veränderten Rauchverhaltens stetig auf und ein weiterer Anstieg der Neuerkrankungen bei der weiblichen Bevölkerung ist laut der Arbeitsgemeinschaft auch zukünftig zu befürchten (vgl. AG Bevölkerungsbezogener Krebsregister in Deutschland 2002). Die relative 5-Jahres-Überlebensrate bei Larynxkarzinomen liegt bei den Männern mit etwa 71 % und bei den Frauen mit 73 % recht hoch. Die Prognosen bei den Karzinomen der Mund- und Rachenregion sind bedeutend schlechter. Hier überleben nur 43 % der Männer und 56 % der Frauen die Erkrankung nach Ablauf von 5 Jahren nach dem ersten Auftreten.

2 Medizinische Grundlagen

Die reibungslos funktionierende Kommunikation zwischen Ärzten und Therapeuten setzt die Kenntnis medizinischer Termini seitens der Therapeuten voraus. Aus diesem Grund werden in diesem Kapitel zunächst die in der HNO-Heilkunde am häufigsten gebrauchten Fachbegriffe aus den Bereichen Anatomie, Laryngologie und Onkologie erläutert.

2.1 Anatomische Richtungs- und Lagebezeichnungen

Es gibt eine Reihe von allgemeinen Richtungs- und Lagebezeichnungen in der Anatomie. Diese sind unabhängig von der Stellung des Körpers im Raum und ermöglichen es, die Lage, die Position und die Ausdehnung einer Veränderung, z. B. eines Tumors, zu beschreiben. In Tabelle 2.1 werden einige dieser Bezeichnungen vorgestellt.

Zur Erklärung von Darstellungen oder Zeichnungen wird neben den Bezeichnungen für die Richtung und die Lage auch die Beschreibung durch Schnittebenen verwendet. In der Anatomie werden Schnitte durch einen Körper horizontal, sagittal oder frontal gezogen.

- Der *Horizontalschnitt* teilt den Körper waagerecht von ventral nach dorsal in einen oberen und in einen unteren Teil (Abb. 2.1 und 2.2 für einen Schnitt durch den Larynx auf Glottisebene).
- Der *Sagittalschnitt* ist ein senkrecht von kranial nach kaudal verlaufender Schnitt, der den Körper in rechte und linke Anteile aufteilt.
- Der *Frontalschnitt* geht ebenfalls senkrecht von kranial nach kaudal durch den Körper. Er verläuft parallel zur Stirnebene und teilt so den Körper in vordere und hintere Anteile.

| Lagebezeichnung | | Entgegengesetzte Lagebezeichnung | |
Latein	Deutsch	Latein	Deutsch
anterior	vorne	posterior	hinten
superior	oben	inferior	unten
externa	außen gelegen	interna	innen gelegen
ventral	bauchwärts	dorsal	rückenwärts
kranial	kopfwärts	kaudal	steißwärts
dexter	rechts	sinister	links
medial	zur Mitte hin	lateral	zur Seite hin

Tab. 2.1 Anatomische Lagebezeichnungen: Lateinische Fachbegriffe und deutsche Bezeichnungen

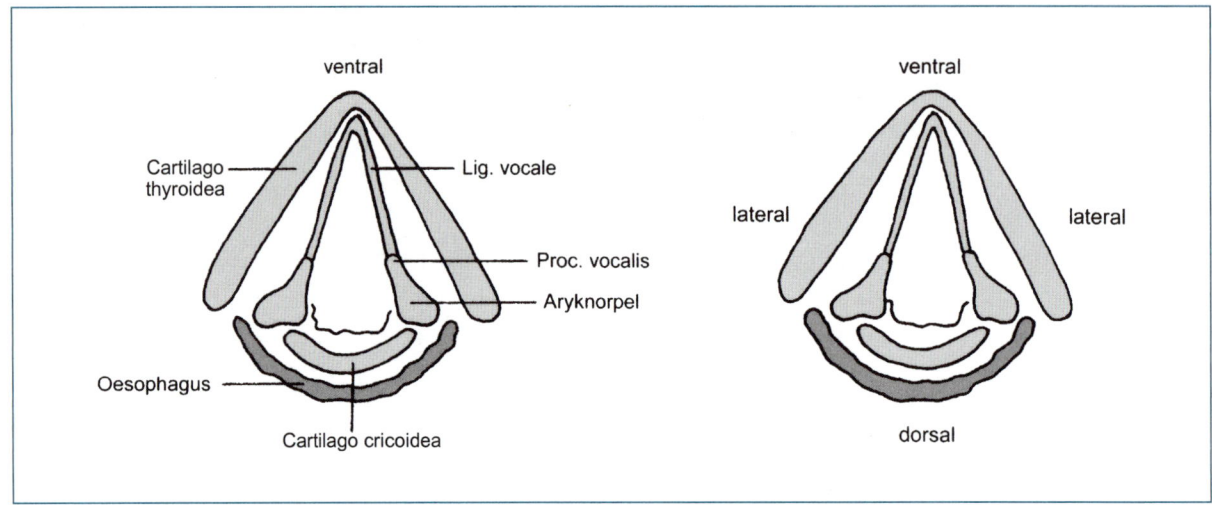

Abb. 2.1 Horizontalschnitt durch den Kehlkopf (schematische Darstellung stark vereinfacht)

2.2 Morphologie und Erscheinungsformen von Tumoren in Larynx und Hypopharynx

Im Larynx und im Hypopharynx können verschiedene Formen von Tumoren entstehen. Nicht immer sind sie bösartig. Viele Gewebeneubildungen (Neoplasien) sind durchaus gutartig und können durch einen einmaligen operativen Eingriff dauerhaft entfernt werden. Zu ihnen zählen z. B. Zysten wie Vallecula-, Zungengrund- oder Stimmlippenzysten, Stimmlippenknötchen oder Polypen. Es können sich aber innerhalb einer primär gutartigen Veränderung – z. B. beim Papillom oder bei einer Leukoplakie – karzinogene Zellen entwickeln. Diese Gewebsveränderungen werden dann als Präkanzerosen bezeichnet. Ein besonderes Risiko für diese Entwicklung birgt eine stetige Belastung mit krebserregenden Substanzen, z. B. Tabakrauch, Alkohol, inhalative Lösungsmittel, Stäube und Gase.

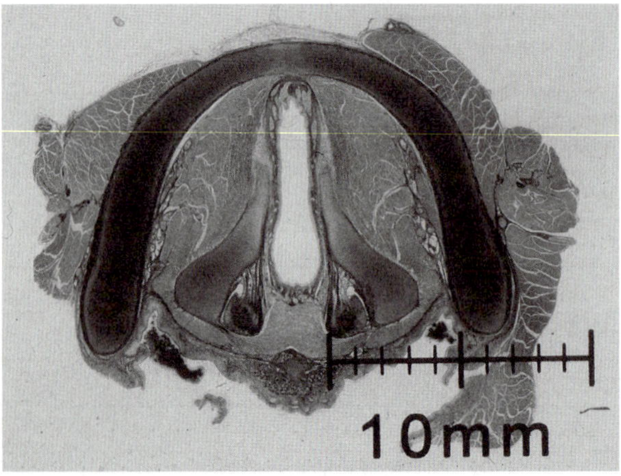

Präkanzerosen

Morphologisch betrachtet erkennt man in präkanzerösen Tumoren Gewebe, in dem sich ein Malignom mit höherer Wahrscheinlichkeit entwickelt, als im umgebenden, gesunden Gewebe. Zu ihnen werden z. B. Leukoplakien, Gewebsveränderungen bei der chronisch hyperplastischen Laryngitis (vgl. Steiner 1987), verruköse Karzinome (vgl. Jahnke 1992) und Papillome gezählt. In der Lupenlaryngoskopie sind sie z. T. als weißliche, leicht erhabene Bereiche (Leukoplakien) sichtbar, die höckerig auf den Stimmlippen aufsitzen. Sie können sich aber auch als rötliche Schleimhautveränderungen (Erythroplakien) oder als ödematös verdicktes Gewebe wie bei der hyperplastischen Laryngitis darstellen. In der Stroboskopie zeigt sich, dass die Verschieblichkeit der Stimmlippenrandkante eingeschränkt ist. Ist ein Stillstand der Randkantenschwingung bei Phonation zu sehen, so liegt der dringende Verdacht auf ein beginnendes, infiltrierendes Wachstum der Veränderung nahe. Das auffällige Gewebe muss in einer Probeexzision entnommen und histologisch untersucht werden. Nur so können unterschiedliche Schweregrade einer Schleimhautveränderung (Epitheldysplasie) erkannt werden. Nach Kleinsasser (1987) gibt es drei Stadien des Wachs-

Abb. 2.2 Schnitt durch den Larynx in Höhe der Glottis (histologische Aufarbeitung)

tums einer Dysplasie der Schleimhaut, die in der histologischen Aufarbeitung des Gewebes unterschieden werden können:
- *Stadium I:* einfache Plattenepithelhyperplasie
- *Stadium II:* Epithelhyperplasie mit vereinzelten Zellatypien
- *Stadium III:* Carcinoma in situ; präkanzeröses Epithel mit Kernatypien, atypischen Zellmitosen, Reifungsstörungen des Epithels, jedoch noch ohne erkennbares, infiltrierendes Wachstum.

Bei Dysplasien des Stadiums I und II erfolgt eine vollständige Exzision – von Kleinsasser 1987 als „Dekortikation" bezeichnet – der veränderten Schleimhaut mit dem Laser oder konventionell mit dem normalen, „kalten" Instrumentarium (vgl. Kap. 3.1). Zeigt sich eine Dysplasie dritten Grades, so sollte deren Behandlung gleich der eines gesicherten Karzinoms sein. Die Ergebnisse der chirurgischen Behandlung dieses Stadiums (Carcinoma in situ) sind außerordentlich gut, da die malignen Krebszellen noch nicht die tieferen Gewebsschichten erreicht haben und somit auch keine Möglichkeit zur Ausbreitung auf andere Strukturen vorliegt (vgl. Damm et al. 2000). Makroskopisch ist ein Carcinoma in situ nicht von einer Leukoplakie oder einer Erythroplakie zu unterscheiden. In der Mikrolaryngoskopie zeigt es sich häufig als warzige Keratose mit rötlicher Oberfläche und guter Gefäßversorgung.

Das verruköse Karzinom kommt nur selten vor und stellt sich bereits im klinisch makroskopischen Bild als deutlich malignomverdächtig dar. In der histologischen Aufarbeitung zeigt sich ein eher fließender Übergang zu einem benignen Zellverhalten. In der Lupenlaryngoskopie erkennt man weißliche, warzige Veränderungen, die nicht in die Tiefe wachsen. Sie werden ebenfalls – wie die Epitheldysplasien Typ I und II – durch eine Dekortikation abgetragen.

Papillome erscheinen im lupenlaryngoskopischen Bild als breitbasige, blumenkohlartige, oft rötliche oder weißliche Geschwülste. Sie werden konventionell oder zunehmend auch laserchirurgisch abgetragen und medikamentös behandelt.

Bösartige Tumore/Karzinome

Neben den vielen gutartigen Tumoren oder den Übergangsformen gibt es auch bösartige (maligne) Gewebsvermehrungen. Deren Behandlung ist anders gestaltet und folgt onkologischen Grundsätzen. Die Behandlung dieser Karzinome – Synonyme sind bösartige Neoplasie/Neubildung oder Malignom – ist umfangreicher und häufig mit größeren Gewebsdefekten verbunden als die der präkanzerösen Tumore. Während die Abtragung

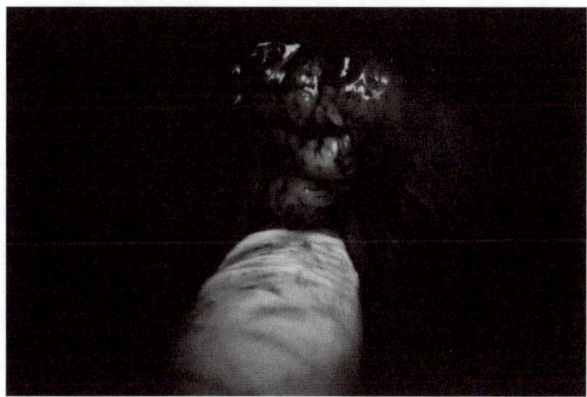

Abb. 2.3 Larynxkarzinom intraoperativ. Karzinom der laryngealen Epiglottisfläche, des Petiolus und der vorderen Kommissur

einer gutartigen Gewebsveränderung unter „phonochirurgischen" Gesichtspunkten vorgenommen werden kann, also sehr schonend für die umgebenden Strukturen und die Funktion des Kehlkopfes, so ist das Ziel bei der Behandlung eines Malignoms, einen tumorfreien Bezirk (Operation *in sano*) zu erhalten und das Tumorwachstum dadurch einzudämmen. Abbildung 2.3 zeigt ein Larynxkarzinom während einer direkten Mikrolaryngoskopie.

Arten von Malignomen des Larynx- und Hypopharynxbereichs

Die Einteilung und Differenzierung der Malignome erfolgt aufgrund der Gewebestruktur, aus der sich die Tumorzellen entwickeln. Die häufigsten Malignome im Larynxbereich gehen vom Plattenepithel der Schleimhaut aus und werden demnach Plattenepithelkarzinome (PEC) genannt. Sie nehmen einen Anteil von 90–95 % aller Kehlkopfkarzinome ein. Nach Jahnke (1992) sind sie die häufigsten Malignome des oberen Aerodigestivtraktes. Doch bei einer differenzierten Diagnostik und einer umfassenden Therapie, die den Funktionserhalt der für die Kommunikation benötigten Strukturen zumindest mit berücksichtigen sollte, ist die Prognose dieses Karzinoms vergleichsweise günstig. Extrem selten sind lymphoepitheliale Karzinome, adenosquamöse Karzinome oder Karzinosarkome. Sie entstehen in anderen Gewebeschichten des Larynx und sind histologisch von den Plattenepithelkarzinomen abzugrenzen. Auf die Behandlung dieser besonderen und seltenen Formen wird in diesem Buch nicht weiter eingegangen. Ergibt die histologische Untersuchung der Probenentnahme ein PEC, so wird je nach Ausdehnung und Lokalisation die weitere chirurgische und/oder konservative Behandlung geplant.

Lokalisation von Plattenepithelkarzinomen im Larynx

Kleinsasser hat sich 1987 in seinem Lehrbuch eingehend mit der Lokalisation von Malignomen im Halsbereich beschäftigt. Ihm zufolge können Tumore im Kehlkopf in drei verschiedenen Bereichen entstehen: den anatomischen Ebenen entsprechend *oberhalb der Stimmlippen*, *unterhalb der Stimmlippen* oder im Bereich der *Stimmritze*. Die anatomische Aufteilung des Larynx erfolgt in drei horizontalen Ebenen (Abb. 2.4). Die Supraglottis ist der obere Anteil des Kehlkopfes und kann als Kehlkopfeingang bezeichnet werden. Zu diesem Bereich zählen die Epiglottis mit ihren suprahyoidalen und infrahyoidalen Bereichen sowie der laryngealen Fläche, die aryepiglottischen Falten, die Interarytaenoidregion sowie die Taschenfaltenebene und der Bereich des Sinus morgagni. Als Glottis wird die Ebene der Stimmlippen mit der vorderen und der hinteren Kommissur (Interaryregion) bezeichnet. Darunter folgt die Subglottis, die an die Trachea anschließt und den Larynx anatomisch nach kaudal begrenzt.

Nach Kleinsasser (1987) entstehen Malignome am häufigsten an den Stimmlippen. Sie fallen den Patienten auch meistens in einem sehr frühen Stadium auf, da sie relativ rasch eine Heiserkeit hervorrufen. Supraglottische Tumore verursachen weniger spürbare Symptome. Teilweise klagen die Patienten über ein Globusgefühl beim Schlucken; eine Heiserkeit wird aber in der Regel nicht bemerkt. Selten entstehen Malignome primär im subglottischen Raum. Diese erzeugen erst im fortgeschrittenen Stadium, bei deutlicher Verengung des Kehlkopflumens, Atemprobleme oder bei Ausdehnung in den kaudalen Bereich der Glottis eine Stimmverschlechterung. Demnach fallen sie den Patienten auch erst später auf.

Stimmlippenkarzinome

Etwa 60–70 % aller laryngealen Plattenepithelkarzinome entstehen im Glottisbereich (vgl. Kleinsasser 1987). Die Ausbreitung glottischer Karzinome geschieht entweder flächenhaft oder primär infiltrierend. Die regionäre Metastasierung in die umgebenden Lymphbahnen erfolgt in der Regel später als bei Malignomen mit primär supraglottischem Ursprung. Stimmlippenkarzinome wachsen häufig nach lateral und kaudal und können so durch die Membrana cricothyroidea aus dem Larynx nach vorne durchbrechen oder die Schilddrüse infiltrieren. Breitet sich ein glottischer Tumor sub- und/oder supraglottisch aus, so spricht Jahnke (1992) von einem *Mehretagentumor*. Ist die Ab- und Adduktion der Stimmlippe eingeschränkt, so ist dies ein Zeichen für eine Tiefeninfiltration in die Aryknorpelregion und somit prognostisch ungünstiger als bei rein glottischer Ausdehnung.

Karzinome der vorderen Kommissur

Entsteht eine Neoplasie in der vorderen Kommissur der Stimmlippenebene, so fällt den Patienten zunächst eine Heiserkeit auf, da dieser Bereich sehr entscheidend für die Phonation ist. Kleinsasser (1987) hat die Wachstumsrichtung dieser Tumoren untersucht und beschreibt vorwiegend eine subglottisch, bilaterale Ausdehnung gemäß ihrer primären Lokalisation. Anatomisch betrachtet reicht die vordere Kommissur bis an den Schildknorpel heran. An dieser Stelle befindet sich der Ansatz der so genannten „Broylschen Sehne", an der das Karzinom kaudal und kranial entlang wachsen kann (Abb. 2.5). Nach Jahnke (1992) deuten primär glottische Tumore, die sich über die vordere Kommissur erstrecken, auf ein fortgeschrittenes Tumorstadium hin, wobei eine Infiltration des Schildknorpels und eine supra- und subglottische Ausbreitung zu erwarten ist.

Subglottische Karzinome

Nach Kleinsasser (1987) ist dieser Entstehungsort für Kehlkopftumore selten. Wenn sich dennoch im suglottischen Bereich ein Karzinom entwickelt, so wächst dieses überwiegend subglottisch unterhalb der vorderen Kommissur und breitet sich in Richtung Trachea aus.

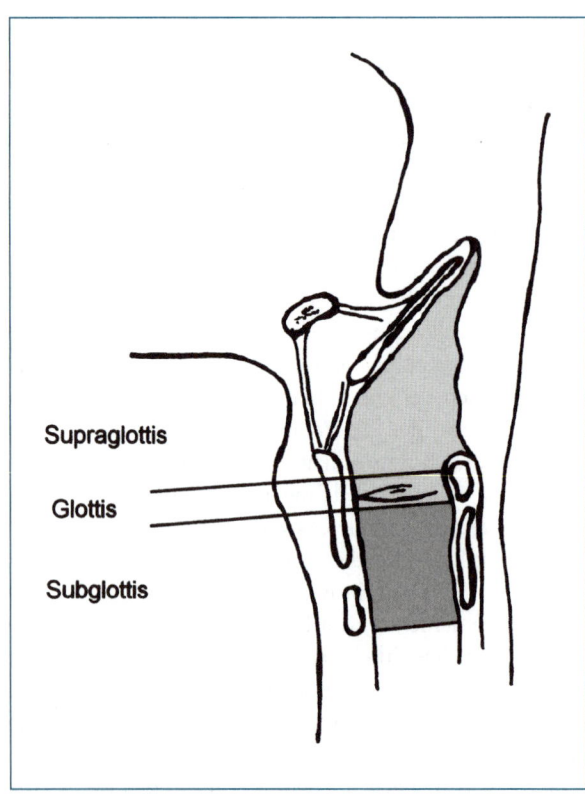

Abb. 2.4 Die drei Ebenen des Kehlkopfes (Kehlkopfinneres in seitlicher Aufsicht)

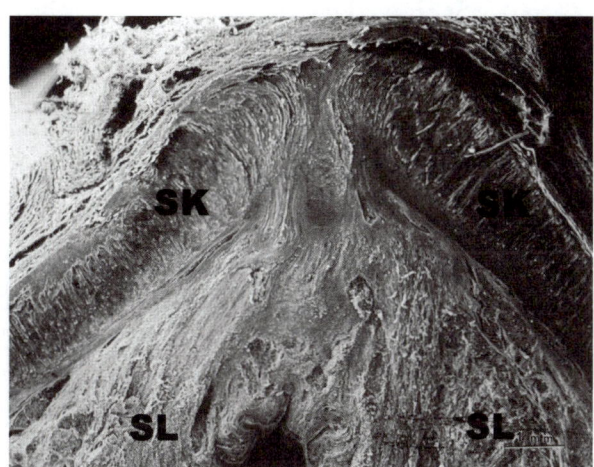

Abb. 2.5 Vordere Kommissur mit Hilfe eines Rasterelektronenmikroskops betrachtet (SK=Schildknorpel, SL=Stimmlippe)

Transglottische Karzinome oder Ventrikelkarzinome

Als transglottische Tumore bezeichnet Kleinsasser Tumore, die von dem Morgagnischen Ventrikel ausgehen. Sie können sowohl in die supraglottische als auch in die glottische Region wachsen und sind, wie subglottische Tumore, recht selten.

In etwa 50 % aller Fälle zeigen sie eine Metastasierung in die regionären Lymphknoten (vgl. Jahnke 1992).

Supraglottische Karzinome

30–40 % aller Larynxkarzinome entstehen in den insgesamt vier supraglottischen Bezirken (vgl. Kleinsasser 1987). Anatomisch gesehen gibt es hier die *Epiglottis*, den *Petiolus* der Epiglottis, den *freien Kehlkopfrand* und die *Taschenfaltenregion*. In all diesen Bereichen kann ein Tumorwachstum seinen Anfang nehmen. Die Tumore im Bereich des Kehlkopfeingangs werden von den Patienten meist sehr spät bemerkt, da sie nicht mit einer Stimmklangveränderung einhergehen. Sie machen in der Regel erst im fortgeschrittenen Stadium Schluckbeschwerden oder ein Globusgefühl. Ihre Ausdehnung ist abhängig von der Region, in der sie entstehen. Allerdings infiltrieren alle supraglottischen Tumore oft den präepiglottischen Raum und den Zungengrund, überschreiten schnell die anatomischen Grenzen des Organs und metastasieren frühzeitig in die regionären Lymphknoten. Nach Jahnke ist bei 30–45 % der Fälle mit einer Halslymphknotenbeteiligung zu rechnen. Daher haben sie eine schlechtere Prognose als die reinen glottischen Plattenepithelkarzinome, die sich erst im späteren Stadium in die Lymphbahnen ausbreiten.

Zentrale Epiglottiskarzinome entstehen etwa im Mittelpunkt der laryngealen Epiglottisfläche und können sich von hier aus in alle Richtungen ausdehnen. Jahnke (1992) hat beobachtet, dass selbst große zentrale Epiglottiskarzinome die kaudale Grenze zur Glottis einhalten und somit mit einer supraglottischen Kehlkopfteilresektion eingedämmt werden können.

Reine Petioluskarzinome sind selten. Sie entstehen etwa im Bereich der vorderen Kommissur der Taschenfalten und wachsen weit nach ventral in die Tiefe des präepiglottischen Raums oder seitlich in die Taschenfalten. Sie halten laut Jahnke (1992) die kaudale Grenze zur Glottis meist nicht ein und können so auch über die vordere Kommissur in die Stimmlippen wachsen oder in den Schildknorpel einbrechen.

Taschenfaltenkarzinome können zunächst oberflächlich, tapetenartig die Taschenfalten befallen, infiltrieren aber schnell in die Tiefe und führen zu einer wulstigen Auftreibung der Taschenfalte (Hyperplasie). Sie dehnen sich hauptsächlich nach dorsal und kranial aus.

Karzinome des Kehlkopfrandes oder marginale Karzinome siedeln sich am freien Rand der Epiglottis, der aryepiglottischen Falte oder auf der Kuppe des Aryhöckers an. Sie können sich sowohl hinauf in die Zungenwurzel als auch in den Sinus piriformis und hinab in die Postkrikoidregion ausdehnen.

Lokalisation von Plattenepithelkarzinomen im Hypopharynx

Der Entstehungsort eines Tumors im Hypopharynx ist oft infolge des fortgeschrittenen Wachstums bei der Erstdiagnose nicht mehr sicher feststellbar. Die Tumoren in dieser Region machen subjektiv dem Patienten kaum Beschwerden. Gelegentlich treten leichte Schluckprobleme, ein Globus- oder Fremdkörpergefühl auf. Wenn der Patient dies jedoch bemerkt, ist die Ausdehnung des Tumors meist weit fortgeschritten und greift schnell über den primären Entstehungsort auf Nachbarregionen über (vgl. Kleinsasser 1987). In vielen Fällen besteht auch zu diesem Zeitpunkt eine Infiltration des Larynx. Die kranio-kaudale Ausdehnung und die meist frühe Lymphknotenmetastasierung sind nach Kleinsasser (1987) für die Behandlung prognosebestimmend. Fernmetastasen sind häufiger als beim Larynx und betreffen meist die Lunge. Gelegentlich sind sie im Knochen und in der Leber zu finden (vgl. Jahnke 1992). Nachfolgend wird versucht, eine Lokalisation dieser Tumore, entsprechend der Anatomie im Hypopharynx, vorzunehmen. Da die Übergänge der anatomischen Strukturen dort allerdings fließend sind, ist der eindeutige Entstehungsort eines Tumors in diesem Gebiet schwierig festzulegen. Kleinsasser (1987) teilt den Hypopharynx anatomisch in die Bereiche Hypopharynxhinterwand, Postkrikoidregion und die zwei Sinus piriformes auf.

- Die *Sinus prirformes* werden seitlich vom Oberrand des Schildknorpels begrenzt und erreichen in der

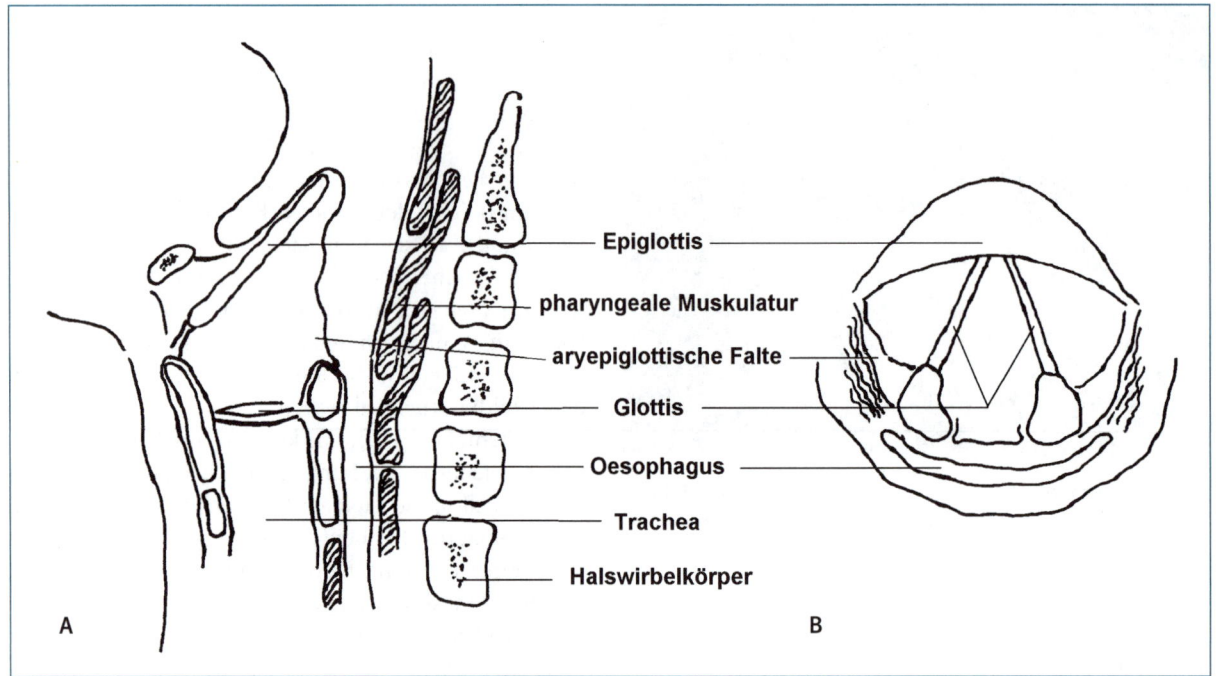

Abb. 2.6 **A** Seitliche Aufsicht auf den Larynx und Hypopharynxbereich (Sagittalschnitt in der Medianen). **B** Aufsicht auf den o.g. Bereich bei der Laryngoskopie (Horizontalschnitt)

Mitte und kranial die aryepiglottischen Falten beiderseits des Kehlkopfeingangs. Ventral/kranial erreichen sie die Plica pharyngoepiglottica beiderseits. Die Spitze jedes Sinus (= lat. Ausbuchtung/Graben) mündet im Ösophagus.
- Als *Postkrikoidregion* wird die dorsale Fläche der Larynxhinterwand bezeichnet. Sie endet kaudal mit dem Rand der Ringknorpelplatte, kranial mit der Spitze der Aryknorpel und grenzt lateral an die Sinus piriformes.
- Die *Hypopharynxhinterwand* schließt an die Rachenhinterwand an und begrenzt den Hypopharynx in dorsaler Ausdehnung.

Die Abbildung 2.6 stellt den Larynx und Hypopharynxbereich dar.

Karzinome des Sinus piriformis
Häufigster Sitz eines Tumors im Hypopharynx ist der Sinus piriformis (Abb. 2.7). Nach Kleinsasser (1987) liegt die Häufigkeit bei 60% aller Hypopharynxkarzinome. Er kann von hier aus mehrere Zentimeter in den zervikalen Ösophagus wachsen oder dehnt sich über die aryepiglottische Falte hinweg in das Kehlkopfinnere aus. Er kann aber auch medial in den Larynx einwachsen und dort einen Aryknorpel befallen, so dass es zu einer Fixation der Stimmlippen kommt. In kranial gelegene Bereiche können diese Karzinome ebenfalls wachsen. Hier infiltrieren sie die aryepiglottischen Falten und dehnen sich oft bis in die Zungenwurzel aus.

Karzinome der Postkrikoidregion
30% der im Hypopharynx vorkommenden Karzinome entstehen primär in der Postkrikoidregion (vgl. Kleinsasser 1987; Abb. 2.8). Sie infiltrieren häufig die Ringknorpelplatte. Größere Tumoren können auch eine eingeschränkte Beweglichkeit der Stimmlippe durch Infiltration des N. recurrens hervorrufen.

Karzinome der Hypopharynxhinterwand
Recht selten sind reine Tumore der Hypopharynxhinterwand (10%; Abb. 2.9). Systematische Untersuchungen über das Wachstum der primär an der Hinterwand entstehenden Karzinome liegen nach Kleinsasser (1987) nicht vor.

2.2 Morphologie und Erscheinungsformen von Tumoren in Larynx und Hypopharynx

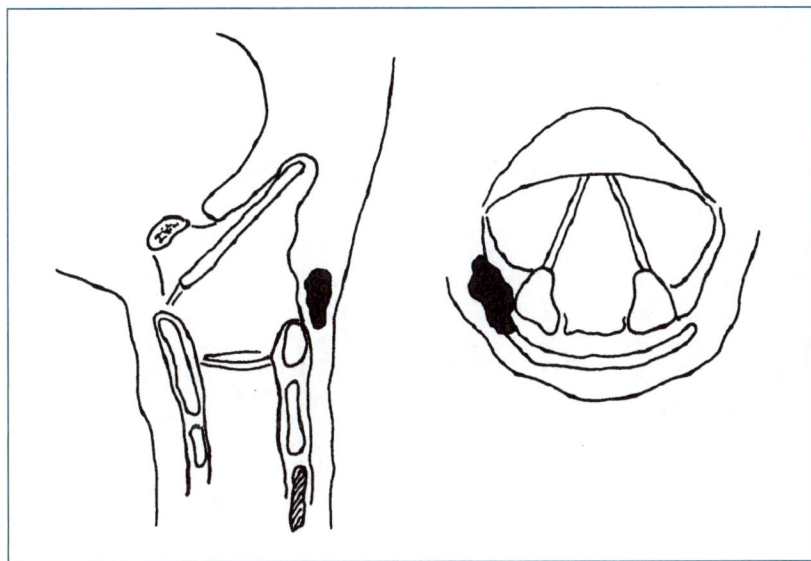

Abb. 2.7
Beispiel für die Lokalisation eines Karzinoms des Sinus piriformis

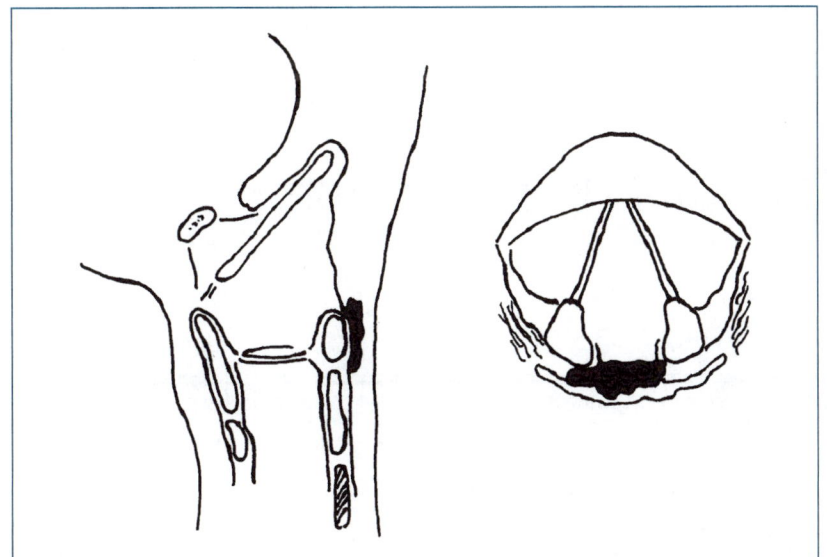

Abb. 2.8
Beispiel für die Lokalisation eines Karzinoms der Postkrikoidregion

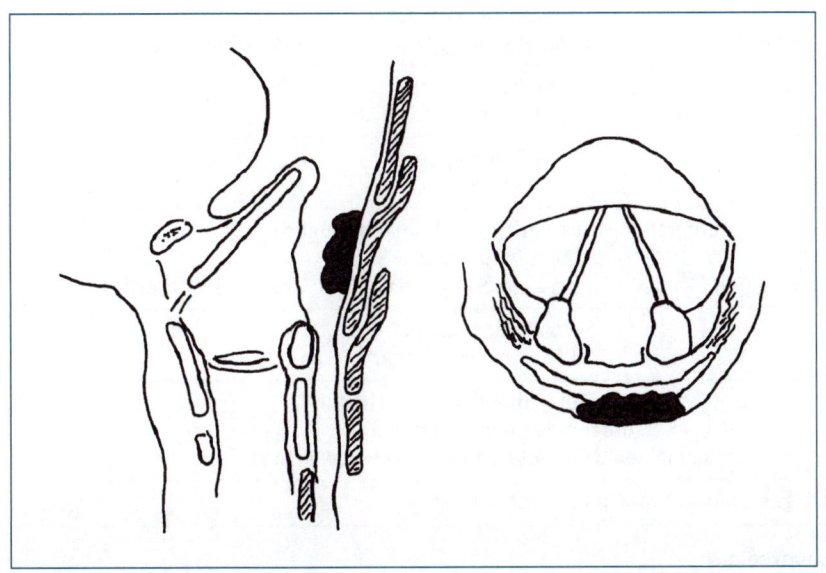

Abb. 2.9
Beispiel für die Lokalisation eines Karzinoms der Hypopharynxhinterwand

2.3 Tumoreinteilung/TNM-Klassifikation

Im Rahmen eines „Stagings" werden zahlreiche klinische Untersuchungen, Laryngoskopien/ auch Mikrolaryngoskopien bzw. Endoskopien und bildgebende Verfahren durchgeführt. Mit Hilfe der Untersuchungsergebnisse kann der Tumor klassifiziert und seine bestmögliche Behandlung geplant werden. Dazu wird die TNM-Klassifikation der *Union internationale contre le cancer* (UICC) genutzt und der Primärtumor in seiner Größe (T, Tab. 2.2, 2.3), vorhandenen Lymphknotenmetastasen (N, Tab. 2.4) oder Vorkommen von Fernmetastasen (M, Tab. 2.5) eingeteilt.

Primärtumorklassifikation (T)
Da die Tumore des Hypopharynx meist mehrere hypopharyngeale Unterbezirke betreffen und ein Entstehungsort nur schwerlich auszumachen ist, wird bei der Primärtumorklassifikation nicht nach einzelnen Regionen unterschieden (Tab. 2.3). Anders ist es bei der Beschreibung der laryngealen Karzinome. Hier wird, soweit ein Ursprungsort festgelegt werden kann, von dort aus die Ausdehnung des Karzinoms beurteilt (Tab. 2.2).

Tumorklassifikation	Hypopharynx
TX	Entsprechend der Einteilung beim Larynx
T0	
Tis	
T1	T. auf eine Unterregion beschränkt
T2	Ausdehnung auf benachbarten Unterbezirk Ohne Fixation des Hemilarynx
T3	Ausdehnung auf benachbarte Unterbezirke Fixation des Hemilarynx
T4	Ausdehnung auf benachbarte Strukturen z. B. Knorpel oder Halsweichteile

Tab. 2.3 Primärtumorklassifikation im Hypopharynx

Tumorklassifikation	Supraglottis	Glottis	Subglottis
TX	Minimalerfordernisse zur Bestimmung eines T. liegen nicht vor		
T0	T. kann nicht eindeutig nachgewiesen werden		
Tis	Präinvasives Carcinom (= Carcinoma in situ)		n.b.
T1	eine Unterregion/	Stimmlippe frei beweglich T. beschränkt sich auf auf die Stimmlippe	auf die Subglottis
T1a	n.b.	Nur eine Stimmlippe betroffen	n.b.
T1b	n.b.	Beide Stimmlippen befallen	n.b.
T2	benachbarte Region	Stimmlippe frei oder eingeschränkt beweglich Ausbreitung auf Supra- oder Subglottis	Trachea oder Glottis
T3	Stimmlippenfixation T. auf Larynx beschränkt		
T4	T.- Ausweitung über den Larynx hinaus T. durchbricht den Schildknorpel T. dringt in den Oropharynx oder in die Halsweichteile		
T. = Tumor/Malignom, pT= pathologisch gesicherter Tumor, n.b. = nicht bekannt			

Tab. 2.2 Primärtumorklassifikation im Larynxbereich

Lymphknotenmetastasierung (N= Nodulus)

Nach Jahnke (1992) ist der wesentlichste Faktor für die Metastasierung von Larynxkarzinomen in die regionären Lymphknoten die Lokalisation des Primärtumors. Da die Lymphabflussgefäße der supraglottischen Strukturen im Vergleich zu den glottischen und subglottischen Bereichen besser ausgeprägt sind, ist bei einem Auftreten eines Tumors in dieser Region vermehrt mit einer Lymphknotenmetastase zu rechnen. Positive Lymphknoten (karzinomtragende Lymphknoten) bei einem Glottiskarzinom im frühen Stadium, etwa bei T1- oder T2-Tumoren, sind sehr selten und deuten nach Jahnke (1992) eher auf eine Ausdehnung auf andere Larynxregionen oder ein extralaryngeales Wachstum hin.

Metastasen im Lymphabflussgebiet des Hypopharynx sind durch die gute lymphatische Versorgung in diesem Gebiet hingegen recht häufig (vgl. Kap. 3.1.4, Tab. 2.4).

Fernmetastasierung (M)

Fernmetastasen treten laut Kleinsasser (1987) bei Larynxkarzinomen eher selten auf, und wenn, dann betreffen sie am ehesten die Lunge. In einigen Fällen kommt es auch zu Absiedelungen des Plattenepithelkarzinoms in die Knochen oder in die Leber. In solchen Fällen sind Ergänzungen in der Klassifikation vorzunehmen. Dabei steht die Abkürzung PUL für eine Fernmetastase in der Lunge, OSS für eine im Knochen und HEP für das Auftreten einer Lebermetastase (z. B. T3N2M1 PUL). Durch eine Probeentnahme und eine histologische Aufarbeitung wird das Gewebe der Metastase mit dem des Primärtumors verglichen. Stimmen beide Proben überein, so kann die Absiedelung endgültig festgestellt werden. Bei Patienten mit einem Karzinom der oberen Schluck- und Atemwege kann aber auch vermehrt – laut Jahnke bei 10 % aller Fälle – durch die Einwirkung von schädigenden Noxen wie Nikotin und/oder Alkohol ein Zweitkarzinom im Bereich der Bronchien, des Gastrointestinaltraktes und hier besonders der Speiseröhre, der Mundhöhle oder des Pharynx entstehen. Gelegentlich sind Zweitkarzinome auch in der Harnblase zu finden. Die Tabelle 2.5 fasst die Einteilung der Fernmetastasen im Körper zusammen.

Das CUP-Syndrom als Sonderfall

Tritt eine bösartige Veränderung im Kopf-Halsbereich auf, die sich histologisch als Metastase eines Tumors einer anderen Region erweist und bei der der Primärtumor nicht aufzufinden ist, so wird dies als „CUP-Syndrom" bezeichnet (vgl. Wilmanns et al. 1994). Der Name setzt sich aus einer englischen Abkürzung zusammen und heißt Carcinom of Unknown Primary (Karzinome mit unbekanntem Primum/Ursprung). Als häufigstes Symptom bemerkt der Patient eine Halslymphknotenschwellung, gefolgt von Schmerzen und Schluckstörungen. Nach Issing et al. (2003) zeigt die histologische Aufarbeitung der CUP-Metastase in 70 % aller Fälle die Absiedelung eines Plattenepithelkarzinoms. Bei Nichtauffinden des Primärtumors im Staging besteht die effektivste Behandlung darin, dass neben einer radikalen Neck dissection auch eine diagnostische Tonsillektomie, gefolgt von einer postoperativen Radiatio durchgeführt wird.

Stadieneinteilung

Ist das Staging mit Feststellung des Primärtumors, des Lymphknotenstatusses und dem evtl. Auftreten von

Klassifikation	Lymphknoten
NX	Minimalerfordernisse zur Beurteilung eines L. liegen nicht vor
N0	Kein Hinweis auf einen regionären L.
N1	Hinweise auf Metastase in einem ipsilateralen L. (Größe < 3 cm Durchmesser)
N2	Hinweise auf Metastase in einem ipsilateralen L. (Größe > 3 cm, aber < 6 cm Durchmesser) oder multiple ipsi-, kontra-, bilaterale L. (Größe < 6 cm)
N2a	Einzelne ipsilaterale L. (Größe > 3 cm / < 6 cm)
N2b	Multiple ipsilaterale L. (Größe < 6 cm)
N2c	Bilaterale oder kontralaterale L. (Größe < 6 cm)
N3	L. von > 6 cm Durchmesser
L.= positiver Lymphknoten/Lymphknotenmetastase	

Tab. 2.4 Einteilung der Lymphknotenmetastasen

Klassifikation	Fernmetastase
MX	Minimalerfordernisse zur Feststellung einer M. liegen nicht vor
M0	Kein Hinweis auf M.
M1	M. vorhanden
M.= Fernmetastasen	

Tab. 2.5 Einteilung der Fernmetastasen im Körper

Fernmetastasen abgeschlossen, kann eine Stadieneinteilung (Tab. 2.6) vorgenommen werden. Sie begleitet die Diagnose während der gesamten Behandlung und gibt einen guten Überblick über die Ausdehnung der Tumorerkrankung zu Behandlungsbeginn.

Stadium I	T1	N0	M0
Stadium II	T2	N0	M0
Stadium III	T3 T1, T2, T3	N0 N1	M0 M0
Stadium IV	T4 jedes T jedes T	N0, N1 N2, N3 jedes N	M0 M0 M1

Tab. 2.6 Stadieneinteilung in Abhängigkeit von der TNM-Klassifikation

3 Methoden der Tumortherapie

3.1 Chirurgische Therapiekonzepte

Die Methoden der chirurgischen Therapie von Plattenepithelkarzinomen der oberen Atemwege richten sich nach der Lokalisation und der Ausdehnung, dem TNM-Stadium des Karzinoms. Tumore mit einem kleineren TNM-Stadium, einer guten Übersicht und einer leichten Erreichbarkeit werden i. d. R. über eine endolaryngeale Mikrolaryngoskopie (MLS, Abb. 3.1) mit verschiedenen starren MLS-Rohren oder speziellen Spreitz-MLS-Rohren und mit dem Laser oder „kalten" Instrumenten (Mikroinstrumentarium) durchgeführt. Zu den kalten Instrumenten zählen z. B. Scheren, Zängelchen, Löffelchen, sowie ein Koagulationsgerät zur Blutstillung. Ist der Tumor allerdings endolaryngeal nicht überschaubar oder aufgrund von ungünstigen anatomischen Verhältnissen nicht optimal einstellbar, so kann die Kehlkopfteilresektion auch über einen transzervikalen Zugang, d. h. „von außen" durch die Halsweichteile erfolgen.

Die Einführung und Verbesserung der Lasertechnik hat in den letzten Jahrzehnten dazu geführt, dass auch größere Tumore mit höherer Infiltrationstiefe über den endolaryngealen Zugang operiert werden. Diese Karzinome mit einem mittleren TNM-Stadium werden vielerorts nach wie vor alternativ durch die sog. „konventionellen", transzervikalen Teilresektionen entfernt. Des Weiteren gibt es verschiedene rekonstruktive Teilresektionen bei ausgewählten Tumoren höheren TNM-Stadiums und spezielle Indikationen zu verschiedenen „subtotalen" Laryngektomien, z. B. supracricoidale Teilresektion, Operation nach Pearson, etc. Die Lokalisation des Tumors und die Infiltration der angrenzenden, anatomischen Strukturen bestimmen bei der Indikationsstellung das Operationsverfahren. So werden auch kleinere Tumore aufgrund ihrer besonderen Lokalisation, z. B. in der vorderen Kommissur oder Infiltration des prä- oder paraglottischen Raumes an vielen Kliniken primär von außen operiert. Eine weitere Indikation zur Operation über einen transzervikalen Zugang bei einem glottischen Karzinom kann darin gegeben sein, dass eine gleichzeitige Rekonstruktion des resezierten Stimmbandes, z. B. durch einen autologen Knorpel oder einen Schleimhautlappen aus der Taschenfalte oder eine Stabilisation des Kehlkopflumens, z. B. durch Epiglottisverschiebelappen angestrebt wird (vgl. Sobol et al. 1987; Szmeja et al. 2000; Siegert et al. 2002).

> Wenn die Indikation zur Kehlkopfteilresektion nicht mehr gegeben ist, erfolgt die totale Laryngektomie.

Die in Tabelle 3.1 beschriebenen Operationstechniken sollen einen Überblick über die Tumorchirurgie des

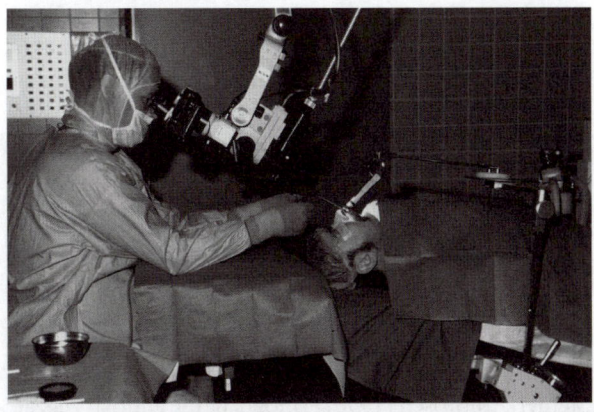

Abb. 3.1 Mikrolaryngoskopie

Operative Zugänge	Endolaryngeal/transoral mittels einer Mikrolaryngoskopie (MLS)		Extralaryngeal/transzervikal/ von außen
Instrumente	Mikroinstrumentarium	Laser	konventionelles, chirurgisches Mikroinstrumentarium
Indikation	kleine bis mittel große Karzinome		größere Tumore
	Lokalisation für den transoralen Zugang geeignet		Infiltration des präepiglottischen Raumes oder des Thyroids
	gute Einstellbarkeit des Patienten mit dem MLS Rohr		Nichteinstellbarkeit des Patienten durch die anatomischen Gegebenheiten
			einseitige Rekonstruktion der resezierten Stimmlippe
Beispiele	Dekortikation		Laryngofissur mit Chordektomie
	Chordektomie	Kehlkopfteilresektion Typ I–IV (nach Klassifikation der ELS)	horizontale, supraglottische Teilresektion (z. B. nach Alonso)
			vertikale Teilresektion (z. B. nach Leroux-Robert)
			supracricoidale Teilresektion (z. B. nach Tucker oder CH(E)P)

Tab. 3.1 Übersicht über die chirurgischen Möglichkeiten

Larynx- und Hypopharynxbereichs geben. Die Sammlung erhebt keinerlei Anspruch auf Vollständigkeit, was aufgrund der vielen Modifikationen einzelner Techniken kaum möglich ist.

3.1.1 Endolaryngeale Kehlkopfteilresektionen

Transorale Teilresektionen im Larynx/Hypopharynx werden über ein Operationsmikroskop in direkter Laryngoskopie (MLS) durchgeführt. Die Resektion des Tumors kann entweder mit dem mikrochirurgischen Instrumentarium oder mit dem Laser durchgeführt werden. Seit der Entwicklung der mikrochirurgisch-endolaryngealen Technik v. a. durch Kleinsasser und der Ausweitung der Indikationsstellung durch die Einführung des Lasers konnte in aktuellen Untersuchungen gezeigt werden, dass die endoskopischen Teilresektionen neben ihren Vorteilen – i. d. R. keine Tracheostomie erforderlich, geringere Morbidität des Patienten, kürzere Liegezeiten, etc. – gleich gute onkologische Langzeitergebnisse aufweisen wie die transzervikal durchgeführten Resektionen. Dadurch ist die Lasermikrochirurgie bei frühen Stimmlippenkarzinomen als Methode der Wahl anzusehen (vgl. Eckel et al. 2000; Ambrosch et al. 2001). Unter onkologischen, funktionellen und ökonomischen Kriterien zeigen sich hier hervorragende Ergebnisse (vgl. Sittel et al. 1998; Damm et al. 2000; Eckel et al. 2000). Auch im supraglottischen Bereich kann die Laserchirurgie onkologisch und funktionell gute Ergebnisse mit geringer Morbidität vorweisen. Bei fortgeschrittenen Stimmlippenkarzinomen können allerdings z. Zt. noch keine abschließenden Bewertungen getroffen werden.

Das Ziel der Lasermikrochirurgie unterscheidet sich nicht von den konventionellen Behandlungsmethoden. In beiden Vorgehensweisen geht es um die vollständige Entfernung des Tumors mit Resektion im histologisch gesicherten, gesunden Gewebe, d. h. 1–3 mm Sicherheitsabstand auf Stimmlippenebene, sonst mehr. Bei gleichen Möglichkeiten der lokalen Tumorkontrolle hängt die Wahl des geeigneten therapeutischen Vorgehens von verschiedenen Faktoren ab. Dazu gehören die durch die Operation entstehende Morbidität des Patienten und die durch die Operation zu erreichenden funktionellen Ergebnisse. Die **Hauptvorteile** der transoralen Laserchirurgie bestehen im Erhalt der extra- und intralayngealen tumorfreien Strukturen, wie Knorpel, Muskeln, Nerven und Gefäße (vgl. Steiner/Ambrosch 1996). Zudem kommt es durch eine blutungsarme Präparation, infolge der direkten Verödung der Blutgefäße mit dem Laser unter dem Mikroskop zu einer präzisen und sicheren Tumorresektion. Eine Bluttransfusion ist somit auch bei ausgedehnten Operationen nicht erforderlich. Nach Steiner/Ambrosch (1996) ermöglicht die endolaryngeale Laserchirurgie im Vergleich zu Mikroinstrumentarien eine bessere Tumoridentifizierung und bei größeren Tumoren auch eine Entfernung des Tumors in mehreren Anteilen. Dies hat den Vorteil, eine bessere Beurteilung der Tiefeninfiltration und der Tumorgrenzen zu schaffen und eine topographische Beziehung zu umliegenden Strukturen klarer herzustellen. Die Resektionsgrenzen werden individuell angepasst, indem die genaue Tumorausdehnung unter dem Operationsmikroskop festgelegt und gesundes Gewebe weitestgehend geschont wird. Die Differenzierung zwischen Tumor und Gesundem im Larynx und Hypopharynx ist intraoperativ relativ gut möglich. Zur Sicherheit können histologische Schnellschnittuntersuchungen durchgeführt werden, deren Ergebnisse noch während der Operation dem Chirurgen mitgeteilt werden. Damit ist ein maximaler Organ- und Funktionserhalt gewährleistet. Eine Tracheostomie ist nur in seltenen Fällen erforderlich und die Schluckfunktion normalisiert sich im Falle einer postoperativen Aspiration i. d. R. schnell wieder. Die Morbidität des Patienten ist somit deutlich geringer. Insgesamt findet eine schnellere Rehabilitation des Patienten durch die Erhaltung der übrigen intra- und extralaryngealen Strukturen statt. Es besteht eine geringe Komplikationsrate. Postoperative Ödeme treten selten auf. Die Wundheilung ist i. d. R. günstig und der Patient hat keine oder nur geringe Schmerzen. Die Krankenhausverweildauer ist daher kürzer als bei den konventionellen Kehlkopfteilresektionen. Im Fall eines Zweittumors oder eines lokalen Tumorrezidivs stehen bei primär durchgeführter Lasermikrochirurgie i. d. R. weiterhin alle Therapieoptionen offen, z. B. erneute Lasermikrochirurgie, transzervikale Chirurgie oder Strahlentherapie (vgl. Eckel et al. 2000).

Wichtig ist ausreichende Erfahrung des Operators im Umgang mit dem Laser, da sich eine eingeschränkte Übersicht über den Tumor bei schwierigen anatomischen Verhältnissen oder einer ungünstigen Tumorlokalisation **nachteilig** auswirken kann. Dies würde die Prognose des Patienten extrem verschlechtern. Ein weiterer Nachteil ergibt sich daraus, dass in dieser Operationsphase keine gleichzeitige Rekonstruktion des resezierten Stimmbandes stattfinden kann. Demzufolge sind u. U. die funktionellen Ergebnisse schlecht. Es kann z. B. eine Aphonie und eingeschränkte Möglichkeit des Abhustens bei großem glottischen Restspalt auftreten. Werden intraoperativ Knorpelstrukturen verletzt oder eröffnet, so ist das Risiko der Ausbildung einer postoperativen Perichondritis, einer Entzündung der Knochenhaut deutlich erhöht. Aus diesem Grund ist eine perioperative, antibiotische Absicherung sinnvoll. Des Weiteren werden auch Emphyseme, Fistelbildungen und postoperative Nachblutungen, sowie Dyspnoe durch Ödembildungen oder Stenosen und Schluckbeschwerden bis hin zu Aspirationspneumonien beschrieben (vgl. Vilaseca-Gonzales et al. 2003). Auch wird die entstehende Carbonisationszone, die allerdings durch die verbesserte Lasertechnik sehr gering gehalten werden kann, von den Laser-Gegner kritisiert. Sie erschwert die histologische Auswertung der Resektionsgrenzen und ein Verbleiben von Tumorzellen in diesem Areal ist nicht sicher auszuschließen.

> Die Voraussetzungen für ein zufriedenstellendes Ergebnis eines transoralen, laserchirurgischen Eingriffs sind somit ein erfahrener Chirurg, eine übersichtliche Darstellung des Tumors in alle Richtungen und die Kooperation und Motivation des Patienten zwecks einer engmaschigen Nachsorge.

Eine transorale Laserresektion kann nicht erfolgen, wenn der Tumor endoskopisch nicht ausreichend exponiert werden kann. Für kleinere Karzinome der Stadien I und II kann die Laserchirurgie heute als weltweit etabliertes Standardkonzept gelten, das onkologisch sicher und funktionell vorteilhaft ist. Die laserchirurgische Behandlung fortgeschrittener Karzinome bleibt spezialisierten Zentren vorbehalten.

Bei den **Komplikationen** werden laserbedingte Probleme von mikrolaryngoskopiebedingten und von defektbedingten unterschieden. Es können Schleimhautödeme, Nachblutungen und Infektionen, aber auch Synechien entstehen. Allgemein muss bei jeder MLS auch das Risiko von Zahnschäden oder Schleimhautverletzungen beachtet werden. Pulmonale oder zervikale Komplikationen nach solchen chirurgischen Eingriffen sind i.d.R. abhängig von der Tumorausdehnung, der Einstellbarkeit mit dem starren MLS-Rohr und von der Größe des Defektes. Es kann u. U. zu Aspirationspneumonien oder Hautemphysemen kommen. Kardiale Komplikationen wie Herzstillstand sind typisch, aber extrem selten (vgl. Klußmann et al. 2002).

Resektion von Malignomen des Hypopharynx

Die endolaryngeale Resektion von Hypopharynxkarzinomen gestaltet sich oft schwierig, da die Ausdehnung und die Lage des Tumors in vielen Fällen schlecht zu überblicken sind. Nur kleinere Karzinome können optimal eingestellt und somit auch transoral entfernt werden. Eine genaue Klassifikation der chirurgischen Vorgehensweisen für diese Region wurde bisher noch nicht aufgestellt. Größere Tumore im Hypopharynx werden nach wie vor über einen transzervikalen Zugang konventionell reseziert.

Resektion von Malignomen des Larynx

Zunächst wurde von Thumfart/Eckel (1992) eine Einteilung der endolaryngealen Kehlkopfteilresektionen vorgenommen. Diese beschränkt sich ausschließlich auf die Resektion auf Glottisebene und wird in die in Tabelle 3.2 und Abbildung 3.2 dargestellten 4 Typen unterteilt:

Typ	Bezeichnung	Ausdehnung der Operation
I	Dekortikation	Abtragung der obersten Schleimhautschicht und des Lig. vocale
II	Chordektomie	Abtragung entsprechend der Dekortikation zzgl. eines Anteils des M. vocalis, evtl. bis zur vorderen Kommissur
III	erweiterte Chordektomie	Abtragung entsprechend der Chordektomie inkl. der vorderen Kommissur und ggf. des Aryknorpels
IV	transglottische Resektion	Abtragung des kompletten M. vocalis bis zum Periost des Schildknorpels inkl. der vorderen Kommissur und des Aryknorpels

Tab. 3.2 Einteilung der endolaryngealen Resektion nach Thumfart/Eckel (1992)

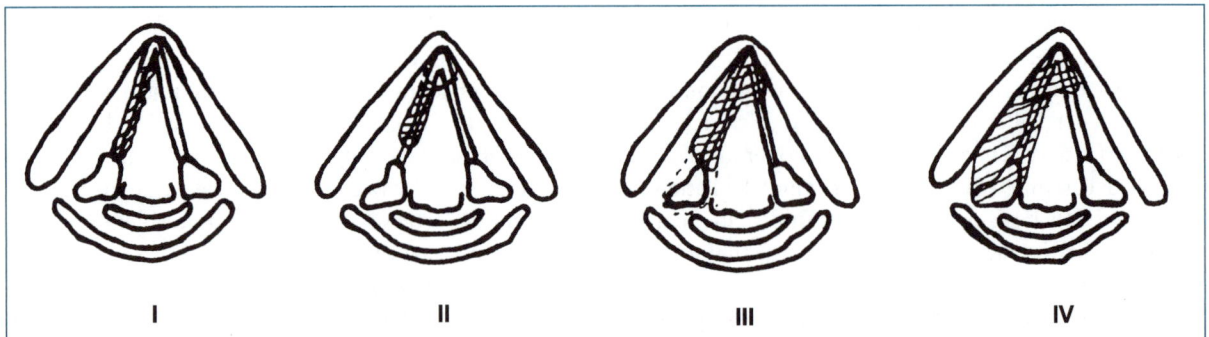

Abb. 3.2 Resektion glottischer Tumore nach Thumfart/Eckel (1992; Resektionsgrenzen schraffiert).
Typ I = Dekortikation. Typ II = Chordektomie. Typ III = Erweiterte Chordektomie. Typ IV = Transglottische Resektion

Die Klassifikation nach Thumfart/Eckel wurde in den Jahren 1999/2000 differenziert (vgl. Remacle et al. 2000/ European Laryngological Society). Sie teilt die transorale Resektion im Larynx in 4 Typen mit Untertypen (Tab. 3.3) auf und bezieht auch die Ausweitung auf die Supra- und Subglottis mit ein:

Die Indikation dieser neuen Klassifikation stellt sich folgendermaßen dar: Der **Typ I** (Abb. 3.3) wird bei suspekten Veränderungen prämaligner oder maligner Art durchgeführt, die klinisch das Niveau der Schleimhaut noch nicht überschritten haben. In der stroboskopischen Untersuchung ist eine freie Randkantenverschieblichkeit zu erkennen. Hauptsächlich dient dieser Eingriff zur Diagnostik, bei Hyperplasien, Carcinoma in situ und Dysplasien ohne Anzeichen für eine tiefgreifende Infiltration des darunter liegenden Gewebes. Aber er wird auch als therapeutische Maßnahme durchgeführt, indem die oben genannten organischen Veränderungen vollständig entfernt werden.

Der **Typ II** kommt bei kleinen, oberflächlichen Karzinomen zum Einsatz, bei denen sich noch eine bewegliche Stimmlippe zeigt (Abb. 3.4). Dies bedeutet, dass das Karzinom den M. vocalis erreicht, den Muskelkörper aber nicht tiefer infiltriert hat. Stroboskopisch ist eine deutliche Einschränkung der Randkantenverschieblichkeit zu erkennen.

Der **Typ III** ist bei T1a-Karzinomen indiziert. Die Ausdehnung geht bis zur vorderen Kommissur, nimmt diese jedoch noch nicht ein. In die Tiefe kann die Resektion bis zum Perichondrium des Schildknorpels durchgeführt werden. Somit können auch größere Plattenepithelkarzinome der Stimmlippe mit erhaltener Aryknorpelbeweglichkeit entfernt werden (Abb. 3.5).

Der **Typ IV a** findet seine Indikation bei T1b-Tumoren, welche die vordere Kommissur einschließen (Abb. 3.6). In manchen Fällen muss bei der Resektion die subglottische Schleimhaut und die Membrana Cricothyroidea mit entfernt werden, da die Karzinome der vorderen Kommissur dazu neigen, das lymphatische System des subglottischen Bereiches anzugreifen. Hier muss genau die Ausweitung auf die Knorpelstruktur beachtet werden und ggf. eine transzervikale Resektion durchgeführt werden.

Der **Typ IV b** kommt in Fällen von Stimmlippenkarzinomen zum Einsatz, die sich posterior über den Proc. vocalis auf den Aryknorpel ausdehnen, das mobile Aryknorpelgelenk jedoch aussparen (Abb. 3.6). Manche Operateure sind der Meinung, dass die Stimmlippe kom-

3.1 Chirurgische Therapiekonzepte

Typ	Bezeichnung	Ausdehnung der Operation
I	subepitheliale Chordektomie	Schleimhautabtragung der Stimmlippe, in seltenen Fällen auch bis zum Lig. vocale
II	transmuskuläre Chordektomie	Abtragung eines Teils des M. vocalis; Resektion von Proc. vocalis bis zur vorderen Kommissur möglich
III	totale Chordektomie	Abtragung des kompletten M. vocalis bis zu der vorderen Kommissur; Resektion bis zum Perichondrium des Schildknorpels
IV	erweiterte Chordektomie unter Einschluss ...	
a	der kompletten vorderen Kommissur und des angrenzenden kontralateralen Stimmlippenbereichs	Abtragung des kompletten M. vocalis mit der gesamten vorderen Kommissur, je nach Ausdehnung auch kontralaterale Seite einschließend; Resektion geht entlang des Schildknorpels unter Einschluss des Perichondriums
b	eines Aryknorpels	Abtragung des kompletten M. vocalis mit einem Teil oder des gesamten Aryknorpels unter Schonung der posterioren Aryknorpelschleimhaut
c	der Taschenfalte	Abtragung des kompletten M. vocalis mit evtl. Ausdehnung auf die Taschenfalte unter Einschluss des Sinus Morgagnii
d	der Subglottis	Abtragung des kompletten M. vocalis mit Ausdehnung bis zu 1 cm in den subglottischen Raum um den Ringknorpel darzustellen

Tab. 3.3 Einteilung der endolaryngealen Resektion nach Remacle et al. (ELS/European Laryngological Society 2000)

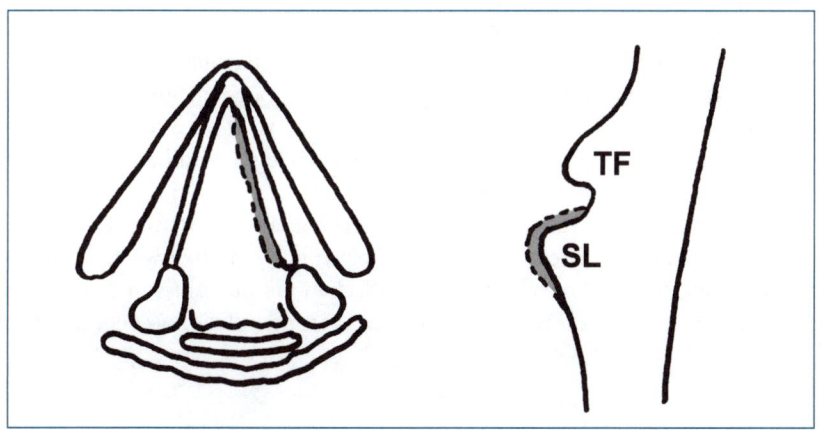

Abb. 3.3
Typ I: Subepitheliale Chordektomie modifiziert nach Remacle/Eckel (2000) (Resektionsgebiet grau; TF = Taschenfalte; SL = Stimmlippe)

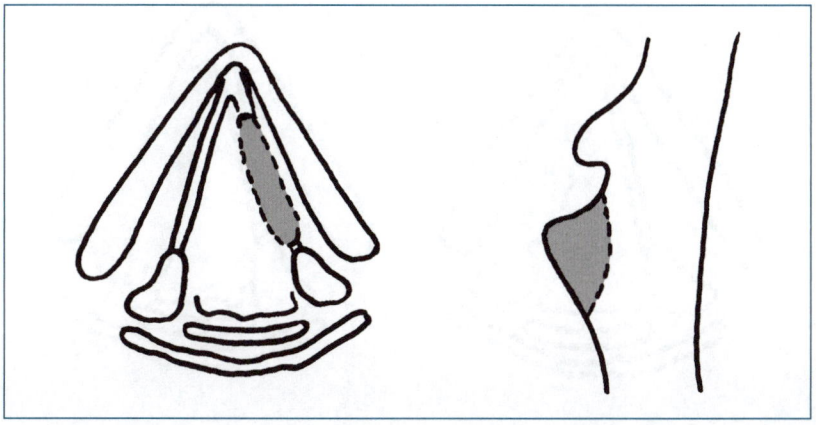

Abb. 3.4
Typ II: Transmuskuläre Chordektomie

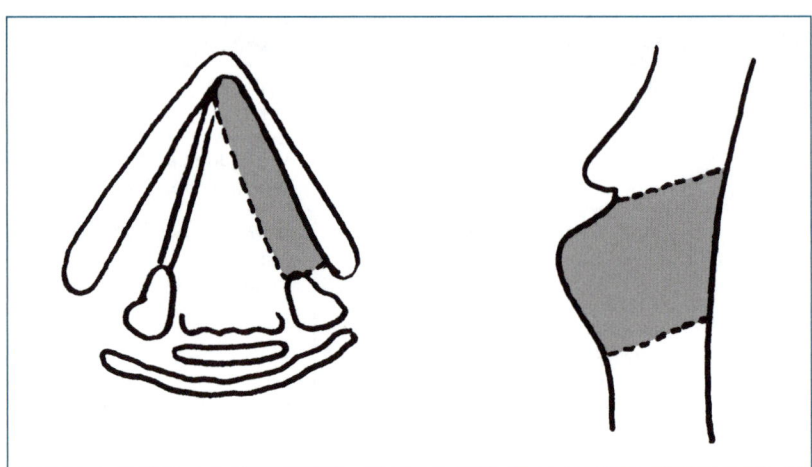

Abb. 3.5
Typ III: Totale Chordektomie

plett mobil sein muss, andere wiederum meinen, dass die Beweglichkeit der Stimmlippe eingeschränkt sein kann, solange das Arytaenoidgelenk selbst mobil bleibt und die Fixation nur den muskulären Anteil beinhaltet.

Die Indikation zum **Typ IV c** stellt sich bei Taschenfaltenkarzinomen und transglottischen Karzinomen (Abb. 3.7). Bei den transglottischen Karzinomen besteht bei diesem Resektionstyp die Ausdehnung vom Morgagnischen Ventrikel bis in die Stimmlippe und supraglottisch bis zur Taschenfalte.

Der **Resektionstyp IV d** wird bei subglottischer Tumorausdehnung durchgeführt (Abb. 3.7). Einige Chirurgen warnen jedoch vor dieser Teilresektion bei einer subglottischen Ausdehnung, da der Tumor bereits die extralaryngealen Strukturen erreicht haben kann (vgl. Piquet et al. 1993). Andere wiederum meinen, dass dieser Typ durchaus für T2-Karzinome geeignet ist.

Welche Operationstechnik, ob transoral oder transzervikal, durchgeführt wird, ist nicht nur tumorausdehnungsbedingt, sondern auch von den Erfahrungen des Chirurgen abhängig. Die o. g. endolaryngealen Resektionstypen können sowohl mit „kalten" Instrumenten als auch mit dem Laser durchgeführt werden. Auch hier ist die Erfahrung und das gewohnte Vorgehen des Chirurgen ausschlaggebend. Endolaryngeale Resektionen größerer Tumore werden ausschließlich durch den Einsatz des Lasers ermöglicht.

Die postoperativen, stimmlichen Ergebnisse sind sehr eng an das Ausmaß und die Lage des Resektionsgebiets gekoppelt (vgl. Sittel et al. 1998). Eine Stimmschonung sollte nur bei umschriebenen Schleimhautdefekten nach Abtragung gutartiger oder oberflächlich bösartiger Prozesse stattfinden (vgl. Kap. 9, Bogen: „Stimmhygiene"). Durch die Stimmschonung wird die Narbenbildung gering gehalten und ein Schwingungsaufbau der verbleibenden Schleimhaut kann sich wieder einstellen. Bei großen Operationsdefekten auf Glottisebene ist eine direkte stimmliche Belastung wünschenswert, da es bei Kontakt der Narbenflächen mit den übrigen Strukturen zur vermehrten Bildung von Granulationsgewebe kommt.

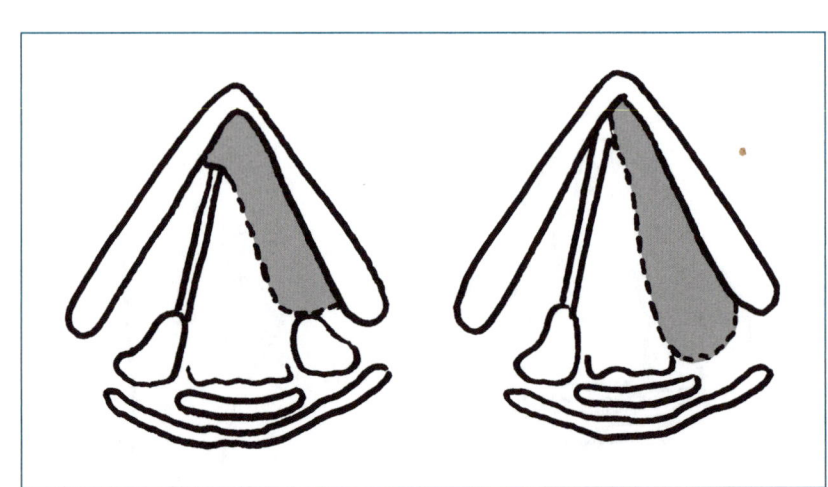

Abb. 3.6
Links Typ IV a: Erweiterte Chordektomie mit kompletter vorderer Kommissur und Anteilen der Gegenseite.
Rechts Typ IV b: Erweiterte Chordektomie inklusive Aryknorpel

3.1 Chirurgische Therapiekonzepte

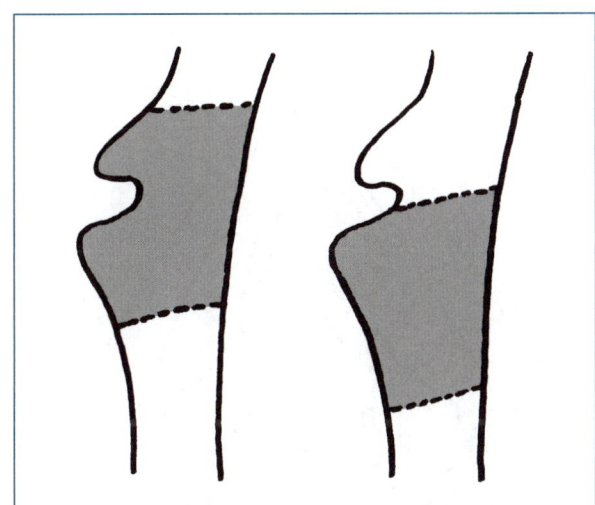

Abb. 3.7 Links Typ IV c: Erweiterte Chordektomie mit Taschenfalte. **Rechts** Typ IV d: Erweiterte Chordektomie mit Subglottis

Somit kann sich eine „dicke" Narbe ausbilden. Diese dient der verbliebenen Stimmlippe als Widerlager und es wird ein besseres stimmfunktionelles Ergebnis erzielt. Im Fall einer noch ausgedehnteren Tumorresektion, z. B. bei Resektion der gesamten Stimmlippe und der Taschenfalte, kommt es durch die fehlende Substanz zum Ausbleiben eines narbigen Ersatzstimmbandes, da die verbleibende Knorpelwand nur mit einem Restgewebe überzogen ist. Die postoperative Stimme zeigt eine massive Dysphonie bis hin zur Aphonie. Eine Phonation auf Glottisebene ist nicht mehr möglich und es muss eine Ersatzphonation auf supraglottischer Ebene erarbeitet werden (vgl. Kap. 5).

3.1.2 Transzervikale Kehlkopfoperationen

Karzinome, die in einer Mikrolaryngoskopie schlecht einzustellen sind oder die aufgrund ihrer Lokalisation für den transoralen Zugangsweg nicht geeignet sind, werden meist mit konventionellen Operationen von außen behandelt (vgl. Schröder et al. 1997/2001). Vor der Wahl des operativen Zugangs muss eine sorgfältige, präoperative, mikrolaryngoskopische Inspektion des Gebiets vorgenommen werden. Besonders bei eingeschränkter Stimmlippenbeweglichkeit ohne Fixation eines Aryknorpels, ist die kritische Beurteilung der Restbeweglichkeit im cricoarytaenoidalen Gelenk in der Lupenlaryngoskopie und während der MLS wichtig, da ein tumorfreier Ringknorpel – inkl. Cricoarytaenoidgelenk – Voraussetzung zur Teilresektion ist. Bei Infiltration des präepiglottischen Raums und/oder des Thyroidknorpels werden die im Staging durchgeführten

bildgebenden Verfahren, wie Computertomographie, Magnet-Resonanz-Tomographie, etc. herangeholt, um die Ausdehnung der Tumorinfiltration präoperativ möglichst genau festzulegen. Nach eingehender Prüfung aller Befunde, nämlich der kardialen Belastbarkeit, der Lungenfunktion, des Allgemeinzustandes sowie der Motivation zur Mitarbeit an der postoperativen Behandlung kann die optimale Operationstechnik gewählt werden.

Allgemein können die konventionellen, d. h. vertikalen und horizontalen Teilresektionen, z. B. *Laryngofissur*, Zugang nach *Alonso, Leroux-Robert, Sedlacek-Kambic-Tucker*, von den supracricoidalen Teilresektionen, z. B. Cricohyoido-(epiglotto-)Pexie nach *Pearson* und anderen, unterschieden werden (vgl. Remacle/Lawson 1992). Die im Folgenden vorgestellten Operationsmethoden wurden größtenteils von Kleinsasser (1987) in seinem Lehrbuch beschrieben.

Laryngofissur/Thyreotomie mit Chordektomie

Liegt ein kleines Stimmlippenkarzinom vor, welches die Beweglichkeit einer Stimmlippe nicht einschränkt, die vordere Kommissur nicht überschreitet und sich auch nach dorsal nicht bis über die Spitze des Proc. vocalis des Aryknorpels ausdehnt, so kann dieser Tumor mit einer Thyreotomie/Laryngofissur und anschließender Chordektomie entfernt werden. Liegt das Malignom an einer übersichtlichen Stelle und ist der Patient mikrolaryngoskopisch gut einzustellen, kann dessen Entfernung auch endolaryngeal vorgenommen werden. Als Thyreotomie/Laryngofissur wird eine Längsspaltung des Kehlkopfes in der Mittellinie oder ein Querschnitt über der Mitte des Schildknorpels bezeichnet. Diese Öffnung des Kehlkopfes ermöglicht, nach Durchtrennung der vorderen Kommissur und dem Auseinanderdrängen der Stimmlippen, eine gute Sicht über den gesamten Bereich der Glottis. Daraufhin erfolgt die Chordektomie, d. h. die Exzision des Tumorgebiets. Kleinsasser (1987) unterscheidet hauptsächlich zwei verschiedene Arten von Chordektomien:

- Bei der **partiellen Chordektomie** („tiefe Dekortikation") werden die oberflächlichen Schichten der Stimmlippe vom Muskelkörper abpräpariert und entfernt (Abb. 3.8).
- Bei der **klassischen Chordektomie** wird der Tumor mitsamt des darunter liegenden M. vocalis reseziert (Abb. 3.9).

In den Resektionsgrenzen sind die transzervikalen Kehlkopfteilresektionen über eine Laryngofissur mit denen der bereits beschriebenen endolaryngealen Teilresektionen Typ I bis III vergleichbar.

Die Stimmfunktion nach einer partiellen Chordektomie, welche vergleichbar ist, mit der endolaryngealen

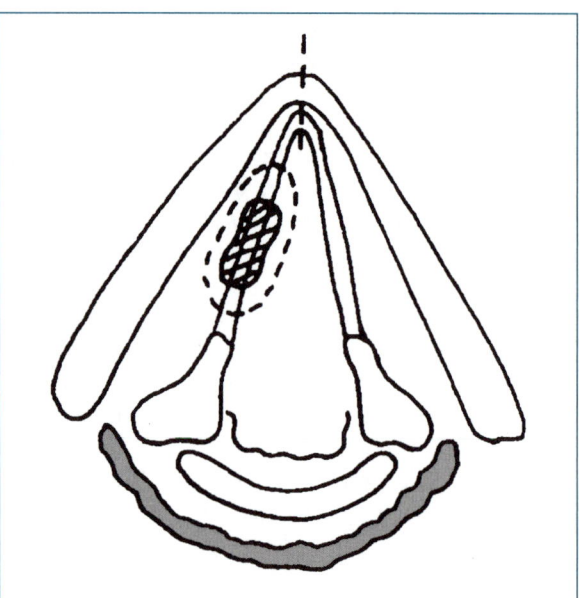 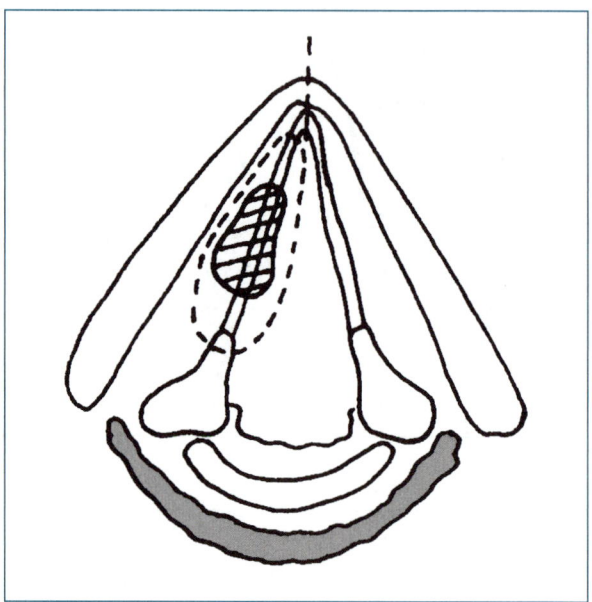

Abb. 3.8 Partielle Chordektomie (gestrichelte Linie = Schnittführung/schraffierter Bereich = Karzinom)

Abb. 3.9 Klassische Chordektomie

Typ-I-Resektion, der „Subepitheliale Chordektomie" der ELS (vgl. Kap. 3.1.1 Resektion von Malignomen des Larynx) ist i. d. R. gut erhalten, aber nach einer vollständigen Resektion des Stimmlippenmuskels, entsprechend Typ III „Totale Chordektomie" ist eine deutliche Verschlechterung der Stimme zu erwarten. In solchen Fällen kann nach Feststellung der histologischen Tumorfreiheit ein Schwenklappen aus der Taschenfalte zur Deckung des Defektes angelegt werden. Der Lappen verdickt das Resektionsgebiet, stellt nach Abheilung ein Widerlager für die gesunde Stimmlippe dar und führt somit zu einer Verbesserung des Glottisschlusses bei Phonation. In dieser Rekonstruktionsmöglichkeit ist ein großer Vorteil des transzervikalen Zugangs zu sehen. Wird diese rekonstruktive Maßnahme nicht durchgeführt, so ist bei einigen Patienten, nach einiger Zeit, die Ausbildung eines narbigen „Ersatzstimmbandes" oder die eines supraglottischen Verschlussmechanismusses bestehend aus Aryknorpel, Taschenfalte und Petiolus der Epiglottis zu beobachten.

Ist die Anbahnung eines Ersatzphonationsmechanismusses durch eine logopädische Stimmübungsbehandlung nicht zufriedenstellend gelungen, so kann nach mehrmonatiger Tumorfreiheit, d. h. frühestens zwölf Monate postoperativ, eine Medialisierung oder Augmentation der Narbenstruktur oder der Taschenfalte versucht werden. Dazu stehen mehrere Verfahren zur Verfügung. Zum einen kann körpereigenes Gewebe in Form von Knorpel-, Fett- oder Schleimhauttransplantaten genutzt werden oder es kommen körperfremde Materialien, z. B. Titanimplantat nach Friedrich, zum Einsatz (vgl. Friedrich et al. 2001; Sittel et al. 2002).

Nach einer Thyreotomie mit anschließender Chordektomie kann es u. U. zu Nachblutungen aus dem Wundgebiet oder aus den Venen der umgebenden Halsweichteile kommen, was die Anlage eines Tracheostomas und die postoperative Versorgung mit einer geblockten Trachealkanüle für einige Stunden nötig macht. Das Tracheostoma kann bereits einige Tage nach der Operation wieder verschlossen werden, da Schwierigkeiten mit dem Schlucken und eine ausgeprägte lokale Wundreaktion mit Stenosierung der Trachea oder Aspiration von Blut oder Wundsekret bei diesem Eingriff nicht zu erwarten sind.

Die Stimmrehabilitation kann nach Meinung der Autoren nach Abheilung des Wundgebiets, also nach ca. 2–3 Wochen, beginnen. Sollte es während der Stimmtherapie zu einer Stimmverschlechterung kommen, so ist dringend eine Untersuchung durch einen Hals-Nasen-Ohrenarzt vorzunehmen, um die Entstehung eines Rezidivs oder von Granulationsgewebe auszuschließen. Bei den Patienten werden i. d. R. in bestimmten zeitlichen Abständen Kontroll-Mikrolaryngoskopien durchgeführt, um Rezidivtumore auszuschließen oder auch entstandene Granulome frühzeitig abtragen zu können.

Frontolaterale/Frontoanteriore Teilresektion

Infiltriert ein Stimmlippenkarzinom bereits die vordere Kommissur, so muss auch ein Teil des Schildknorpels reseziert werden, da die Schleimhaut der vorderen Kommissur hier sehr eng mit dem Thyroid verbunden ist und sich ein frühzeitiger Durchbruch des Tumors nach ventral ereignen kann (vgl. Kap. 2.2). Hier kann eine frontolaterale bzw. eine frontoanteriore Teilresektion durchge-

3.1 Chirurgische Therapiekonzepte

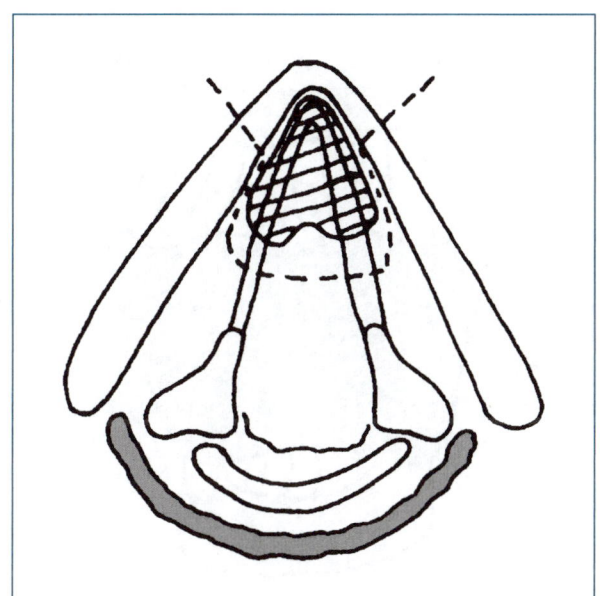

Abb. 3.10 Frontoanteriore Teilresektion

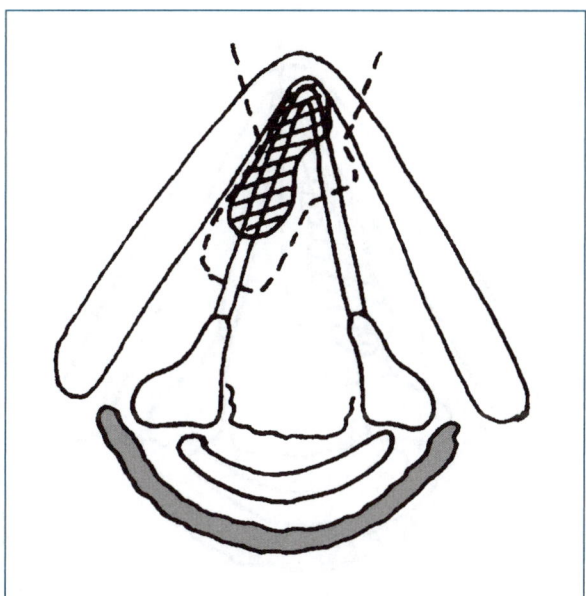

Abb. 3.11 Frontolaterale Teilresektion

führt werden. Diese beiden Formen der Entfernung eines Teils des Kehlkopfes gehören zu der Gruppe der vertikalen Teilresektionen. Eine frontoanteriore Teilresektion kommt vermehrt dann zum Einsatz, wenn die Ausdehnung auf beiden Stimmlippen nahezu symmetrisch verläuft (Abb. 3.10). Dehnt sich ein Karzinom von der einen Stimmlippe über die vordere Kommissur nur gering auf die Gegenseite aus, dann kann eine frontolaterale Teilresektion durchgeführt werden (Abb. 3.11).

Auch bei diesen Resektionsvarianten bestehen spezielle Indikationseinschränkungen. So sollten diese Methoden nur bei kleinen Stimmlippenkarzinomen angewendet werden, die allenfalls eine geringe Bewegungseinschränkung einer Stimmlippe nach sich ziehen. Auch sollte sich der Tumor nicht mehr als 10 mm nach kaudal und nach dorsal nicht mehr als bis zur Spitze des Proc. vocalis ausdehnen. Das Übergreifen auf die gegenüberliegende Stimmlippe sollte nicht mehr als das vordere Stimmlippendrittel betreffen. Eine Ausdehnung auf den Petiolus der Epiglottis sollte ausgeschlossen sein. Zu Beginn der Operation wird ein Schnitt entlang der Mittellinie vom Zungenbein bis zum Schilddrüsenisthmus gemacht. Nachdem der Schildknorpel sorgfältig freipräpariert wurde und die prälaryngealen Lymphknoten entnommen wurden, wird bei der frontolateralen Teilresektion ein gleichseitiges Dreieck aus dem Schildknorpel ausgesägt. Bei der frontoanterioren Teilresektion wird ein 8- max. 10 mm breites Knorpelrechteck, das von der Oberkante des Schildknorpels bis zum Oberrand des Ringknorpels reicht, entfernt. Ist die Sicht auf den Tumor von unten – durch Auseinanderdehnen beider Schildknorpelhälften – gegeben, kann dieser mittels einer Chordektomie entfernt werden. Beim Verschluss der beiden verbleibenden Schildknorpelhälften macht sich jedoch der Knorpeldefekt nachteilig bemerkbar. Das verbleibende endolaryngeale Lumen wird verkleinert, da keine Rekonstruktion des Knorpelgerüstes stattfindet. Darum plädieren viele Autoren heute dafür, bei gegebener Indikation keine frontolaterale, sondern eine transzervikale Teilresektion mit Rekonstruktion des Atemlumens durchzuführen (vgl. Sobol et al. 1981; Laccourreye 1990; Diaz 2000; Schröder et al. 2003 und vgl. Abschnitt Supraglottische „horizontale" Teilresektion).

Hemilaryngektomie

Als Hemilaryngektomie werden besonders in amerikanischen Veröffentlichungen verschiedene Varianten der vertikalen Kehlkopfteilresektionen zusammengefasst. Auch die zuvor genannten frontolateralen bzw. frontoanterioren Teilresektionen können laut Jahnke (1992) dazu gezählt werden. Bei der „klassischen" Hemilaryngektomie nach Billroth und Gluck wird eine gesamte Hälfte des Kehlkopfes, mitsamt einer Schildknorpelhälfte, einer Ringknorpelhälfte, eines Aryknorpels, einer Stimmlippe sowie der Taschenfalte der betroffenen Seite entfernt (Abb. 3.12). Da diese Variante von vielen Operateuren modifiziert worden ist, wird hier im Detail nicht näher auf die Operationsmethodik eingegangen. Die Indikation zu einer Hemilaryngektomie ist aber in allen Fällen gleich. Erstreckt sich das Stimmlippenkarzinom vorwiegend über eine Seite, wobei die vordere Kommissur nicht mehr als 8 mm überschritten werden darf und sind die Taschenfalte und der Petiolus der Epiglottis frei, so kann eine Hemilaryngektomie die Methode der Wahl

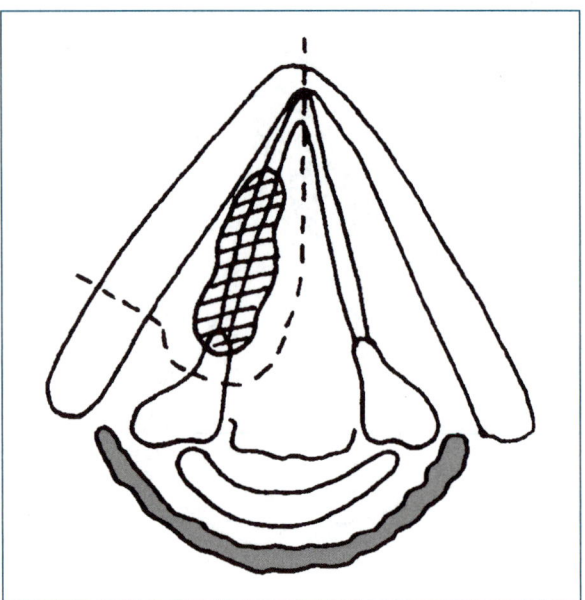

Abb. 3.12 „Klassische" Hemilaryngektomie nach Billroth und Gluck

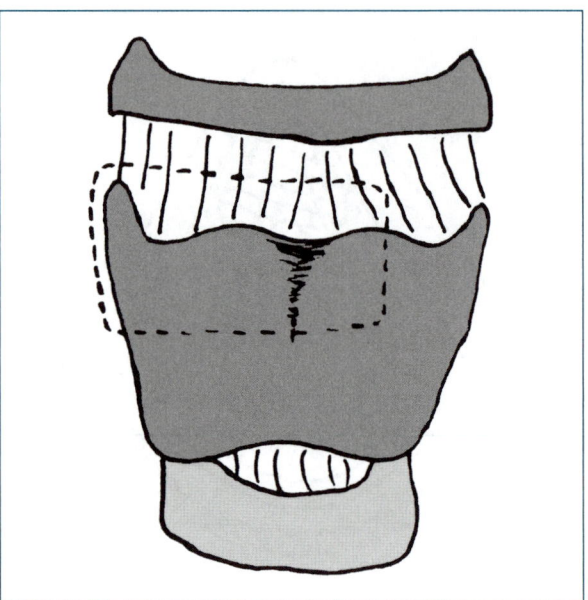

Abb. 3.13 Horizontale Teilresektion nach Alonso mit Erhalt des Hyoids (Resektionsgrenzen gestrichelt)

sein. Der vordere Anteil des Aryknorpels darf mitbetroffen, die Beweglichkeit der Stimmlippe sollte aber keinesfalls aufgehoben sein. Gewöhnlich erfolgt die Hemilaryngektomie nach einem ausladenden Hautschnitt, dem sog. Schürzenlappen und einer Fensterung des Schildknorpels, die der Ausdehnung des Tumors angepasst ist. Danach wird der Kehlkopf aufgeklappt und das befallene Weichteilgewebe reseziert. Dabei wird der kraniale Resektionsrand entlang des freien Randes der Taschenfalte gewählt, während die kaudale Schnittführung sich am Oberrand des Ringknorpels orientiert. Dorsal wird die Spitze des Proc. vocalis oder in Einzelfällen auch der vordere Anteil des Aryknorpels entfernt. Bei einer vollständigen Aryknorpelresektion kann es zu erheblichen Schluckstörungen kommen, daher wird diese, wenn möglich, vermieden. Zur Deckung des Defektes werden Schleimhautlappen z. B. aus der Taschenfalte oder aus der aryepiglottischen Falte verwendet, die zur Verbesserung der Stimme mit Muskel, Fett oder Knorpelstücken augmentiert werden können.

Aufgrund der ausgedehnten, einseitigen Resektion kann es zu postoperativen Schluckstörungen kommen. Daher ist auch die Anlage eines Tracheostomas und die Versorgung mit einer Nährsonde im Anschluss an die OP wichtig. Als weitere Komplikation kann es zu einer Einengung des Larynxlumens kommen, was sekundäre Maßnahmen, z. B. eine Laryngoplastik mit der Epiglottis nach Sedlacek-Kambic-Tucker, erforderlich macht.

Supraglottische „horizontale" Teilresektion

Die Indikation zu einer supraglottischen Teilresektion sollte sehr sorgfältig gestellt werden, da es häufig nach solchen Eingriffen zu einer postoperativen Schluckstörung mit gesteigerter Aspirationsgefahr kommt (vgl. Jaworowska 1998). Dabei spielen das Alter, der Allgemeinzustand, die Motivation und die Compliance des Patienten eine große Rolle für den Erfolg der chirurgischen Intervention und der logopädischen Schluckrehabilitation. Reseziert wird der Oberrand des Schildknorpels mit der Epiglottis und ggf. mit dem Zungenbein. Der N. hypoglossus und der N. laryngeus superior mindestens einer Seite müssen bei der Operation geschont werden, da sie für den Schluckakt essentiell sind. Ebenso bleibt die Glottisebene mit den Aryknorpeln erhalten. Muss ein Aryknorpel ebenfalls entfernt werden, so sollte die abgetrennte Stimmlippe an die Larynxhinterwand in der Mittellinie fixiert werden, um später den Glottisschluss zu erleichtern. Viele Operateure führen bei diesem Eingriff auch eine Myotomie des M. cricopharyngeus durch (vgl. Kap. 3.1.7 Primäre/sekundäre Myotomien), um das Einschlucken von Speisen in den Ösophagus zu erleichtern. Die modifizierte Form nach Alonso wird dann durchgeführt, wenn der Tumor nicht nur die Epiglottis, sondern auch eine Taschenfalte befallen hat, die Glottisebene aber frei ist. Die Durchführung des Eingriffs ähnelt dem oben beschriebenen Vorgehen (Abb. 3.13). Das Hyoid sollte nicht mitreseziert werden, wenn es tumorfrei ist, da die Adaptation des Thyroids am Hyoid die postoperative Schluckrehabilitation wesentlich erleichtert. Auch hier ist die Hauptkomplikation – in Abhängigkeit vom Ausmaß der Resektion – die Aspiration. Daher ist ein gezieltes Schlucktraining solange unerlässlich, bis der Abschluss des Kehlkopfeingangs durch den Zungengrund und der Aspirationsschutz auf Glottisebene funktionieren. Die Durchführung einer Myotomie des M. cricopharyngeus oder ein Kehlkopfhochzug, d. h. eine operative Kranial-/Ventralverlagerung des Larynx unter den Zungengrund, können nach Bönninghaus (1993) die postoperativen Einschluckstörungen verringern.

Die Dysphagie ist eine der häufigsten Komplikationen bei der supraglottischen Teilresektion. Die Schlucktherapie sollte sieben bis zehn Tage postoperativ beginnen. Oft führt eine Kopfhaltungsänderung beim Schlucken, z. B. den Kopf nach vorne neigen oder den Kopf nach vorn und zur weniger operierten Seite neigen, zu ersten Erfolgen. Patient und Therapeut müssen viel Geduld und Motivation mitbringen, um weitere Verbesserungen bis hin zur vollständigen oralen Nahrungsaufnahme zu erreichen (vgl. Kap. 4). Kann die Aspiration, mit immer wieder auftretenden Aspirationspneumonien, nicht durch intensives Schlucktraining verbessert werden, muss eine funktionelle totale Laryngektomie und somit eine vollkommene Trennung von Luft- und Speiseweg in Betracht gezogen werden.

Erweiterte Teilresektionen
Bei ausgedehnten Larynxtumoren, bei denen die zuvor beschriebenen Teilresektionsmethoden nicht mehr anzuwenden sind, bleibt oft nur die totale Laryngektomie (Larynxexstirpation). Nur in wenigen Fällen ist es möglich den Tumor mit einer erweiterten Teilresektion zu behandeln. Dabei wird ein Erhalt des Kehlkopfes in seiner Funktion als stimmerzeugendes Organ und als „Weiche" beim Schluckakt angestrebt. Auch die Schaffung eines „laryngealen Atemrohrs", welches den kompletten Verschluss des Tracheostomas ermöglicht, wird als Ziel dieser Techniken angesehen und ist bei einer totalen Laryngektomie nicht gegeben. Nachfolgend ist ein kurzer Überblick über einige Methoden aufgeführt. Eine vollständige Auflistung wird in diesem Buch nicht angestrebt, da es viele Modifikationen in Abhängigkeit der individuellen Tumorausdehnung gibt (vgl. Remacle/Lawson 1992). Die Indikationen zu einer erweiterten Teilresektion sind hauptsächlich dann gegeben, wenn sich das Stimmlippenkarzinom bereits bilateral oder supraglottisch ausgedehnt hat und/oder mit einer Infiltration des prä- oder paraglottischen Raumes einhergeht. Es darf aber noch nicht zu einer Fixation eines Aryknorpels in seinem Gelenk geführt haben. Der Tumor kann dabei bereits auf einen Aryknorpel übergegriffen haben und es sollten nicht mehr als 10 mm der Subglottis betroffen sein.

Larynxteilresektion nach Sedlacek-Kambic-Tucker
Diese erweiterte, transzervikale Kehlkopfteilresektion beinhaltet bereits eine einseitige rekonstruktive Maßnahme und wird durchgeführt bei glottischen Karzinomen, die sich bereits in die Taschenfaltenregion auf beide Stimmlippen ausgedehnt haben und ggf. den Schildknorpel infiltrieren (Abb. 3.14). Entfernt werden können der gesamte Schildknorpel bis auf die hinteren Anteile, beide Stimmlippen und ein Aryknorpel sowie der gesamte Taschenfaltenbereich beiderseits. Zur Rekonstruktion des Kehlkopflumens wird der Epiglottisverschiebelappen abgesenkt und an das Krikoid angeheftet. Es entsteht somit nach ventral ein stabiles Gerüst, welches verhindert, dass das endolaryngeale Lumen einfällt und zur Luftnot führt. Postoperativ kommt es zu meist vorübergehenden Schluckstörungen mit Aspiration. Kompensatorische Haltungsmodifikationen während des Schluckens führen bei dieser ausgedehnten Teilresektion oft zum Erfolg. Die Stimmgebung kann nach intensivem Training durch eine aryepiglottische Ersatzphonation erfolgen (vgl. Schröder et al. 1997).

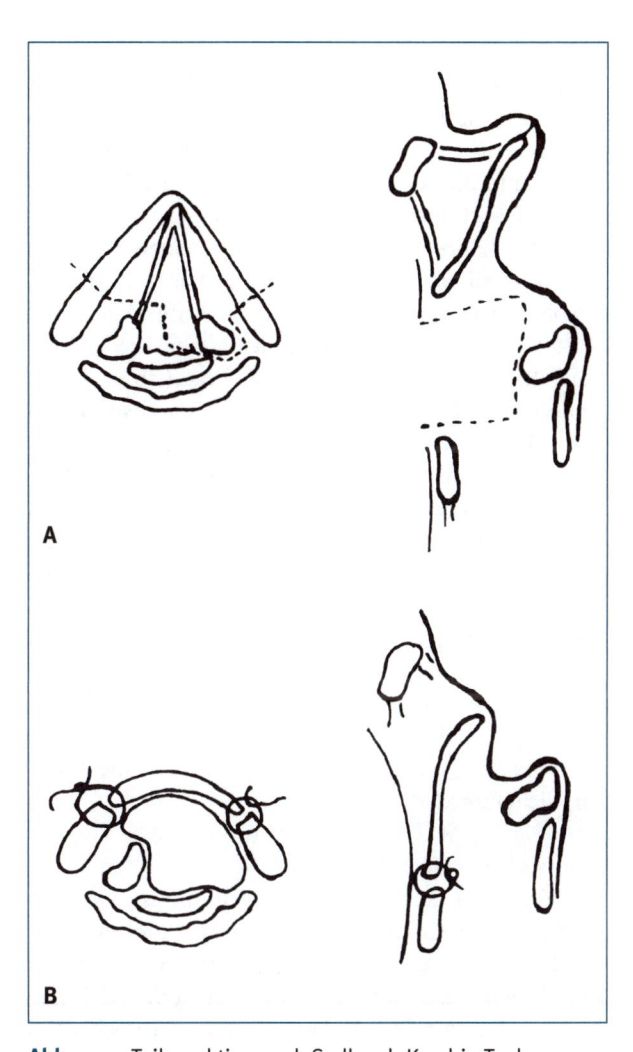

Abb. 3.14 Teilresektion nach Sedlacek-Kambic-Tucker. **A** Resektionsgrenzen und erfolgte Resektion. **B** Durchgeführte Rekonstruktion mit der Epiglottis

Crico-Hyoido-(Epiglotto-)Pexie

Die Bezeichnung dieser erweiterten Teilresektion erklärt schon fast die Rekonstruktion nach der ausgedehnten Resektion. Reseziert werden können nahezu die gesamte Glottis und die Supraglottis nach einem großen u-förmigen Halsschnitt (Abb. 3.15). Danach wird der verbliebene Ringknorpel (Krikoid) mit dem einen oder den beiden erhaltenen Aryknorpeln an das Zungenbein (Hyoid) angeheftet (vgl. Chevalier et al. 1997; Naudo et al. 1997; Schröder et al. 2003). Bleibt dabei die kraniale Epiglottis erhalten, so wird sie in die Rekonstruktion mit einbezogen. Man spricht von einer „Crico-Hyoido-Epiglotto-Pexie" (CHEP). Wichtig bei diesen „Pexien" ist, dass mindestens ein funktionstüchtiger Aryknorpel erhalten werden kann. Dieser sorgt, in Zusammenarbeit mit den verbliebenen supraglottischen Strukturen oder dem Zungengrund, für den Verschluss des verbliebenen Larynx beim Schlucken und bei der Phonation. Als postoperative Komplikationen gelten die Aspiration von Speichel und Nahrung – welche eine Indikation für eine Dysphagietherapie darstellt – und die Gefahr der Schrumpfung des laryngotrachealen Lumens, was eine Dyspnoe zur Folge hat und u. U. eine permanente Kanülenpflicht erfordert.

Subtotale Laryngektomie

Das Ziel einer subtotalen Laryngektomie ist, aus dem verbleibenden Larynxrest einen Kanal zu formen, der durch die Aktivität des Aryknorpels verschlossen werden kann. Nach dieser Definition wären auch die CHP und die CHEP eine subtotale Laryngektomie, jedoch kann hier in den meisten Fällen das Tracheostoma wieder verschlossen werden. Bei den „klassischen" subtotalen Laryngektomien ist das verbliebene Lumen oft nicht ausreichend für die Respiration, so dass das Tracheostoma erhalten bleiben muss. Indikation für diese erweiterte Teilresektion sind Glottiskarzinome mit einseitiger Fixation eines Arytaenoidgelenkes, transglottische Larynxkarzinome, supraglottische oder einseitige subglottische Karzinome. Auch bei der Methode der subtotalen Laryngektomie gibt es viele Modifikationen. Allen gemeinsam ist, dass der Kanal hauptsächlich in der Interaryregion und im Bereich der Aryknorpel zu finden ist, da die meisten Larynxkarzinome sich in den ventralen Anteilen befinden und sich nur selten auf die dorsalen Anteile ausdehnen. Entfernt wird neben dem Thyroid die gesamte Glottisebene bis auf – wenn möglich – beide Aryknorpel oder auch einen Teil des Ringknorpels. Der gesamte supraglottische Bereich und evtl. Anteile des Zungenbeins und der Zungenwurzel werden ebenfalls reseziert. Nach dem Verschluss der restlichen Strukturen verbleibt ein Shunt/Kanal, welcher bei der Phonation und beim Schlucken muskulär durch die Sphinkterfunktion des Kehlkopfes verschlossen werden kann.

Totale Laryngektomie

Ist eine organerhaltende Operation oder eine alleinige Bestrahlung aufgrund der Ausdehnung des Tumors oder aufgrund eines reduzierten Allgemeinzustandes des Patienten nicht möglich, so muss der komplette Kehlkopf entfernt werden. Auch nach Teilresektionen mit therapieresistenter Aspiration muss eine totale Laryngektomie erfolgen. Bei der totalen Laryngektomie wird der gesamte Kehlkopfbereich vom Zungengrund bis zur Trachea reseziert. Das Zungenbein wird mit dem gesamten Larynx und der gesamten prälaryngealen Muskulatur en bloc entfernt. Bei supraglottischen Karzinomen mit Infiltration des Zungengrundes muss u. U. ebenfalls ein Teil der Zungenwurzel reseziert werden. Bei T4-Karzinomen oder Hypopharynxkarzinomen wird aus Sicherheitsgründen auch der anliegende Schilddrüsenlappen

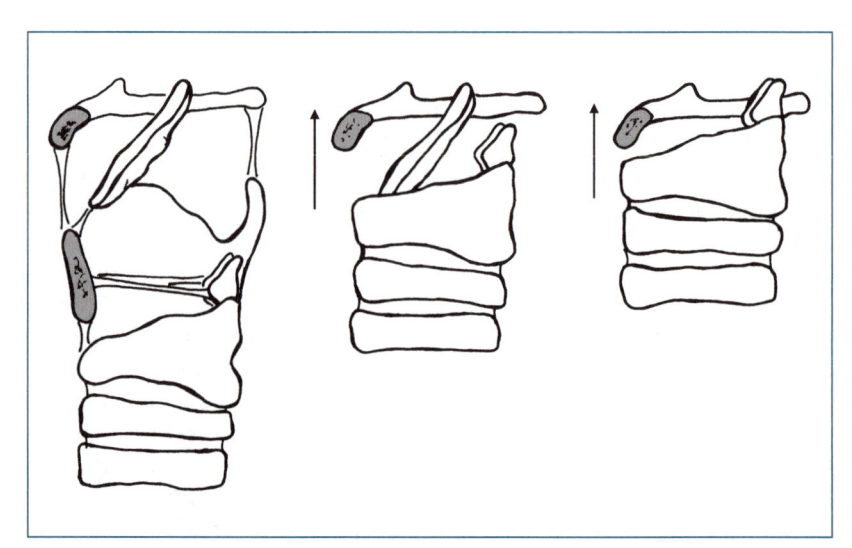

Abb. 3.15
Links Larynx vor der Resektion mit angeschnittenem Hyoid und Thyroid.
Mitte Rekonstruktion durch Cricohyoidoepiglottopexie CHEP.
Rechts Rekonstrution durch Cricohyoidopexie CHP

entfernt. Der Eingriff erfolgt über einen ausgedehnten u-förmigen Hautschnitt, oft mit vorangegangener beidseitiger Neck dissection. Die lateralen Anteile der Schilddrüse werden in der Medianen abgebunden und geben den Blick auf die Trachea frei. Das Hyoid und der Hypopharynx werden ausgelöst und der Kehlkopf wird von der Trachea, vom Ösophagus und vom Hypopharynx abgesetzt. Sodann wird ein selbsttragendes Tracheostoma angelegt und der Beatmungstubus in das neu entstandene Stoma umgelagert. Jetzt kann der Kehlkopf in einem Stück vom restlichen Gewebe gelöst und entnommen werden (En-bloc-Resektion). Vor dem Verschluss des „Neopharynx" wird die transnasale Magensonde eingelegt. Vielerorts erfolgt das Entfernen der nasogastralen Nährsonde nach dem 7.–10. postoperativen Tag und erst nach vorangegangener Kontrastmittelgabe unter radiologischer Sicht, dem sog. „Gastrographinschluck". Ist die Wundheilung bis dahin zufriedenstellend verlaufen, kann jetzt neben der oralen Nahrungsaufnahme auch mit der Stimmrehabilitation begonnen werden (vgl. Kap. 6.3). Viele Operateure setzen direkt bei diesem Eingriff für die postoperative Stimmgebung ein Shunt-Ventil (vgl. Kap. 3.1.8) ein und führen eine Myotomie des M. cricopharyngeus durch (vgl. Kap. 3.1.7 Primäre/sekundäre Myotomie) um die postoperative Stimmerzeugung im pharyngo-ösophagealen Segment zu erleichtern.

Die Komplikationen nach einer totalen Laryngektomie können vielschichtig sein und sind häufig durch die Lebensgewohnheiten der Patienten, z. B. Nikotin- und Alkoholabusus oder schlechte Mundhygiene beeinflusst. Alkoholiker und nikotin- sowie medikamentenabhängige Patienten können nach der Operation ein „Delirium tremens" durchleben. Diese Entzugserscheinungen können sich durch Angstzustände, Tremor, Fieber, Verwirrtheit, Halluzinationen oder Krämpfe bemerkbar machen. Eine schwerwiegende und typische Komplikation einer Laryngektomie ist die Pharynxfistel, deren Auftreten durch verschiedene Faktoren begünstigt wird (vgl. Markou et al. 2003; Hall et al. 2003). So können Nachblutungen, Wundinfektionen, aber auch ein schlechter Ernährungszustand, Diabetes, Alkoholabhängigkeit oder ein postoperativ geringer Hämoglobinspiegel oder eine präoperativ durchgeführte Radiatio eine Fistelbildung begünstigen. Auf die Behandlung solcher Pharynxfisteln wird im Kap. 3.1.6 *Lappendeckung bei pharyngokutanen Speichelfisteln* eingegangen.

3.1.3 Resektion von Hypopharynxkarzinomen

Die Behandlung eines Karzinoms im Hypopharynxbereich gestaltet sich oftmals schwierig und ist abhängig von der Lage und von der Ausdehnung des Tumors. Da die Karzinome meist in einem späten Stadium entdeckt werden, sind sie nicht mehr nur einer Region zuzuordnen. Wenn der Tumor gut einstellbar ist, kann er analog zu den Karzinomen im Larynx transoral entfernt werden. Ist dies nicht möglich, muss ein transzervikaler Zugangsweg mit ausgedehnten Resektionen gewählt werden (vgl. Eckel et al. 2001). Nachfolgend sind die gängigsten operativen Eingriffe im Hypopharynx nach Theissing (1996) kurz zusammengestellt.

Transorale Pharynxteilresektion
Wenn ein Tumor über den transoralen Zugang gut einstellbar ist kann er direkt reseziert werden. Diese Art der Entfernung kann sowohl mit dem Laser als auch mit dem Mikroinstrumentarium durchgeführt werden und führt bei normaler Wundheilung i. d. R. nicht zu funktionellen Problemen. Daher sind postoperative Schluck- oder Stimmstörungen selten. Gelegentlich kann der Stimmklang nach Abheilung aufgrund des veränderten Ansatzrohres/Resonanzraumes für den Patienten ungewohnt sein.

Transzervikale Pharynxteilresektion
Sitzt der Tumor allerdings an einer unübersichtlichen Stelle, ist der Patient nicht ausreichend einstellbar oder überschreitet der Tumor eine gewisse Größe, so muss er über einen transzervikalen Zugang operiert werden. Diese Resektion kann je nach Art des Zugangswegs deutliche funktionelle Störungen in Form von Schluck- und/ oder Stimmstörungen zur Folge haben.

Laterale Pharyngotomie
Ein Zugang ist über die laterale Pharyngotomie, die auch als vertikale Hemipharyngektomie bezeichnet wird, möglich. Sitzt der Tumor an der lateralen Wand des Sinus piriformis, hat der Operateur gute Chancen, ihn vollständig überblicken und entfernen zu können. Bei diesem Zugang wird der Pharynx von der erkrankten Seite her eröffnet. Anschließend wird der gesamte Bereich reseziert und der entstandene Defekt, je nach Ausdehnung, durch Raffung des umgebenden Gewebes oder durch Einnähen eines flächigen Schleimhauttransplantats (vgl. Kap. 3.1.6 Rekonstruktive Verfahren bei Hypopharynxteilresektionen) gedeckt. Nach einem solchen Eingriff kann es zu Schwierigkeiten beim Schlucken kommen. Aus logopädischer Sicht ist es wichtig, mit dem Patienten zunächst eine Haltungsmodifikation während des Schluckens einzuüben. Der Kopf wird beim Schlucken nach vorn und zur nicht operierten Seite geneigt, so dass die Nahrung über die nicht operierte Seite geführt wird (vgl. Kap. 4).

Hypopharynx-Larynxteilresektion
Hat sich der Tumor bereits auf die laryngealen Strukturen ausgedehnt, so muss neben der Pharynxteilresektion auch eine Kehlkopfteilresektion erfolgen. Hier ist der transzervikale Zugang z. B. über eine mediane Thyrotomie, d. h. eine vertikale Spaltung des Schildknorpels oder auch über eine horizontale Eröffnung des Kehlkopfes, z. B. nach Tucker oder Alonso möglich. Es wird vom Operateur der Zugang gewählt, der die beste Übersicht auf das befallene Gebiet und die besten Resektionsmöglichkeiten liefert. Da nicht nur die Strukturen im Hypopharynx geschädigt werden, sondern es auch zu einem Gewebsdefekt im Kehlkopf kommt, sind Schluckstörungen neben Stimmstörungen nicht zu vermeiden. Eine Dysphagietherapie, die meist durch Kopfhaltungsänderung, diätetische Maßnahmen und ggf. die Anwendung von Schluckmanövern zu Erfolgen führt, ist dann indiziert.

Laryngektomie mit partieller Pharyngektomie
Bei ausgedehnten Hypopharynxkarzinomen ist eine totale Entfernung des Kehlkopfes mit einer teilweisen Resektion des Pharynx unumgänglich. Hierbei erfolgt die Laryngektomie in schon beschriebener Art und Weise. Ist der Kehlkopf entfernt, bietet sich ein guter Überblick über den Rest des Tumors im Hypopharynxbereich und er kann in sicheren Grenzen entnommen werden. Zur Defektdeckung im Hypopharynx und zur Wiederherstellung eines funktionstüchtigen Pharynxschlauchs werden wieder Rekonstruktionsmaßnahmen, wie im Kap. 3.1.6 vorgestellt, durchgeführt. Bei ausgedehnten Resektionen oder der totalen Pharyngektomie mit Rekonstruktion durch ein Jejunuminterponat ist die Stenose im Anastomosengebiet eine gefürchtete Komplikation. Diese narbige Einengung kann das Einschlucken von Nahrung erschweren oder gar unmöglich machen. Die Behandlung einer Stenose ist im Kap. 3.1.7 beschrieben.

Totale Pharyngolaryngektomie
Überschreitet ein Tumor die Mittellinie der Hypopharynxhinterwand oder erreicht er den Eingang zur Speiseröhre, was häufig in fortgeschrittenen Stadien vorkommt, ist eine totale Larynxexstirpation mit Resektion des gesamten Hypopharynx und ggf. des Ösophagusmundes indiziert. Nach so einer ausgedehnten Resektion muss anschließend der Pharynxtrichter und evtl. auch der zervikale Ösophagus rekonstruiert werden. Hierzu bieten sich verschiedene Verfahren an, auf die im Kap. 3.1.6 näher eingegangen wird. Auch nach einem solchen Eingriff kommt es häufig zu einer Stenosenbildung im oberen Speiseröhrenbereich und somit zu einer, je nach Ausmaß, deutlichen Einschluckstörung.

3.1.4 Neck dissection

Die Ausräumung der Halslymphknoten bezeichnet man als Neck dissection. Bei fast allen Kopf-Hals-Malignomen sind, unabhängig davon, ob Lymphknotenmetastasen vorhanden sind oder nach klinischer Erfahrung erwartet werden müssen, die regionären Lymphabflussgebiete (Abb. 3.16) in die Therapie mit einzubeziehen. Eine Ausnahme bilden die kleinen, auf die Glottis begrenzten Karzinome.

Die Indikation zur Neck dissection, also zur Ausräumung der Halsweichteile richtet sich nach Sitz und Ausdehnung des Primärtumors und der Metastasen. Es wird unterschieden zwischen einer kurativen Neck dissection, bei Vorliegen gesicherter Lymphknotenmetastasen und einer elektiven, d. h. systematischen prophylaktischen Neck dissection, wobei die Lymphknotenmetastasen klinisch noch nicht nachweisbar sind, aber eine hohe Metastasierungsneigung des Primärtumors besteht. Bei vielen bereits beschriebenen Kehlkopfteilresektionen wird eine Neck dissection obligatorisch durchgeführt. Hypopharynxkarzinome besitzen häufig, laut Kleinsasser (1987) zu 80 %, manifeste oder okkulte, regionäre Metastasen.

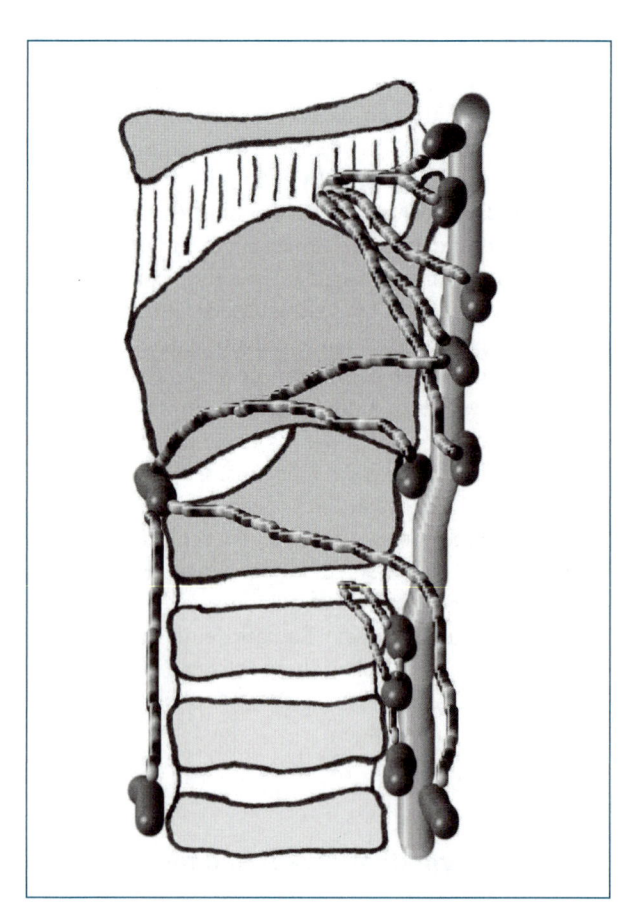

Abb. 3.16 Lymphabflusswege des Kehlkopfes entlang der V. jugularis

3.1 Chirurgische Therapiekonzepte

Daher ist bei Teilresektionen im Hypopharynxbereich in nahezu allen Fällen eine ipsilaterale Neck dissection durchzuführen.

Radikale Neck dissection

Bei der radikalen Form der Neck dissection handelt es sich um die komplette Entfernung der Lymphgefäße und -knoten im Bereich vom Schlüsselbein zur Mandibula (Unterkiefer) und vom Vorderrand des M. trapezius bis zur Mittellinie des Halses (Abb. 3.17). Dabei werden auch das gesamte Fettgewebe, der M. sternocleidomastoideus und die V. jugularis interna, sowie der M. omohyoideus in einem Block reseziert. Eine Durchtrennung bzw. Entfernung des N. accessorius, des motorischen Nervs des M. trapezius („Schulterhebermuskel") ist dabei unumgänglich. Erhalten bleiben können aber die A. carotis, der N. vagus und die Mm. scaleni.

Modifiziert radikale Neck dissection

Bei dieser Modifikation der radikalen Lymphknotenausräumung kann der M. sternocleidomastoideus, die V. jugularis oder der N. accessorius erhalten werden (Abb. 3.17). Diese Art der Neck dissection wird häufig dann durchgeführt, wenn mit der Lymphknotenmetastase auch z. B. eine Infiltration der V. jugularis einhergeht, die eine Resektion der Vene unumgänglich macht. Der N. accessorius kann allerdings in einem solchen Fall geschont werden.

Selektive Neck dissection

Das Bestreben eine kurative Neck dissection mit geringer Morbidität durchzuführen, führte zur Entwicklung der selektiven Neck dissection. Diese Art der Lymphknotenausräumung ist ebenfalls eine modifizierte Form der Neck dissection, bei der ein systematisches Vorgehen angezeigt ist, um eine vollständige Ausräumung der Halsweichteile zu gewährleisten. Sie wird daher auch als modifizierte, konservative oder systematische Neck dissection bezeichnet. Die selektive Neck dissection ist technisch schwieriger durchzuführen, da sämtliche Nervenäste, hier besonders der N. accessorius freipräpariert und geschont werden. Auch der M. sternocleidomastoideus und die V. jugularis interna bleiben erhalten. Es werden nicht alle Lymphknoten entfernt, sondern je nach Sitz des Primärtumors und Vorhandensein von klinisch fassbaren Lymphknotenmetastasen werden nur bestimmte Halsregionen ausgeräumt. Wird dieser Eingriff sorgfältig durchgeführt so sind die onkologischen Ergebnisse ähnlich gut wie die nach einer radikalen Lymphknotenausräumung. Die Tab. 3.4 gibt einen Überblick über die verschiedenen Formen der Neck dissection.

Folgen einer Neck dissection

Nach einer Neck dissection können verschiedene Beeinträchtigungen beim Patienten auftreten. Durch Narbengewebe im Halsbereich ist die Drehung des Kopfes oft eingeschränkt. Dies kann auch die in der Dysphagietherapie eingesetzten kompensatorischen Haltungsänderungen beeinträchtigen oder erschweren. Schmerzen im Schultergelenk, die durch ungünstige Narbenbildung und Verwachsungen entstehen können, strahlen bis in den Arm und die Hand aus. Die Resektion des N. accessorius hat eine Lähmung und im späteren Stadium auch eine Atrophie der unteren drei Viertel des M. trapezius und der Mm. scaleni zur Folge. Daraus entsteht eine Einschränkung beim Heben der Schulter und des Arms sowie ein Absinken der gesamten Schulterpartie, das sog. „Schulter-Arm-Syndrom". Die Fehlhaltungen des Kopfes und der Halswirbelsäule sind auf den Verlust des M. sternocleidomastoideus zurückzuführen. Ferner kann es zu Lymphstauungen und somit zur Entstehung von Ödemen kommen, da die Halslymphbahnen sich im Operationsgebiet nicht oder nur wenig rekanalisieren. Ein Ödem im Hals-Gesichtsbereich, mit dick geschwollen

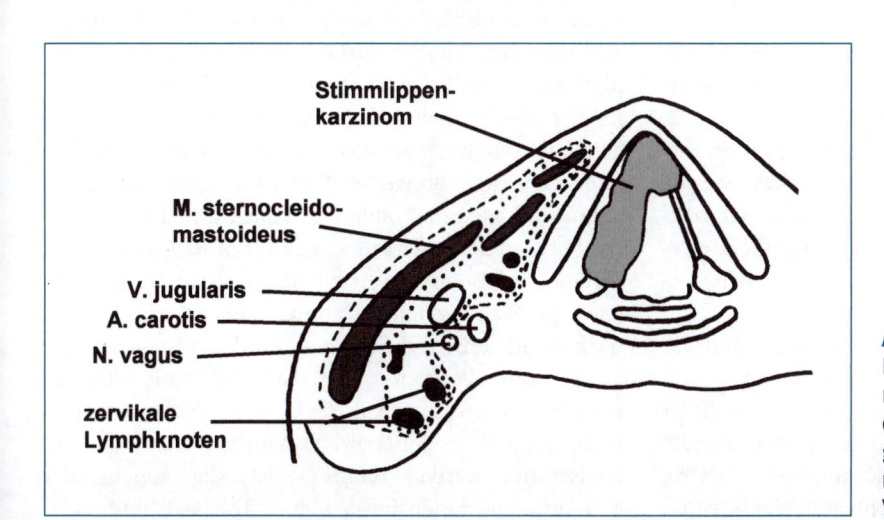

Abb. 3.17
Neck dissection (gestrichelte Linie markiert die Resektionsgrenzen bei der radikalen Neck dissection; gepunktete Linie bei einem möglichen modifiziert radikalen Vorgehen)

	Ausmaß der Resektion	Erhaltene Gewebestrukturen
Radikale ND	radikal, komplettes Fettgewebe mit M. sternocleidomastoideus/M. omohyoideus/V. jugularis interna, N. accessorius	nur tiefer liegende Strukturen (z. B. N. vagus und A. carotis)
Modifiziert radikale ND	ähnlich radikal, nur kann auch eine weniger betroffene Region geschont werden	Je nach Infiltration von Strukturen können evtl. andere geschont werden (z. B. Infiltration der V. jugularis interna > Resektion dieses Gefäßes, aber wenn möglich Schonung des N. accessorius)
Selektive ND	nicht alle Lymphknoten werden entfernt, nur diejenigen, die in der Nähe des Primärtumors oder einer fassbaren Lymphknotenmetastase liegen	M. sternocleidomastoideus/V. jugularis interna, N. accessorius

Tab. 3.4 Formen der Neck dissection, ihr Resektionsausmaß und die erhaltenen Strukturen

Lippen und Zunge, zugeschwollenen Lidern und Kopfschmerzen sind auftretende Erscheinungen nach einer bilateralen Neck dissection. Selten kommt es zu einer Schädigung des N. hypoglossus, z. B. durch den Druck eines intraoperativ eingesetzten Wundhakens, die eine gestörte Zungenmobilität zur Folge hat. Tritt bei einer Neck dissection auch eine eingeschränkte Mundwinkelbeweglichkeit auf, wird diese durch eine Schädigung des N. facialis ausgelöst. Oft unbemerkt kommt es zur Phrenikusparese, die, wenn sie bilateral auftritt, auch zu einer postoperativen Atemstörung führt. In wenigen Fällen wird ein Tinnitus oder eine bilaterale Hochtonschwerhörigkeit nach einer bilateralen Neck dissection festgestellt. Äußerst selten wurden infolge von Schädelinnendrucksteigerungen und Hirnvenenstauung, enzephalitisähnliche Hirnveränderungen oder sogar postoperative Todesfälle verzeichnet.

3.1.5 Tracheostomie/Tracheotomie

Einige operative Eingriffe bei Larynx- und Hypopharynxkarzinomen erfordern die Anlage eines Tracheostomas, das entweder dauerhaft belassen werden muss, z. B. bei laryngektomierten Patienten oder nach einer entsprechenden Übergangszeit wieder verschlossen werden kann, z. B. bei Patienten mit vorübergehender Schluckstörung oder Atemwegsobstruktion. Die eigentliche operative Eröffnung der Trachea im Halsbereich wird **Tracheotomie** genannt (vgl. Theissing 1996). Hierbei kann durch einen nicht epithelisierten Wundkanal eine Trachealkanüle oder ein Intubations-/Beatmungstubus von außen in die Trachea eingeführt werden. Wird dieser Kanal nicht mehr benötigt, wächst er meist innerhalb kürzester Zeit nach Entfernen der Kanüle von selbst zu. Die Tracheotomie kommt hauptsächlich in Notfallsituationen oder bei unkomplizierten, anatomischen Halsverhältnissen zum Einsatz.

In der Intensivmedizin hat sich in den letzten Jahren die **Punktionstracheotomie,** die perkutane, dilatative Tracheotomie durchgesetzt. Hierbei wird die Luftröhre in Höhe zweiter und dritter Trachealspange punktiert und eine Kunststoffkanüle über einen Führungsdraht nach Bougierung, d. h. Aufdehnung der Luftröhrenöffnung eingesetzt. Dieses Vorgehen ist zeit- und kostensparend und der entstandene Kanal wächst schnell zu, wenn er nicht mehr benötigt wird. Nachteil der nichtepithelisierten Tracheotomie ist allerdings, dass der Wundkanal nicht selbsttragend ist. Der Wechsel der Kanüle wird so erschwert und bei nicht intubierbaren Patienten kann eine Dekanülierung durch vorfallendes Weichteilgewebe vor die Trachealöffnung zu einer lebensbedrohlichen Notfallsituation führen. Daher ist bei komplizierten Halsverhältnissen, z. B. tiefstehendem Larynx, deutlicher hyperplastischer Schilddrüse, nicht intubierbarem Patienten, „Fetthals" etc. die Anlage eines chirurgischen, „selbsttragenden" **Tracheostomas** zu empfehlen. Hierbei wird während der Operation eine plastische, epithelisierte Luftröhrenöffnung angelegt. Es gibt verschiedene Möglichkeiten des Vorgehens. Die gängigste Methode ist aus der Tracheavorderwand in Höhe der dritten bis vierten Trachealspange einen bogenförmigen Lappen zu bilden, der nach unten geschlagen wird und an der äußeren kaudalen Halshaut fixiert wird. Zirkulär wird dann die restliche Halshaut an den Tracheotomiekanal genäht. Dadurch entsteht ein Trichter nach vorne außen, durch den der Patient ausreichend atmen kann. Bei der totalen Laryngektomie wird die gesamte Trachea unterhalb des Kehlkopfes abgesetzt und komplett mit der äußeren Halshaut vernäht. Luft- und Speiseröhre werden damit vollständig voneinander getrennt. Durch den Einsatz einer Trachealkanüle wird

3.1 Chirurgische Therapiekonzepte

sichergestellt, dass sich der Durchmesser des Tracheostomas nicht verringert und der Patient ausreichend Luft bekommt. Einige Zeit nach der OP kann i. d. R. die Kanüle stundenweise weggelassen werden. Ziel bei laryngektomierten Patienten ist es, ein Stoma (lat.: „Mund") zu schaffen, das ohne Kanüle stabil und ausreichend weit bleibt.

Herbst (2000) hat eine Auflistung von Gründen, die eine Tracheotomie bzw. die Anlage eines Tracheostomas notwendig machen, vorgenommen:

- Es dient als Atemweg, wenn die oberen Atemwege verengt oder verlegt sind. Dies kann z. B. durch Schwellungen, gut- oder bösartigen Ursprungs im Pharynx, Larynx oder auch im Ösophagus, bei Traumen im Kehlkopf- und Trachealbereich, Stenosen des Kehlkopfes oder der Trachea geschehen.
- In der Intensivmedizin wird eine Tracheotomie häufig als Alternative zur laryngealen Beatmung bei Langzeitintubation gewählt, um z. B. Schädigungen des Kehlkopfes durch den Tubus vorzubeugen oder um die „Tracheo-Bronchial-Toilette", insbesondere bei Pneumonien zu verbessern.
- Es wird aber auch zum Schutz vor Aspiration bei schluckunfähigen Patienten angelegt. Hier kann der Einsatz einer geblockten Kanüle das Aspirieren von Speichel und/oder Nahrungsresten vermindern und so die Gefahr einer Aspirationspneumonie verringern.

Muss aufgrund eines Tumorgeschehens der Kehlkopf nur teilweise entfernt werden, so wird in einigen Fällen übergangsweise ein Tracheostoma angelegt. Die Verweildauer des Stomas nach einem operativen Eingriff im HNO-Bereich ist unterschiedlich lang. Zum einen kann es kurzfristig belassen werden, z. B. nach Thyreotomie mit anschließender Chordektomie (vgl. Kap. 3.1). Kommt es in solchen Fällen postoperativ zu Schwellungen und Hämatomen im Kehlkopfbereich so ist die Atmung über das Stoma gesichert. Zum anderen kann das Tracheostoma auch langfristig, für Monate oder Jahre angelegt sein, z. B. bei Patienten mit ausgeprägter postoperativer Dysphagie oder ungenügender laryngealer Atmung. Wenn aber der gesamte Kehlkopf entfernt werden muss, bleibt das Tracheostoma zeitlebens die einzige Atemöffnung für den Patienten und darf nicht verlegt oder verschlossen werden.

Kanülenarten und ihre Handhabung

Primär haben Kanülen die Aufgabe, den neu entstandenen Atemweg über das Tracheostoma offen zu halten (vgl. Herbst 2000). Dieser Aufgabe kommt bei den laryngektomierten Patienten eine besondere Bedeutung zu, da sie ausschließlich über das Stoma atmen. Hier dient die Kanüle als **Platzhalter für die künstlich angelegte Atemöffnung**.

Aber auch bei Patienten, die über einen funktionierenden Atemweg verfügen, wird in einigen Fällen, besonders wenn es durch Schluckprobleme zu einer Gefährdung der Lunge kommen kann, ein Tracheostoma angelegt und eine Kanüle angepasst, so z. B. bei neurologisch erkrankten Patienten oder auch bei Patienten nach Larynx-Hypopharynxoperationen. Die Kanüle dient hierbei in erster Linie dem **Schutz der Lunge vor Fremdpartikeln**.

Neigt das Stoma dazu, z. B. sich beim Wechsel der Kanüle schnell zu verengen oder zusammenzufallen, was häufig bei Punktionstracheotomie der Fall ist, muss es mit Hilfe eines Spekulums oder eines Tracheospreizers (Abb. 3.18) solange offen gehalten werden, bis eine neue Kanüle eingesetzt werden kann (vgl. Schröter-Morasch 1993/1999; Lipp et al. 1997). In solchen Fällen sollte der Kanülenwechsel nur vom Arzt oder speziell geschultem Pflegepersonal durchgeführt werden.

Arbeitet ein Therapeut mit einem tracheostomierten Patienten, so ist es wichtig verschiedene Kanülenarten zu kennen. Es werden nachfolgend die gängigsten Kanülenarten vorgestellt, denn oft wechseln im Laufe der Therapie die Anforderungen an eine Kanüle. Der Therapeut sollte die Möglichkeit haben, Einfluss auf die Kanülenversorgung des Patienten zu nehmen und Modifikationsvorschläge mit dem behandelnden Arzt zu diskutieren. So kann z. B. die Versorgung eines bereits gut therapierten Dysphagiepatienten mit einer Sprechkanüle eine bessere Lebensqualität bedeuten und dadurch

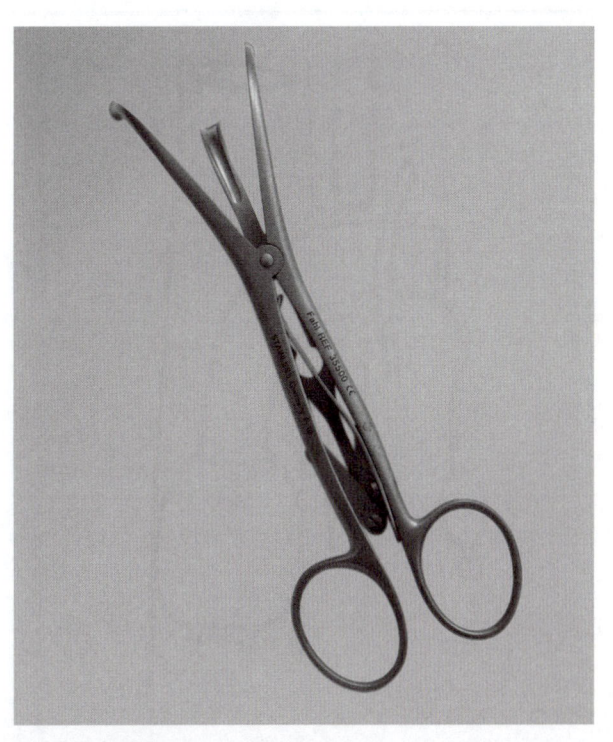

Abb. 3.18 Tracheospreizer (Andreas Fahl Medizintechnikvertrieb GmbH)

neue Motivation für den Patienten entstehen lassen. Genauso wichtig sind die Beobachtungen des Therapeuten im umgekehrten Fall. So kann es sein, dass in einer neuen Krankheitsphase, z. B. während der Bestrahlungszeit oder bei verschlechtertem Allgemeinzustand, eine geblockte Kanüle erforderlich wird.

Geblockte Kanüle

Patienten nach ausgedehnten Kehlkopfteilresektionen werden häufig zunächst mit einer blockbaren Kanüle versorgt. Diese verhindert die Aspiration von Blut und Wundsekret, aber auch von Speichel in den ersten postoperativen Tagen. Die Blockung erfolgt durch eine Art Ballon, den sog. Cuff, der den trachealen Anteil der Kanüle umschließt. Dieser wird, nach dem Einsetzen, mit Luft gefüllt und verschließt somit das verbleibende Tracheallumen zwischen Kanüle und Luftröhrenwand (Abb. 3.19). Ob der Cuff ausreichend mit Luft gefüllt ist kann anhand des außen an der Kanüle befindlichen Prüfballons und durch das Cuff-Druckmessgerät (vgl. Kap. 4.4) getestet werden. Aspirierter Speichel oder Nahrungspartikel werden von dem Ballon aufgefangen und treten ggf. vorn aus dem Tracheostoma aus (Abb. 3.20).

Zum Entfernen der Kanüle muss das aspirierte Material rund um die Kanüle oder sogar im Mundraum zunächst so sorgfältig wie möglich abgesaugt werden, da es sonst nach dem Entblocken zu einer massiven Aspiration kommen kann (vgl. Herbst 2000). Erst dann wird nach Lösen des Kanülentragebandes die Luft aus dem Ballon gesogen und die Kanüle herausgenommen. Relativ neu auf dem Markt sind geblockte Kanülen, die über eine zusätzliche Absaugvorrichtung oberhalb des Cuffs verfügen, so z. B. die Tracoe-Twist-Trachealkanüle® von Tracoe und die Suctionaid® von Sims Portex. Ein Nachteil der standardmäßig eingesetzten geblockten Trachealkanülen ist, dass dem Patienten keine Stimmgebung möglich ist. Es gibt aber geblockte Sprechkanülen, die wie die normalen Sprechkanülen, über eine Fensterung verfügen. Die Innenseele ist ebenfalls mit einem großen Fenster versehen, das die Umleitung der Ausatemluft durch den Kehlkopf zur Phonation ermöglicht. Um eine Aspiration beim Essen zu verhindern, muss beim Essen eine ungefensterte Innenkanüle eingesetzt werden, die somit zeitweise das stimmhafte Sprechen verhindert. Eine geblockte Trachealkanüle sollte, wenn möglich, nicht zu lange eingesetzt bleiben. Die Gefahr einer Tracheomalazie, dem Abbau der knorpeligen Struktur der Trachealspangen oder einer Stenosenbildung in der Luftröhre ist nicht zu unterschätzen.

Silberkanüle/Kunststoffkanüle ohne Fensterung

Kann der Patient seinen Speichel oder Nahrung ohne oder nahezu ohne Aspiration schlucken, muss aber das Stoma weiterhin offengehalten werden, z. B. aufgrund

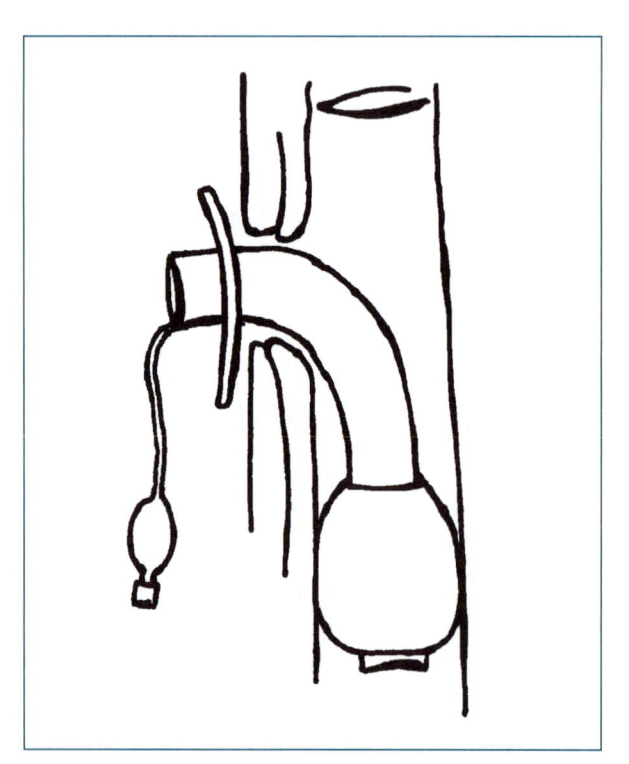

Abb. 3.19 Geblockte Trachealkanüle

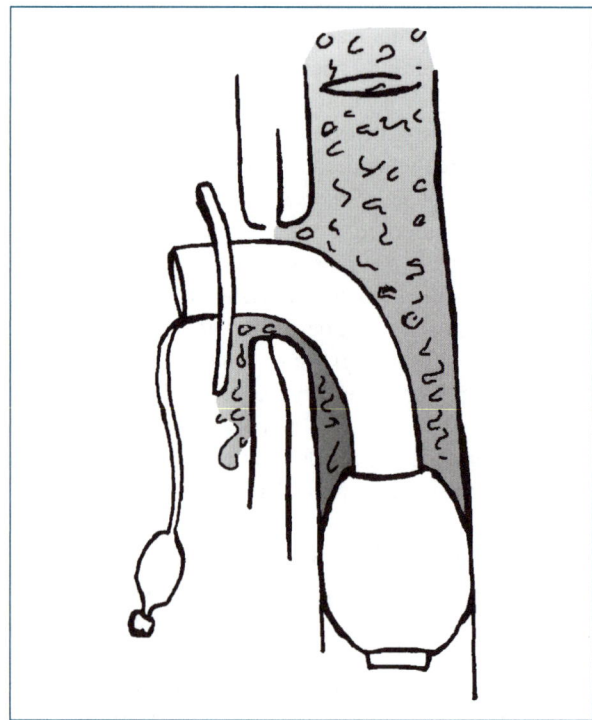

Abb. 3.20 Geblockte Kanüle mit aspirierter Nahrung und „feuchtem Stoma"

einer postoperativen laryngealen Schwellung mit eingeschränktem Atemweg, so kann eine Umversorgung mit einer Silberkanüle oder einer Kunststoffkanüle aus Silikon, PVC oder Mediplast erfolgen (Abb. 3.21). Die Silberkanüle bietet gegenüber der Kunststoffkanüle den Vorteil, dass ihre Außenwand dünner und somit das Innenvolumen größer ist. Dies ermöglicht eine größere Aufnahme und Abgabe von Atemluft. Das Material der Silberkanüle lässt eine ausgesprochen gute Reinigung zu und vermindert das Risiko einer Besiedelung der Kanüle mit Bakterien. Daher ist diese, bei frisch operierten Patienten oder bei Wundheilungsstörung rund um das Tracheostoma, der Kunststoffkanüle vorzuziehen. Die Kanüle aus Kunststoff hingegen ist durch das flexible und weiche Material angenehmer zu tragen und führt seltener zu Verletzungen der Trachealwand. Sie kann bei Patienten mit stabilem Stoma und langer Tragedauer eingesetzt werden. Auch Patienten, die sich einer Bestrahlung unterziehen müssen, können diese Kanüle ohne Bedenken tragen, da sie für Strahlen durchlässig ist und diese nicht reflektiert. Das Einsetzen und Herausnehmen der Kanüle sollte mit dem Patienten geübt werden, um seine Autonomie zu fördern. Dies übernimmt i. d. R. das Pflegepersonal. Nach einer Eingewöhnungszeit soll der Patient eigenständig die Kanüle mindestens zweimal täglich, nämlich morgens und abends zur Reinigung herausnehmen. Sie kann tagsüber, in Absprache mit dem Arzt, stundenweise entfernt werden, um zu sehen, ob sie als Platzhalter noch benötigt wird. Schrumpft das Tracheostoma in dieser Zeit merklich, so sollte der Patient die Kanüle weiter regelmäßig tragen.

Sprechkanüle aus Silber oder Kunststoff mit Fensterung

Sprechkanülen können ebenfalls aus Kunststoff oder aus Silber bestehen. Der Unterschied zu Kanülen ohne Sprechfunktion ist, dass sie am kranialen Bereich, d. h. in der Biegung gesiebt sind und meist über ein Klappenventil am Eingang der Kanüle verfügen. Am besten geeignet ist diese Kanüle für Patienten mit noch vorhandenem Kehlkopf, z. B. nach Teilresektionen oder bei beidseitigen Stimmlippenlähmungen, da diese Patienten mit wenig Anblasedruck bereits Stimme erzeugen können. Der Mechanismus funktioniert wie folgt: bei der Einatmung öffnet sich das Einwegklappenventil und lässt Luft über die Trachea in die Lunge strömen. Bei der Ausatmung wird die Luft gegen das geschlossene Ventil gepresst und findet seinen Weg durch die Fensterung der Kanüle in den Larynx. Hier kommt es zur Stimmerzeugung (Abb. 3.22). Es entstehen allerdings immer in unterschiedlichem Ausmaß Nebengeräusche durch die Luft, die neben der Kanüle aus dem Tracheostoma entweicht.

Für shuntventilversorgte Laryngektomierte ist eine herkömmliche Sprechkanüle allerdings nicht geeignet.

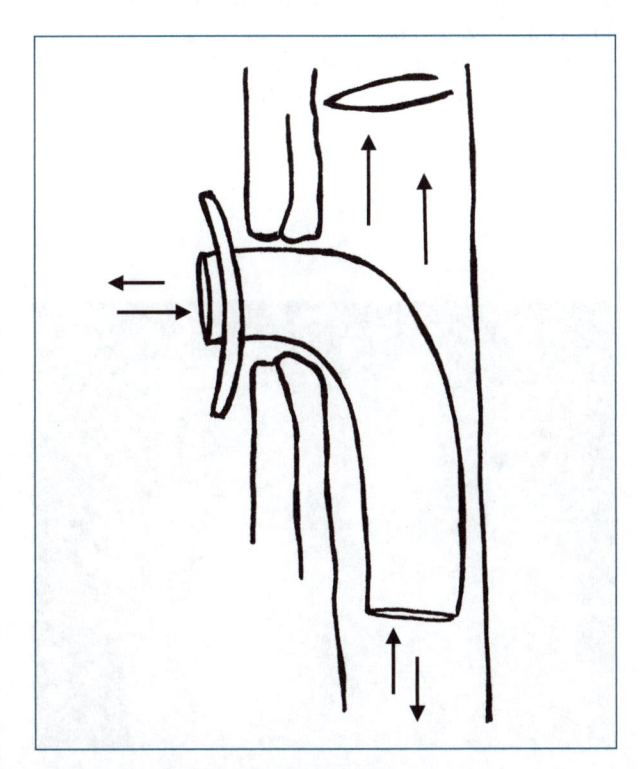

Abb. 3.21 Silberkanüle/Kunststoffkanüle ohne Fenster (Pfeile markieren In- und Exspiration)

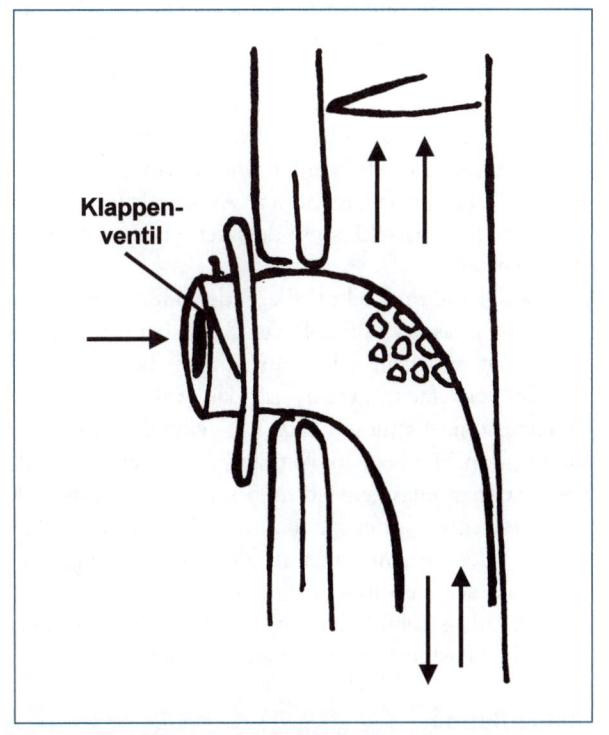

Abb. 3.22 Sprechkanüle mit Fensterung und Klappensystem (Pfeile markieren In- und Exspiration)

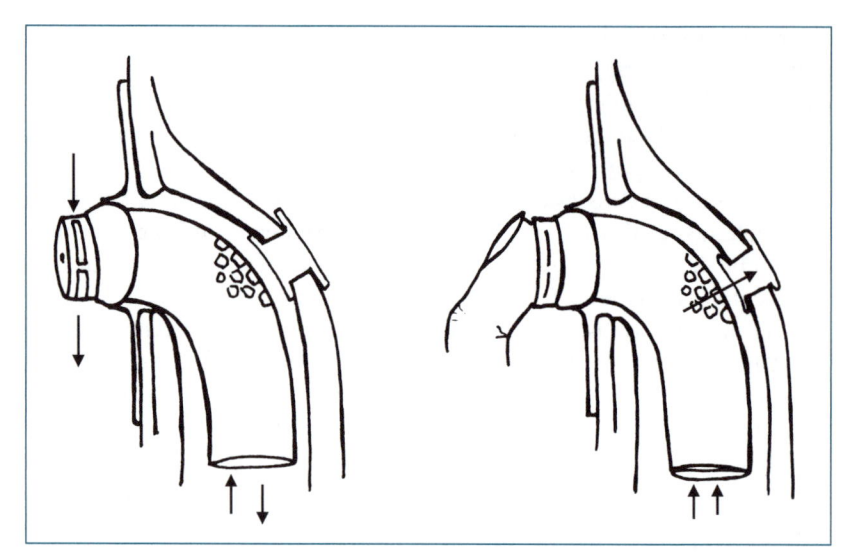

Abb. 3.23 Provox® Lary Tube mit Filtersystem bei einem laryngektomierten, shuntventilversorgten Patienten.
Links In- und Exspiration.
Rechts Phonation durch Umleiten der Luft durch ein Shunt-Ventil

Um die Luft durch das Shunt-Ventil zu leiten ist ein hoher Anblasedruck erforderlich, der nur bei einem komplett verschlossenen Stoma aufgebaut werden kann. Dies erfordert eine Sprechkanüle der besonderen Art. Ein Hersteller bietet eine gesiebte Kunststoffkanüle an, die in ein auf das Stoma geklebtes Pflaster eingesetzt oder mit einem Kanülentrageband gehalten wird (Provox® LaryTube von Atos Medical mit dem entsprechenden Filtersystem). Das Pflaster verhindert bei der Phonation ein ungewolltes Entweichen der Luft durch das Stoma. Auf diese Kanüle wird dann ein Filter gesetzt, der durch Druck mit dem Finger die Öffnung verschließt und somit die Luft bei Phonation umleitet (Abb. 3.23). Anstatt des Filters kann auch ein Tracheostomaventil, z. B. von Blom-Singer oder das Provox® FreeHands von Atos Medical aufgesetzt werden. Dieses ermöglicht dann durch Aufbau eines forcierten Anblasedrucks einen automatischen Verschluss, so dass der Patient fingerfrei sprechen kann.

Ist aufgrund eines sehr tiefliegenden oder unförmigen Tracheostomas der optimale Verschluss bei der Phonation nicht möglich, oder rutscht gar die komplette Kanüle permanent heraus, ist das Anfertigen einer **Tracheostoma-Epithese** (Abb. 3.24) eine gute Behandlungsoption. Hierbei wird von Epithetikern ein Abdruck des Tracheostomas gemacht und später aus Kautschuk ein Ansatzstück gefertigt, das der Patient mit einer Kanüle oder nur mit einer runden Atemöffnung versehen, auf seine Haut aufklebt (vgl. Kap. 7.3). Der digitale Verschluss beim Sprechen, aber auch das Einsetzen eines Tracheostomaventils ist dann möglich.

Stoma-Button

Ist der Patient schon sehr vertraut mit seinem Tracheostoma und ist dieses relativ stabil, kann die Kanüle durch einen Stoma-Button aus Kunststoff ersetzt werden. Dieser ist in verschiedenen Längen erhältlich und wird in das Tracheostoma als Platzhalter eingesetzt (Abb. 3. 25). Durch seine geringe Länge schont er besonders die Wand der Luftröhre, kann dadurch aber auch schnell ausgehustet und verloren werden.

Ratsam ist es hier ein Modell zu wählen, das die Möglichkeit bietet, ein Kanülentrageband zu befestigen. Schwierigkeiten gibt es bei Patienten mit sehr tiefliegenden Stomata. Hier hat der Button nicht genügend Halt und fällt sofort heraus.

Die Tab. 3.5 fasst die verschiedenen Kanülenarten und ihre Aufgaben bzw. Anwendungsbereiche zusammen.

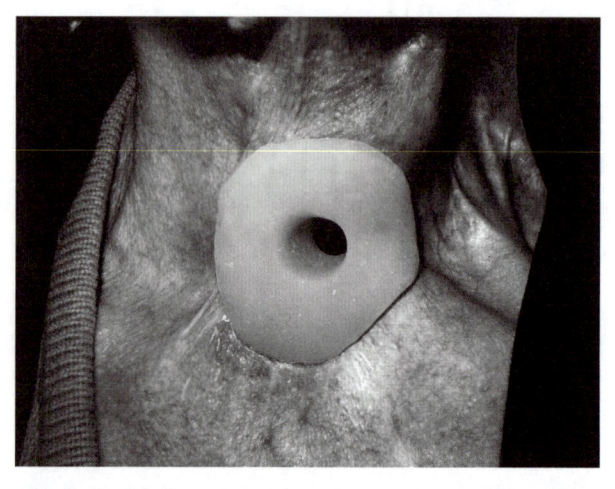

Abb. 3.24 An das Tracheostoma angepasste und eingeklebte Epithese

3.1 Chirurgische Therapiekonzepte

Art der Kanüle	Aufgabe der Kanüle		
	Platzhalter	bei Phonation (bei Patienten nach Kehlkopfteilresektion)	Schutz der unteren Atemwege
geblockte Kanüle	●●●	○	●●●
geblockte Sprechkanüle	●●●	●○	●○
Silberkanüle	●●●	○	○
Silberkanüle mit Sprechventil	●●●	●●●	○
Kunststoffkanüle	●●●	○	○
gesiebte Kunststoffkanüle	●●●	●●●	○
Kunststoffkanüle mit Sprechventil	●●●	●●●	○
Stoma-Button	●●●	●●	○

○ nicht geeignet ●○ nur in Ausnahmen geeignet
●● bedingt geeignet ●●● sehr gut geeignet

Tab. 3.5 Verschiedene Kanülenarten und ihre Aufgaben

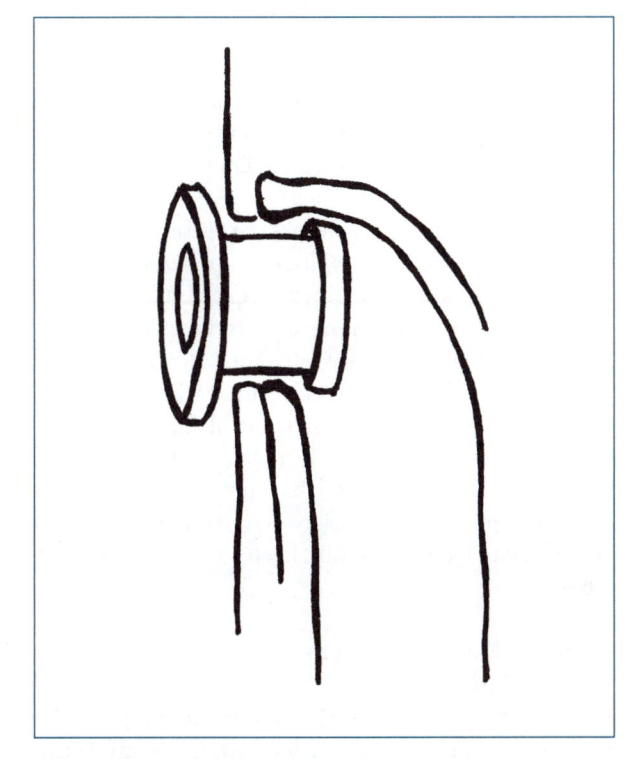

Abb. 3.25 Stoma-Button bei einem laryngektomierten Patienten

3.1.6 Ergänzende chirurgische Verfahren

Viele chirurgische Maßnahmen bei ausgedehnten Larynx- und/oder Hypopharynxkarzinomen hinterlassen einen großen Gewebsdefekt in der für das Schlucken und für die Stimme wichtigen Region. Diese Muskel-, Weichteil- oder Schleimhautdefekte müssen z. T. aufwendig wiederhergestellt werden. Auch das Auftreten von Speichelfisteln oder Wundheilungsstörungen nach ausgedehnten Operationen machen eine Rekonstruktion dieses Gebiets notwendig. In solchen Fällen ist das Decken des Defektes mit Transplantaten erforderlich. Je nach Ausdehnung können partielle oder komplette Defektdeckungen vorgenommen werden. Diese plastischen Rekonstruktionsverfahren haben sich in den letzten Jahren vor allem durch die Möglichkeit der Mikrogefäßanastomisierung, durch welche die Gefäßversorgung des Lappens ermöglicht wird, immer weiter verbessert und sind aus der Kopf-Hals-Chirurgie nicht mehr wegzudenken.

Rekonstruktive Verfahren nach totaler Pharyngolaryngektomie

Nach einer kompletten Entfernung des Larynx und des Hypopharynx entsteht ein ausgedehnter Gewebsdefekt. Dieser muss, um die Funktionalität des Gebiets besonders als Schluckstraße zu gewährleisten, wieder komplett rekonstruiert werden (vgl. Kleinsasser 1987; Plinkert et al. 1993). Hierzu stehen dem Operateur verschiedene chirurgische Methoden zur Verfügung. Es können flächige Transplantate, z. B. Muskel- und/oder Hauttransplantate von schlauchförmigen – vorrangig Darmtransplantaten – unterschieden werden. Bei der Rekonstruktion nach einer totalen Pharyngolaryngektomie hat sich der nachfolgend beschriebene **Radialislappen** und das **Jejunuminterponat** durchgesetzt. Der **Magenhochzug** als weitere Möglichkeit zur Überbrückung des Defektes hat sich nach Hagen (2002) weniger bewährt. Diese Methode ist recht aufwendig und wird erst dann in Erwägung gezogen, wenn auch der zervikale Anteil des Ösophagus und nicht nur der Eingangsbereich vom Tumor infiltriert ist. Letztendlich sei der Vollständigkeit halber auch die Rekonstruktion durch ein **Koloninterponat** (Dickdarmabschnitt) erwähnt (vgl. Wei et al. 2000). Dieser Weg wird aufgrund der relativ hohen Mortalität und nur nach besonders sorgfältiger Indikationsstellung von erfahrenen Operateuren gewählt. Auch hier ist die Indikation ein durch das Karzinom infiltrierter Ösophagus.

Das flächige faziokutane Unterarmtransplantat mit gestielter Hauptgefäßversorgung der A. radialis – daher der Name „Radialislappen" – oder der A. ulnaris (vgl. Dost 2001), kann u- oder schlauchförmig zu einem „Fallrohr" angelegt und an die Gefäßversorgung im Hals angeschlossen werden. Das Ausmaß des Transplantats variiert je nach Bedarf und kann eine Größe von 6 × 12 cm haben (vgl. Bootz 2002). Der Vorteil der Spenderregion „Unterarm" ist, dass das Transplantat recht robust ist und von einem HNO-Chirurgenteam entnommen werden kann. Nachteilig kann eine Wundheilungsstörung und Bewegungseinschränkung im Entnahmegebiet sein.

Pharynx- bzw. Ösophaguseingangsrekonstruktionen mittels Einsatz von Darmabschnitten machen die Zusammenarbeit mit einem Bauchchirurgen notwendig. Auch diese Methode hat sich etabliert (vgl. Schultz-Coulon 1991). Die freie Transplantation einer Jejunumschlinge, d. h. eines Dünndarmabschnitts mit Mikrogefäßanastomosierung hat den Vorteil, dass es sich um ein zirkuläres Schleimhauttransplantat handelt. Auch das feuchte Milieu und die Eigenperistaltik des Darmabschnitts haben einen positiven Einfluss auf den Transport des Speisebolus beim Schlucken. Nachteilig ist jedoch die hohe Empfindlichkeit gegenüber einer Sauerstoffunterversorgung, die nicht selten zum Untergang des Transplantats führt.

In der Literatur sind für alle Methoden annähernd die gleichen postoperativen Komplikationen beschrieben. Sie sind nur in der Häufigkeit von Methode zu Methode unterschiedlich. So kommt es oftmals zu **Nekrosen** der Transplantate, besonders häufig beschrieben bei Jejunuminterponaten. Auch können sich hierbei **Stenosen** an den Anastomosestellen besonders am Übergang zur Speiseröhre bilden (vgl. Meyer et al. 1988; Bootz et al. 2002). Letztere können postoperativ zu Einschluckstörungen führen und machen eine Weitung der Stenose durch Bougierung nötig (vgl. Kap. 3.1.7 Bougierung). Die Ausbildung von pharyngo-kutanen **Speichelfisteln** ist ebenfalls eine Komplikation, die, wenn es nicht zu einem Spontanverschluss kommt, eine lange Krankenhausverweildauer nach sich ziehen kann und in vielen Fällen auch eine Lappendeckung (vgl. Kap. 3.1.6 Lappendeckung bei pharyngokutanen Speichelfisteln) oder

Komplikationen	Folgen
Nekrosen	• Untergang des Transplantats • Lappendeckung erforderlich • evtl. erneute Rekonstruktion erforderlich
Stenosen an den Anastomosen	• Bougierung nötig • evtl. komplette Aphagie
pharyngo-kutane **Speichelfisteln**	• Lappendeckung erforderlich • evtl. erneute Rekonstruktion

Tab. 3.6 Mögliche Komplikationen und daraus resultierende Folgen bei einer Pharynxrekonstruktion

erneute Rekonstruktion erforderlich macht. Die Tabelle 3.6 fasst mögliche Komplikationen und Folgen der Pharynxrekonstruktion zusammen.

Eine Stimmrehabilitation mittels Ösophagus-, bzw. Pharynx-Ersatzstimme ist in den meisten Fällen, aufgrund der Enge im Übergang von Neopharynx zum Transplantat, nicht möglich. Es kann nicht genug Luft zur Tonproduktion eingedrückt werden. Auch ist die Darm- oder Magenschleimhaut für die Tonproduktion weniger geeignet. In den wenigen gelungenen Fällen der Anbahnung einer körpereigenen Ersatzphonation fällt ein „feuchter" und „gurgeliger" Stimmklang auf, doch die Ersatzphonation ist insgesamt gesehen deutlich schwächer, als bei der typischen Speiseröhrenersatzstimme. Dennoch beschreiben Bootz et al. (2002) die Möglichkeit der Anbahnung der Ösophagusersatzphonation bei den Radialislappen. Auch der Einsatz von Shunt-Ventilen in diesem Transplantat wird in der Literatur beschrieben (vgl. Azizzadeh et al. 2001). Das Einsetzen einer Stimmprothese in ein Jejunum- oder Koloninterponat ist aufgrund der Empfindlichkeit des Darmtransplantats sehr risikoreich, wird aber dennoch von einigen Operateuren durchgeführt (vgl. Parise et al. 1999).

Rekonstruktive Verfahren bei Hypopharynxteilresektionen

Bei Defekten nach einer Karzinomentfernung im Bereich des Hypopharynx handelt es sich meist um Weichteildefekte. Diese können je nach Größe von myokutanen, myofazialen oder faziokutanen Transplantaten gedeckt werden (vgl. Remmert 2001). Einige Operateure setzen ein an einer Seite aufgetrenntes Jejunuminterponat (Jejunum-„Patch") zur Deckung ein. Gängiger sind jedoch die zuvor genannten Methoden. Bei den **myokutanen** Lappen erfolgt die Gefäßversorgung der Muskulatur und der Haut über tiefe Gefäße, z. B. beim Platysmalappen. Sie gehören zum ortsständigen Gewebe und sind durch den Schwenkradius des Muskelstiels in ihrem Ein-

Transplantate	Gefäßversorgung	Beispiele
myokutane	Muskulatur und Haut werden über tiefe Muskelgefäße versorgt und ins Zielgebiet geschwenkt	Pectoralis-major-Lappen; Platysmalappen
myofaziale	i. d. R. neurovaskulärer Insellappen, wird nicht abgesetzt, sondern am Gefäß- und Nervenbündel geschwenkt	Lappen aus dem infrahyoidalen Gebiet
faziokutane	Gefäße der Muskelfaszie werden frei abgesetzt und am Zielort anastomisiert	Radialislappen

Tab. 3.7 Transplantatarten, ihre Gefäßversorgung und Beispiele

satzgebiet begrenzt (vgl. Grundmann 2001). Hypopharynxdefekte können des Weiteren auch durch **myofaziale** Lappen, z. B. aus der infrahyoidalen Muskulatur, gedeckt werden. Die Muskulatur aus diesem Spendergebiet wird i. d. R. als neurovaskulärer Insellappen mit komplett erhaltenem Gefäß- und Nervenbündel verlagert. Auch hier ist der Schwenkradius für das Einsatzgebiet limitierend. Anders ist es bei den frei implantierbaren **faziokutanen** Lappen wie dem Radialislappen. Hier wird der gesamte Lappen mit der entsprechenden Gefäßversorgung am Unterarm abgesetzt und in den Defekt im Hypopharynx eingesetzt, wie es z. B. häufig bei Resektionen der Hypopharynxhinterwand durchgeführt wird (vgl. Steinhart 1998; Bootz 2002). In seltenen Fällen entstehen bei ausgedehnten Resektionen von Larynx- und Hypopharynxkarzinomen neben Weichteil- auch Knorpeldefekte. Es kommt dann eine Kombination aus Lappenplastiken, meist Radialislappen und Rekonstruktionen z. B. aus Rippenknorpeln zur Anwendung (vgl. Remmert 2001; Siegert et al. 2002). Die Tab. 3.7 gibt einen Überblick über die Transplantate, ihre Gefäßversorgung und entsprechende Beispiele.

Ziel all dieser Rekonstruktionsverfahren ist die maximale Wiederherstellung des Schluck- und Atemwegs. Die Auswahl der Methode und der Spenderregion ist nach Remmert (2001) abhängig von der Lokalisation und der Größe des Defektes. Zudem spielen dabei auch die Gewohnheiten und Erfahrungen des Operateurs eine Rolle (vgl. Grundmann 2001). Die Hauptkomplikation bei den Rekonstruktionen mit Lappen ist der Untergang des transplantierten Gewebes. So kann es durch eine Durchblutungsstörung, z. B. aufgrund unvollständiger Anastomisierung der Gefäße zu Nekrosen kommen. Diese Komplikation tritt relativ selten auf. Die Häufigkeit von Totalnekrosen schwankt in der Literatur zwischen 3 und 8 % (vgl. Swanson et al. 1990; Plinkert et al. 1993). Des Weiteren wird in einigen Fällen auch die Ausbildung einer Pharynxfistel beobachtet (vgl. Dost 2001). Die oft anschließende Bestrahlungszeit übersteht der gut eingeheilte Lappen meist unbeschadet. Besonders die faziokutanen Transplantate haben sich laut Bootz (2001) als universell einsetzbare und zuverlässige Transplantate erwiesen und gehören mittlerweile zum Standardrepertoire in der rekonstruktiven Chirurgie.

Lappendeckung bei pharyngokutanen Speichelfisteln

Postoperative Speichelfisteln sind eine mögliche Komplikation nach totalen Laryngektomien, Hypopharynxteilresektionen oder ausgedehnten Larynxteilresektionen von außen (vgl. Volling 2001). Diese Kanäle entstehen meist mehrere Tage nach der Operation und kündigen sich durch Schwellungen und Rötungen der Haut im Wundbereich des Halses neben oder über dem Tracheostoma an. Durch eine Spontanruptur der Wunde oder eine chirurgische Eröffnung manifestieren sich dann diese unerwünschten Speichelgänge. Im weiteren Verlauf werden sie zum einen durch den permanenten Speichelfluss im Wundgebiet, zum anderen durch den aktiven pharyngealen Peristaltikdruck beim Speichelschlucken aufrechterhalten. Eine schlechte Wundheilungstendenz bei diesem Patientenklientel ist für die Ausbildung einer Fistel ausschlaggebend (vgl. Neumann et al. 2001). In einigen Fällen verschließen sich diese Fisteln spontan von selbst wieder. Allerdings geschieht dies nur, wenn der Speichelfluss so gering ist, dass die Granulationsflächen miteinander verkleben und verheilen können. Therapeutisch kann dies unterstützt werden, indem die Ernährung weiterhin über eine Sonde erfolgt, Druckverbände angelegt werden oder der Speichel dauerhaft abgesaugt oder gar durch ein chirurgisch angelegtes Pharyngostoma umgeleitet wird. Eine Stimm- oder Schluckrehabilitation muss in diesen Fällen unbedingt unterbleiben, da der pharyngeale Druck beim Sprechen mit dem Shunt-Ventil oder der Ösophagusersatzstimme und beim Schlucken die Fistel immer wieder öffnen würde. Kommt es trotz dieser Maßnahmen auch nach Wochen oder gar Monaten zu keinem spontanen Verschluss der Fistel, so muss eine chirurgische Lösung angestrebt werden. Meist ist dies die Deckung des Fistelkanals mit einem myokutanen Lappen. Bewährt hat sich dafür eine Schwenklappenplastik aus dem M. pectoralis major (großer Brustmuskel), da dieser frei von einer Gefäßversorgung aus dem Halsbereich ist. Aus diesem Grund gelingt die Einheilung des Lappens i. d. R. auch bei vorbestrahltem Gebiet oder bei regionären Wundheilungsstörungen. Auch die zusätzliche muskuläre Schicht des Lappens ermöglicht eine gute Rekonstruktion des problematischen Gebiets (vgl. Grundmann 2001). Neben dem Pectoralislappen nennt Grundmann (2001) auch den gestielten Lappen aus dem M. sternocleidomastoideus zur Deckung einer tracheo-pharyngealen oder tracheo-ösophagealen Fistel. Dieser kann inklusive der bedeckenden Haut transplantiert werden, ist aber aufgrund seiner unsicheren Blutversorgung nur bedingt zu verwenden.

3.1.7 Stenosen im Bereich des M. cricopharyngeus

Einschluckstörungen, d. h. Passagestörungen des Nahrungstransports im Übergang der pharyngealen zur ösophagealen Phase können häufig nach strukturellen Veränderungen des pharyngealen und/oder hypopharyngealen Schluckwegs beobachtet werden. Dabei kommt es durch eine Diskrepanz des muskulären Drucks im Pharynx und des Relaxationsdrucks im oberen Speiseröhrensphinkter zu einer Öffnungsstörung der Speiseröhre. Die Konsequenz daraus ist ein Überlaufen von Nahrung in den Larynx. Bei einer ausgedehnten Kehlkopf- und/oder Hypopharynxteilresektion kann sich eine Störung dieser Art für das Erlernen des aspirationsfreien Schluckens sehr nachteilig auswirken. Hinzu kommt häufig noch eine verminderte bzw. verzögerte Larynxelevation und damit eine zeitlich veränderte Speiseröhrenöffnung durch die postoperativen, physiologischen Gegebenheiten. Nach einer totalen Laryngektomie kann es zusätzlich zu einer narbigen Veränderung des pharyngo-ösophagealen Übergangs kommen. Dies verschlechtert noch das Eindrücken des Nahrungsbolusses in die Speiseröhre. Auch die Auf- und Vorwärtsbewegung des Larynx, welche die Öffnung des M. cricopharyngeus unterstützt, ist nicht mehr gegeben. Dies alles kann zu postoperativen, funktionellen und/oder narbigen Stenosen führen und nicht selten Dysphagien oder sogar eine Aphagie provozieren. In solchen Fällen ist auch die Stimmgebung bei laryngektomierten Patienten mittels Shunt-Ventil oder Speiseröhrenersatzstimme nur schwer bis gar nicht möglich. In sehr ausgeprägten Fällen ist eine chirurgische Maßnahme, die sog. Myotomie des M. cricopharyngeus unumgänglich. Diese wird aufgrund der meist schon vorhersehbaren Einschluck- und/oder Sprechschwierigkeiten bereits während der transzervikalen Kehlkopfteilresektion oder der Laryngektomie – also primär – durchgeführt.

Primäre/sekundäre Myotomie

Als Myotomie wird eine Durchtrennung der querverlaufenden Muskelfasern des oberen Speiseröhrensphinkters bezeichnet. Erreicht wird dadurch eine dauerhafte und irreversible Relaxation des Speiseröhreneingangs. Die Myotomie sollte sehr sorgfältig durchgeführt werden (vgl. Linke et al. 2001). Zu wenige durchtrennte Muskelfasern können den Druck des Muskels wieder steigen lassen. Zu viele durchtrennte Fasern können zu einer sehr leisen und „hypotonen" ösophagealen Ersatzstimme bei Laryngektomierten führen oder eine Stimmbildung komplett verhindern. Diese Operation wird i. d. R. von außen durch eine laterale Collotomie (Eröffnung des Halses von außen) und am einfachsten während der ausgedehnten, ersten Operation, also primär durchgeführt, denn da ist das Gebiet um den Muskelschlauch der Speiseröhre gut zugänglich. Wird eine Teilresektion des Larynx vorgenommen, so sollten während der Myotomie der N. recurrens und sein Ast, der N. laryngeus superior, dringend geschont werden, um die intralaryngeale Sensibilität und die Motorik des Kehlkopfes, insbesondere die Funktion des M. cricothyroideus zur Feinspannung der Stimmlippen nicht noch zusätzlich zu beeinträchtigen. Die Cricomyotomie, wie die Myotomie des M. cricopharyngeus auch genannt wird, kann auch transoral durch den Einsatz eines Lasergeräts durchgeführt werden. Hierbei wird die Schwelle des Muskels mit Hilfe des starren Ösophaguskops dargestellt und mit dem Laser vorsichtig in der Medianen durchtrennt. Die Hauptgefahr bei beiden chirurgischen Eingriffsweisen ist die Fistelbildung durch eine Verletzung der Speiseröhrenwand. Ein ständiger Speichelfluss durch solch einen Durchbruch kann eine Mediastinitis (Entzündung des Mediastinums) mit oftmals tödlichen Folgen nach sich ziehen. Eine maximale Erschlaffung des oberen Ösophagussphinkters kann bei einer bereits bestehenden gastro-ösophagealen Refluxerkrankung einen ungehinderten Rückfluss von Magensäure aus der Speiseröhre zur Folge haben (vgl. Bartolome et al. 1999). Auch kann die Stimmqualität bei den Ersatzphonationsmechanismen darunter leiden. Der Stimmklang wird schwächer und gurgeliger. Wohingegen ein zu starker M. cricopharyngeus den Klang eher gepresst und „eng" werden lässt.

Wird eine Myotomie nicht direkt durchgeführt, so kann sie auch zweizeitig, also sekundär nachgezogen werden. Dies kann erforderlich werden, wenn nachträglich bei einem laryngektomierten Patienten ein Shunt-Ventil eingesetzt werden soll oder die körpereigene Ersatzstimme (Ösophagusstimme) aufgrund eines zu hohen Tonus oder einer Stenose im pharyngo-ösophagealen Segment (PE-Segment) nicht ausreichend erlernt wurde. Vor solch einem sekundären Eingriff sollten allerdings Untersuchungen zur Flexibilität des PE-Segments durchgeführt werden.

Diese Testung des Drucks im Speiseröhreneingang kann auf vielfältige Weise erfolgen. Eine **Ösophagusmanometrie** gibt Auskunft über die pharyngeale und ösophageale Druckwelle während des Schluckaktes. Hierbei kann eine verminderte oder fehlende Relaxation des M. cricopharyngeus erkannt werden. Auch die **videokinematograpische** Untersuchung während des Schluckens von Kontrastmittel kann den Speiseröhreneingang gut darstellen und ggf. eine inkomplette Erschlaffung oder eine Hypertrophie des Sphinkters anzeigen.

Bei laryngektomierten Patienten kann zur Erprobung des Ersatzstimmklanges zusätzlich in einer recht einfachen Art die Luft aus der Trachea in die Speiseröhre umgeleitet werden. Dazu wird der transnasale **Insufflationstest** von Blom-Singer verwendet (vgl. Kap. 6.3.3).

Bougierung

Eine andere, weniger invasive Möglichkeit die Enge im Bereich des cricopharyngealen Muskels zu weiten, ist die Bougierung. Diese Methode ist meist nur von temporärem Erfolg, da die Muskelfasern nur aufgedehnt und nicht durchtrennt werden. Dabei wird ein Gummischlauch ähnlich wie bei einer Gastroskopie transoral eingeführt. Dieser Schlauch beginnt mit einem geringen Durchmesser und weitet sich zusehends. Es werden nach und nach verschiedene Dicken verwendet um den Speiseröhreneingang allmählich zu dehnen. Die Frequenz der Prozedur ist unterschiedlich. Es kann eine tägliche Wiederholung notwendig werden.

Behandlung mit Botulinum-Toxin

Seit Ende der 80er Jahre werden Studien zur Behandlung von fokalen Dystonien mit Botolinum-Toxin durchgeführt. Dieses Medikament bewirkt eine Blockierung der Nervenweiterleitung am neuromuskulären Übergang des Zielmuskels. Eine vollständige, aber nur temporäre Relaxation des Muskels ist die Folge und bei häufiger Anwendung kann es sogar zu einer Atrophie des betreffenden Muskels kommen. Die Anwendung von Botulinum-Toxin kann demnach auch bei funktionellen Stenosen und bei einer daraus resultierenden Sphinkterhypertrophie durchgeführt werden. Die Wirkung ist reversibel. Sie hält max. 6–8 Monate an und wird durch Regenerationsprozesse im Muskel eingeschränkt. Es kommt zu axonalen Neuaussprossungen und Bildung neuer motorischer Endplatten (vgl. Erbguth 1995). Aufgrund der einfachen Applikation des Medikaments in einer kurzen Intubationsnarkose kann diese Prozedur leicht wiederholt und auch bei Risikopatienten durchgeführt werden. Durch den Vorteil der Reversibilität kann diese Art der Behandlung einer muskulären Stenose des M. cricopharyngeus auch zur Abschätzung des Erfolges einer Myotomie herangezogen werden (vgl. Schneider et al. 1994). Reduzieren sich die Schluckbeschwerden des Patienten nach einigen Tagen bereits, so ist auch eine chirurgische und damit dauerhafte Durchtrennung des Muskels via Myotomie des M. cricopharyngeus Erfolg versprechend (vgl. Haapaniemi 2001).

3.1.8 Chirurgische Maßnahmen zur Stimmrehabilitation nach totaler Laryngektomie: Das Shunt-Ventil

Das Prinzip eines Shunt-Ventils, auch Stimmprothese genannt, ist schon drei Jahre vor der ersten Laryngektomie am Menschen im Jahre 1873 durch Billroth, von großem Interesse gewesen. Jedoch erst 1980 wurde von Blom und Singer eine funktionierende und praktikable Stimmprothese entwickelt. Seit dieser Zeit sind eine Vielzahl von verschiedenen Modellen entwickelt worden. Die zur Zeit gängigen Shunt-Ventile werden in diesem Kapitel vorgestellt. In Deutschland hat in den letzten Jahren diese Möglichkeit der Stimmrehabilitation stark an Bedeutung gewonnen. Im Jahr 1990 wurden rund 5,6 % aller laryngektomierten Menschen stimmprothetisch versorgt. Im Jahre 2000 waren es schon ca. 60 % (vgl. Neumann/Schultz-Coulon 2000). Dabei ist das Prinzip der Shunt-Ventil-Versorgung sehr gut durchdacht und die Handhabung mittlerweile für Arzt und Patient vergleichsweise einfach.

Für das Shunt-Ventil wird eine tracheo-ösophageale Fistel (Shunt) angelegt, in die das Ventil eingesetzt wird. Dies kann primär schon während der Laryngektomie stattfinden oder sekundär zu einem beliebigen Zeitpunkt durch einen kurzen, zweiten operativen Eingriff. Um eine Enge im pharyngo-ösophagealen Segment zu vermeiden, sollte routinemäßige eine Myotomie während der Laryngektomie durchgeführt werden (vgl. Kap. 3.1.7 Primäre/sekundäre Myotomie). Zum Sprechen verschließt der Patient das Tracheostoma mit dem Finger oder mit einem Tracheostomaventil. Die Luft wird dann aus der Trachea durch das Ventil in den Ösophagus geleitet und die Schleimhautfalten am pharyngo-ösophagealen Segment – PE-Segment – werden in Schwingungen versetzt. Es entsteht ein Geräusch, welches im Ansatzrohr durch die Resonanz und die Artikulation zu einem Laut ausgeformt wird (Abb. 3.26).

Indikationen und Kontraindikationen für die Stimmrehabilitation mittels Shunt-Ventil

Ein Shunt-Ventil kann zur Stimmrehabilitation nach einer totalen Laryngektomie dienen. Die Stimmprothese kann entweder direkt bei der Kehlkopfentnahme oder

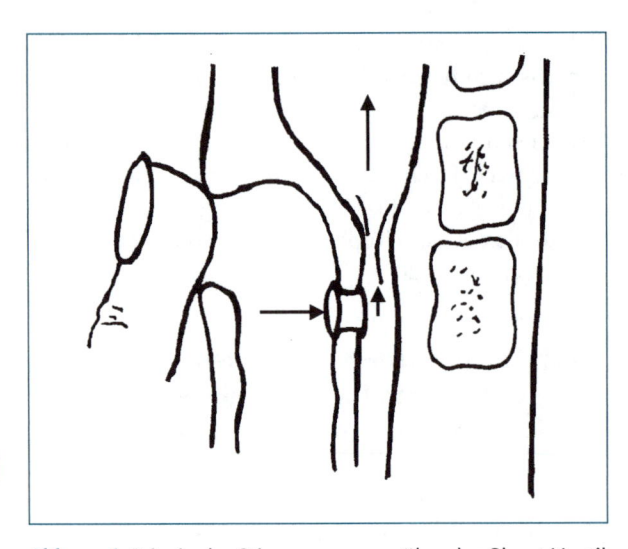

Abb. 3.26 Prinzip der Stimmerzeugung über das Shunt-Ventil

wären, ist der Einsatz eines Shunt-Ventils zu überdenken.

> **Kontraindikation für den Einsatz eines Shunt-Ventils**
> - Gute Ösophagusstimme
> - Unzureichende geistige Fähigkeiten: z. B. Verwahrlosung, schwerer Alkoholismus
> - Schwere neurologische Erkrankungen: z. B. Demenz, M. Parkinson
> - Ausgeprägte obstruktive oder restriktive Ventilationsstörungen: z. B. COPD, Asthma bronchiale

Arten von Shunt-Ventilen

Es sind hauptsächlich zwei verschiedene Prothesentypen zu unterscheiden: die Langzeit-Verweilprothese oder auch Indwelling-Prothese genannt und die Non-Indwelling-Prothese (Wechselprothese). Bei beiden Arten gibt es unterschiedliche Längen, um individuell auf die Dicke der tracheo-ösophagealen Wand eingehen zu können. Der Durchmesser der Prothesen bewegt sich zwischen 5 und 8 mm. Er beeinflusst, neben dem Material, auch den Strömungswiderstand des Shunt-Ventils und somit die Stimmqualität. Ein größerer Durchmesser als 8 mm ist nicht im Handel erhältlich, da sonst die Gefahr einer zu großen Fistel gegeben wäre, welche sich im Falle einer Entfernung nicht mehr spontan verschließen würde.

Bei der **Non-Indwelling-Prothese** kann der Patient das Shunt-Ventil selbst entfernen und wieder einsetzen. Voraussetzung hierfür ist eine gute Compliance und Geschicklichkeit des Patienten. Die Non-indwelling-Ventile kommen in Deutschland seltener als die Verweilprothesen zum Einsatz. Die heute handelsüblichen Wechselprothesen sind die Low-Pressure von Blom-Singer® und die ESKA-Herrmann Prothese von Herrmann (1993). Bei der Low-Pressure handelt es sich um eine Prothese, die durch zwei Silikonmanschetten in Kragenknopfform gehalten wird und die ein Klappenventil besitzt, welches sich bei einem gewissen Druck öffnet und die Luft in den Ösophagus umleitet. Der Strömungswiderstand ist geringer als bei seinem Vorgänger, der Entenschnabelprothese (Duck-Bill-Ventil), jedoch höher als bei der Provox. Die ESKA-Herrmann-Prothese ist ebenfalls eine modifizierte Form der Entenschnabel-Prothese und besitzt die gleichen Richtlinien und ähnliche Instrumentarien wie eine Blom-Singer®-Prothese. Sie hat einen noch höheren Strömungswiderstand und wird daher nur noch selten eingesetzt. Der eigenständige Wechsel wird dem Patienten durch eine konisch angesetzte, innere Haltemanschette erleichtert. Die Prothese ist winkelig abgebogen, so dass der Luftstrom nach kranial gelenkt wird. Aus Stabilitätsgründen befindet sich eine Metallverstärkung an dem Shunt-Ventil. Es gibt diese Art in verschiedenen Längen mit verschiedenen Abwinklungsgraden, um eine optimale Anpassung an die

aber sekundär nach einer schon länger durchgeführten Laryngektomie eingesetzt werden. Letzteres hauptsächlich wenn eine Ösophagusersatzstimme nicht ausreichend angebahnt oder gebildet werden konnte. Bei der Indikationsstellung ist der Allgemeinzustand des Patienten zu beachten, denn der Betroffene muss die tägliche Pflege des Shunt-Ventils gewährleisten und in der Lage sein den Verschluss des Tracheostomas zunächst mit seinem Finger, später evtl. mit Hilfsmitteln vorzunehmen. Daher ist eine genaue Selektion der Patienten unausweichlich, um die Komplikationsrate so gering wie möglich zu halten und dem Patienten mit dem Einsatz einer Stimmprothese einen Vorteil und keinen Nachteil zu verschaffen. Eine klare **Kontraindikation** besteht, wenn der Patient aufgrund unzureichender geistiger Fähigkeiten, z. B. bei schwerem Alkoholismus und Verwahrlosung nicht in der Lage ist, mit dem Shunt-Ventil umzugehen. Dies betrifft sowohl den Verschluss des Tracheostomas als auch die Pflege der Stimmprothese. Aber auch bei schweren neurologischen Erkrankungen, z. B. bei M. Parkinson oder bei Demenz verschiedener Ursachen besteht eine Kontraindikation, da auch hier das Handling und die Pflege nicht gewährleistet sind. Zudem treten massive Probleme mit dem Shunt-Ventil bei ausgeprägten obstruktiven oder restriktiven Ventilationsstörungen wie Asthma bronchiale, chronisch obstruktiver Lungenerkrankung (COPD) auf, welche durch den eingeschränkten Anblasedruck, aber auch durch die vermehrte Schleimbildung entstehen. Das Einsetzen eines Shunt-Ventils ist daher in solchen Fällen kontraindiziert. Des Weiteren sind noch die Patienten zu nennen, die nicht primär mit dem Shunt versorgt wurden und eine gute Ösophagusersatzstimme besitzen. Da diese Patienten wenige Vorteile durch die Stimmprothese erhalten und nur mit den Nachteilen konfrontiert

3.1 Chirurgische Therapiekonzepte

Non-Indwelling-Prothesen	Low-Pressure von Blom-Singer®	ESKA-Herrmann
Art	Klappenventil	Klappenventil
Durchmesser	5 mm, 7 mm	5,5 mm
Längen	6; 8; 10; 12; 14; 18; 22; 25; 28 mm	verschiedene Längen u. Abwinklungsgrade
Strömungswiderstand	niedriger als Duck-Bill, höher als Provox	sehr hoch
Wechsel	anterograd durch Einführungsintrumentarium	anterograd durch Einführungsintrumentarium

Tab. 3.8 Übersicht über die Eigenschaften von Non-Indwelling-Prothesen

individuellen anatomischen Gegebenheiten zu ermöglichen. Einen Überblick darüber gibt Tabelle 3.8.

Die Non-Indwelling-Prothesen konnten sich in Deutschland nicht durchsetzen, da viele Patienten nicht in der Lage sind, die Prothesen eigenständig zu handhaben und zu wechseln. Daher werden heute hauptsächlich die Verweilprothesen benutzt (vgl. Schultz-Coulon 1997). Die **Indwelling-Prothesen** sind von verschiedenen Firmen mit leicht variierten Systemen auf dem Markt (Tab. 3.9). Sie werden vom HNO-Arzt eingesetzt und auch gewechselt.

Alle u. g. Shunt-Ventile erzeugen eine gute Stimme bei relativ geringem bis sehr geringem Strömungswiderstand. Welches Modell dem Patienten eingesetzt wird ist sehr von den Gewohnheiten, bzw. Erfahrungen der Klinik/des Arztes abhängig. Ergänzend ist noch zu erwähnen, dass es zusätzlich die Provox® 1 gibt, die aber nur noch selten Einsatz findet, da der Wechsel retrograd, d. h. transoral durch die Speiseröhre mit einem Führungsdraht durch die tracheo-ösophageale Fistel stattfinden muss und somit sehr unangenehm für den Patienten ist. Wenn bei einem Patienten immer wieder Schwierigkeiten mit einer Shunt-Ventil-Art auftreten, wie z. B. schnelle Candidabesiedlung oder zu hohe Sprechanstrengung, ist es empfehlenswert das Modell zu wechseln, um festzustellen, ob der Patient mit einem anderen System besser zurechtkommt.

Vor- und Nachteile des Shunt-Ventils

Dem Patienten ist i. d. R. durch das Ventil ein schnelles und stimmhaftes Sprechen möglich, dies stellt einen großen **Vorteil** dar. Schon nach ca. fünf logopädischen Übungsstunden ist der Patient in der Lage, den zum Sprechen erforderlichen Druck aufzubauen und locker und entspannt zu sprechen (vgl. Kap. 6.3.3). So wird dem Patienten eine schnelle soziale Wiedereingliederung ermöglicht. Der Atem-Sprechrhythmus bleibt gleich. Dadurch steht dem Patienten das ganze Lungenvolumen zur Verfügung. Es können schnell lange Sprechphrasen gebildet werden und eine stimmliche Dauerbelastung ist

Indwelling Prothesen	Provox® 2	Blom-Singer®	Groningen LR u. ULR	VoiceMaster®
Art	kragenknopfähnlich mit versenktem Klappenventil	kragenknopfähnlich mit versenktem Klappenventil	Schlitzventil	Kugelventil
Durchmesser	7,5 mm	7 mm	7 mm/8 mm Thick-Shaft	8 mm
Längen	4; 5; 6; 8; 10; 12 mm	6; 8; 10; 12; 14; 18; 22; 25; 28 mm	5; 7; 8; 9; 11; 13 mm	6; 8; 10; 12 mm
Strömungswiderstand	4–5 kPal-1s-1 ⇒ sehr gering	sehr niedrig	10 kPal-1s-1 ⇒ gering	sehr gering
Wechsel	anterograd durch Ladetubus mit Einführungsinstrument	anterograd durch Gelkapsel	retrograd durch Führungsdraht durch die tracheoösophageale Fistel	anterograd durch Einführungsinstrumentarium

Tab. 3.9 Übersicht über die Eigenschaften von Indwelling-Prothesen

möglich. Zudem ist die Sprachverständlichkeit beim Sprechen mit dem Shunt-Ventil durch weitgehend gleichbleibende Sprechakzente, wie Lautstärke und Tempo i. d. R. sehr gut. Der Patient kann also wieder schnell aktiv und verbal an einer Kommunikation teilnehmen und hat dadurch die Möglichkeit, nach der schweren, lebensverändernden Operation sein Leben eigenverantwortlich weiterzuführen und sich auch in Gesprächen mit der Familie, mit Freunden oder Therapeuten mit der neuen Lebenssituation auseinanderzusetzen. Außerdem wird der psychische Druck beim Erlernen der Ösophagusstimme minimiert, da der Patient durch das Shunt-Ventil eine Möglichkeit der lautsprachlichen Verständigung hat. Die Anbahnung der Ösophagus-Ersatzstimme kann somit entspannter und ruhiger für den Patienten ablaufen. Die Stimmprothese stellt phonetisch gesehen die günstigste Stimmrehabilitation dar, da der Patient durch seine individuellen, noch vorhandenen Sprechakzente seine Persönlichkeit zum Ausdruck bringen kann (vgl. Schultz-Coulon 1993).

Das Tracheostomaventil muss in den meisten Fällen durch einen Finger verschlossen werden, was einen **Nachteil** für den Patienten darstellt. Dem Patienten ist dadurch nicht die Möglichkeit gegeben, zu sprechen und parallel beide Hände für eine andere Tätigkeit zu nutzen. Des Weiteren kann es durch den leicht erhöhten Anblasedruck, der erforderlich ist, um das Ventil zu öffnen, zu einer Hochatmung kommen. Diese wiederum kann eine lockere Stimmgebung verhindern, bzw. negativ beeinflussen. Außerdem ist das Shunt-Ventil ein Fremdkörper. Es kommt früher oder später immer zu einer Candidabildung an den ösophagealen Stimmprothesenanteilen, da hier ein feuchtes Milieu herrscht und die Prothese auf dieser Seite nicht ausreichend gepflegt werden kann. Die Folge ist, dass das Shunt-Ventil undicht wird, der Patient Flüssigkeiten aspiriert und zum Prothesenwechsel in die Klinik oder zum niedergelassenen HNO-Arzt muss. Dieser Wechsel erfolgt zwar ambulant, dennoch ist eine enge Bindung des Patienten an die Klinik bzw. Ärzte erforderlich. Da die Candidabildung eine sehr häufige Schwierigkeit ist, werden derzeit sowohl von Blom-Singer als auch von Provox neue Materialien getestet, die die Candidabesiedlungen reduzieren/verhindern sollen. Auch die Compliance des Patienten spielt eine wichtige Rolle. Es ist von Seiten des Patienten eine Einsicht und Fertigkeit zur Handhabung und Pflege des Shunt-Ventils erforderlich. Die Tabelle 3.10 stellt Vor- und Nachteile des Shunt-Ventils gegenüber.

Komplikationen
Eine häufige Komplikation bei ventilversorgten Patienten ist die Weitung der Fistel. Diese entsteht z. B. nach monate- bis jahrelangem Tragen durch den epithelisierten Shunt, oder aber auch bei vorbestrahlten Patienten durch strahlenirritiertes Gewebe, welches dem Phonationsdruck nicht Stand hält. Der lockere Sitz der Stimmprothese führt dann dazu, dass zwischen Prothese und Shuntwand geschluckte Flüssigkeit durchdringt und aspiriert wird. Bei diesem Problem ist es nicht mit einem alleinigen Prothesenwechsel getan. Der Patient muss stationär aufgenommen werden. Das Ventil wird für einige Tage entfernt und der Patient wird in dieser Zeit über eine Magensonde ernährt bis die tracheo-ösophageale Fistel durch die Spontanschrumpfung ihre ursprüngliche Größe wieder erreicht hat und eine neue Prothese eingesetzt werden kann. Bei einigen Patienten findet diese spontane Schrumpfung nicht statt, so dass die Fistel operativ verschlossen werden muss und erst mit einer Neupunktion eine neue Stimmprothese eingesetzt werden kann. Eine weitere Komplikation kann die Bildung von Granulationsgewebe um die Fistel herum sein. Granulationsgewebe kann z. B. durch eine zu kurze Prothese entstehen. Es kommt hierbei zu einem verstärkten Druck der Haltemanschetten auf die tracheo-ösophageale Wand. Dies kann sowohl auf der ösophagealen Seite, als auch auf der trachealen Seite der Fall sein. Auch hier

Vorteile des Shunt-Ventils	Nachteile des Shunt-Ventils
schnell erlernbar (3–5 logopädische Stunden); schnelle Stimmgebung	Hand i. d. R. zum Tracheostomaverschluss notwendig
Atem-Sprechrhythmus bleibt gleich	erhöhter Anblasedruck und daraus resultierende Neigung zur Hochatmung
ganzes Lungenvolumen steht zur Verfügung; lange Sprechphrasen und stimmliche Dauerbelastung	Fremdkörper; z. B. Abstoßung oder Aspiration
gute Sprachverständlichkeit	enge Bindung an die Klinik oder Arzt
schnelle soziale Wiedereingliederung	Überforderung des Patienten bzgl. Pflege/Handhabung
Leistungsdruck beim Erlernen der Ösophagusstimme ist geringer	

Tab. 3.10 Vor- und Nachteile eines Shunt-Ventils

muss der Patient stationär aufgenommen werden. Das Granulationsgewebe wird dann durch Laser, Elektrokaustik oder Ätzen ggf. in einer operativen Sitzung entfernt. In seltenen Fällen kommt es, nach einer Studie von Neumann (2000), in der 108 Patienten untersucht wurden, zu Prothesenverlusten mit Aspiration (4 %). Dies kann nur durch starke Manipulation oder durch kräftiges Husten bei einem erweiterten Shunt geschehen. In diesem Fall muss die Prothese endoskopisch aus den Bronchien entfernt und eine neue Prothese in den Shunt eingesetzt werden. Zu peristomalen Phlegmonen (3 %) kann es z. B. bei einer Strahlentherapie kommen. Durch eine intensive Stomapflege und durch Antibiose kann das Problem jedoch behoben werden. Ebenfalls selten kommt es zu Abstoßungen (2 %), zu eingewachsenen Prothesen (2 %) und zu narbigen Verdickungen der Shuntwand (1 %). Auch in diesen Fällen ist eine ärztliche Behandlung indiziert. Es muss die Größe der Stimmprothese kontrolliert, oder auch ein Rezidiv des Tumors ausgeschlossen werden und ein evtl. Verschluss des Shunts kann erforderlich sein. Eine spätere Neupunktion ist aber trotz der Komplikationen nicht ausgeschlossen. Nach Neumanns Studie (2000) sind 30 % aller mit Shunt-Ventil versorgten Patienten von diesen Komplikationen betroffen.

Neben den erwähnten Komplikationen gibt es typische **Schwierigkeiten**. Ein Teil der Schwierigkeiten kann sich bei Nichtbeachtung zu Komplikationen ausweiten. Andere wiederum sind mit kleinen Veränderungen von ärztlicher Seite oder auch von Patientenseite leicht zu beheben. Zu den typischen und wohl auch häufigsten Schwierigkeiten zählt das „Undichtwerden" der Stimmprothese, bzw. die damit verbundene Aspiration von Flüssigkeiten. Es muss hierbei unterschieden werden, ob der Patient durch die Mitte der Prothese aspiriert, also z. B. eine Candidabesiedlung der Prothese stattgefunden hat und ein Prothesenwechsel durchgeführt werden muss oder ob die Flüssigkeit am Prothesenrand austritt. Bei einer falschen Prothesenlänge kann es zu Granulationsgewebe kommen oder auch zur Shunterweiterung. Wenn sowohl Patient als auch Therapeut unsicher sind, ob die Prothese die richtige Länge hat, ist es empfehlenswert, dass der Patient die Klinik oder seinen niedergelassenen HNO-Arzt aufsucht. Der behandelnde Arzt kann dann nach vorheriger Entfernung des Shunt-Ventils durch eine Messung der Fistellänge mit Hilfe eines Messstabes die korrekte Länge für den Patienten ermitteln. Bei Unsicherheiten im Bereich der Shunt-Ventil-Pflege oder bei Pflegefehlern von Seiten des Patienten sollte dieser das Handling und die Pflege zusammen mit dem Logopäden üben, bis genug Sicherheit vorhanden ist. Zu den typischen Schwierigkeiten zählen auch die Probleme beim digitalen Verschluss des Tracheostomas. Wenn ein Tracheostoma nicht vollständig abgedichtet werden kann, kommt es entweder zu Pfeifgeräuschen während des Sprechens oder aber der Anblasedruck reicht nicht aus, um das Ventil zu öffnen. Eine Ersatzstimmbildung bleibt aus. Manchmal reicht in diesem Fall eine leichte Veränderung der Fingerhaltung aus, um den Verschluss zu erreichen. Teilweise muss man jedoch auf Hilfsmittel zurückgreifen. Dies können eine einfache Mullkompresse sein oder auch Hilfsmittel, wie das Provox®-Filter-System, Provox®-LaryTube von Atos Medical, Tracheostomaventile etc. Der Logopäde findet gemeinsam mit dem Patienten die für den Patienten praktikabelste Lösung heraus (vgl. Kap. 6.3). Wenn eine mangelnde Stimmgebung vorherrscht kann dies unterschiedliche Ursachen haben. Einmal kann ein ungünstiger Anblasedruck die Ursache sein, welcher gemeinsam mit dem Logopäden verbessert, bzw. optimiert werden muss. Es kann auch eine unzureichende oder nicht durchgeführte Myotomie der Grund sein oder ein Spasmus/Stenose im M. cricopharyngeus. Diese Verdachtsdiagnose kann durch eine Bildgebung wie durch einen Breischluck oder eine Videokinematographie durch den Arzt sichergestellt werden. Bestätigt sich eine unzureichende Myotomie oder ein Spasmus des oberen Ösophagusshinkters kann dies entweder durch eine Botulinumtoxininjektion oder durch eine nachgezogene Myotomie beseitigt werden (vgl. Kap. 3.1.7).

> **Typische Schwierigkeiten** des Shunt-Ventils sind:
> - Undichtwerden
> - Falsche Prothesenlänge
> - Pflegefehler
> - Problem beim digitalen Verschluss
> - Mangelnde Stimmgebung

> Zudem können folgende **Komplikationen** auftreten:
> - Aspiration von Flüssigkeiten
> - Granulationsgewebe
> - Eingewachsene Prothese
> - Narbige Verdickung der Shuntwand, Shunterweiterung und möglicher Prothesenverlust
> - Penetration
> - Peristomale Phlegmone

Sonstige chirurgische Stimmrehabilitationsmaßnahmen

Die am häufigsten angewandte, operative Methode zur Stimmrehabilitation nach Laryngektomie ist zur Zeit die chirurgisch geschaffene Verbindung zwischen Trachea und Speiseröhre (Shunt) mit der Verwendung von Stimmprothesen. Bestrebungen der Forschung gehen dahin, eine operative Methode zu entwickeln, die körpereigenes Material verwendet, ohne dass der Einsatz von Stimmprothesen von Nöten ist. Es gibt unterschiedliche Ansätze. Grossenbacher und Fisch (1978) diskutierten den Einsatz des von ihnen entwickelten Neolarynx. In Deutschland beschäftigte sich Meyer (1988) mit dem Einsatz des zu einem Kamin geformten Brustmuskels (M. pectoralis major) zwischen Trachea und Pharynx und Hagen (2002) entwickelte die mikrovaskuläre Larynxersatzplastik, die sog. Laryngoplastik. Bei dieser Rekonstruktionsmethode wird aus einem Unterarmlappen des Patienten ein Kehlkopfersatzrohr geformt und an die Trachea und den Pharynx angeschlossen. Hagen hat bereits viele Patienten erfolgreich operiert. Mittlerweile findet die mikrovaskuläre Larynxersatzplastik auch an einigen anderen Kliniken Verbreitung. Ein Ärzteteam der Cleveland Clinic Foundation in Ohio führte 1998 erstmals erfolgreich eine Kehlkopftransplantation durch. Durchgeführt wurde die „Transplantation" bei einem Patienten, dessen Kehlkopf und Rachen schon sehr lange durch einen Unfall irreversibel geschädigt waren. Es bestand also kein sofortiger und lebensrettender Handlungsbedarf, wie es oft bei onkologischen Patienten der Fall ist. Daher konnte das Ärzteteam auch lange nach einem geeigneten Spender suchen und die Operation detailliert planen. Die Larynxtransplantation oder eine sonstige komplette und funktionstüchtige Larynxprothese zur Wiederherstellung der Stimm- und Schluckfunktion nach Laryngektomie zählt noch nicht zu den Standardtherapien.

3.2 Weitere Behandlungsverfahren

Larynx- und Hypopharynxkarzinome können nicht nur allein mittels Chirurgie behandelt werden, sondern es besteht in einigen Fällen auch die Möglichkeit einer begleitenden oder ausschließlichen radiologischen, chemotherapeutischen oder kombinierten radio-chemotherapeutischen Therapie. Ob und welches dieser Behandlungsverfahren für den Patienten geeignet ist, hängt von der Tumorart, vom Tumorstadium und vom jeweiligen Behandlungskonzept der betreuenden Klinik ab. Die im Folgenden aufgeführten Behandlungsverfahren werden nicht immer als kurative Maßnahme eingesetzt, sondern auch als palliative Therapie.

3.2.1 Radiologische Behandlung

Neben der Chirurgie und der Chemotherapie zählt die Radioonkologie zu den etablierten Therapieverfahren in der Krebsbehandlung. Bei Kopf-Halstumoren handelt es sich in den meisten Fällen um Plattenepithelkarzinome, die regionäre Metastasen in den lokalen Halslymphknoten oder Fernmetastasen, z. B. in der Leber oder der Lunge bilden können. Die Häufigkeit, Metastasen anzutreffen, hängt vom biologischen Wachstumsverhalten und der Tumorlokalisation ab. Meistens nimmt sie mit der Tumorgröße zu. Dennoch ist klinisch immer wieder festzustellen, dass große Plattenepithelkarzinome z. T. keine anderen, viel kleinere Tumoren hingegen bereits multiple Absiedelungen gesetzt haben. Es lässt sich sagen, dass lokale Metastasen in den Halslymphknoten im Vergleich zu Fernmetastasen deutlich häufiger anzutreffen sind und daher die zuerst genannte Gruppe von Absiedelungen oft in ein lokales, radioonkologisches Therapiekonzept eingebunden werden müssen.

In der Kopf-Halsregion befinden sich viele wichtige Strukturen, die neben dem Tumor strahlensensibel sind. Für die Durchführung der Radiotherapie bedeutet das eine sorgfältige Planung, um möglichst wenige Nebenwirkungen und Spätfolgen, bei möglichst hoher kurativer Zielsetzung zu erzeugen. Mit Hilfe von bildgebenden Verfahren – i. d. R. Planungs-Computer-Tomographie, 3D-Sonographie sowie diagnostische Endoskopie – wird das Zielgebiet klinisch festgelegt. Um sicherzugehen, dass die Bestrahlungsfelder nicht von Tag zu Tag verschoben werden, werden entweder Farbmarkierungen auf die Haut des Patienten aufgetragen oder eine patientenindividuell angefertigte Kopfhalterungsmaske mit den notwendigen Markierungen hergestellt. Die bei einer Strahlenbehandlung verabreichte Dosis ist auf die Materie (Masse) bezogen, in welche sie abgegeben oder übertragen wird. Die Einheit der Energiedosis die übertragen wird, ist das Joule pro Kilogramm (J/kg) und wird Gray (Gy) genannt. Ionisierende Strahlen, welche zur Behandlung in der Radiotherapie benutzt werden, sind entweder elektromagnetische Strahlen (Photonenstrahlen), die in tiefere Gewebsschichten eindringen oder Korpuskularstrahlen (Teilchenstrahlen). Diese Strahlung zerstört die DNA der Zellen, was ohne geeignete Reparaturmechanismen zu deren Absterben führt. Tumorzellen besitzen im Vergleich zu gesunden Zellen häufig geringere Reparaturmöglichkeiten für Strahlenschäden, diese Eigenschaft wird mit dem Begriff „strahlensensibel" beschrieben. Die tumorabtötende Wirkung einer Strahlentherapie wird auch wesentlich von deren Durchführung beeinflusst. Als Standardbehandlung von primären Tumoren und auch für größere Lymphknotenmetastasen der Kopf-Hals-Region wird die Verabreichung von Einzeldosen (Aufteilung, Fraktionierung) zu

1.8–2 Gy täglich, 5 mal wöchentlich, bis zur Gesamtdosis von 60–70 Gy angesehen. Die Gesamtbehandlungszeit beträgt daher 5–7 Wochen. Eine von Fu et al. (2000) publizierte RTOG-9003-Studie zeigt, dass eine akzelerierte-hyperfraktionierte Strahlentherapie einer konventionell fraktionierten Strahlentherapie (Standardbehandlung) in Bezug auf die lokale Tumorkontrolle signifikant überlegen ist. In diesem Fall ist aber auch mit verstärkten akuten Nebenwirkungen im gesunden Gewebe zu rechnen (vgl. Kap. 3.2.1 Mögliche Nebenwirkungen der radiologischen Behandlung im Kopf-Hals-Bereich).

Bei Tumoren kann eine weitere Steigerung der Effizienz der Strahlentherapie durch eine simultane Chemotherapie erreicht werden (vgl. Taylor et al. 1994, Volling et al. 1994) (vgl. Kap. 3.2.2). Unnötige Bestrahlungspausen sollten vermieden werden, da auch eine Verlängerung der Gesamtbehandlungszeit einen negativen Einfluss auf die Wirksamkeit der Radiotherapie hat (vgl. Overgaard et al. 1988).

Indikation zur Strahlentherapie
Die Radiotherapie kann entweder als kurative (heilende) oder als palliative (lindernde) Maßnahme erfolgen. Viele Patienten werden adjuvant (unterstützend) bei Lokalrezidivrisiko bestrahlt. Es ist möglich, die Radiotherapie als alleinige Tumorbehandlungsmethode oder in Kombination mit einer Chemotherapie einzusetzen. Außerdem kann die Strahlentherapie mit einem chirurgischen Eingriff kombiniert werden. Dies kann als Vor- oder Nachbestrahlung oder als sog. „Sandwich-Verfahren" (Aufteilung in Vor- und Nachbestrahlung) geschehen. Die Wahl des Verfahrens hängt von der Art, der Lokalisation und dem Stadium des Tumors ab. Heute wird nur von wenigen Zentren eine präoperative Radiotherapie oder das „Sandwich-Verfahren" durchgeführt. Im Allgemeinen hat sich die postoperative Radiotherapie als adjuvante Behandlungsform durchgesetzt. Mit der postoperativen Bestrahlung kann nach Abschluss der Wundheilung sofort begonnen werden.

Glottische Larynxkarzinome in den frühen Stadien I oder II können erfolgreich strahlentherapeutisch behandelt werden (vgl. Kleinsasser 1987; Fietkau/Sauer 1992). Bei Larynxkarzinomen in den zuvor genannten Stadien sind die Heilungs- und Überlebensraten von Operation und Strahlentherapie vergleichbar. Allerdings sind mit der Strahlentherapie bessere funktionelle Ergebnisse zu erzielen, d. h. ein wesentlicher Vorteil der strahlentherapeutischen Behandlung ist die mögliche Organerhaltung.

Die Prognose bei Stimmlippenkarzinomen der Stadien III und IV ist durch alleinige radiotherapeutische Behandlung im Vergleich mit kurativ-operativen Verfahren deutlich schlechter. Supra- als auch subglottische Karzinome werden oft erst in fortgeschrittenen Stadien (III oder IV) entdeckt, so dass operative Verfahren meist bevorzugt angewendet werden. Beim Nachweis von Lymphknotenmetastasen werden bei fortgeschrittenen Tumoren beide Verfahren kombiniert. Die Indikationen für eine postoperative Bestrahlung ist der histologische Nachweis eines Lymphknotenbefalls im Neck-dissection-Präparat, wobei die Region des Primärtumors und Lymphabflussgebiets eingeschlossen werden sollte (vgl. Fietkau/Sauer 1992). Wegen der deutlich höheren Rate von Lymphknotenmetastasen wird bei primären Hypopharynxkarzinomen im Vergleich zu Larynxkarzinomen eine postoperative Radiotherapie häufiger notwendig (vgl. Kleinsasser 1987).

Die Auswahl der geeigneten primären Therapiemodalität – Operation gegenüber Strahlentherapie – wird auch von anderen Faktoren beeinflusst, so dass z. B. im hohen Lebensalter oder bei allgemeiner Inoperabilität eine Strahlentherapie als Methode der Wahl durchgeführt werden kann. Die guten Behandlungsergebnisse des Kehlkopfkrebses, die durch die Strahlentherapie erreicht werden können, werden durch das Auftreten von Zweitkarzinomen eingeschränkt. Sie treten meist nach einem Zeitraum von 10 bis 15 Jahren auf. Fast die Hälfte dieser Karzinome sind Lungentumore, wobei hier das erhöhte Risiko durch Rauchen entsteht. Örtliche Rezidive nach einer Radiotherapie können in Abhängigkeit vom Tumorstadium durch eine „Rettungschirurgie" behandelt werden, wobei hier neben der totalen Laryngektomie auch Kehlkopfteilresektionen oder Neck dissection erfolgreich zur Anwendung kommen (vgl. Kleinsasser 1987).

Mögliche Nebenwirkungen der radiologischen Behandlung im Kopf-Hals-Bereich
Unerwünschte Strahlenfolgen am gesunden Gewebe lassen sich meist nicht vollständig vermeiden, aber durch eine geeignete Dosiswahl, -verteilung und -aufteilung wesentlich reduzieren. Die Folgen der radiologischen Tumorbehandlung zeigen sich beim Patienten häufig sehr unterschiedlich bezüglich des zeitlichen Auftretens, der Symptome, des Ausprägungsgrades und der Dauer. Es können **akute Strahleneffekte** auftreten, wie z. B. ödematöse Schwellung, Geschmacksverlust, Mundtrockenheit (Xerostomie) und Schluckbeschwerden durch Unterfunktion der Speicheldrüsen, Schmerzen und Pilzinfektionen der Mund- und Rachenschleimhäute (Mukositis). Schlechte Mundhygiene und fortgesetzter Nikotin- und Alkoholabusus verstärken die Reaktionen. Die symptomatische Mukositis wird konservativ mit Analgetika, Antiphlogistika, Pilzmitteln (lokal und systemisch) und durch diätetische Maßnahmen, z. B. breiige Kost behandelt. Die bestrahlten Speicheldrüsen reagieren ca. in der dritten Bestrahlungswoche. Der Speichel wird viskös,

sauer und schäumt stark. Die konsekutive Mundtrockenheit gehört zu den Spätfolgen der Strahlentherapie, da sie sich – wenn überhaupt – erst im Verlauf von Monaten bessert. Bei Soorinfektionen (Candida) und nach massiven Nekrosen infolge Tumorzellzerfall sollten Antimykotika verabreicht werden. Zur Vermeidung von sekundären Infektionen kann auch ein Antibiotikum gegeben werden. In einigen Kliniken wird aufgrund dieser Schwierigkeiten bei der Nahrungsaufnahme eine Ernährungssonde, meist eine PEG, angelegt.

Die Tubenfunktion, die dem Druckausgleich im Mittelohr dient, kann aufgrund einer Abschwächung des Schluckaktes bei Mundtrockenheit, Mukositis oder narbigen Veränderungen im Naso-Oropharynxbereich eingeschränkt sein. Es kann zu einem lymphatischen und venösen Rückstau kommen, besonders dann, wenn die Lymphbahnen durch eine Neck dissection in ihrer Kapazität reduziert sind. Durch die Mittelohrbelüftungsstörungen bestehen häufig funktionelle Schallleitungsstörungen mit Paukenerguss (vgl. Maier et al. 1994).

Die Schleimhäute zählen zu den schnell wachsenden Geweben und sind daher strahlenempfindlich, so dass es während der Bestrahlung zu entzündlichen Veränderungen der Schleimhäute kommt. Deshalb sollte der Patient besonders darauf achten, dass er nicht mehr raucht. Alkohol, besonders hochprozentigen, aber auch zu heiße oder zu scharf gewürzte Nahrungsmittel und Getränke, die sehr viel Säure enthalten, sollten ebenfalls gemieden werden.

Die Stimme des Patienten kann sich z. B. durch Ödeme und Mukositis verschlechtern und selten zeigt sich auch eine i. d. R. vorübergehende funktionelle Recurrensparese mit Aphonie (vgl. Stegen et al. 1990). Etwa drei Wochen nach Beendigung der Bestrahlung normalisiert sich der Stimmstatus gewöhnlich wieder (vgl. Roth et al. 1990).

Eine akute Radiodermatitis kann ebenfalls auftreten. Sie äußert sich in Hautrötungen und -verfärbungen, Ödembildung, Abschuppung der Haut, z. T. Blasenbildung, Haarausfall und gelegentlich in umschriebenen Blutungen bis zu Nekrosen. Um diese Komplikationen zu verhindern oder zumindest zu vermindern, sollte der Patient einige Verhaltensweisen während der Bestrahlungszeit beachten:

- Sonnenbestrahlung der Haut, auch im Solarium, im Bestrahlungsbereich ist zu vermeiden, da bereits eine kurze, intensive Sonnenbestrahlung zu einer extremen Hautreaktion führen und evtl. die Durchführbarkeit der gesamten Strahlenbehandlung in Frage stellen kann.
- Wärmeanwendungen wie Sauna, Heißluftmassagen, heiße Packungen, Fango- oder Moorbäder dürfen nicht angewendet werden.
- Baden in Hallen- oder Freibädern, auch in Solebädern während der Bestrahlungsbehandlung ist zu unterlassen.
- Weiterhin dürfen keine langfristigen feuchten Umschläge, aber auch keine Massagen im Bestrahlungs-

Akute Strahleneffekte	Folgen
Ödematöse Schwellung	Atemschwierigkeiten

Mukositis	erschwerte Nahrungsaufnahme
	Schluckstörungen
	  Tubenfunktionsstörung
	  Schallleitungsschwerhörigkeit
	Geschmacksverlust
	  verminderte Esslust
	  Unverträglichkeit von säurehaltigen Nahrungsmitteln
	Stimmverschlechterung

Xerostomie	erschwerte Nahrungsaufnahme
	Schluckstörungen
	  Tubenfunktionsstörung
	  Schallleitungsschwerhörigkeit
	erschwerte Artikulation
	erschwerte Ösophagusluftaufnahme bei dem Erlernen der Ösophagusersatzstimme

Radiodermatitis	Hautrötungen und -verfärbungen Ödembildung Abschuppung, z. T. Blasenbildung der Haut Haarausfall (auch Barthaare) selten umschriebene Blutungen und Nekrosen

Tab. 3.11 Akute Strahleneffekte und ihre Folgen

bereich zum Einsatz kommen, da dadurch die Haut zu sehr belastet würde.
- Tägliche Duschbäder sollten nur sehr kurz andauern. Durch zu lange Einwirkung von Wasser kann die Haut aufquellen und sich dann in der Tiefe von den Wachstumsschichten ablösen.

Geeignete Hautpflege kann die akuten Effekte lindern:
- Puder darf auf bestrahlte Haut aufgetragen werden.
- Die bestrahlte Haut kann kurz und vorsichtig abgeduscht werden.
- Festes Reiben beim Abtrocknen ist zu vermeiden.
- Gelegentliche Anwendung von haut- oder pH-neutralen Waschsubstanzen (nicht rückfettend) ist möglich.
- Jede Art von Lotionen, Cremes, Sonnenschutzcremes und Salben sind gefährlich und können schwere Allergien herbeiführen. Auch nach der Bestrahlungszeit sollten noch einige Regeln beachtet werden (Tab. 3.12). Cremes, Öle und Salben sollten noch nicht zur Anwendung kommen, da Fette den Heilungsverlauf der Haut verzögern.

Die Tabelle 3.11 gibt einen Überblick über akute Strahleneffekte und ihre Folgen.

Die oben aufgeführten, akuten Strahleneffekte bilden sich i.d.R. nach Abschluss der Behandlung zurück oder gehen in chronische Strahlenfolgen über. Außerdem besteht das Risiko einer Strahlenspätveränderung. Die **chronischen Strahleneffekte** sind z.B. Xerostomie, Fibrose, Atrophie, Gefäßveränderungen und Nekrosen. Sie treten oft erst Monate später, manchmal erst nach Jahren in Erscheinung. Auftretende Strahlenspätfolgen sind irreversibel und schwer bis kaum zu behandeln. Bei Patienten mit Kehlkopfteilresektionen mit initial gutem Stimmstatus kann es im Laufe der Jahre zu einer Stimmverschlechterung kommen, die sich aufgrund einer zunehmenden Fibrose des bestrahlten Gewebes ergibt (vgl. Stoicheff et al. 1983; Kittel 1984). Laryngektomierte Patienten, die eine Bestrahlung erhalten haben, erlernen häufig die Ösophagusersatzstimme schwerer und später als nicht bestrahlte Patienten. Durch eine Bestrahlung nimmt auch die Elastizität des Ösophagusgewebes ab, was sich negativ auf die Ersatzstimmbildung auswirkt. Homogene Indurationen der Halsweichteile können aufgrund einer Radiatio auftreten. Diese Verhärtung des Bindegewebes (Fibrose) erschwert die Luftaufnahme in den oberen Ösophagus und lässt nur eine gepresste Stimmqualität zu. Mundtrockenheit als Folge verminderter und veränderter Speichelproduktion behindert nicht nur den Nahrungstransport, sondern erschwert auch die ösophageale Sprechluftaufnahme und die Artikulation. Die Tabelle 3.13 stellt den chronischen Strahleneffekten die daraus resultierenden Folgen gegenüber.

Zahnsanierung

Patienten mit Tumoren im Larynx- und Hypopharynxbereich führen häufig eine unzureichende Mundhygiene durch. Oft findet man nicht ausreichend sanierte Zähne mit fortgeschrittenem Karies, Zahnwurzelresten bzw. Parodontose oder auch Kieferknochenentzündungen. Um größere Komplikationen während und nach der Bestrahlung zu vermeiden, wird durch eine gründliche kieferchirurgische Zahnsanierung vorgebeugt und alle Krankheitsherde werden entfernt. Dies bedeutet, dass sämtliche, nicht vollständig gesunden Zähne entfernt werden. Falls Zahnextraktionen notwendig sind, sollten diese 10–14 Tage vor Beginn der Bestrahlung erfolgen, um eine adäquate Wundheilung zu ermöglichen. Zahnextraktionen nach einer Radiotherapie sind wegen des erhöhten Risikos einer Osteoradionekrose zu vermeiden. Da die Strahlentherapie als Nebenwirkung auch eine Schädigung der Mundspeicheldrüsen zur Folge haben kann, die zur Speichelverminderung und -verdickung führt ist eine Herabsetzung der Selbstreinigung des Mundes häufig. Deshalb sollten Patienten sorgfältig

Sechs Wochen	Drei Monate	Frühestens nach einem halben Jahr
	nach Beendigung der Radiatio	
tägliches kurzes Duschen, jetzt mit neutralem Duschgel	Beginn mit Saunabesuchen erst jetzt möglich	Solarium oder Sonnenbestrahlung
Abreibungen, Massagen, Lymphdrainage erst ab der sechsten Woche	lokale Wärmeanwendungen	
Nassrasieren jetzt möglich		
Baden möglich, auch in Solebädern oder im Bewegungsbad z. B. anlässlich einer Kur		

Tab. 3.12 Empfohlene Verhaltensweisen nach abgeschlossener radiologischer Behandlung

Chronische Strahleneffekte	Folgen
Xerostomie	Schluckstörungen erschwerte Ösophagusluftaufnahme erschwerte Artikulation
Fibrose (Fibrosierung der Muskulatur)	bei *kehlkopfteilresezierten Patienten:* Schluckbeschwerden (reduzierte Pharynxkontraktion, reduzierte Zungen-grundretraktion oder minimale Larynxelevation) zunehmende Stimmverschlechterung bei *laryngektomierten Patienten:* erschwerte Ösophagusluftaufnahme und -luftabgabe
Mukositis	Schluckstörungen Unverträglichkeit von säurehaltigen Nahrungsmitteln veränderte sensible Wahrnehmung
Atrophie der Schleimhäute Indurationen Nekrosen Stenosen im Pharynx Gefäßveränderungen Schädigung der peripheren Hirnnerven (selten)	Schluckstörungen Stimmstörungen

Tab. 3.13 Chronische Strahleneffekte und ihre Folgen

auf ihre Mundhygiene achten. Spezielle Mundpflegeprogramme wurden von Davids und Schulz (2003) erarbeitet. Diese vorbeugende Schleimhautpflege und Mundhygiene sollte vom Patienten sehr ernst genommen werden.

3.2.2 Chemotherapie

Bei der Chemotherapie, auch zytostatische oder systemische Therapie genannt, handelt es sich um eine Krebsbehandlung mit Substanzen, sog. Zytostatika, die Zellen abtöten oder am Wachstum hindern, indem sie die Zellteilung hemmen. Die Zytostatika greifen besonders Zellen mit einer hohen Teilungsrate an. Da Krebszellen diese Eigenschaft besitzen, werden sie bevorzugt zerstört. Meist werden mehrere Zytostatika kombiniert und gleichzeitig eingesetzt. Es gibt eine große Anzahl verschiedener Chemotherapie-Kombinationen, die in ihrer Wirkung und auch in ihrer Verträglichkeit sehr unterschiedlich sind. Die entsprechenden Substanzen werden meist in eine Vene injiziert – seltener auch über Arterien oder in Tablettenform – verabreicht und dann über den Blutstrom in alle Regionen des Körpers transportiert. Da die Chemotherapie also nicht örtlich begrenzt, sondern im ganzen Körper wirkt, können im gesamten Organismus unerwünschte Nebenwirkungen auftreten.

Indikation zur Chemotherapie
Es gibt, trotz intensiver Forschungsbemühungen kein etabliertes, chemotherapeutisches Behandlungskonzept bei Kopf-Hals-Tumoren. Die ursprünglich in die Zytostatika gesetzten Hoffnungen für die Behandlung von Larynx- und Hypopharynxkarzinomen haben sich nicht erfüllt (vgl. Seifert et al.1992). Bei Larynx- und Hypopharynxkarzinomen besteht somit keine kurative Option durch eine alleinige Chemotherapie (vgl. Laccourreye et al. 2001). Ein palliativer Chemotherapieversuch ist indiziert bei Patienten mit einer lokal fortgeschrittenen Erkrankung, bei denen keine kurative Maßnahme mehr möglich ist. Auch fehlende Voraussetzungen für eine aggressive kombinierte Strahlen-/Chemotherapie und eine primär metastasierte Erkrankung sind Indikationen für eine palliative Chemotherapie.

Mögliche Nebenwirkungen der Chemotherapie
Körperzellen, die besonders auf die systemische Therapie ansprechen, sind Zellen, die sich häufig erneuern und teilen. Dies sind vor allem die Zellen des Knochenmarks, in denen die Blutkörperchen und die Abwehrzellen gebildet werden, die Zellen der Haarwurzeln, sowie die Zellen der Schleimhäute. Typische Nebenwirkungen einer Chemotherapie sind demnach Übelkeit, Erbrechen, Durchfall, Anfälligkeit für Infektionen und der vorübergehende Haarausfall. Jeder Mensch reagiert anders, so dass die Nebenwirkungen bei jedem Patienten im unterschiedlichen Maße ausfallen (Tab. 3.14).

3.2.3 Kombinierte Radio-/Chemotherapie

Neben den großen Fortschritten der larynxerhaltenden chirurgischen Therapie (vgl. Kap. 3.1) ist die in Deutsch-

Mögl. Nebenwirkungen	Auswirkungen und mögliche Therapiemaßnahmen
Haarausfall	Der Haarausfall (Alopezie) ist vorübergehend, d. h. die Haare wachsen nach Beendigung der Behandlung von alleine wieder nach.
Übelkeit, Erbrechen, auch Appetitlosigkeit	Medikamente der systemischen Therapie reizen das „Brechzentrum" im Gehirn und lösen so die unangenehmen Empfindungen aus. Hilfe versprechen Medikamente (sog. Antiemetika), die die Übelkeit und den Brechreiz mindern.
Entzündungen im Mund	Die Erneuerung der Mundschleimhaut ist durch die Chemotherapie gestört. Es kommt zu Entzündungen (Stomatitiden) mit Belag oder sogar Geschwüren. Eine häufige und gründliche Mundpflege hilft diese Nebenwirkungen zu vermeiden. Die Patienten sollten eine weiche Zahnbürste benutzen, um die Mundschleimhaut und das Zahnfleisch nicht versehentlich zu verletzen. Außerdem sollte eine vom Arzt verordnete Mundspülung mehrmals täglich zur Anwendung kommen.
Durchfall	Veränderungen der Darmschleimhaut können zu Durchfall führen. Eine starke Diarrhoe schwächt den Körper durch den großen Verlust an Wasser und Mineralstoffen. Dieser Flüssigkeitsverlust kann Schwindel, Müdigkeit und Blutdruckabfall verursachen.
Müdigkeit, Erschöpfung	Besteht eine Anämie (die Zahl der Erythrozyten, also der roten Blutkörperchen und/oder des Blutfarbstoffes sinkt), werden die Organe nicht mehr optimal mit Sauerstoff versorgt. Dadurch fühlt der Patient sich müde, erschöpft und ist körperlichen Anstrengungen nicht mehr so gut gewachsen. Evtl. kann mit einer Bluttransfusion geholfen werden.
Anfälligkeit für Infektionen	Bei einem Mangel an Leukozyten (weiße Blutkörperchen) ist der Patient anfälliger für Infektionen. Er sollte deshalb den Kontakt zu Personen, die Infektionskrankheiten wie Schnupfen, Husten, Grippe etc. haben meiden. Treten beim Patienten während der Chemotherapie Symptome wie Fieber, Schüttelfrost oder Brennen beim Wasserlassen auf, werden vom Arzt Medikamente verabreicht, die das Knochenmark dazu anregen, vermehrt Leukozyten zu bilden.
verstärkte Blutungen	Sind Thrombozyten (Blutplättchen) durch die Chemotherapie vermindert, können eine verlängerte Blutungsdauer nach Verletzungen, stärkeres Nasen- und Zahnfleischbluten oder verstärkte Menstruationsblutungen auftreten. Auch kleine, plötzlich auftretende Hauteinblutungen können beobachtet werden. Ggf. ist eine Thrombozytentransfusion von Nöten.
andere Nebenwirkungen	– Bindehautentzündung – Schwitzen und vermehrte Speichel- und Tränenproduktion – Magenkrämpfe – Juckender Hautausschlag – Mundtrockenheit – bräunliche Verfärbung der oberflächlichen Venen – Hand-Fuß-Syndrom (entzündliche Rötung der Handinnenflächen und Fußsohlen)

Tab. 3.14 Mögliche Nebenwirkungen der Chemotherapie

land geltende Standardtherapie für fortgeschrittene Larynx- und Hypopharynxkarzinome die primäre totale Laryngektomie. Durch den Einsatz einer kombinierten Radio-/Chemotherapie bei fortgeschrittenen Larynx- und Hypopharynxkarzinomen soll in Zukunft ein Funktions- und Organerhalt des Kehlkopfes ermöglicht werden. Bisherige Studien zu dieser Thematik wurden an den Universitätskliniken Würzburg und Heidelberg durchgeführt. Als Alternative zur totalen Laryngektomie wurde in Heidelberg eine primäre, simultane, akzeleriert-hyperfraktionierte Radio-/Chemotherapie (Chemotherapeutikum: Carboplatin) durchgeführt. In Würzburg wurden die Behandlungserfolge einer larynxerhaltenden kombinierten Radio-/Chemotherapie in Form einer Induktionschemotherapie mit Paclitaxel und Cisplatin und anschließender akzelerierter, hyperfraktionierter Strahlentherapie bei gutem Ansprechen auf die Chemotherapie mit denen einer primären Laryngektomie verglichen (vgl. Dietz/Rudat 2001). Beide Studien zeigten eine zumutbare Toxizität- und Nebenwirkungsrate der jeweiligen Therapiekonzepte. Die Induktionschemotherapie scheint dabei der simultanen Chemotherapie durch eine höhere Remissionsrate überlegen zu sein. Weitere Vorteile des neoadjuvanten Chemotherapiekonzeptes liegen darin, dass bei einem Nichtansprechen auf die Induktionschemotherapie auch durch die zusätzliche Radiotherapie keine Verbesserung der Prognose erzielt werden kann, so dass zu diesem Zeitpunkt die Laryngektomie angeschlossen werden kann. Außerdem wird der chirurgische Eingriff nicht durch Folgen der lokalen Bestrahlung erschwert (vgl. Iro 2002). Folgestudien sind geplant. Ein wesentlicher Nachteil der multimodalen Therapie ist die deutlich erschwerte posttherapeutische Diagnostik. Der Organerhalt darf nicht auf Kosten der Prognose erfolgen. Durch Früh- und Spättoxizität der Radio-/Chemotherapie kann es zu Nebenwirkungen wie Mukositis, Ödemen und Fibrosierungen kommen. Diese Veränderungen lassen trotz guter Bildgebung keine sichere Einschätzung bezüglich eines eventuell auftretenden Rezidivtumors zu (vgl. Dietz 2003). Ein gut organisiertes Nachsorgeprogramm ist also äußerst wichtig, um rechtzeitig eine unzureichende Remission bzw. ein Rezidiv erkennen und ggf. darauf reagieren zu können.

Dennoch hat sich das Konzept der primären, kombinierten Radio-/Chemotherapie in den letzten zehn Jahren als weltweiter Standard für die Therapie fortgeschrittener, nicht resektabler Plattenepithelkarzinome des Larynx, Oro-Hypopharynx und der Mundhöhle durchgesetzt (vgl. Dietz 2002). Mit der beschriebenen Radio-/Chemotherapie besteht also eine Alternative zur primären Laryngektomie, eine larynxerhaltende Therapie bei fortgeschrittenen Larynx- und Hypopharynxkarzinomen durchzuführen, die allerdings noch nicht als Standardtherapie angesehen werden kann.

3.2.4 Palliative Behandlung

Nicht immer kann eine Kehlkopfteilresektion oder eine Laryngektomie langfristig den Patienten heilen. Ein Großteil der Patienten fühlt sich in dieser Phase der Apparatemedizin ausgeliefert und fürchtet um den Verlust der Autonomie. Ängste bestimmen den weiteren Krankheitsverlauf: Angst vor Hilflosigkeit, Angst vor Schmerzen und auch die Angst vor dem Sterben.

Die Palliativmedizin (lat.: Pallium = Mantel) mit ihrem ganzheitlichen, therapeutischen Ansatz in der Behandlung schwerstkranker und sterbender Menschen bietet die Möglichkeit der kompetenten Schmerztherapie, umfassender Symptomkontrolle, sowie der Behandlung von physischen, psychischen und sozialen Problemen der Patienten. In Anlehnung an die Weltgesundheitsorganisation (WHO) schreibt die Deutsche Gesellschaft für Palliativmedizin (DGP) 1998, dass die Palliativmedizin die Behandlung von Patienten mit einer nicht heilbaren, progredienten und weit fortgeschrittenen Erkrankung mit begrenzter Lebenserwartung umfasst, für die das Hauptziel der Begleitung die Lebensqualität ist.

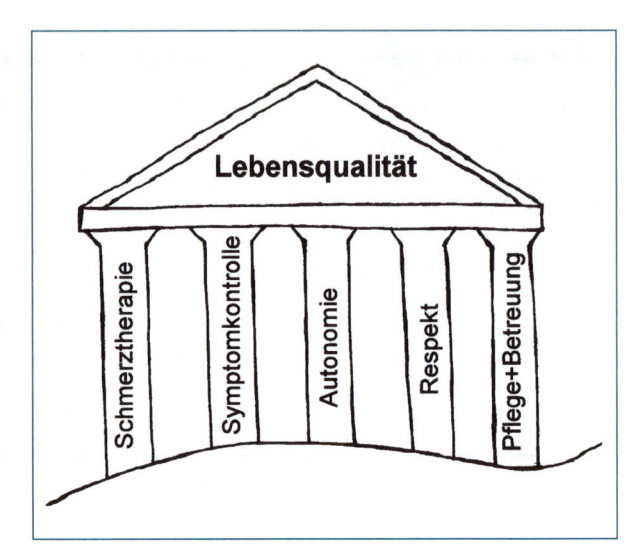

Abb. 3.27 Die „Säulen" der Palliativmedizin

Die Palliativmedizin umfasst somit auch die Tumorpatienten mit einer progredienten, fortgeschrittenen Krebserkrankung und einer begrenzten Lebenserwartung zu der Zeit, in der die Erkrankung nicht mehr auf eine kurative Behandlung anspricht. Die Säulen der palliativen Behandlung sind Schmerztherapie, Symptomkontrolle, Erhaltung der persönlichen Autonomie, Respektierung des Patientenwillens sowie optimale Pflege und Betreuung des Patienten und seiner Angehörigen insbesondere im letzten Lebensabschnitt (Abb. 3.27).

Die Palliativmedizin in der Onkologie hat sich zur Aufgabe gemacht, unnötiges Leiden zu verhindern, die Linderung von Beschwerden in den Vordergrund zu rücken, die psychischen und spirituellen Bedürfnisse des Tumorpatienten zu integrieren und ihm in einem System der Unterstützung die Lebensqualität weitestgehend zu erhalten (Abb. 3.28).

Für die Behandlung der Patienten besteht eine enge Kooperation von Ärzten verschiedenster Fachbereiche, Krankenpflegepersonal, Seelsorgern, Psychologen, Trauerbegleitern, Physiotherapeuten, Sozialarbeitern und ehrenamtlichen Mitarbeitern.

Die Phase einer notwendigen und sinnvollen Palliativtherapie dauert, je nach Krankheit und Stadium, unterschiedlich lange: Tage, Wochen, Monate u. U. auch Jahre. Die in dieser Zeit auftretenden Probleme bzw. Beschwerden sind ganz unterschiedlicher Art und bedürfen der individuellen Problemlösung. Häufige Probleme und Beschwerden im Zusammenhang mit einer inkurablen Larynx- und Hypopharynxtumorerkrankung sind z. B.:

- Schmerzen
- Mundtrockenheit

Gesamtkonzept der Palliativmedizin
Optimale Schmerztherapie und Symptomkontrolle Operative oder strahlentherapeutische Maßnahmen, aber auch systemische Chemotherapie können bei Tumorschmerzen eine deutliche Schmerzreduktion bewirken. Um eine zufriedenstellende und lang anhaltende Schmerzlinderung zu erreichen sollte das seit Jahren anerkannte Schema der Weltgesundheitsorganisation (WHO) konsequent angewandt werden.
Integration der psychischen, sozialen und spirituellen Bedürfnisse der Patienten, der Angehörigen und des Behandlungsteams sowohl in der Phase der Erkrankung als auch beim Sterben und in der Zeit danach.
Akzeptanz des Todes als Teil des Lebens Durch eine eindeutige Bejahung des Lebens soll der Tod weder beschleunigt noch hinausgezögert werden.
Kompetenz in wichtigen Fragen der Kommunikation und der Ethik

Abb. 3.28 Gesamtkonzept der Palliativmedizin

- Schluckbeschwerden
- Schwäche
- Schlaflosigkeit
- Dyspnoe
- Appetitlosigkeit

In fortgeschrittenen Stadien dieser Kopf-Hals-Tumore kommt es häufig vor, dass ein exophytisch wachsender, inoperabler Tumor den Atemweg bedrohlich einengt oder nahezu komplett verlegt. In solchen Fällen wird meist eine palliative Verkleinerung des Tumors (Tumor-Debulking) durchgeführt, um dem Patienten eine Tracheostomie zu ersparen. Im Allgemeinen wird hier auch von einer palliativen Chirurgie gesprochen, die durch die Verkleinerung des Tumors und somit des Offenhaltens des Atem- oder Speisewegs eine Verbesserung der Lebensqualität zum Ziel hat. Diese chirurgische Maßnahme wird meist endolaryngeal mit Hilfe des Lasers durchgeführt, wodurch eine schonende und blutungsarme Verkleinerung des Tumors ermöglicht wird.

Es ist für den Arzt und die anderen betreuenden Disziplinen eine sehr schwierige Aufgabe, für jeden Patienten mit nicht mehr heilbarem Tumorleiden die wirkungsvollste und zugleich nebenwirkungsärmste palliative Therapie zum optimalen Zeitpunkt anzuwenden und mit ihm und seinen Bezugspersonen deren Ziel, Chancen und Gefahren fortlaufend zu diskutieren. Dabei hat die Palliativmedizin ganz klare Zielsetzungen und ist eine eindeutige Absage an die aktive Sterbehilfe. Der Patient möchte nicht vom Leben, sondern nur vom Leiden erlöst werden. Ist ein Patient ausreichend versorgt, insbesondere was seine Schmerzen anbelangt, findet er durchaus auch in späten Krankheitsphasen Lebensqualität. Außerdem benötigt er diese Zeit zur inneren Reifung und zum Abfinden mit der Finalphase.

4 Logopädische Diagnostik und Therapie bei Schluckstörungen nach Larynx- und/oder Hypopharynxteilresektionen

Der Larynx hat entwicklungsgeschichtlich gesehen zwei wichtige Funktionen. Zum einen ist er bedeutsam für die Atmung und zum anderen erfüllt er eine wichtige Aufgabe beim Schlucken (Abb. 4.1). Die Stimmbildung kam phylogenetisch erst später hinzu. Der Kehlkopf stellt den Eingang zur Luftröhre dar, die bei der Ein- und Ausatmung für die Atemluft frei zugänglich sein muss und bei der Nahrungsaufnahme gegen das Eindringen von Fremdkörpern, z. B. von Nahrungspartikeln oder Speichel, abgedichtet werden muss. Dabei gibt es zwei Verschlussmechanismen auf supraglottischer (Epiglottis und Taschenfalten/Mm. ventriculares) und eine auf glottischer Ebene (Stimmlippenschluss/Mm. vocales). Der Verschluss aller drei Ebenen ist reflexgesteuert, findet immer in Kombination statt und wird durch die ventrale, kraniale Bewegung des Larynx unterstützt. Das gleichzeitige Schlucken und Atmen ist bei erwachsenen Menschen aufgrund dieser Verschlusstechniken nicht möglich.

Wird dieses reflexgesteuerte System durch eine strukturelle Veränderung – z. B. durch eine Operation – gestört, kann es zu erheblichen Problemen kommen. Neben Stimmstörungen oder einem totalen Stimmverlust ist das Auftreten einer Schluckstörung nicht selten. Hierbei ist die Weichenfunktion des Kehlkopfes aufgrund der durch Gewebsdefekte veränderten Verschlussebenen oder aufgrund von Sensibilitäts- oder Mobilitätsstörungen, die durch Nervenschädigungen verursacht werden, nicht mehr sichergestellt.

Ziel der logopädischen Therapie ist in einem solchen Fall die Wiederherstellung der oralen Nahrungsaufnahme bei kompletter Sicherstellung der Atemwege. Das

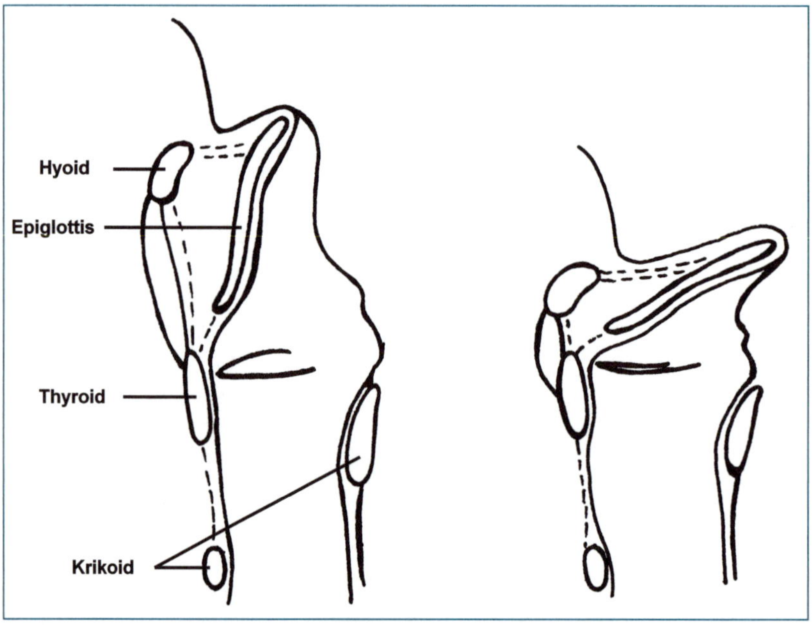

Abb. 4.1
Links: Kehlkopf in Respirationsstellung. **Rechts:** Kehlkopf während des Schluckens. Der Abstand zwischen Hyoid und Thyroid wird muskulär durch den M. thyrohyoideus verringert und die Epiglottis wird durch den darüber liegenden Fettkörper abwärts gedrückt. Die Glottis schließt sich und die supraglottischen Strukturen werden komprimiert.

Training eines kompletten Glottisschlusses zielt dabei sowohl auf den Schutz der unteren Atemwege als auch auf die Stimmproduktion ab. Vor Therapiebeginn müssen durch eine gezielte Diagnostik die bestehenden Defizite und die funktionellen Möglichkeiten jedes einzelnen Patienten sorgfältig überprüft werden. Dabei muss zwischen Dysphagien nach Larynx- und/oder Hypopharynxteilresektion und Dysphagien nach kompletter Laryngektomie unterschieden werden.

4.1 Schluckstörung nach totaler Laryngektomie und Behandlung

Nach einer totalen Laryngektomie kann es zu einer Schluckstörung kommen, die als Kardinalsymptom meist die **Retention** zeigt. Es finden sich Nahrungsrückstände im Pharynx nach der Bolusaustreibung in den Ösophagus. Die **Aspiration** tritt bei diesen Patienten nicht auf, da Luft- und Speiseweg durch die Operation vollkommen voneinander getrennt werden. Bei Wundheilungsstörungen mit tracheo-ösophagealen Fisteln ist eine Aspiration von Speichel und Nahrung allerdings vorübergehend möglich (vgl. Kap. 3.1.6.). Die Schluckstörung bei laryngektomierten Patienten tritt meist nicht direkt postoperativ, sondern erst nach einigen Wochen auf, z. B. durch Vernarbungen/Stenosen oder auch durch Bestrahlungsfolgen.

Weiterhin kann es beim Schlucken in der **oralen Vorbereitungsphase** oder auch in der **oralen Phase** zu Retentionen im Mundraum kommen, die durch Sensibilitätsstörungen oder durch eine gestörte Zungenmobilität, z. B. durch Schädigung des N. hypoglossus bei Neck dissection, hervorgerufen werden. Auch ein lückenhaftes Gebiss nach Zahnsanierung oder eine schlecht sitzende Zahnprothese kann dem Patienten Schwierigkeiten beim Zerkleinern der Nahrung machen. Während und nach einer Radiatio kommen akute, im späteren Verlauf auch chronische Strahlenschäden – oft Schäden der Speicheldrüsen und der Schleimhaut – hinzu (vgl. Kap. 3.2.1).

Durch Narbengewebe im Neopharynx kann die pharyngeale Peristaltik eingeschränkt sein und so die **pharyngeale Phase** behindern. Viele Patienten beschreiben, dass etwas „im Hals hängen bleibt" und sie es mit Flüssigkeit „herunterspülen" müssen. Auch ist durch eine fehlende Larynxelevation die Öffnung des oberen Ösophagussphinkters (OÖS) beeinträchtigt. Aus diesem Grund wird in den meisten Kliniken im Rahmen der Laryngektomie routinemäßig eine Myotomie des M. cricopharyngeus durchgeführt (vgl. Kap. 3.1.7). Bei Patienten, bei denen zusätzlich zur kompletten Kehlkopfentfernung eine Rekonstruktion des Übergangs vom Pharynx zur Speiseröhre durchgeführt wurde – z. B. durch ein Jejunuminterponat, einen Magenhochzug oder eine Pharynxrekonstruktion mit frei transplantierten Lappen – kann es zu Stenosen im Bereich des Speiseröhreneingangs oder am unteren Absetzungsrand des Tranplantats im Übergang zur Speiseröhre kommen (vgl. Kap. 3.1.6). In solchen Fällen ist eine Störung der **ösophagealen Phase** zu erwarten. Die funktionelle Therapie bei einer Dysphagie nach totaler Laryngektomie mit Störungen im Übergang von der pharyngealen zur ösophagealen Phase gestaltet sich insofern schwierig, als dass die Ursache organischer Natur ist und die dadurch hervorgerufenen Probleme nicht durch eine logopädische Intervention zu beheben sind. Sie bedürfen oft einer chirurgischen Behandlung (vgl. Kap. 3.1.7).

In der Regel können die Patienten direkt nach Entfernung der intraoperativ gelegten Magensonde meist ausreichend Nahrung auf oralem Weg zu sich nehmen. Dies sind in den ersten Tagen v. a. Flüssigkeiten und weiche Kost, die keine Schäden im Bereich der pharyngealen Wundflächen hervorrufen können. Erst allmählich bekommen die Patienten auch feste Nahrung. In dieser Phase können sich erste Probleme bei der Nahrungsaufnahme bzgl. Boluszerkleinerung, -formung und Bolustransport zeigen. Dysphagien können aber auch erst im Verlauf der späteren Behandlung, z. B. bei Radiatio, auftreten.

Eine verminderte Speichelproduktion kann eine Nebenwirkung der Bestrahlung sein. In einem solchen Fall kann dem Patienten durch entsprechende Medikamente und Mundspülungen Linderung verschafft werden. Hinzu kommen fast in allen Fällen narbige Veränderungen im Mundboden und gesamten Halsbereich. Das Gewebe ist deutlich verhärtet und schränkt die Beweglichkeit ein. Indiziert ist hier eine physiotherapeutische Behandlung, evtl. in Kombination mit einer manuellen Lymphdrainage (vgl. Kap. 7.1, 7.2).

Die Motilitätsstörung kann in der logopädischen Behandlung durch aktive Bewegungsübungen für den Schulter-, Nacken-, Hals- und Mundbereich oder durch passive Dehnübungen und Massagen – evtl. in Absprache mit dem behandelnden Physiotherapeuten – unterstützt werden. Allerdings sollte vor der Durchführung solcher Übungen mit dem zuständigen Arzt über mögliche Kontraindikationen, z. B. Thrombosen oder Probleme der Halswirbelsäule, und mit dem bereits hinzugezogenen Physiotherapeuten über therapieunterstützende Maßnahmen gesprochen werden.

Schluckphase	Dysphagie nach LE	logopädische Intervention
oral	• Boluszerkleinerung • Bolusformung • Bolustransport	• Sensibilitätsübungen im Mundraum • Widerstands- und Kräftigungsübungen der Zunge • Nahrungskonsistenzanpassung
pharyngeal	• Bolustransport • Retentionen im Neopharynx	• gutes Kauen und Einspeicheln der Nahrung als Vorbereitung • Nahrungskonsistenzanpassung • Nachspülen/Nachtrinken • ggf. Massagen im Hals- und Mundbodenbereich gegen muskuläre Verhärtungen • ggf. Kopfhaltungsänderungen beim Schlucken
ösophageal	• Bolustransport	• keine

Tab. 4.1 Dysphagie nach totaler Laryngektomie und logopädische Intervention

Narbige Stenosen im Ösophagus werden durch ein Bougieren, das der Patient nach Anleitung in einzelnen Fällen täglich auch eigenständig durchführen kann, allmählich aufgedehnt (vgl. Kap. 3.1.7). Eine chirurgische Intervention in Form einer Myotomie des M. cricopharyngeus ist nur bei einer primär nicht durchgeführten oder nicht ausreichenden Durchtrennung des Muskels erfolgversprechend.

Im Allgemeinen beruht die logopädische Intervention darauf, die orale Sensibilität und Motorik zu optimieren und die Nahrungskonsistenzen den Möglichkeiten des Patienten anzupassen. Die Patienten müssen lernen, ihre Nahrung gut zu kauen und einzuspeicheln oder bei Mundtrockenheit nach Bestrahlung einen Schluck Flüssigkeit beim Kauen hinzuzufügen. Auch das Nachtrinken und Nachschlucken ist für diese Patienten sehr wichtig, da sie dadurch die Retentionen im Neopharynx „wegspülen" können.

Ist die Zungenmotorik betroffen, wird diese durch allgemeine Kraft- und Widerstandsübungen trainiert (vgl. Bartolome et al. 1993, 1999; Hotzenköcherle 2003). Ist die Sensibilität durch die Operation eingeschränkt, können in der logopädischen Therapie alle gängigen Methoden, z. B. thermale Stimulation oder Ausstreich- und Druckübungen, angewendet werden (vgl. Kap. 4.6).

Wenn durch einen Röntgenbreischluck ein Bereich im Pharynx/Neopharynxtrichter sichtbar gemacht wurde, in dem sich permanent Retentionen bilden, kann über eine kompensatorische Kopfhaltungsänderung beim Schlucken über die weniger betroffene Seite diese „Retentions-Tasche" umgangen werden. In Einzelfällen, wenn eine Retention sich streng einseitig zeigt, kann auch beim Schlucken eine Haltungsänderung zur betroffenen Seite zu einer Verengung der Struktur führen, so dass sich keine Retentionen bilden können.

Tabelle 4.1 fasst die logopädischen Interventionen nach totaler Laryngektomie noch einmal zusammen.

4.2 Schluckstörung nach Hypopharynx- und/oder Larynxteilresektion

Betrachtet man die physiologischen Abläufe beim Schluckakt (Abb. 4.2), so kann man bereits durch die Kenntnis über das Operationsausmaß nach Tumorresektion und die Lokalisation des Defektes auf die gestörte Schluckphase schließen. **Reine glottische** oder auch **reine supraglottische** Teilresektionen führen meist nur zu vorübergehenden, nicht behandlungsbedürftigen Schluckstörungen, da mindestens zwei der drei vorhandenen Schutzmechanismen des Larynx noch intakt sind. So kann z. B. eine endolaryngeale Typ IV-Resektion oder auch eine komplette Entfernung der Epiglottis nach anfänglichen Schluckproblemen den Schluckakt im weiteren Verlauf nahezu unbeeinflusst lassen. Greift die Resektion aber auch auf benachbarte Strukturen über, so ist der vollständige Schutz der unteren Atemwege nicht mehr gewährleistet. Hier kann je nach Defektlokalisa-

4.2 Schluckstörung nach Hypopharynx- und/oder Larynxteilresektion

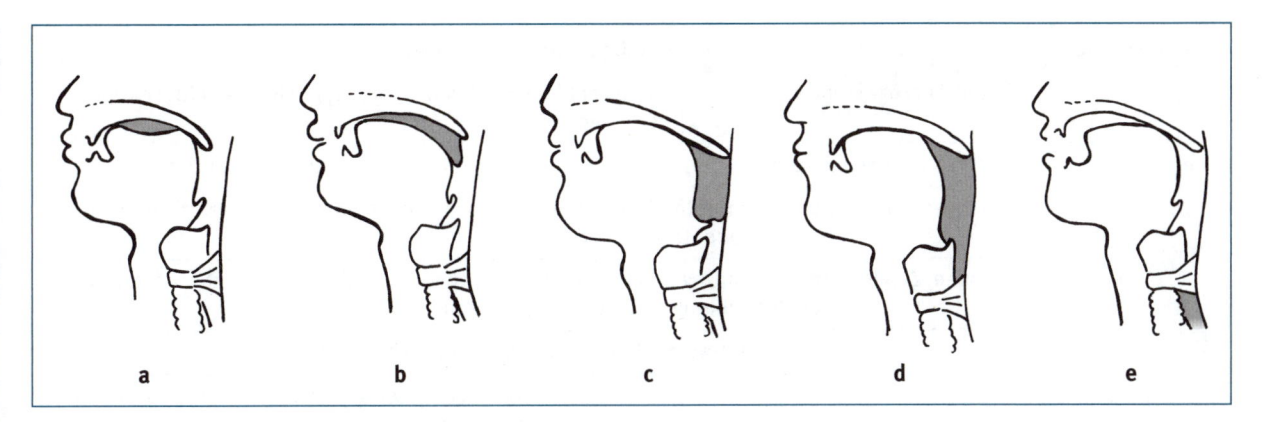

Abb. 4.2 Schluckablauf schematisch. **a+b:** orale Vorbereitung und orale Phase. **c+d:** pharyngeale Phase. **e:** ösophageale Phase

tion z. B. eine **Störung der pharyngealen Schluckphase** auftreten, die durch den mangelnden Verschluss des Kehlkopfes eine **intradeglutitive** Aspiration nach sich zieht, eine Aspiration von Material während der reflexgesteuerten Schluckphase.

Befindet sich der Operationsdefekt *nur* im Hypopharynx, z. B. einseitig im Sinus piriformis oder der Hinterwand, ist das Schlucken meist nur leicht gestört. Die Öffnung des oberen Speiseröhrensphinkters ist durch die größtenteils vorhandene Kehlkopfhebung nicht beeinträchtigt und auch die laryngealen Verschlussmechanismen können ohne Einschränkungen funktionieren. Allenfalls der pharyngeale Bolustransport kann im Bereich der Wund- und späteren Narbenfläche eingeschränkt sein, was zu Retentionen in diesem Bereich und somit zu Störungen der **pharyngealen** Phase führen kann. Durch Lageänderung des Kopfes oder des Oberkörpers nach dem Schlucken können diese Retentionen dann zur **postdeglutitiven** Aspiration – zum Eindringen von Fremdmaterial in den Bereich unterhalb der Glottis nach dem Schluckakt – führen.

Auch kann es zu einer **prädeglutitiven** Aspiration durch ein Leaking – den Übertritt von Nahrung in den Hypopharynx vor Auslösung des Schluckreflexes – kommen. Die Ursache hierfür kann eine eingeschränkte Boluskontrolle bei gestörter Sensibilität und Motorik der Zunge sein, z. B. bei medianer Unterkiefer- und Zungenspaltung als Zugangsweg für die Operation oder bei Druckschäden des Zungenkörpers durch die oral eingeführten Instrumente. Dehnt sich der Defekt jedoch auch auf die laryngealen Strukturen aus, ist das Schlucken meist deutlicher beeinträchtigt.

Eine unvollständige Larynxelevation – z. B. hervorgerufen durch ein Tracheostoma oder durch Muskeldefekte im Larynx und im Pharynx – kann eine Ursache für eine **intradeglutitive** Aspiration sein. Ein Gewebsdefekt in der Postkrikoidregion könnte die Gefahr des Verschluckens noch verstärken und die Öffnung des oberen Ösophagussphinkters vermindern.

> Die oben geschilderten Probleme müssen allerdings nicht zwangsläufig bei jedem operierten Patienten zu den beschriebenen Schwierigkeiten führen. Sie sind bei jedem Patienten individuell in Ausmaß und Vorkommen.

Es ist wichtig, dass der therapeutische Blick für den Zusammenhang von Operationsdefekt und möglicher, gestörter Schluckphase geschult wird und demnach auch der Operationsbericht evtl. sogar der Kontakt mit dem Operateur in der Therapieplanung einen wichtigen Stellenwert einnimmt.

Tabelle 4.2 fasst die möglichen Störungen im Bereich des Pharynx und Larynx nach operativem Eingriff zusammen.

Schluckphasen	Durchgeführte Operationen		
	Totale Laryngektomie	**Transzervikale Kehlkopfteilresektion**	**Hypopharynxteilresektion**
oral	**Retention im Mundraum**	Leaking, Retention	Leaking, Retention
	eingeschränkte **Zungenmobilität** durch Schädigung des N. hypoglossus, durch Neck dissection oder Druckschädigung		
	Kauen/Zerkleinern der Nahrung durch lückenhaftes Gebiss oder schlecht sitzende Zahnprothese nach Bestrahlung und/oder Chemotherapie		
	intraorale Sensibilitätsstörung nach Radiatio		
		evtl. **Leaking** durch vorzeitigen Übertritt von Flüssigkeiten in den Pharynx vor Reflextriggerung	
pharyngeal	**Retention im Pharynx/Neopharynx**	Leaking, Aspiration	Leaking, Aspiration
	Sensibilitätsstörungen im Pharynx, z. B. durch Strahlenödem oder Nervenläsionen		
	Inkomplette pharyngeale **Peristaltik** im Neopharynxtrichter durch Narbengewebe	verminderte/verzögerte **Larynxelevation** mit inkomplettem Verschluss des Kehlkopfes	
		evtl. **inkompletter Verschluss** des Kehlkopfes durch Substanzdefekt	
	Rückstau von Nahrung durch inkomplette oder verzögerte Öffnung des OÖS durch narbige Stenose bei Pharynxrekonstruktion	**verzögerte** Öffnung des oberen Ösophagussphinkters durch veränderte Muskelstrukturverhältnisse und Narbengewebe im Pharynx	
ösophageal	Retentionen	Retentionen	Retentionen
	Stenose, z. B. bei Jejunum-Interponat	evtl. **Kompression** des Ösophagus durch zu stark geblockte Kanüle	

Tab. 4.2 Mögliche Störungen der Schluckphasen nach operativen Eingriffen in Hypopharynx und Larynx

4.3 Die postoperative Ernährung

4.3.1 Ernährung via Sonde oder intravenös

Es muss zwischen enteraler und parenteraler Ernährung unterschieden werden. Letztere stellt eine Nährstoffzufuhr durch Umgehung des Magen-Darmtraktes dar, z. B. intravenöse Ernährung. In den meisten Fällen ist nach einem operativen Eingriff bei Kopf-Halstumoren aber eine enterale Ernährung über den Magen und/oder Darm möglich. Diese kann z. B. über eine nasogastrale Nährsonde, über die perkutan endoskopische Gastrostomie (PEG) oder auch über eine Jejunostomie erfolgen (Tab. 4.3).

Nach jedem größeren Eingriff bei Karzinomen des Larynx und des Hypopharynx, der eine Schluckstörung nach sich zieht, wird bereits intraoperativ eine **nasogastrale Nährsonde** gelegt, eine Sonde über Nase, Rachen und Speiseröhre in den Magen. Über diese wird der Patient ausschließlich die ersten Tage ernährt. So wird das Wundgebiet durch Schlucken von Nahrung nicht irritiert und der Patient weitestgehend vom postoperativen Schluckschmerz verschont. Auch die Gefahr der Aspiration mit nachfolgendem Husten wird deutlich gemindert. Ist jedoch absehbar, dass eine langandauernde Schluckstörung zu erwarten ist, sollte von dieser nasogastralen Magensonde abgesehen werden. Hierbei wäre das Risiko einer Refluxösophagitis mit Ulzerationen, Blutungen und auch Stenosen („Sondenösophagus") zu hoch (vgl. Motsch et al. 2001). Aber auch die sondenbedingten Schmerzen beim Schlucken durch Druckschäden des Gaumensegels und des Rachenbereichs sind dadurch zu vermeiden.

Bei einer totalen Laryngektomie muss bis zur Entfernung der transnasalen Sonde der komplette Verschluss des Neopharynxtrichters abgewartet werden, damit es

	Transnasale Magensonde	**PEG**	**Jejunostomie**
Anlage	wenig invasiv, kann auch beim wachen Patienten gelegt werden	Eingriff unter leichter Sedierung erforderlich	Anlage unter Vollnarkose notwendig; chirurgisch schwieriger durchzuführen als PEG
Komplikationen	Sonde läuft über Naso-, Oro- und Hypopharynx in die Speiseröhre, das kann zu Irritationen und ggf. zu Schluckschmerzen führen	Gefahr der Entzündung des Stomas und des Bauchraums	
	evtl. Bildung von Ösophagusstenosen		
	Unverträglichkeit der Sondenkost mit Übelkeit Diarrhöe, Blähungen, bei PEG und transnasaler Magensonde auch Erbrechen		
Vorteile	verminderte Aspirationsgefahr von Nahrung bei Schluckstörung		
	schnell zu legen	sozial akzeptabel, weil keine sichtbare Behinderung	
		Schluckweg frei	
	schnell und einfach zu entfernen	Applikation einfach über Spritze oder mit Hilfe der Schwerkraft	Reflux und Gefahr der Aspiration von Magensäure werden vermindert
Nachteile	sichtbare Behinderung	vgl. Komplikationen	Ernährungspumpe erforderlich
	wird durch Komplikationen von vielen Patienten nicht lange toleriert		regelmäßiges Spülen der dünnen Sonde notwendig

Tab. 4.3 Ernährungssonden im Vergleich

nicht zur Ausbildung von tracheo-ösophagealen bzw. -pharyngealen Fisteln kommt. In der Regel ist dies nach 7–10 Tagen abgeschlossen. Ein Ösophagusbreischluck – ein Schlucken von Kontrastmittel unter Röntgenkontrolle – ermöglicht eine Einschätzung des Ausheilungszustandes. Ist das Wundgebiet verschlossen, wird die Sonde gezogen und der Patient kann wieder mit der oralen Nahrungsaufnahme beginnen. Begonnen wird in der Regel mit weicher Kost und Flüssigkeiten, einige Tage später wird auf feste Nahrung umgestellt.

Bei einer ausgedehnten Teilresektion des Larynx und/oder des Hypopharynx, die eine massive Schluckstörung erwarten lässt, kann auch intraoperativ ein direkter Zugang in den Magen via **perkutan endoskopisch kontrollierter Gastrostomie (PEG)** für die Ernährung gewählt werden. Hierbei wird in der Regel unter endoskopischer Sicht während einer Gastroskopie die ventrale Magenwand punktiert und eine Ernährungssonde durch die Bauchdecke appliziert. Dieser Zugang hat gegenüber der transnasalen Ernährung den Vorteil, dass der Schluckweg im gesamten Rachenbereich nicht durch eine Sonde irritiert wird (vgl. Bartolome et al. 1993; Herbst 2000).

Die PEG kann auch sekundär gelegt werden. Indikationen hierfür sind:
- eine vollkommene Schluckunfähigkeit aufgrund ausgedehnter postoperativer, struktureller Schäden
- eine Verschlechterung des Schluckens während der Bestrahlung oder der Chemotherapie
- ein verschlechterter Allgemeinzustand des Patienten

Chirurgische Probleme kann es geben, wenn aufgrund von narbigen oder tumorbedingten Stenosen die Speiseröhre verlegt ist und so eine Gastroskopie zum Legen der Sonde unmöglich wird.

In diesen Fällen kann eine Ernährungssonde via **Jejunostomie**, einer Punktion des Dünndarms, angelegt werden. Hier wird entweder während einer Operation eine feine Sonde direkt in den Dünndarm appliziert (Feinnadelkatheder-Jejunostomie) oder eine dünne Sonde unter endoskopischer Kontrolle über Mund, Speiseröhre und Magen in den Dünndarm gezogen und dort nach außen verlegt. Letztere bezeichnet man als **perkutane, endoskopisch kontrollierte Jejunostomie (PEJ)**. Diese enterale Ernährungsmöglichkeit wird jedoch nur in äußersten Notfällen gewählt, da sie chirurgisch aufwendiger durchzuführen ist als die PEG und die Ernährung nur über eine sehr dünne Sonde möglich ist. Diese muss stündlich gespült werden, um nicht zu verstopfen, und die Nahrung muss mit Hilfe einer Pumpe appliziert werden.

Die PEJ ist bei Patienten mit einer ausgeprägten Refluxsymptomatik bei einem schwachen, unteren Ösophagussphinkter der PEG und der transnasalen Magensonde vorzuziehen (vgl. Schröter-Morasch 1993). Durch die Umgehung des Magens wird dem Reflux und einer evtl. Aspiration von Magensaft vorgebeugt.

4.3.2 Die optimale orale Ernährung bei Tumorerkrankungen

Es ist wissenschaftlich erwiesen, dass Ernährung die Entstehung bestimmter Krebsarten fördern, aber auch als präventive Maßnahme eingesetzt werden kann (vgl. World Cancer Research Fund/American Institute for Cancer Research in Zusammenarbeit mit dem Dt. Institut für Ernährungsforschung Potsdam 1999). Befragt man Patienten mit Tumoren der Mundhöhle, des Rachens und des Larynx, so lässt sich anamnestisch in einer Vielzahl der Fälle ein noch bestehender oder in der Vergangenheit beendeter Alkoholabusus und Nikotinkonsum feststellen. Die Zufuhr dieser Genussmittel geht häufig mit einer ungesunden Ernährung – zu wenig Obst und Gemüse, vermehrt Fleisch und tierische Fette – einher und ist nach heutigem Kenntnisstand für die Entstehung der Karzinome in diesen HNO-Bereichen verantwortlich. Laut dem Verein für Ernährung und Diätetik e.V. (VfED) wären mindestens 40 % aller Krebserkrankungen durch eine optimale Ernährung vermeidbar. So hätten in Deutschland von geschätzten 9700 Mundhöhlenkarzinomen und 3300 bösartigen Neuerkrankungen im Larynx im Jahr 1997 jeweils ein Drittel durch eine optimale Ernährung und einen Verzicht auf kanzerogene Noxen im Vorfeld vermieden werden können (vgl. World Cancer Research Fund 1999). Eine ausgewogene Ernährung, körperliche Aktivität und ein angemessenes Körpergewicht – Body Mass Index zwischen 18,5 und 25 – wirken nach den Ergebnissen des Deutschen Instituts für Ernährungsforschung in Potsdam präventiv (1999).

Zu beachten ist jedoch, dass viele tumorbedingte Beschwerden im HNO-Bereich, z. B. Schluckbeschwerden oder Stimmstörungen, vom Betroffenen erst spät ernst genommen werden und der Arzt spät aufgesucht wird. So sind viele dieser Patienten bereits vor der onkologischen Behandlung **mangelernährt**, was eine schlechte Ausgangssituation für die bevorstehende Tumorbehandlung darstellt. Schwierig gestaltet sich demnach auch die postoperative Situation von HNO-Tumorpatienten. Zu der bestehenden Mangelernährung kann noch eine operativ bedingte Dysphagie sowie ein erhöhter Nährstoffbedarf während der anschließenden Bestrahlung oder Chemotherapie hinzu kommen. Aus diesen Gründen ist eine ausgewogene Ernährung besonders in der Behandlungsphase, aber auch nach Abschluss der onkologischen Therapie sehr wichtig.

Solange der Patient durch eine Nährsonde versorgt wird, ist bei optimaler Bilanzierung die Zufuhr von Proteinen, Vitaminen, Spurenelementen, Ballaststoffen, Fetten und Mineralstoffen sowie Flüssigkeit sichergestellt. Erfolgt allerdings anschließend die Ernährung rein über den normalen oralen Weg, sollte die Zufuhr von Nährstoffen und Flüssigkeit genau protokolliert werden. Hier ist die Absprache mit einem Ernährungsberater/Diätassistenten auf jeden Fall angezeigt. Besonders die Versorgung mit **Flüssigkeit** ist postoperativ wichtig. Als Faustregel für den gesunden Organismus gilt: 40 ml Flüssigkeit pro kg Körpergewicht. Bemerkt man aber, dass die Patienten nach Kopf-Halstumoren oft Schwierigkeiten beim Schlucken von flüssiger Kost haben, kommt dem Andicken von Flüssigkeiten – z. B. mit Thicken-up® von Novartis oder Thick&Easy® von Fresenius Kabi – eine besondere Bedeutung zu. Davids und Iburg (2002) beschreiben in ihrem Buch eine Reihe von geeigneten **Getränken** bei Zustand nach Kehlkopfoperationen. Dabei werden Kräutertees, z. B. Zitronengras oder Pfefferminz, als erfrischend und Salbeitee als beruhigend für die Schleimhäute beschrieben. Stilles oder kohlensäurearmes Mineralwasser sowie Saftschorlen wirken ebenfalls erfrischend, wobei die Säfte aufgrund ihres hohen Säuregehaltes gut mit Wasser verdünnt werden sollten. Auch klare Gemüse- oder Fleischbrühen können zur Flüssigkeitszufuhr genutzt werden und bringen Abwechslung in den „Schluckalltag". Sie haben den Vorteil, den Speichelfluss, der bei vielen Patienten während der Bestrahlung eingeschränkt ist, durch ihren leicht salzigen und würzigen Geschmack anzuregen. Nicht für einen optimalen Flüssigkeitshaushalt geeignet sind:

- Kaffee: regt die Bildung von Magensäure an und wirkt flüssigkeitsausschwemmend
- Milch: bewirkt verstärkte Schleimproduktion
- Kamillentee: trocknet die Schleimhäute aus

Die **Speisen** sollten nicht zu scharf gewürzt sein, aber dennoch schmackhaft angerichtet werden. Optimal eignen sich zur Zubereitung milde Kräuter wie Basilikum, Kümmel, Rosmarin oder Schnittlauch. Scharfe Gewürze – z. B. Chilipulver, Knoblauch, Curry oder Ingwer – sollten gemieden werden, denn diese schädigen die Schleimhäute im Mund-Rachenraum zusätzlich und rufen bei vielen Patienten ein äußerst schmerzhaftes Brennen hervor.

Wichtig bei Patienten mit **Verdauungsproblemen** – besonders bei Obstirpation/Verstopfung – ist eine ballaststoffreiche Ernährung, wie sie z. B. beim Verzehr von Obst, Gemüse und Kartoffeln, aber auch von Grau- oder Vollkornbrot sichergestellt ist. Ballaststoffe binden das Wasser im Darm und bewirken, dass der Stuhl weicher wird. Daher ist es zusätzlich wichtig, den Flüssigkeitshaushalt zu optimieren. Aber auch die regelmäßige Aufnahme von Nahrungsergänzungsmitteln – z. B. Benefiber® von Novartis oder Supportan® Drink von Fresenius Kabi – können zusätzlich den Verdauungstrakt mit Ballaststoffen versorgen.

Viele HNO-Tumorpatienten leiden zusätzlich an einer **gastro-ösophagealen Refluxerkrankung**. Dies kann sich durch Sodbrennen bemerkbar machen. Auch dagegen können einfache Änderungen des Ernährungsverhaltens hilfreich angewendet werden. So sollten säurefördernde Speisen wie Kaffee, Schokolade, scharfe oder fette Speisen, Rotwein oder hochprozentige Alkoholika gemieden werden. Nach der Mahlzeit sollten sich die Patienten – besonders in der akuten Schluckrehabilitationsphase – aktiv bewegen, z. B. Spazieren gehen, und nicht sofort hinlegen. Letzteres würde den Rückfluss von Magensäure in die Speiseröhre fördern und könnte bei aspirationsgefährdeten Patienten sogar zu einer lebensgefährlichen Situation (Aspiration von Magensäure) führen. Die letzte Mahlzeit vor dem Zubettgehen sollte mindestens 2 Stunden zuvor beendet worden sein und das Bett sollte vom Kopf- bis zum Fußteil leicht abfallend ausgerichtet werden, z. B. kann ein ca. 5 cm starkes Holzbrettchen unter das Lattenrost am Kopfende gelegt werden.

Der Verzehr von **Gemüse und Obst** sollte dem von Fleisch und tierischen Fetten vorgezogen werden. Durch die Verarbeitung von Fleisch – z. B. Grillen, Braten und Frittieren – entstehen Stoffe, die sich nachweislich in Tierversuchen als karzinogen herausgestellt haben. In den pflanzlichen Lebensmitteln sind bioaktive Substanzen – z. B. Carotinoide oder Vitamine – enthalten, die z. T. das Krebsrisiko deutlich senken. **Vitamine** können sich sogar während der Chemotherapie oder der Bestrahlung durch ihre Fähigkeit, „freie Radikale" zu binden, als äußerst positiv darstellen und so die Nebenwirkungen der Therapie reduzieren. Diese „freien Radikale" sind hauptverantwortlich für die Zerstörung von gesunden Zellstrukturen.

Ferner kann die Zufuhr von **Proteinen** während der Strahlenbehandlung die Regeneration von gesundem Zellgewebe verbessern. Patienten in der Bestrahlung haben einen höheren Bedarf an Eiweiß, da die Strahlen nicht nur potentielle Krebszellen angreifen und zerstören, sondern auch gesunde. Letztere müssen wieder erneuert werden, was nur mit Hilfe von Eiweiß geschehen kann. Ist zu wenig davon in der Nahrung enthalten, so holt sich der Körper diese Substanz aus dem körpereigenen Proteindepot, dem Muskelgewebe. Die Zufuhr von Eiweiß sollte nicht ausschließlich durch tierische Lieferanten stattfinden (z. B. Fleisch, Eier, Milchprodukte), sondern auch pflanzliches Eiweiß beinhalten (z. B. Brot, Nudeln, Kartoffeln), damit der menschliche Organismus genau die Substanzen verwerten kann, die er zur Zellregeneration benötigt.

So kann nicht nur eine optimale Ernährung und Vermeidung bestimmter Stoffe einer Krebserkrankung vorbeugen, sondern auch den Heilungsprozess und die Nebenwirkungen während der onkologischen Behandlung und darüber hinaus reduzieren.

4.4 Das Tracheostoma in der Dysphagietherapie

Die Anlage eines Tracheostomas ist für viele Patienten nur sehr schwer zu akzeptieren. In der Zeit, in der noch eine komplett geblockte Kanüle getragen wird, ist die stimmliche Kommunikation mit der Familie, mit dem Arzt und mit dem Pflegepersonal im Krankenhaus nicht möglich. Nur schwer können sich die Patienten an die schriftliche Kommunikation oder den Einsatz von nonverbaler Kommunikation (Mimik, Gestik) gewöhnen. In Einzelfällen kann dann evtl. stundenweise eine geblockte Sprechkanüle eingesetzt werden.

Das veränderte Äußere durch die Öffnung am Hals, die zumeist von Sekret feucht ist, macht es einigen Patienten schwer, sich an die Situation zu gewöhnen. In dieser Phase beginnt meist die Schluckrehabilitation mit dem Therapeuten. Der Patient wird mit dem Stoma und mit den Schwierigkeiten beim Essen und Trinken konfrontiert.

Es ist wichtig, ihm die Angst und die Abscheu vor dem Umgang mit der unnatürlichen „Halsöffnung" zu nehmen, und ihm die Notwendigkeit und die Vorzüge eines Tracheostomas für die Schlucktherapie zu erläutern. Nur wenn der Patient sich damit auseinandersetzt, kann er die Therapie nach seinen Kräften unterstützen. Er wird zur eigenständigen Pflege – z. B. dem Absaugen, Abhusten und der Kanülenversorgung – angeleitet und übernimmt so seinen Anteil der Verantwortung für die weitere Genesung.

Das Tracheostoma hat für die Schluckrehabilitation einige **Vorteile**. So ist ein stabiles, ausreichend weites

Tracheostoma bei der Arbeit mit postoperativ aspirierenden Patienten sehr hilfreich. Der Therapeut kann während des Schluckaktes ohne Kanüle direkt kontrollieren, ob, wie viel, wann und auf welcher Seite der Trachea Speichel oder Nahrung aspiriert wird. Die fehlgeleitete Nahrung kann direkt über das Stoma abgesaugt werden, noch bevor es die Bronchien oder gar die Lunge erreicht hat. Auch kann der Patient das aspirierte Material leichter über das Stoma abhusten. Durch den Verschluss des Tracheostomas mit dem Finger ist die Stimmbildung nach dem Schlucken möglich. Ein „gurgeliger/feuchter" Stimmklang gibt dem Therapeuten und dem Patienten – z. B. bei gestörter laryngealer Sensibilität – zusätzlich darüber Auskunft, ob sich Speichel, Nahrung oder Flüssigkeit auf der Glottisebene befindet.

Liegt eine geblockte Kanüle, so ist der Patient in der schluckgestörten Zeit weitestgehend gegen eine Aspiration geschützt. Manche Patienten können dann nach vorheriger therapeutischer Anleitung selbstständig das Schlucken von Speichel üben. So werden die Patienten schnell eigenverantwortlich tätig und unterstützen die Therapie.

Allerdings gibt es auch **Nachteile** eines Tracheostomas, über die der Therapeut informiert sein sollte. So kann z. B. der Druck des Cuffs bei einer geblockten Kanüle zu hoch sein. Dies kann zu einer Einengung des Ösophagus und bei längerer Dauer zu Schädigungen der Trachealknorpel führen (Abb. 4.3).

Auch kann der Cuffdruck zu niedrig sein. Dadurch ist die Gefahr des Hinabgleitens besonders von Flüssigkeiten, aber auch von Speichel und Nahrungsbestandteilen an der Blockung vorbei in die tieferen Atemwege erhöht (Abb. 4.4).

Dies wird durch regelmäßige Kontrollen des Ballons mit Hilfe eines Cuffdruck-Messgeräts, auch Kontroll-Inflator genannt, verhindert. Dieses Gerät misst den Druck innerhalb des Cuffs, der natürlich abhängig von den äußeren Widerständen ist, z. B. der Beschaffenheit der Trachealwand oder dem Luftdruck bei der Atmung. Daher sollte der Zustand der Trachea bei Langzeitkanülenträgern regelmäßig kontrolliert werden und der Druck des Cuffs während der exspiratorischen Phase zwischen 14 und 25 cmH$_2$O liegen.

Ein weiterer Nachteil der geblockten Kanüle kann eine verminderte Kehlkopfhebung beim Schlucken sein. Die Ursache dafür liegt an der Fixierung der Trachea an der Halshaut, wodurch der Kehlkopf in seiner Flexibilität u. U. deutlich eingeschränkt ist.

Tabelle 4.4 fasst die Vor- und Nachteile des Tracheostomas in der Dysphagietherapie zusammen.

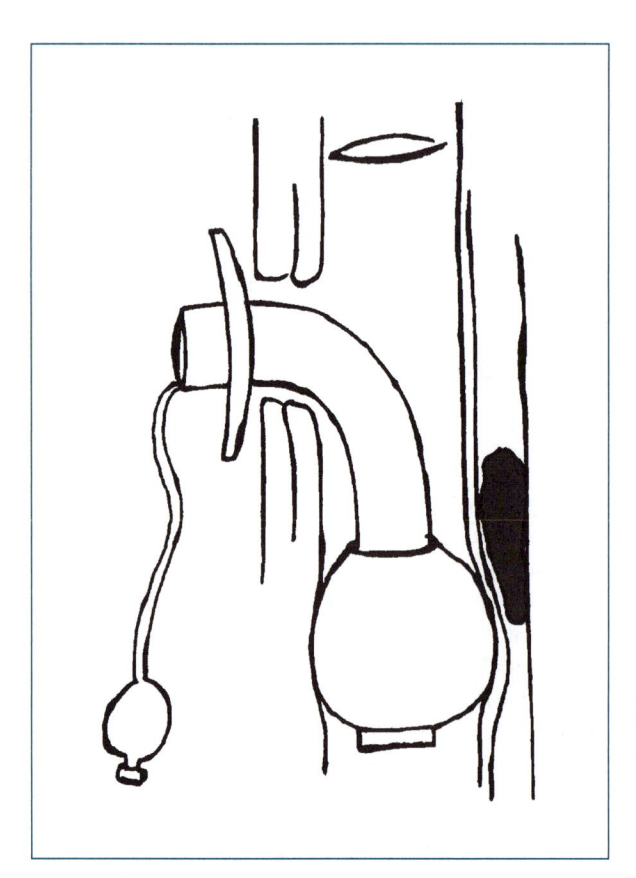

Abb. 4.3 Geblockte Kanüle mit zu hohem Cuffdruck

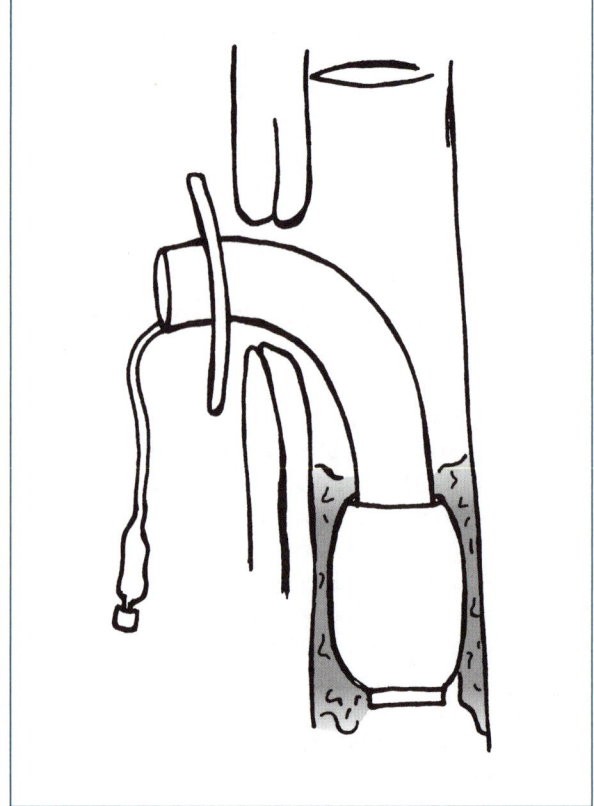

Abb. 4.4 Geblockte Kanüle mit zu niedrigem Cuffdruck

Vorteile	Nachteile
geringere Gefahr von **Aspirationspneumonien** durch geblockte Kanüle	schlechtere **Larynxelevation** durch fixierten Kehlkopf an der Trachea
	Gefahr des zu **hohen Manschettendrucks** bei einer geblockten Kanüle
schnelle **Absaugmöglichkeit** und Abhusten während des Schlucktrainings	Gefahr des zu **niedrigen Manschettendrucks** und der Aspiration trotz geblockter Kanüle
	ungleiche **Druckverhältnisse** im oropharyngealen und im laryngealen Raum
gute **visuelle Kontrollmöglichkeit** über Menge, Zeitpunkt und ggf. Weg des aspirierten Materials	Beeinträchtigung der **Sensibilität** im Larynx und in der Trachea
	fehlende Aufnahme von **olfaktorischen und gustatorischen Reizen** durch verhinderte Mund- und Nasenatmung

Tab. 4.4 Vor- und Nachteile des Tracheostomas in der Dysphagietherapie bei Patienten nach Larynx- und Hypopharynxoperationen

4.4.1 Das tracheale Absaugen

In der Regel sind Dysphagiepatienten nach größeren Eingriffen im Hypopharynx- und Larynxbereich mit einem Tracheostoma versorgt. Dieses wird solange belassen, bis der Patient aspirationsfrei schlucken kann und ein Verschluss der künstlichen Atemöffnung auch unter Belastung nicht zu einer Dyspnoe führt.

Bei direkten Schluckversuchen in der Behandlung ist die Kontrolle über das Tracheostoma für den Therapeuten und später für den Patienten äußerst aufschlussreich. Bei Verschlucken kann direkt nach bzw. während des Schluckaktes die Aspiration von Speise oder Speichel beobachtet werden. Auch können die fehlgeleiteten Nahrungspartikel sofort abgesaugt oder aktiv abgehustet werden, bevor sie in die tieferen Atemwege gelangen. Dies ermöglicht einen guten Schutz für die Lunge.

Das Absaugen mit einem entsprechenden Gerät sollte der Therapeut unbedingt beherrschen. Auch sollten Schluckversuche mit Nahrung oder Flüssigkeiten ohne die Kenntnis von Erste-Hilfe-Maßnahmen bei Fremdkörperaspiration nicht bzw. nicht ohne einen Arzt oder das geschulte Pflegepersonal in der Nähe durchgeführt werden (vgl. Kap. 4.8).

Das tracheale Absaugen ist nicht schwer zu erlernen, erfordert aber das Wissen über anatomische und physiologische Aspekte. Das betreuende Pflegepersonal oder der Arzt können direkt am Patienten die notwendigen Griffe anleiten. Oft sind auch die Angehörigen oder der Patient selbst in der Lage, das Absaugen durchzuführen.

Wichtig hierbei ist, dass der Absaugschlauch durch das Stoma hindurch in die Trachea eingeführt wird, ohne dabei die Trachealwände zu verletzen. Werden diese berührt, wird ein z. T. starker, jedoch völlig unbedenklicher Hustenreflex ausgelöst. In der Regel wird ein flexibler „atraumatischer" Einwegschlauch dazu benutzt und das Absaugen unter sterilen Bedingungen durchgeführt. Das bedeutet, dass der Therapeut/Patient ggf. sterile Handschuhe tragen sollte und den verwendeten Schlauch direkt aus der keimfreien Verpackung einsetzt. Die Einwegschläuche werden aus hygienischen Gründen nach dem Absaugen entsorgt und die Fingertips und der Geräteschlauch anschließend mit klarem Wasser durchgespült.

Am oberen Ende des Schlauchs befindet sich der sogenannte Fingertip, der mit dem Daumen digital verschlossen werden kann. Dies bewirkt das Einsetzen der Sogwirkung. Es ist daher sinnvoll, beim Absaugen der tieferen Bereiche der Trachea erst einmal den Schlauch bei geöffnetem Fingertip einzuführen und dann durch den Verschluss das Saugen auszulösen. Damit wird ein Festsaugen an der Schleimhaut verhindert.

Wie tief abgesaugt werden muss ist unterschiedlich. Bei noch eingesetzter Kanüle reicht es meist aus, den Absaugschlauch bis kurz unterhalb der Kanüle einzuführen. Dort sammelt sich das meiste Sekret an. Das Absaugen tieferer Bereiche der Trachea oder der Bronchien ist den Ärzten vorbehalten, muss aber auch von Therapeuten vorgenommen werden, wenn es sich um akut lebensbedrohliche Situationen handelt (z. B. Dyspnoe bei Aspiration eines Fremdkörpers in die tieferen Regionen). Ist die Kanüle entfernt, reicht es meist aus, den Patienten kräftig abhusten zu lassen und das hinaufbeförderte Sekret in den oberen Anteilen der Trachea abzusaugen.

> Der Therapeut soll jedoch beachten, dass er während des Saugens auch immer Atemluft aus der Trachea und den darunter liegenden Strukturen aufnimmt. Daher sollte der eigentliche Vorgang nur kurz andauern.

Der Therapeut kann während des Saugens seinen eigenen Atem anhalten und bekommt dadurch einen ungefähren Anhaltspunkt dafür, wie lange der Patient diese Maßnahme tolerieren kann.

Bei Patienten, von denen der Therapeut weiß, dass sie aspirieren werden, darf der Schluckversuch nur durchgeführt werden, wenn das Absauggerät und der Behandler bereit dazu sind. Das bedeutet, dass das Gerät läuft und der Therapeut bereits die Öffnung des Absaugschlauchs absaugbereit an das Tracheostoma hält.

4.5 Diagnostik der Schluckstörungen

4.5.1 Logopädische Anamnese und Diagnostik

Eine genaue Anamnese und eine eigenständig durchgeführte Diagnostik sind für den Einstieg in die Therapie unerlässlich. Sie liefern dem Therapeuten erste Anhaltspunkte und helfen, die Therapie mit dem Patienten zu planen und gemeinsame Ziele festzulegen.

Die genaue Kenntnis über zuvor gelaufene **Operationen und weiterführende medizinische Behandlungen**, z. B. die Durchführung einer Bestrahlungstherapie oder einer Chemotherapie, ist vom Behandler in Erfahrung zu bringen und in einem Anamnese- und Diagnostikbogen (vgl. nachfolgende Seiten) zu vermerken. Verlässliche Auskunft hierüber bekommt der Schlucktherapeut entweder direkt von der Klinik oder vom Hausarzt bzw. HNO-Facharzt des Patienten (vgl. Bigenzahn/Denk 1999). Einige Kliniken führen bei Larynx- oder Hypopharynxtumoren auch eine alleinige strahlentherapeutische und/oder chemotherapeutische Behandlung durch. Hier kommt es oft durch die Nebenwirkungen der Behandlung zu Schluckstörungen. Deshalb ist es für die Therapie besonders wichtig, über Dauer, Intensität und Ende der Behandlung informiert zu sein (vgl. Kap. 3.2). Besonders die Bestrahlung zeigt deutliche Auswirkungen auf das Schluckvermögen des Patienten.

Des Weiteren sind die Ergebnisse einer bereits durchgeführten radiologischen Schluckdiagnostik oder einer transnasalen Schluckuntersuchung für den Untersucher aufschlussreich. Ein lupenlaryngoskopischer oder stroboskopischer Befund gibt Auskunft über die Ausdehnung des OP-Defektes und darüber hinaus über die funktionellen, stimmbildenden Möglichkeiten der verbliebenen Kehlkopfstrukturen.

Der **histologische Befund** gibt hauptsächlich Auskunft über die Art und die Ausdehnung des Tumors. Durch diesen Befund wird aber auch deutlich, ob die Resektion onkologisch erfolgreich, d. h. in sano (in sicheren Grenzen) oder non in sano (mit infiltrierten Grenzen) durchgeführt wurde. Im weiteren Verlauf muss der Resektionsbereich vom HNO-Arzt genau kontrolliert werden, um ein erneutes Tumorwachstum, welches unter anderem auch das Schluckvermögen verschlechtern könnte, rechtzeitig eindämmen zu können.

Wurde eine **Neck dissection** durchgeführt, so kann sowohl ein Lymphödem als auch das entstandene Narbengewebe im Halsbereich den Schluckakt und v. a. die therapeutisch angestrebten, kompensatorischen Haltungsänderungen beeinträchtigen (vgl. Kap. 4.6). Aber auch die entstandenen strukturellen Schäden bei einer radikalen oder einer modifiziert radikalen Neck dissection beeinträchtigen deutlich die Schluckfunktion.

Die Kenntnis über **weitere Erkrankungen** des Patienten, die eine Schluckstörung mit bedingen können (z. B. neurologische Störungen), sind für die Durchführung der Therapie von großer Bedeutung. Auch Demenzerkrankungen, die bei einer Patientenklientel mit Alkoholproblemen nicht selten sind, beeinflussen die Behandlung. Es ist daher sehr hilfreich, wenn sich der Therapeut bereits vor der Operation einen Überblick über die Möglichkeiten der Mitarbeit, der Compliance und der Motivation des Patienten verschafft.

Die Frage nach **Nikotin- und Alkoholabusus** ist aus zuvor genanntem Grund wichtig. Besonders alkoholkranke Schluckpatienten erleiden postoperativ einen unfreiwilligen Entzug, der wiederum die Schlucktherapie deutlich beeinträchtigen kann. In der Klinik wird in solchen Fällen eine Versorgung des Patienten mit einem Ersatzstoff über die transnasale Magensonde bzw. PEG diskutiert und ggf. auch durchgeführt. Weiter anhaltender Nikotingenuss kann dagegen nach einer Operation im Mund-, Rachen- und Halsbereich zu deutlichen Wundheilungsstörungen führen.

Auch **Medikamente** – besonders Psychopharmaka, Sedativa oder Schmerzmittel – beeinträchtigen die Patienten in ihrer Vigilanz und können die therapeutische Arbeit mit ihnen erschweren. Verheimlicht der Patient vor der Operation eine regelmäßige Medikamenteneinnahme, so kann es auch hier nach der Operation zu einem Entzug kommen.

Darüber hinaus sollte der Patient vor Beginn der Therapie über entstandene postoperative Beschwerden berichten. Dabei spielt das Gespräch über die **Tracheostomie** und die **Kanülenversorgung** ebenso eine Rolle, wie die Frage der **postoperativen Ernährung** über den oralen Weg, über eine Nasogastralsonde oder über den Zugang der perkutanen endoskopischen Gastrostomie/ PEG (vgl. Schröter-Morasch 1993; Herbst 2000; Motsch et al. 2001). Letzteres kann dem Therapeuten wichtige Hinweise liefern. So kann z. B. direkt intraoperativ eine Magensonde gelegt worden sein; die Schluckstörung kann sich aber durchaus im Verlauf gebessert haben, so dass die Sonde gezogen wurde und der Patient sich ausreichend oral ernähren konnte. Musste daraufhin wieder eine Sonde – egal ob transnasal oder via PEG – gelegt werden, so wird sich die Situation deutlich verschlechtert haben. Dies kann auf Komplikationen im Heilungsverlauf, einer Verschlechterung während der Bestrahlung oder der Chemotherapie, aber auch auf ein Rezidiv des Tumors hindeuten.

Im Anamnesegespräch wird eindringlich auf die **Beschwerdesymptomatik** des Patienten eingegangen. Die Schilderungen geben dem Therapeuten Auskunft über Art, Dauer und Ausmaß der Schluckproblematik und können schon erste Hinweise für die Behandlung geben. So müssen z. B. **Schmerzen** im Kopf-, Hals- und Nackenbereich oder **Schwellungen** im Operationsgebiet von anderen Fachdisziplinen (Ärzten, Physiotherapeuten) begleitend zur logopädischen Therapie behandelt werden. Falls es während der Therapie zu einem deutlichen **Gewichtsverlust** kommt, muss ein Rezidiv oder eine Neuerkrankung ausgeschlossen werden.

Entsteht eine **Heiserkeit**, eine **Luftnot** oder eine Belastungsdyspnoe postoperativ, so kann dies durch ein laryngeales Strahlenödem, narbige Veränderungen im Larynx oder evtl. durch ein Rezidiv verursacht werden. In jedem Falle sollte der Therapeut die Verschlechterung des Zustandes seines Patienten genau beobachten und dies dem betreuenden Arzt mitteilen.

Ein **Kloß- oder Fremdkörpergefühl** im Halsbereich kann durch Lymphödeme, Narbenzüge (bedingt durch Operation und/oder Radiatio), aber auch durch funktionelle Belastungen (hyperfunktionelle Stimmgebung/ supraglottische Ersatzphonation) oder durch Nahrungsreste beim Essen hervorgerufen werden.

Eine **Verschleimung** tritt erfahrungsgemäß häufig bei Patienten mit Hypopharynx- oder Zungengrundkarzinomen auf und kommt durch das ineffektive Abschlucken des Speichels zustande. Dieser wird durch die Zungenpumpbewegungen zwischen Mundraum und Pharynx hin- und herbewegt und vermengt sich mit Luft. Dadurch verändert sich die Konsistenz des Speichels. Er wird zunehmend schaumiger und zäher und damit noch schwieriger zu schlucken. Viele Patienten gewöhnen sich postoperativ daran, ihren Speichel nicht zu schlucken, sondern ihn auszuspucken.

Ein verstärkter **Husten** während der Nahrungsaufnahme deutet auf eine Aspiration hin und bedarf dringend der Überprüfung. Tritt das Husten hingegen nur im Liegen auf, so sollte die Speiseröhre auf einen gastro-ösophagealen Reflux von Magensäure überprüft werden. Die ständige Reizung der Rachen- und Larynxschleimhaut durch die Magensäure führt zu chronischen Entzündungen und stört den Heilungsverlauf. Besonders Patienten mit Larynx- und Hypopharynxkarzinomen, gekoppelt mit einem stetigen Alkohol- und/oder Nikotinabusus, leiden unter chronischen Entzündungen der Schleimhaut der Speiseröhre und des Magens.

Des Weiteren sind postoperative **Sensibilitäts- und Motilitätsstörungen** im Mundraum oder im Halsbereich durch Schädigung des feinen Nervengeflechtes nicht selten. Die eingeschränkte Sensibilität und Motorik der Zunge müssen aufgrund ihrer wichtigen Funktion während des Schluckaktes einen bedeutenden Part in der logopädischen Behandlung einnehmen.

Die subjektiven **Schluckbeschwerden** des Patienten können dem Therapeuten einen Anhaltspunkt auf die gestörte Schluckphase geben. So weisen das „Steckenbleiben" von Nahrung im Oro-Hypopharynx sowie die nasale Penetration auf eine Störung der pharyngealen Phase hin, während das Verbleiben von Speichel und Nahrung im Mundraum eher bei einer gestörten oralen Phase eintritt. Die Aspiration mit dem Kardinalsymptom „Husten" deutet ebenfalls hauptsächlich auf eine gestörte pharyngeale Phase hin. Auch die Konsistenz der Nahrung, bei der die größten Schwierigkeiten nach Operationen im Larynx bzw. Hypopharynx auftreten, können die gestörte Schluckphase eingrenzen. Je flüssiger die Nahrung, desto schneller kann sie bei einer nicht funktionierenden pharyngealen Phase aspiriert werden. Je fester die Nahrung, desto häufiger kommt es bei Störungen der oralen Vorbereitung, der oralen Phase oder des Übergangs vom Pharynx in den Ösophagus zu Problemen.

Nachdem die anamnestischen Daten vervollständigt wurden, beginnt die Diagnostik, bei der der Untersucher sich u. a. einen Einblick in das Schluckmuster des Patienten verschafft. Zunächst sollte er sich die anatomischen und physiologischen Verhältnisse der am Schluckakt beteiligten Strukturen (Zähne, Zunge, Gaumensegel, Kehlkopf/Phonation) des Patienten genau ansehen. Hierbei werden Sensibilität und Motorik ebenso wie die Auslösung von Reflexen und der Stimmstatus überprüft. An dieser Stelle verweisen wir auf die differenzierte Darstellung der Anatomie und Physiologie bei Bigenzahn/Denk (1999) sowie bei Bartolome et al. (1993, 1999). Dehnen sich Defekte durch den chirurgischen Eingriff z. B. auf die Rachenhinterwand, auf die Gaumenbögen oder auf die Zunge aus, oder sind Schleimhautveränderungen durch die durchgeführte Strahlenbehandlung sichtbar, können sie mitverantwortlich für die Schluckstörung sein und sollten auf dem Diagnostikbogen dokumentiert werden.

Ausgehend von der detaillierten Anamnese können die Hauptprobleme des Patienten herausgestellt werden. Dementsprechend sollten die **Schluckversuche** in jeder Diagnostik zunächst nur mit der Nahrungskonsistenz durchgeführt werden, die dem Patienten die geringsten Schwierigkeiten bereitet. Auch werden nur geringe Mengen des Materials zum Schlucken angereicht, um die Gefahr der massiven Aspiration evtl. mit Verlegung des Atemwegs zu verhindern. Beim Schlucken ist die genaue Beobachtung des Patienten mit der anschließenden Inspektion des Mundraums auf Nahrungsrückstände und die Überprüfung des nachfolgenden Stimmklangs („Stimmprobe") sehr wichtig. Auch sollte der Therapeut genau auf das Auftreten von Husten/Räuspern achten und den Patienten ggf. zum kräftigen Abhusten animieren. Ist ein Tracheostoma angelegt, so sollte – wenn es die medizinische Situation zulässt – der Schluckversuch ohne Kanüle unter **Absaugbereitschaft** durchgeführt werden (vgl. Bigenzahn/Denk 1999). In der Regel ist dies bei Patienten nach Tumoroperationen im Larynx-Hypopharynxbereich gut möglich, da eine Mitarbeit aufgrund der guten Vigilanz eher vorhanden ist als z. B. bei Patienten mit einer neurologischen Erkrankung. Das Tracheostoma gibt dem Untersucher einen direkten Einblick über die Menge, den Zeitpunkt und den Weg, den die aspirierte Nahrung in der Trachea nimmt. Bigenzahn, Denk (1999) und Schröter-Morasch (1993, 1999) weisen allerdings darauf hin, dass eine geblockte Kanüle bei ausgeprägter Schluckstörung für die Schluckversuche durch eine Sieb- oder Sprechkanüle zu ersetzen ist. Diese wird beim Schlucken digital verschlossen, um eine Normalisierung der oralen und subglottischen Druckverhältnisse zu erreichen und das Abhusten des aspirierten Materials zu ermöglichen.

Die Kehlkopfhebung und Hyoidbewegung beim Schlucken sollte beim Leer- bzw. Speichelschlucken überprüft werden. Dabei steht der Untersucher hinter dem Patienten und legt seine Finger mit dem Schluckkontrollgriff an die wichtigen anatomischen Strukturen am Mundboden und im Halsbereich (Abb. 4.5; vgl. Bartolome et al. 1993, 1999).

> Der Ablauf von diagnostischen Schluckversuchen sieht wie folgt aus:
> - Patient muss möglichst aufrecht sitzen
> - ggf. Tracheostoma absaugen und Kanüle entfernen; Absauggerät betriebsbereit halten
> - gewählte Nahrungskonsistenz in geringen Mengen anreichen (Löffelspitze oder tropfenweise)
> - Patient die Nahrung in den Mund nehmen lassen und ihn unter direkter Absaugbereitschaft am Stoma zum Schlucken auffordern
> - Patient beobachten und zum Nachschlucken oder Abhusten auffordern, ggf. Aspiration beobachten und direkt absaugen
> - Stoma verschließen und Patient kräftig husten lassen
> - Stimmprobe, um auditiven Eindruck über Retentionen im Glottisbereich zu erhalten
> - Inspektion des Mundraumes auf Retentionen
> - Patient Kopf nach rechts und links drehen lassen; abwarten, ob eine postdeglutitive Aspiration erfolgt

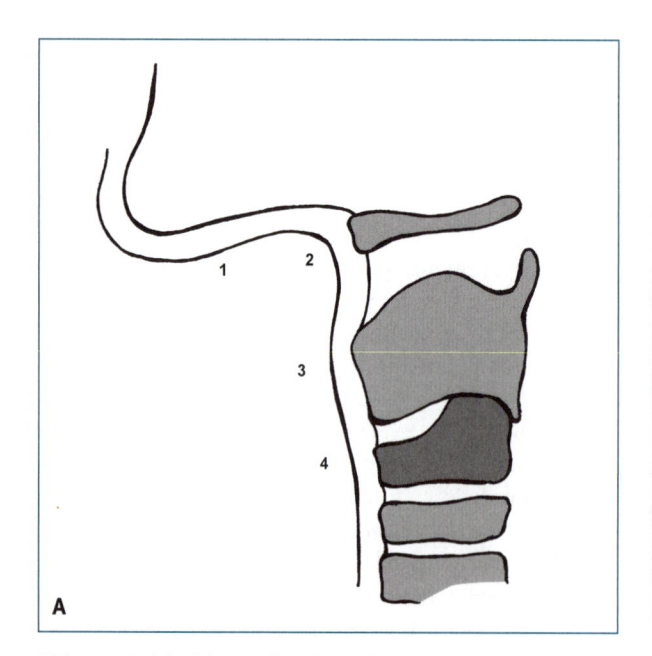

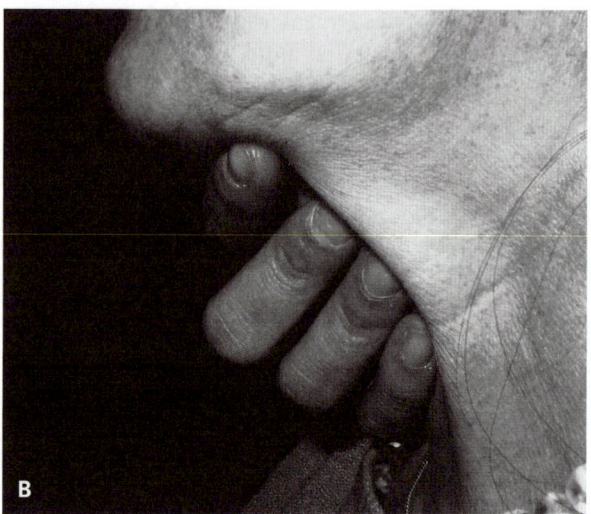

Abb. 4.5 Schluckkontrollgriff. **A** Schema. **B** Foto
Fingerposition: 1. Zeigefinger am Mundboden 2. Mittelfinger in Höhe Hyoid 3. Ringfinger am Schildknorpel 4. kleiner Finger am Ringknorpel

4.5 Diagnostik der Schluckstörungen

Logopädische Schluckdiagnostik nach operativen Eingriffen im HNO-Bereich

Name: _____ Datum: _____
Vorname: _____ Untersucher: _____
Geburtsdatum: _____

Datum der (letzten) Operation: _____
Bestrahlung ☐ nein ☐ ja, bis: _____ ☐ rechts ☐ links
Chemotherapie ☐ nein ☐ ja, bis: _____

Lokalisation und Ausdehnung des Tumors: T   N   M
_____
_____

Histologischer Befund: _____

Operationen und sonstige Behandlungen im Kopf-Hals-Bereich:
_____
_____
_____
_____

Neck dissection: ☐ nein ☐ ja ☐ rechts ☐ links
                  ☐ radikal ☐ mod. radikal ☐ selektiv ☐ _____

Anamnese

Weitere Erkrankungen mit möglicher Beteiligung an einer Schluckstörung/
Erkrankungen anderer Organe:
_____
_____
_____

Nikotinabusus: ☐ nein ☐ ja, seit _____ ☐ wie viel: _____
Alkoholabusus: ☐ nein ☐ ja, seit _____ ☐ wie viel: _____
Medikamente: _____

Postoperativer Verlauf

☐ Komplikationen, welche: _____
_____

postoperative Pneumonien: _____
Kanüle ☐ nein ☐ ja, welche: _____
Magensonde/PEG ☐ nein ☐ ja, von _____ bis _____
Lymphödem: ☐ nein ☐ ja, wo: _____

Motzko/Mlynczak/Prinzen: Stimm- und Schlucktherapie nach Larynx- und Hypopharynxkarzinomen.
© Elsevier 2004

Schluckstörung 2

Beschwerden

Dauer: _____

a) Gewichtsabnahme: ☐ nein ☐ ja, wie viel: _____
b) Schmerzen: ☐ nein ☐ ja, wo: _____
c) Halsschwellungen: ☐ nein ☐ ja, wo: _____
d) Heiserkeit: ☐ nein ☐ ja, seit wann: _____
e) Luftnot: ☐ nein ☐ ja, wann: _____
f) Kloß-/Fremdkörpergefühl: ☐ nein ☐ ja
g) Verschleimung: ☐ nein ☐ ja
h) vermehrtes Husten: ☐ nein ☐ ja, wann: _____
i) Sensibilitätsstörungen: ☐ nein ☐ ja, wo: _____
j) Mobilitätsstörungen: ☐ nein ☐ ja, wo: _____
k) Schluckbeschwerden: ☐ nein ☐ ja
  ☐ Nahrungsaufnahme dauert länger als früher
  ☐ Schmerzen beim Schlucken
  ☐ Steckenbleiben von Nahrung im Rachen/Hals
  ☐ Regurgitation in den Nasopharynx
  ☐ Notwendiges Ausspucken von Speichel/ Nahrungsresten
  ☐ Aspiration von Speichel
  ☐ Husten bei/nach der Nahrungsaufnahme
  ☐ Beschwerden beim Schlucken von
    ☐ Flüssigkeiten
    ☐ flüssiger Speise
    ☐ breiiger Speise
    ☐ fester Speise
    ☐ krümeliger Speise

Diagnostik

Zähne ☐ intakt ☐ sanierungsbedürftig ☐ Teil-/Voll-Prothese Ok/Uk ☐ Kaustörung

Zunge sichtbare Operationsdefekte: _____
Beweglichkeit: _____
Zungenruhelage: _____
Tonus: ☐ euton ☐ hypoton ☐ hyperton
Sensibilität: ☐ normal ☐ eingeschränkt ☐ rechts ☐ links

Mundschleimhaut ☐ feucht ☐ trocken ☐ übermäßiger Speichel
☐ Strahlenschäden, wenn ja, wo _____

Gaumensegel Ruhetonus: ☐ unauffällig ☐ auffällig
GS-Hebung: ☐ normal ☐ seitengleich ☐ vermindert
☐ Kulissenphänomen ☐ nein ☐ ja, rechts links
Sensibilität ☐ normal ☐ eingeschränkt rechts links
Palatalreflex ☐ auslösbar ☐ vermindert ☐ aufgehoben
Würgreflex ☐ auslösbar ☐ vermindert ☐ augehoben

Motzko/Mlynczak/Prinzen: Stimm- und Schlucktherapie nach Larynx- und Hypopharynxkarzinomen.
© Elsevier 2004

4.5 Diagnostik der Schluckstörungen

Schluckstörung 3

Halsbereich ☐ Schwellung ☐ Tumor ☐ Narben ☐ Bewegungseinschränkung
Kehlkopf willk. Husten/Räuspern ☐ möglich ☐ eingeschränkt
Körperhaltung ☐ normal ☐ hypoton ☐ hyperton ☐ _____

Stimmstatus

Klang ☐ klar ☐ rau ☐ feucht/„wet" ☐ gurgelig ☐ heiser ☐ _____
☐ hyperfunktionell ☐ hypofunktionell
Ruheatmung ☐ costo-abdominal ☐ thorakal
☐ gleichmäßig ☐ unrhythmisch
Sonstiges: _____

Lupenlaryngoskopie/Stroboskopie: _____

Glottisschluss ☐ vollständig ☐ irregulär ☐ nicht vorhanden
Supraglottische Kontraktionen ☐ nein ☐ ja, re/li ☐ fehlende Taschenfalte re/li
Ersatzphonationsmechanismus: _____

Schluckablauf

Versuch mit ☐ Speichel ☐ fester Nahrung ☐ breiiger Nahrung ☐ Flüssigkeit
☐ problemloses Schlucken mit _____
☐ Nachschlucken notwendig ☐ wie oft: _____
☐ Kauprobleme ☐ nein ☐ ja, welcher Art: _____

☐ oraler Nahrungsaustritt ☐ nasale Regurgitation
Räuspern/Husten wann ☐ prädeglutitiv ☐ intradeglutitiv ☐ postdeglutitiv
Kehlkopfhebung ☐ normal ☐ eingeschränkt ☐ aufgehoben
Hyoidhebung ☐ normal ☐ eingeschränkt ☐ aufgehoben

Bildgebende Verfahren/Videoendoskopische Schluckuntersuchung etc.:
Befund vom _____
Schluckreflex ☐ normal ☐ verzögert ausgelöst ☐ aufgehoben

Motzko/Mlynczak/Prinzen: Stimm- und Schlucktherapie nach Larynx- und Hypopharynxkarzinomen.
© Elsevier 2004

4.5.2 Weitere Diagnostikverfahren/ bildgebende Verfahren

Neben der klinischen Diagnostik gibt es eine Reihe weiterer Möglichkeiten, eine Dysphagie zu klassifizieren. Ziel aller dieser Diagnostikverfahren ist es, ein möglichst genaues Bild über Art und Ausmaß der Schluckstörung zu erhalten. Dazu gehört, eine eventuelle Aspiration nachzuweisen und die weiteren therapeutischen Vorgehensweisen abzustecken.

Auch können diese Untersuchungen zum Ende der Schlucktherapie eingesetzt werden, wenn es um die Frage des chirurgischen Tracheostomaverschlusses geht.

Im Folgenden werden einige Verfahren kurz vorgestellt.

Allgemein können HNO-ärztliche/phoniatrische Untersuchungen von der Röntgendiagnostik und den gastroenterologischen Maßnahmen unterschieden werden.

Der HNO-Facharzt oder der Phoniater kann **videoendoskopisch** kontrollierte Schluckversuche (= FEES, Fiberoptic Endoscopic Examination of Swallowing) durchführen (Abb. 4.6). Dazu wird durch ein flexibles, transnasal eingeführtes Endoskop der Schluckakt im Bereich des Oro- und Hypopharynx, sowie des Larynx überwacht. Nachteil dieser Untersuchung ist, dass beim eigentlichen Schluckakt die Sicht über das Endoskop durch die Epiglottis und die pharyngealen Kontraktionen verlegt ist.

Erst nach dem Schlucken können Retentionen, also verbliebene Speisereste, in den Valleculae oder in den Sinus piriformes beobachtet werden. Auch eine postdeglutitive Aspiration, eine Penetration (= Eindringen von Nahrungsresten in den laryngealen Bereich) oder ein Leaking (= Hinabgleiten des Speisebolusses vor Auslösung des Schluckreflexes) kann bei dieser Untersuchung gesehen werden (Abb. 4.7).

Toleriert der Patient den transnasalen Zugangsweg nicht, so kann vor und nach dem Schlucken eines angefärbten Bolus (z. B. mit Methylenblau) transoral mit einem starren **Lupenlaryngoskop** der Rachen und der Kehlkopfbereich eingesehen werden (Abb. 4.8). Hierbei ist allerdings aufgrund der zeitlichen Verzögerung nur der Erfolg des abgelaufenen Schluckaktes zu beurteilen. Gegebenenfalls können Retentionen und auch laryngeale Penetrationen festgestellt werden (Abb. 4.9). Eine genaue Aussage über eine intradeglutitive Aspiration und die Auslösung des Schluckreflexes ist durch diese Untersuchung allein nicht zu machen.

Um eine genaue Aussage über die Schluckreflextriggerung und den Aspirationsgrad treffen zu können, muss eine Röntgendiagnostik durchgeführt werden. Während der **Videokinematographie/Videofluoroskopie** (Abb. 4.10) des Schluckaktes kann eine differenziertere Diagnostik einzelner Schluckphasen vorgenommen werden.

Besonders bei Fragen zur oralen und pharyngealen Transit-time, Hyoid- und Larynxelevation, der cricopharyngealen Öffnung und zum laryngealen Verschluss, aber auch zur Abklärung einer Stenose im pharyngoösophagealen Segment kann die Videofluoroskopie gute Hilfestellungen geben (vgl. Bigenzahn/Denk 1997). Hierbei können eine ganze Reihe von Symptomen einer Schluckstörung beobachtet werden, z. B. Leaking, ge-

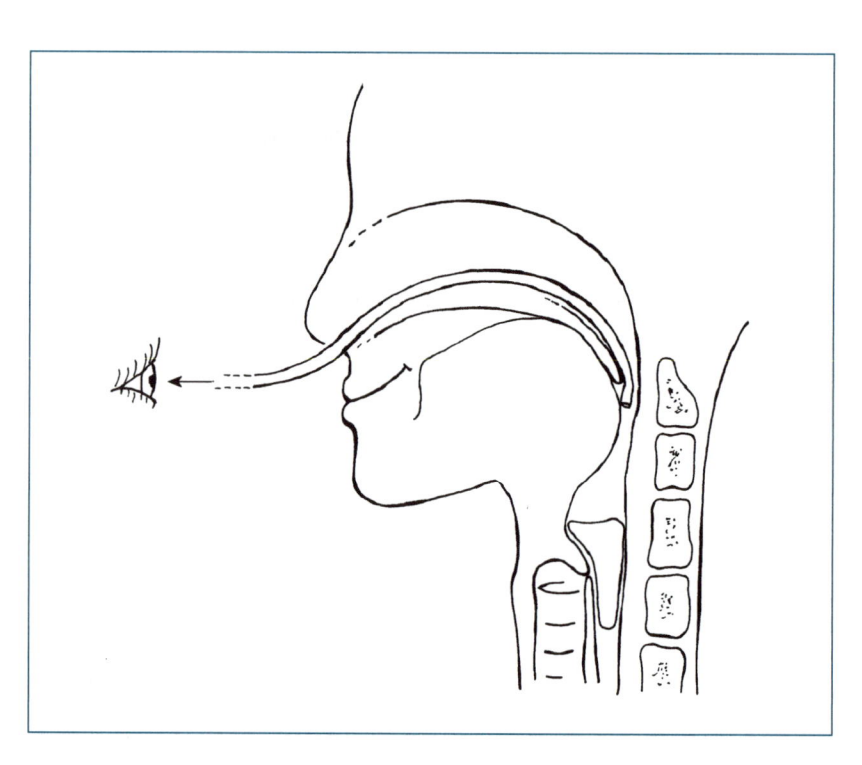

Abb. 4.6
Schematische Darstellung einer FEES

4.5 Diagnostik der Schluckstörungen

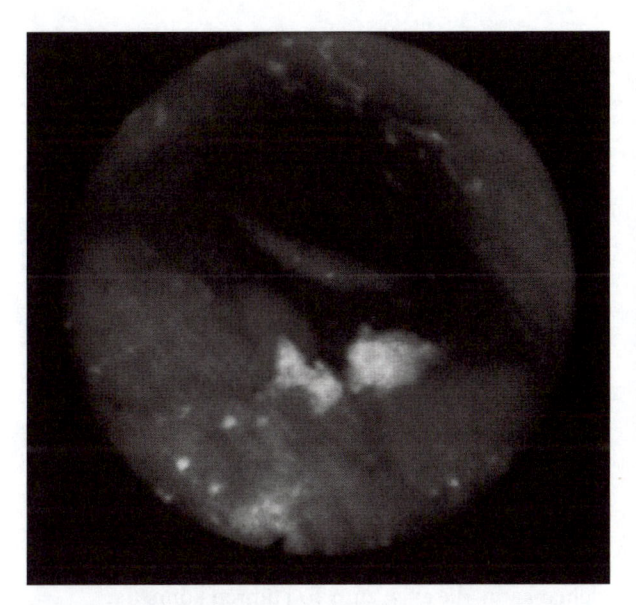

Abb. 4.7 Retentionen im Pharynx während des videoendoskopisch kontrollierten Schluckversuchs

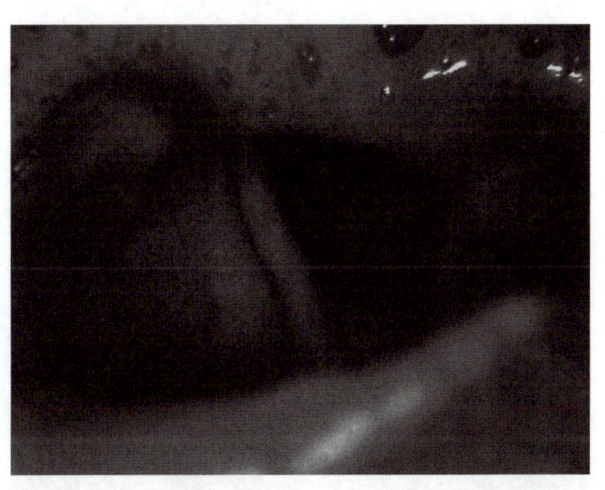

Abb. 4.9 Lupenlaryngoskopisches Bild mit Speichelseen in den Sinus piriformes und Speichelaspiration über die vordere und hintere Kommissur

störte orale Boluskontrolle, nasale Regurgitation, mangelnder laryngealer Verschluss, verzögerte Reflextriggerung, Retentionen, Penetrationen oder Aspiration (vgl. Kreuzer et al. 1998, 2000). Ein weiterer Vorteil ist, dass die Konsistenz der Speise und die Menge des zu schluckenden Bolus je nach Schluckstörung variiert werden kann. Der Bolus wird mit einem Kontrastmittel angereichert und dem Patienten zum Schlucken gegeben. Das hauptsächlich verwendete Kontrastmittel ist Barium.

Besteht jedoch der Verdacht auf eine Aspiration, so wird ein lungenverträgliches, niederosmolares Mittel verwendet. Der gesamte Schluckvorgang wird während einer Röntgenbestrahlung beobachtet und auf Video aufgezeichnet. Laut Schober et al. (1999) zählt die Videokinematographie als wichtigstes bildgebendes Verfahren beim Verdacht auf eine Aspiration. Das bewegte Bild ist besser für die Auswertung und Beschreibung der funktionellen Abläufe geeignet, als die normalen Breischluckaufnahmen/Gastrographinschluck.

Bei den gastroenterologischen Möglichkeiten handelt es sich in der Regel um endoskopische Verfahren. Durch

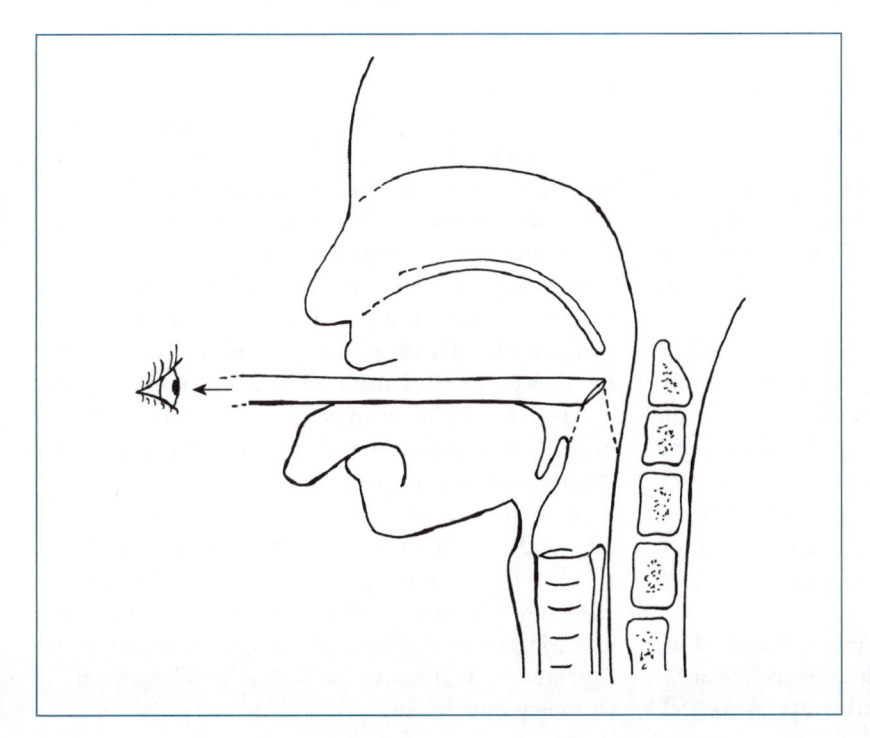

Abb. 4.8 Schematische Darstellung der Lupenlaryngoskopie

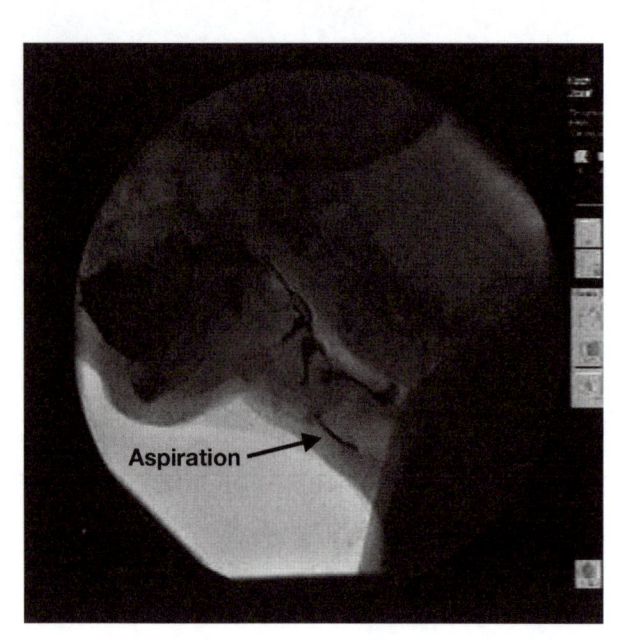

Abb. 4.10 Videokinematographisches Bild mit Aspiration und Penetrationen in den Sinus piriformes und den Valleculae

eine **Gastro-** oder eine **Ösophagoskopie** mit flexiblem bzw. starrem Endoskop kann z. B. eine Stenose in der Speiseröhre diagnostiziert werden.

Eine sehr gute Methode zur Bestimmung des ösophagealen Muskeldrucks bzw. des Drucks im pharyngoösophagealen Segment ist die **Ösophagus-Manometrie**. Hierfür wird eine Sonde in die Speiseröhre eingeführt und für eine bestimmte Zeit dort belassen. Der Patient führt über seinen Tagesablauf, besonders über die Zeiten der Nahrungsaufnahme, Protokoll. Die Auswertung der durch die Sonde aufgezeichneten Werte und des Protokolls gibt Auskunft über die Propulsion der Speiseröhre beim Schlucken und über den Ruhetonus des Muskelschlauches. Dies ermöglicht die Erfassung von Motilitätsstörungen und Dystonien z. B. des oberen Speiseröhrensphinkters, was die Indikation zu einer chirurgischen Intervention unterstützen kann.

Eine **Ösophagus-pH-Metrie** hingegen ermöglicht die Erfassung eines Refluxes von Magensäure. Dieser gastroösophageale Reflux ist besonders bei Patienten mit Aspiration gefährlich, da Magensäure in den unteren Atemwegen extreme pulmologische Konsequenzen nach sich ziehen kann, die auch zum Tod führen können.

Diese beschriebenen weiterführenden, diagnostischen Verfahren geben dem behandelnden Schlucktherapeuten eine gute Wissensgrundlage für das therapeutische Vorgehen bei Schluckstörungen nach operativen Eingriffen im Kopf-Hals-Bereich. In seltenen Fällen und bei gezielten Fragestellungen können noch zusätzliche, sehr spezielle diagnostische Methoden hinzugezogen werden, z. B. elektrophysiologische Ableitungen der Muskelaktivität oder die Szintigraphie.

4.6 Logopädische Therapie

4.6.1 Grundlagen der Schlucktherapie nach Larynx- und Hypopharynxtumoren

Vergleicht man die Behandlung von Dysphagien nach Operationen von Tumoren im Larynx-Hypopharynxbereich mit der bei neurologischen Erkrankungen, so können unterschiedliche Ansätze und Schwerpunkte herausgestellt werden.

Während bei den neurogenen Schluckstörungen zunächst mit kausalen Therapieverfahren die Basis für das eigentliche Schlucken gelegt werden muss – z. B. die Hemmung pathologischer Reflexe, Sensibilisierung und Kräftigung bei Paresen – führen in der Therapie nach Operationen meist Haltungsänderungen gekoppelt mit diätetischen Maßnahmen und Schluckmanövern im Sinne der Funktionellen Dysphagietherapie (FDT) zu guten Erfolgen.

Die Vigilanz ist bei Tumorpatienten oft besser als bei Menschen mit z. T. ausgedehnten hirnorganischen Schäden, wenn nicht eine alkoholinduzierte Demenz vorliegt. Sie sind daher leichter zur Mitarbeit zu motivieren, können den Behandlungsschritten besser folgen und schneller eigenständig üben. Außerdem liegen keine Beeinträchtigungen der gesamtkörperlichen Motorik vor, so dass Haltungsmodifikationen besser eingenommen werden können und Therapieerfolge schneller eintreten.

Dennoch sollten dem Dysphagietherapeuten die Grundlagen aller gängigen Therapiemethoden wie der Funktionellen Dysphagietherapie (FDT), der Propriozeptiven Neuromuskulären Fazilitation (PNF) oder der Fazio-oralen-Trakt-Therapie (FOTT) bekannt sein, um in der Therapie flexibel und individuell auf den Patienten eingehen zu können.

Ausgiebig werden die einzelnen Therapieverfahren z. B. in den Lehrbüchern von Bartolome et al. (1993, 1999) und Bigenzahn, Denk (1999) behandelt. Im folgenden Kapitel wird der Schwerpunkt auf *die* Verfahren und Maßnahmen gelegt, die für die Behandlung von Patienten nach Tumoren des Larynx und Hypopharynx vorrangig wichtig sind.

4.6 Logopädische Therapie

Hingewiesen sei jedoch darauf, dass die auftretenden Schluckprobleme so vielseitig sind wie die Resektions- und Rekonstruktionsverfahren selbst. Es lässt sich dennoch je nach Operation und Operationsgebiet eine grobe Einteilung der spezifischen Schluckstörung – wie in den nachfolgenden Beispielen dargestellt – vornehmen:

Hypopharynxbereich

Endoskopische Hypopharynxteilresektion, z.B. mit dem Laser
- verminderte orale Boluskontrolle und gestörter Transport durch Druckschädigung des Zungenkörpers (Störung der Motorik durch Schädigung des N. hypoglossus/Störung der Sensibilität durch Schädigung des N. lingualis)
  → evtl. Leaking oder Retentionen in den Wangentaschen
- reduzierte pharyngeale Peristaltik
  → Retentionen von Nahrung im Rekonstruktionsgebiet
- verzögerte oder unvollständige Sphinkteröffnung durch veränderte muskuläre Zugkräfte bei der Larynxelevation
  → Retentionen in die Sinus piriformes ggf. mit Penetration in den Larynx oder anschließender Aspiration

Hypopharynxteilresektion mit transzervikalem Zugang, z.B. Zugang nach Tucker, mit partieller Lappendeckung
- reduzierte pharyngeale Peristaltik
  → Retentionen von Nahrung
- ggf. verminderte Schluckreflextriggerung bei Ausdehnung des Resektionsgebietes auf einen Gaumenbogen
  → frustrane Zungenpumpbewegungen, ggf. Leaking und prädeglutitive Aspiration
- Störung der Sphinkteröffnung durch veränderte muskuläre Zugkräfte
  → Retentionen in die Sinus piriformes ggf. mit Penetration in den Larynx oder anschließender Aspiration
- unvollständige Epiglottiskippung durch unzureichende Larynxelevation
  → Penetration oder direkte Aspiration

Totale Pharyngolaryngektomie mit Rekonstruktion
- reduzierter pharyngealer Transport durch narbige Veränderungen im Rekonstruktionsgebiet
  → Retentionen
- evtl. Störung der Öffnung des zervikalen Ösophagus durch Stenosenbildung
  → Retentionen im Neopharynxtrichter

Bei allen Operationen ist mit Schluckschmerzen, daraus resultierenden Schonhaltungen und mit deutlich ausgeprägten Sensibilitätsstörungen im Wundgebiet zu rechnen.

Larynxbereich

Endolaryngeale Kehlkopfteilresektion größeren Ausmaßes, z.B. Typ-IV
- verminderte orale Boluskontrolle und gestörter Transport durch Druckschädigung des Zungenkörpers (Störung der Motorik durch Schädigung des N. hypoglossus/Störung der Sensibilität durch Schädigung des N. lingualis)
  → evtl. Leaking oder Retentionen in den Wangentaschen
- unvollständiger Verschluss auf supra- und glottischer Ebene bei Resektionen mind. einer Taschenfalte und einer Stimmlippe
  → Penetration evtl. mit anschließender Aspiration

Konventionelle transzervikale Kehlkopfteilresektion (von außen)
- verminderte orale Boluskontrolle und Transport durch Druckschädigung des Zungenkörpers oder durch Parese des N. hypoglossus
  → evtl. Leaking oder Retentionen in den Wangentaschen
- unvollständiger laryngealer Verschluss durch unzureichende Larynxelevation
  → Penetration oder direkte Aspiration
- unvollständiger Verschluss auf supra- und glottischer Ebene
  → Penetration evtl. mit anschließender Aspiration
- ggf. laryngeale Sensibilitätsstörung bei Schädigung des N. laryngeus superior
  → der primäre Schluck oder auch Retentionen werden nicht bemerkt und können zu einer postdeglutitiven Aspiration führen

Totale Laryngektomie
- ggf. verminderte orale Boluskontrolle und Transport durch eine Hypoglossusparese
  → evtl. Leaking oder Retentionen in den Wangentaschen
- Störung der Sphinkteröffnung durch Vernarbungen/Stenosierung und durch die fehlende Larynxelevation
  → Retentionen im Neopharynxtrichter

Wahl der geeigneten Nahrungskonsistenz

Durch die Anamnese und die Befunderhebung lassen sich oft Anhaltspunkte für bestimmte Nahrungskonsis-

dünnflüssig	zähflüssig	dickflüssig	breiig	fest/krümelig
Wasser	Fruchtnektar	Honig	Quark	Fleisch
Milch	Tomatensaft	Pudding	Kartoffelpüree	Obst
Kaffee	Cremesuppen	Soßen	Joghurt	Brot
Tee	Buttermilch		Apfelmus	Kuchen
Gemüse- oder Fleischbrühe	Eiscreme		Bananenbrei	Müsli
Wackelpudding				
Obstsäfte				

Tab. 4.5 Beispiele von Nahrungsmitteln unterschiedlicher Konsistenzen

tenzen, die der Patienten gut oder weniger gut schlucken kann, ableiten. Die richtige Auswahl der Konsistenz für das logopädische Schlucktraining und für die weitere orale Ernährung steht nach den vorbereitenden Maßnahmen (vgl. Kap. 4.6 Übungen zur Verbesserung der oralen Vorbereitung und der oralen Phase) an zweiter Stelle jeder Dysphagietherapie.

Diese „diätetischen Maßnahmen" werden in der Funktionellen Dysphagietherapie (FDT) zu den **kompensatorischen Therapieverfahren** gezählt, ebenso wie die Platzierung der Nahrung im Mundraum, Änderungen der Kopf- und Körperhaltung und die Erarbeitung von Schluckmanövern (vgl. Bartolome et al. 1993, 1999).

Grundsätzlich lässt sich Nahrung ihrer **Fließeigenschaften** und ihrer **Formbarkeit** nach unterscheiden. Daraus ergeben sich die drei Grundkonsistenzen (Tab. 4.5) **flüssig, breiig** und **fest**. Es können aber auch zähflüssige, dickflüssige und heterogene (z. B. krümelige) Konsistenzen voneinander differenziert werden. Wobei letztere nicht für die Dysphagietherapie geeignet sind und meist zur Aspiration von Nahrungspartikeln oder zu Retentionen der festeren Bestandteile im Schluckweg führen.

Allgemein richtet sich die Wahl der geeigneten Nahrungskonsistenz immer nach dem individuellen Störungsbild (Tab. 4.6).

Bei **verzögerter Schluckreflextriggerung** sind pürierte Nahrungsmittel oder dickflüssige Konsistenzen hilfreich. Sie können durch die Konsistenz des Bolus einen deutlichen taktilen/sensorischen Reiz für die Reflexauslösung geben. Auch fließen sie nicht so schnell der Schwerkraft folgend in den Pharynx hinein, sondern können oral besser kontrolliert werden. Ein Wechsel der Temperatur kann sich hierbei günstig auswirken. Kalte Nahrungsmittel stimulieren zusätzlich. Speichel oder körperwarme Flüssigkeiten hingegen sind bei dieser Art der Beeinträchtigung eher zu vermeiden.

Ist die **orale Boluskontrolle vermindert,** so sind eingedickte oder breiige Konsistenzen zu bevorzugen. Sie können leichter auf der Zunge gehalten werden und fließen nicht so schnell in die Wangentaschen oder sogar vor Auslösung des Schluckreflexes im Sinne eines Leakings in den Pharynx, was eine prädeglutitive Aspiration fördern könnte.

Ist allerdings der **orale Bolustransport** in Richtung Pharynx gestört, kann der Einsatz von Flüssigkeiten oder leicht zähflüssigen Speisen helfen. Diese können durch

Schluckphase	Störung	Konsistenz der Nahrung
oral	verminderte orale Boluskontrolle	dickflüssig eingedickt, breiig
	gestörter oraler Bolustransport	flüssig, zähflüssig
oral/pharyngeal	verzögerte Triggerung des Schluckreflexes	breiig, dickflüssig
pharyngeal	reduzierte pharyngeale Propulsion	flüssig
	unvollständiger laryngealer Verschluss	breiig, dickflüssig
pharyngeal/ösophageal	unvollständige Öffnung des oberen Ösophagussphinkters	dünnflüssig

Tab. 4.6 Konsistenzauswahl bei speziellen Störungen

eine plötzliche Retraktion des Kopfes bei angehaltenem Atem nach hinten (supraglottische Kipptechnik) befördert werden und nutzen so die Schwerkraft Richtung Pharynx (vgl. Hotzenköcherle 2003).

Konsistenzen, die nicht so schnell hinabgleiten, sollten dann gewählt werden, wenn der Schutz der Atemwege durch einen **unvollständigen, laryngealen Verschluss** nicht ausreichend gewährleistet ist. Auch hier sind breiige Speisen am besten geeignet.

Hingegen sollten bei einer **reduzierten, pharyngealen Propulsion** oder bei einer **unvollständigen Öffnung des oberen Ösophagussphinkters** dem Patienten eher flüssige Konsistenzen angeboten werden. Sie fließen bei unzureichender pharyngealer Peristaltik der Schwerkraft folgend nach unten und passen auch durch einen gering geöffneten Speiseröhreneingang (vgl. Judith et al. 1990).

Nahrungsmittel können aber nicht nur nach ihren Fließeigenschaften beurteilt werden, sondern auch nach verschiedenen anderen Parametern (Tab. 4.7). Hierzu zählen z. B. die **sensorischen Eigenschaften** wie Temperatur oder gustatorische und olfaktorische Faktoren, oder die **pulmotoxischen** Eigenschaften. Letztere sollten besonders bei stark aspirationsgefährdeten Patienten beachtet werden. Besonders verträglich für die Lunge sind Nahrungsmittel mit einem hohen Wasseranteil. Die Aspiration von fetter, saurer oder auch fester Nahrung wird von der Lunge nicht lange toleriert (vgl. Morris 1989; Köhler et al. 1997). Es kommt schnell zu Aspirationspneumonien.

Verschiedene Nahrungseigenschaften können aber auch die **Qualität** und ggf. die **Quantität des Speichels** verändern. Normalerweise produzieren die Speicheldrüsen im Schnitt 1,5 Liter Speichel pro Tag. Salzige und saure Speisen regen die Produktion von dünnflüssigem, serösen Speichel an, wohingegen süße und milchige Kost eher mukösen und dickflüssigen Speichel hervorruft. Diese Eigenschaft kann der Therapeut nutzen, z. B. wenn der Patient über zu viel und v. a. zu schaumigen oder zähen Speichel klagt, den er nicht abschlucken kann. Das passiert erfahrungsgemäß oft nach Hypopharynxteilresektionen und während einer Radiatio. Kann die Speichelkonsistenz nicht ausreichend beeinflusst werden, unterstützen z. B. speichelreduzierende oder sekretolytisch wirkende Medikamente die Therapie.

So stehen dem Therapeuten im Idealfall eine große Auswahl von verschiedenen Nahrungsmitteln zu Verfügung, mit denen er seine Behandlung modifizieren und unterstützen kann. Eine Absprache mit der Krankenhausküche oder den versorgenden Angehörigen kann dabei sehr hilfreich sein. Doch sollten stets die Vorlieben und der Geschmack des Patienten beachtet werden, denn der Lust- und Genussfaktor fördert die Motivation des Patienten.

Parameter	Eigenschaften der Speisen
Viskosität	flüssig/zähflüssig/dickflüssig breiig fest gemischte Konsistenz
sensorische Eigenschaften	Temperatur gustatorische + olfaktorische Reize
pulmotoxische Eigenschaften	Wasseranteil Boluskonsistenz Säureanteil Fettanteil
Beeinflussung der Sekretion	salzig + sauer + würzig > seröser Speichel milchig + süß > muköser Speichel

Tab. 4.7 Unterschiedliche Parameter und entsprechende Eigenschaften der Speisen

Übungen zur Verbesserung der oralen Vorbereitung und der oralen Phase

Eine spezielle Platzierung der Nahrung auf der Zunge ist nur dann erforderlich, wenn eine Störung der oralen Phase vorliegt. Dies ist z. B. der Fall, wenn es entweder zu Substanzdefekten des Zungenkörpers oder zu Nervenläsionen gekommen ist. Bei einem transoralen, operativen Zugangsweg sind Verletzungen des N. hypoglossus mit anschließenden motorischen Ausfällen nicht selten (vgl. Gaut 2000). Ferner ist oft mit sensiblen Ausfällen im Zungenbereich bei einer Schädigung des N. lingualis zu rechnen. Dies betrifft die vorderen ⅔ der Zunge und kommt eher einseitig vor. In den meisten Fällen ist die orale Boluskontrolle und der Transport nach einer Resektion eines Karzinoms im Bereich des Hypopharynx und des Larynx allerdings weitgehend unbeeinträchtigt oder die Schwierigkeiten verringern sich im Laufe der Zeit durch die Regeneration der Nerven.

Kommt es dennoch vor, dass die **Sensibilität** und/oder die **Motorik** eingeschränkt sind, so dass z. B. die **Nahrung** nicht in der Zungenschüssel gehalten werden kann und in die Wangentaschen abgleitet, so können Übungen für diese Bereiche in der Therapie eingesetzt werden. Der Therapeut kann mit dem Patienten aus einer Reihe von Übungsgruppen vorbereitende Übungen auswählen, z. B. Sensibilitätsübungen, Zungenkräftigungs- und Bewegungsübungen. Hierbei können sowohl **Widerstands-** als auch **Motorikübungen** vorgenommen werden. Auch **Geschicklichkeits-** und **Halteübungen**, wie sie aus der myofunktionellen Behandlung bekannt sind, können angewendet werden.

Beim Essen sollte der Patient den breiigen Speisebolus nicht zu lange im Mundraum hin- und herschieben, sondern ihn möglichst zügig gegen den Gaumen pressen und kräftig abschlucken. Dadurch verhindert er, dass der Bolus durch zu viel Speichel verdünnt wird und in die Wangentaschen abgleitet, wo er oft nur schwer wieder herausgeholt werden kann.

Sensibilitätsübungen

Eisstimulation

Ziel: Diese Übung dient der Steigerung der taktilen Wahrnehmung im gesamten Mundbereich und ist somit – übertragen auf das Schlucken – wichtig für das Erspüren der Nahrung im Mund und auf der Zunge.

Durchführung:
- Der Patient schließt die Augen und konzentriert sich auf den Mundraum.
- Mit Hilfe eines Eisstäbchens setzt der Therapeut kurze Kältereize auf der Zunge.
- Der Patient soll jeweils versuchen, den Ort der Stimulation zu benennen.
- Nach und nach werden auch andere Regionen der Mundhöhle einbezogen, z. B. die Wangentaschen, der harte Gaumen oder der Gaumenbogenbereich.

Hinweise/Fehlerquellen:
- Die Reize nicht zu lang setzen, da das taktile Empfinden dadurch herabgesetzt werden kann; ggf. kann es durch die Kälte auch zu Schleimhautschäden kommen.
- Kurze thermische Reize erhöhen den Tonus der Muskulatur; längerer Kontakt z. B. beim Ausstreichen reduziert ihn.

Modifikation: Der Patient kann mit einem kalten – in Eiswasser getauchten – Löffelstiel auch eigenständig die Übung durchführen. Dann sollte er keinen Spiegel zur visuellen Hilfe nehmen und sich nur auf sein Gespür konzentrieren.

Zähne erspüren

Ziel: Besonders nach Operationen, die einen transoralen Zugangsweg benötigen, kann das Gefühl der Zunge, besonders der vorderen zwei Drittel des Zungenkörpers, reduziert sein. Grund dafür ist meist eine Druckschädigung der Zunge, besonders des N. lingualis, durch das MLS-Rohr. Das Ziel dieser Sensibilitätsübung ist die Steigerung der taktilen Wahrnehmung, besonders der Zungenspitze.

Durchführung:
- Der Patient bekommt die Aufgabe, seine Zahnreihen langsam mit der Zunge abzutasten.
- Er soll zählen, wie viele Zähne er im Ober- bzw. Unterkiefer spürt.
- Auch soll er beobachten, welche Bereiche er nicht gut spüren kann, z. B. kann eine Seite der Zunge deutlicher in der Sensibilität beeinträchtigt sein.

Hinweise/Fehlerquellen:
- Zur besseren Konzentration auf die Aufgabe soll der Patient die Augen schließen.
- Übung langsam und ohne Hast durchführen, da sonst feine Beobachtungen schnell „übersehen" werden.

Modifikation: Der Patient kann diese Übung gezielt für die Zahninnenflächen, aber auch für die Kau- und die Außenflächen durchführen.

Orale Sensibilitätsstörungen können neben den oben aufgeführten Übungsbeispielen auch durch Modifikation der Temperatur der angebotenen Kost behandelt werden. Vorsicht ist bei zu heißen Speisen geboten! Es ist hilfreich, wenn die Nahrung zunächst mit Hilfe eines Holzspatels auf den intakten, sensiblen Zungenbereich platziert wird. Nach und nach sollten dann auch die gestörten Bereiche taktil und gustatorisch durch die Nahrung stimuliert werden.

Möglichst bald sollte der Patient in der Therapie lernen, den Speisebolus eigenständig auf *der* Zungenseite zu platzieren, die für den weiteren Schluckweg von Vorteil ist. In der Regel ist dies die intakte, nicht operierte Seite. Eine optimale Vorbereitung auf das Schlucken durch diese Maßnahme ist bereits der halbe Erfolg.

4.6 Logopädische Therapie

Widerstands- und Kraftübungen

Spatelkampf

Ziel: Diese Übung kann nach Mitresektion des Zungengrundes durchgeführt werden und verhilft der Zunge zu einer kräftigen Aufwärtsbewegung. Dies wiederum ermöglicht einen kräftigeren Stempeldruck und somit eine verbesserte orale Bolusaustreibung beim Schlucken. Auch die gesamte Mundbodenmuskulatur und infrahyoidale Muskulatur ist bei der Übung aktiv. Eine forcierte Kehlkopfhebung wird dadurch trainiert, daher kann diese Übung auch als Einstieg zum Mendelsohn-Manöver genutzt werden.

Durchführung:
- Therapeut legt einen Holzspatel mittig auf die im Mund liegende Zunge des Patienten. Dabei den Spatel nicht zu weit vorn (Kraftübertragung nicht optimal) aber auch nicht zu weit nach hinten (Würgreflex) platzieren.
- Nun fordert er den Patienten auf, den Spatel nach oben wegzudrücken.
- Dabei übt er einen Widerstand aus, indem er die Zunge hinunterdrückt.
- Spannung am Endpunkt einen Moment halten (Vorsicht bei Patienten, die zu Muskelkrämpfen neigen!) und dann wieder lösen.

Hinweise/Fehlerquellen:
- Bei entstehenden Schmerzen direkt die Übung einstellen!
- Liegen Wundflächen im Mund-/Zungenbereich so sollte diese Übung erst nach Abheilung bzw. nach Absprache mit dem Operateur erfolgen.
- Am Anfang nicht zu häufig wiederholen; da die Übung Muskelkater in den aktivierten Bereichen hervorrufen kann.
- Vorsicht bei zu viel Speichel im Mundraum. Spatel kann von der Zunge abrutschen und am Zahnfleisch Verletzungen hervorrufen. Daher muss der Patient immer zunächst den Mund leeren.

Modifikation:
- Patient führt die Übung eigenständig aus.
- Falls kein Spatel zur Hand ist, kann auch der Griff eines Esslöffels genutzt werden.
- Der Spatel kann auch seitlich an die Zungenränder und vorn vor die Zungenspitze angelegt werden. So wird der Zungenkörper in alle Richtungen trainiert und gekräftigt.
- Der Patient kann einen ähnlichen Effekt erzielen, wenn er den gesamten Zungenkörper gegen den harten Gaumen presst. Hier ist der Vorteil, dass er keine Hilfsmittel benötigt. Ein Nachteil ist jedoch, dass der Therapeut keinen Anhaltspunkt über die tatsächlich eingesetzte Kraft hat.

Zunge einwärts ziehen

Ziel: Die ventral-dorsal verlaufenden Muskelfasern des Zungenkörpers werden durch diese Übung trainiert. Dadurch wird eine Verbesserung der Zungenretraktion in der oralen Transportphase erreicht. Dies ist auch eine gute Übung zur Kräftigung des Stempeldrucks der Zunge beim Schlucken.

Durchführung:
- Der Therapeut hält mit einer Mullkompresse die nach vorn herausgestreckte Zunge des Patienten fest.
- Dieser soll nun versuchen, die Zunge nach hinten einzuziehen.
- Dabei sollte der Therapeut die Zungenspitze nicht loslassen; aber dennoch darauf achten, dass sich durch das Festhalten keine Druckstellen bilden.
- Am Endpunkt der Bewegung wird die Spannung einen Moment gehalten und anschließend wieder gelöst.

Hinweise/Fehlerquellen:
- Die Übung kann für den Patienten im Bereich der Zunge durch das Halten, aber auch am Zungenbändchen durch den Kontakt mit den unteren Schneidezähnen schmerzhaft sein. Die Übung muss dann entweder modifiziert (Zunge nicht so weit rausstrecken lassen) oder beendet werden.
- Bei noch nicht verheilten Wunden im Mund-/Zungenbereich sollte diese Übung erst nach Abheilung bzw. nach Absprache mit dem Operateur erfolgen.
- Auch diese Übung kann einen Muskelkater in der Zunge hervorrufen, daher nicht zu häufig wiederholen.

Modifikation: Der Patient führt die Übung eigenständig aus und kann so den Zug und Krafteinsatz selbst dosieren.

Motilitätsübungen

Zungenbewegungen

Ziel: Besonders bei einseitigen Hypoglossusparesen oder bei postoperativen Druckschäden des Zungenkörpers sind die Bewegungen, die für die orale Boluskontrolle und für die Sammlung von Speiseresten in der Zungenschüssel notwendig sind, deutlich eingeschränkt. Diese Übungen sollen eine verbesserte Bewegung des gesamten Zungenkörpers und der Zungenspitze erzielen.

Durchführung: Der Patient kann eine oder mehrere der nachfolgenden Übungen durchführen. Wichtig dabei ist, dass er sie langsam und zielgerichtet ausführt und dass er akzeptiert, dass er physiologische Bewegungsabläufe nicht wie früher durchführen kann, sondern sich durch das Training langsam an ein Optimum annähert.

- Zungenspitze langsam gerade aus dem Mund herausstrecken und anschließend wieder hereinziehen
- Zungenspitze abwechselnd in den rechten und linken Mundwinkel schieben
- Zungenspitze in Richtung Nase strecken und runter in Richtung Kinn
- mit der Zungenspitze die Lippen ablecken, dabei auch die Richtung wechseln
- Zungenspitze in die Wangeninnentasche schieben und so von innen eine Beule in die Wange drücken
- mit der Zungenspitze die Zähne putzen; zuerst die Innen-, dann die Außenflächen
- mit der Zungenspitze die Zähne einzeln zählen

Hinweise/Fehlerquellen:
- Besonders bei postoperativen Druckstellen durch das MLS-Rohr können Schmerzen bei der Bewegungsausführung entstehen. In solchen Fällen soll diese Bewegung weggelassen werden.
- Es ist hilfreich, dass der Patient die Übungen vor dem Spiegel durchführt. Dies ermöglicht eine bessere Selbstkontrolle der einzelnen Bewegungen.
- Die Übungen sollten mit leicht geöffnetem Mund durchgeführt werden. Eine Mitbewegung des Kinns sollte – wenn möglich – nicht stattfinden, da dies der Zunge bei den Bewegungen helfen würde.

Lippen-Tippen

Ziel: Diese Übung soll die zielgerichteten Bewegungen der Zungenspitze trainieren und so eine gezielte Steuerung des Zungenkörpers – z. B. bei Hypoglossusparesen – ermöglichen.

Durchführung:
- Der Patient soll leicht seinen Mund öffnen. Ist der Mund zu weit geöffnet, kann die Bewegung erschwert sein.
- Der Therapeut berührt mit einem Spatel, einem Löffel oder einem Strohhalm eine Stelle an den Lippen des Patienten und setzte einen deutlichen, aber nicht zu starken, taktilen Reiz.
- Der Patient versucht mit der Zungenspitze diese Stelle zu erreichen und ggf. den Spatel zu berühren.
- Hat er dies geschafft, wird ein anderer Bereich angetippt.

Hinweise/Fehlerquellen:
- Die Übung immer an Stellen beginnen, die der Patient sehr leicht erreicht. Nach und nach kann der Therapeut nun Bereiche wählen, die schwieriger zu erreichen sind. So wird ein langsames Herantasten an die Schwachstellen ermöglicht und der Patient nicht entmutigt.
- Schmerzen dürften bei dieser Übung nur an noch nicht verheilten Wundflächen im Mundbereich oder bei Resektionen im Zungenbereich entstehen. Dann die Übung einstellen oder leicht zugängliche Lippenbereiche für die Übung wählen.
- Auch hier dient ein Spiegel zur Selbstkontrolle, wobei auch eine taktile Erfolgskontrolle durch das Berühren des Spatels dem Patienten ein Hinweis über den Erfolg der Bewegung gibt.
- Die Bewegung sollte nur die Zunge ausführen, das Kinn bleibt unbeteiligt.

Modifikation:
- Es kann auch mit dem Löffel z. B. ein kleiner Joghurtrest an der jeweiligen Stelle platziert werden.
- Der Patient führt die Bewegung allein durch.

Geschicklichkeitsübungen

Balancieren eines Gummiringes

Ziel: Diese Halte- und Geschicklichkeitsübung trainiert die Bewegungen der Zunge, die bei der Vorbereitung auf das Schlucken z. B. bei der Positionierung der Nahrung auf der Zunge oder in der Zungenschüssel benötigt werden. Wird ein deutlicher taktiler Reiz auf den Zungenrücken gelegt – z. B. eine Holzkugel an einem Faden – wird auch die Bildung der Zungenschüssel geschult.

Durchführung:
- Ein kleiner Gummiring – aus der myofunktionellen Therapie – wird auf die Zungenspitze gelegt.
- Der Patient soll nun die Motilitätsübungen – z. B. Zunge herausstrecken, Zunge abwechselnd in die Mundwinkel schieben – mit dem Ring auf der Zungenspitze wiederholen, ohne dass der Gummiring verrutscht.
- Die Lage des Ringes soll nach dem ersten Durchgang verändert werden, er kann z. B. auf den Zungenmittelteil gelegt werden.

Hinweise/Fehlerquellen: Hier gelten die Hinweise aus der Übungsgruppe „Zungenbewegungen".

Modifikation: Hat der Patient Angst davor, den Ring zu verschlucken, so kann auch ein kleines Brot- oder Keksstückchen den Gummiring ersetzen.

Zähne-Tippen

Ziel: Diese Übung ist hilfreich für die gezielte Sammlung von Nahrungsresten auf der Zunge, für die Entleerung der Wangentaschen sowie der Reinigung der Zähne nach dem Schlucken.

Durchführung:
- Der Patient bekommt die Aufgabe, seine Zähne bei leicht geöffnetem Mund mit der Zungenspitze nacheinander anzutippen.
- Dabei soll er immer nur einen Zahn berühren und dann die Zunge in die Ausgangsposition – z. B. auf den Mundboden – zurückbringen.

Hinweise/Fehlerquellen:
- Die Übung eignet sich gut zur Wahrnehmung des Mundraums.
- Bei Zungengrundresektionen ist das Erreichen der hinteren Backenzähne meist erschwert. Auch können hier bei frisch operierten Patienten Schmerzen entstehen. In solchen Fällen sind leichter zugängliche Zähne für die Übung auszuwählen.
- Eine Durchführung vor einem Spiegel zeigt dem Patienten gut, welche Bereiche gezielt und welche weniger genau erreicht werden können.
- Bei Fortgeschrittenen kann der Spiegel weggelassen werden, die Kontrolle erfolgt nur noch über die taktile Wahrnehmung.
- Das Kinn sollte sich auch hier nicht mitbewegen.

Modifikation: Der Therapeut kann auch Anweisungen geben, welchen Zahn der Patient als nächstes berühren soll. Er kann die Übung steuern, indem er zunächst einfache Bewegungen ausführen lässt und nach und nach schwieriger zu erreichende Zähne auswählt.

Therapie der Kieferklemme

Gelegentlich kommt es nach operativen Eingriffen im orofazialen Bereich oder auch im Verlauf einer Radiatio, bei der der Kieferbereich im Strahlenfeld liegt, zu einer Kieferklemme. Durch die starke mechanische Beanspruchung intraoperativ können Sehnen und Muskeln im Bereich der Kiefergelenke gedehnt und verletzt werden. Es besteht die Gefahr, dass sie vernarben und das Gelenk versteift (Abb. 4.11). Die Folge ist eine verminderte Kieferöffnung, welche die Nahrungsaufnahme deutlich erschwert. Vor der logopädischen Behandlung dieses Bereichs sollte allerdings geklärt werden, ob muskuläre Verspannungen, Spastiken oder Vernarbungen als Ursache für die Kieferklemme in Frage kommen oder ob ein Tumor dieses Gelenk in seiner Funktion beeinträchtigt.

Eine radikale Methode gegen die Kieferklemme ist es, Ober- und Unterkiefer allmählich auseinander zu dehnen. Dies kann entweder mit einem Beißkeil oder mit mehreren aufeinandergelegten Holzspateln (vgl. Schalch 1994) geschehen (vgl. Abb. 4.11). Der Beißkeil besteht aus Gummi und wird zwischen die vorderen Schneidezähne geschoben. Da er zum einen Ende hin stufenlos breiter wird, kann er allmählich immer weiter zwischen die Zahnreihen geschoben werden und somit Ober- und Unterkiefer von vorn auseinander drängen. Durch ein Bund Holzspatel kann ähnliches bewirkt werden. Hier wird immer ein Spatel mehr zwischen die Zähne geschoben. Der Therapeut/Arzt lernt den Patienten an, das Vorgehen mehrmals täglich eigenständig zu wiederholen. Dieses Dehnen der Muskulatur wird allerdings oft gewaltsam durchgeführt und die Kiefergelenksköpfe können sich dabei verkanten.

Ein „sanfteres" Vorgehen scheint auch aufgrund reaktiver, muskulärer Prozesse ratsamer und angenehmer für den Patienten. Da **Wärme** die Muskulatur entspannt, kann als Einleitung in die Behandlung der entsprechende Bereich vorgewärmt werden. Dazu kann der Patient seine Hände für einen Moment an den Kiefer-Schläfenbereich halten oder es werden kleine, warme Kirschkern- oder Dinkelsäckchen aufgelegt. Anschließend sollten aktive **Lockerungsübungen** für den Gesichtsbereich durchgeführt werden. Hierzu wird das Gesicht zunächst mit den Fingerkuppen ausgeklopft. Besonderes Augenmerk sollte auf die Region um das Kiefergelenk und die Schläfe gelegt werden. Neben dem M. masseter sollte auch der große Kaumuskel auf dem Schädeldach, der M. temporalis, in die Klopfmassage miteinbezogen werden. Wichtig ist es, dass der Patient bereits bei dieser Übung den Unterkiefer locker lässt und nicht die Zähne aufeinanderbeißt. Auch kann der Bereich mit kleinen kreisenden Bewegungen massiert werden. Anschließend kann der Patient sein Gesicht mit den Daumenballen von den Schläfen ausgehend entlang des Unterkieferknochens ausstreichen. Hierbei wird ein leichter Druck ausgeübt und der Unterkiefer nach unten gezogen.

Das Ausstreichen kann auch vom Kiefergelenk aus in die andere Richtung vorgenommen werden. Hierbei

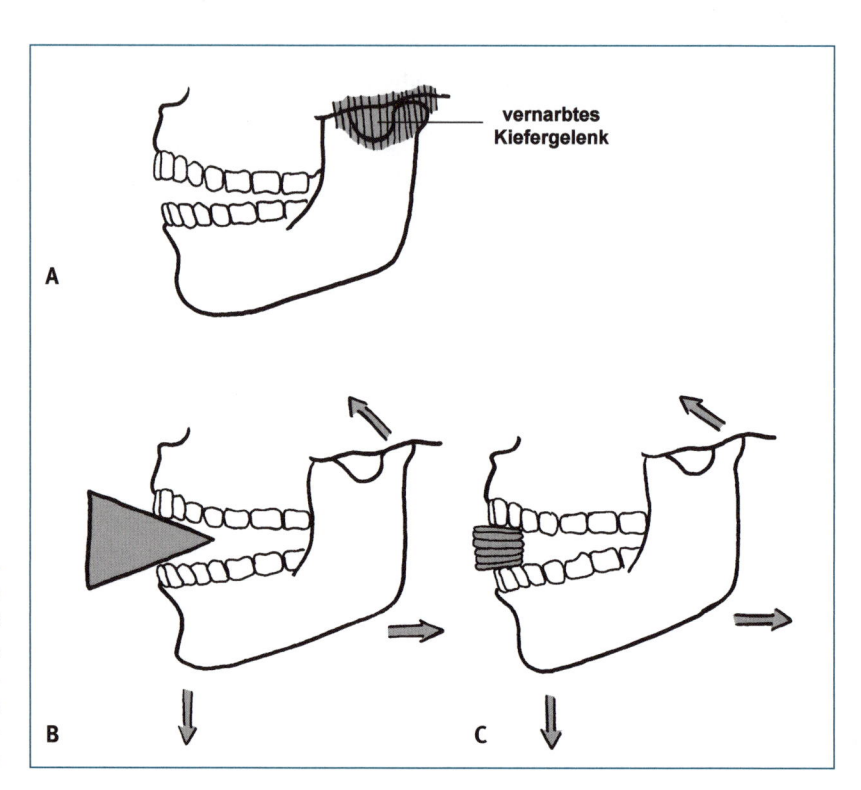

Abb. 4.11 Mobilisation des vernarbten Kiefergelenkes. **A** Schematische Darstellung des Kiefergelenks. **B** Therapie mit dem Beißkeil. **C** Therapie mit Holzspateln (die Pfeile zeigen die entsprechende Wirkrichtung der Bewegung)

4.6 Logopädische Therapie

wird die Kopfhaut mit dem M. temporalis von den Schläfen bis zum Scheitel hin ausgestrichen.

Weitere gute und aktive Lockerungsübungen sind provoziertes Gähnen und ein langsames Hin- und Herbewegen bzw. Vor- und Zurückschieben des Kiefers. Auch die Pleulübung – bekannt aus der Stimmtherapie – kann der Lockerung der Muskulatur dienen. Hierbei wird die Zungenspitze hinter die unteren Frontzähne gelegt und der Zungenrücken nach vorne gedrückt. Der Effekt ist eine Dehnung der Rachenmuskulatur, die bei einigen Patienten sogar die Auslösung des Gähnens bewirkt.

> Diese Übungen sollten immer kontrolliert langsam und sanft durchgeführt werden, damit keine reaktiven Verspannungen bei entstehenden Schmerzen zu einem gegenteiligen Effekt führen.

Der Wangenbereich lässt sich sehr gut dehnen, indem ein Teelöffel mit der konvexen, vorgewölbten Fläche in die Wangentasche geführt wird, von innen ein sanfter Druck nach außen erfolgt oder die Wangen vom Patienten kräftig aufgeblasen werden. Diese Übungen lockern den Bereich zusätzlich.

Des Weiteren kann nach Lockerungsübungen auch eine Dehnung des Kiefergelenkes erfolgen. Hierbei wird ein max. 5 mm hoher Korken, eine gerollte Mullkompresse oder ein Kauschlauch zwischen die Prämolaren auf beiden Seiten gelegt. Der Unterkiefer wird nun passiv durch den Therapeuten mit sanftem, federndem Druck mit Hilfe des Kieferkontrollgriffs nach oben geführt (Abb. 4.12). Die dabei entstehende Hebelwirkung lässt das Kiefergelenk aus seiner starren Position gleiten und die Sehnen werden in die optimale Richtung gedehnt.

Relativ neu auf dem deutschen Markt ist ein Gerät zum Training der Kieferöffnung (Thera-bite® der Firma Atos/Medical). Durch dieses Gerät werden Unter- und Oberkiefer mit leichtem Druck, den der Patient oder der Therapeut selbst mit einem Handgriff steuern kann, in physiologischer Weise geöffnet (vgl. Hotzenköcherle 2003). Der Nachteil dieses Geräts ist der recht hohe Anschaffungspreis und die Nichtübertragbarkeit eines Gerätes auf verschiedene Patienten.

Tabelle 4.8 fasst die therapeutischen Möglichkeiten bei Kieferklemme zusammen.

Modifikation der Kopf- und Körperhaltung

Die Körper- und Kopfhaltung (Abb. 4.13) ist bei der Behandlung von Dysphagien nach Tumoroperationen äußerst wichtig. Durch sie lässt sich die Nahrung unter Ausnutzung der Schwerkraft über die nicht operierten Bereiche im Hypopharynx und Larynx leiten. Im Laufe der Therapie ändert sich jedoch in Abhängigkeit von den Ausheilungszuständen – z. B. dem Abschwellen von Ödemen und Hämatomen – und den Nebenwirkungen der sonstigen Behandlung – z. B. bei der Radiatio – auch die optimale Haltung beim Schlucken. Daher ist es wichtig, diese – wenn nötig – in jeder Therapieeinheit zu kontrollieren und zu modifizieren. In der Regel ist nach Ablauf von einigen Wochen oder Monaten das Einnehmen einer ganz normalen Haltung während des Essens wieder möglich. Es ist wichtig, dies aus Motivationsgründen dem Patienten mitzuteilen und transparent zu machen.

Allgemein stellt eine nach vorn gerichtete Haltung des Oberkörpers mit leichter Anteflexion des Kopfes die Basishaltung für das Schlucken dar. Sie hilft, dass der Bolus nicht vorzeitig aus dem Mundraum in den Pharynx abgleitet und es zu einem Leaking kommt. Der nach vorn geneigte Kopf bewirkt gleichzeitig auch eine Weitung der Valleculae, die dadurch vorzeitig hinabgerutschte Nahrungspartikel besser auffangen können.

Des Weiteren ruft diese aufrechte Haltung eine Tonisierung des gesamten Körpers hervor, was sich wiederum

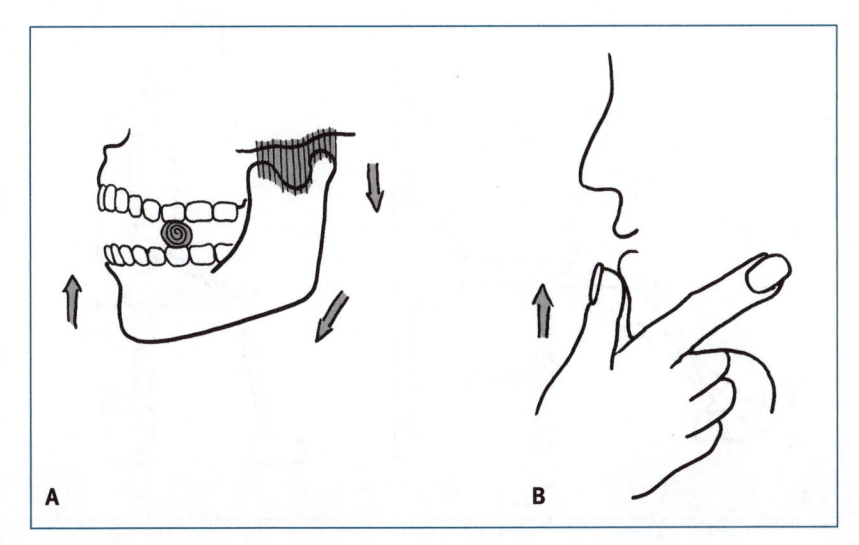

Abb. 4.12
A „Beißrolle" mit Darstellung der Richtungen bei der Hebelwirkung.
B Kieferkontrollgriff

Lockerung der Muskulatur	Dehnung der Sehnen und Muskeln
Wärmeanwendung durch die Hände oder durch erwärmte Kirschkern- oder Dinkelkissen	**Ausstreichen** mit dem Daumenballen von den Schläfen entlang des Unterkieferknochens
Tapping Ausklopfen des Gesichtsbereichs mit den Fingerkuppen unter besonderer Berücksichtigung der Muskulatur im Kieferbereich und des M. temporalis	**Ausstreichen** des großen Kaumuskels (M. temporalis) von den Schläfen bis zum Scheitel
Gähnen oder **Pleulübung**	**Dehnen** des Wangenbereichs, indem ein Teelöffel in die Wangentasche geführt wird und die Wange nach außen gedehnt wird
Bewegungsübungen langsames Vor- und Zurückschieben des Unterkiefers, auch vorsichtige Seitwärtsbewegungen	**Dehnen** der Wangen durch „Backen aufblasen"
Massage durch ein Massagegerät oder durch sanfte kreisende Bewegungen mit den Fingerkuppen	**Dehnung** des Bandapparats des Kiefergelenks durch die „Beißrolle" bzw. den Korken

Tab. 4.8 Therapeutisches Vorgehen bei Kieferklemme

positiv auf den Tonus im orofazialen Bereich der Muskulatur auswirkt.

In seltenen Fällen ist aber auch zu Beginn der Behandlung eine deutlich übersteigerte Haltung, wie in Abbildung 4.14 dargestellt, notwendig.

Sie kommt dann zum Einsatz, wenn das Resektionsgebiet extrem ausgedehnt ist und sich über den Larynx- und/oder den Hypopharynxbereich erstreckt und die üblichen Haltungsmodifikationen nicht den gewünschten Erfolg bringen. Bei dieser Haltung lässt sich zusätzlich der Körperschwerpunkt zu der Seite verlagern, über die der Patient abschlucken soll, indem der Oberkörper auf den entsprechenden Arm gestützt wird. Dies ist wiederum zur Ausnutzung der Gravitation hilfreich.

Die Körperhaltungen Kutschersitz oder aufrechter Sitz können und sollten mit einer Haltungsmodifikation des Kopfes – z. B. Anteflexion, Rotation oder Kippung – gekoppelt werden (Abb. 4.15). Auch hier spielt die Ausnutzung der Schwerkraft neben der Verengung oder Umgehung des Resektionsgebietes eine wichtige Rolle. In der Regel hilft eine Anteflexion des Kopfes mit einer leichten Kippung zu der Seite, über welche die Nahrung abgeschluckt werden soll. Anweisung an den Patienten: „Kopf hängen lassen oder Kinn runter Richtung Brust und dann das Ohr in Richtung Schulter". In Einzelfällen – z. B. bei einseitigen, klar umschriebenen Hypopharynxläsionen – ist auch ein seitliches Kippen des Kopfes zur gesunden Seite erfolgreich. Anweisung: „Ohr in Richtung Schulter, Blickrichtung geradeaus".

Welche Haltung für den Moment die richtige ist, muss immer individuell entschieden werden. Wichtig dabei ist, dass der Patient diese Bewegungen ohne Schmerzen

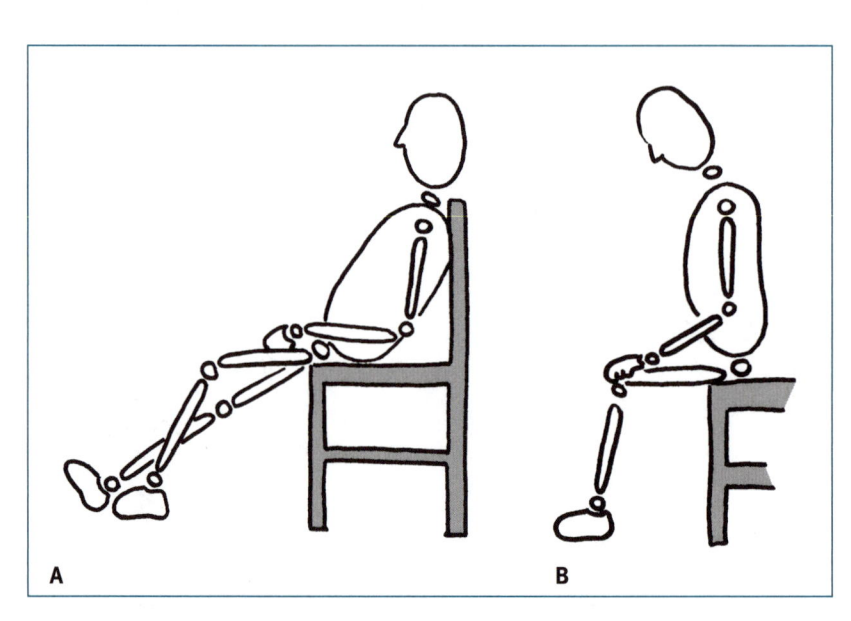

Abb. 4.13 Sitzpositionen. **A** ungünstige Sitzposition während des Schlucktrainings. **B** optimale Ausgangshaltung für das Schlucken

4.6 Logopädische Therapie

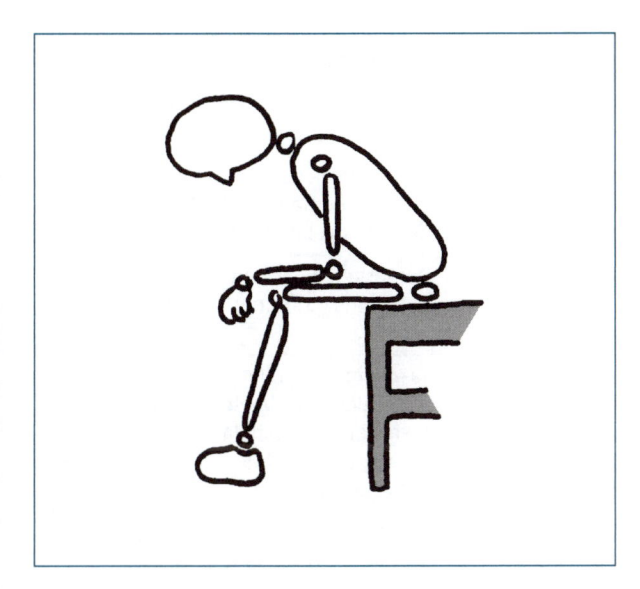

Abb. 4.14 Kutschersitz

durchführt, zwischendurch immer wieder entspannt und ggf. aktive Lockerungsübungen für den Schulter-Nackenbereich (vgl. Kap. 5: Tonus und Kap. 6: Tonus/Tonusregulation) einsetzt. Übermäßige Schmerzen in der modifizierten Schluckhaltung ziehen ihrerseits meist unerwünschte, kompensatorische Fehlhaltungen nach sich.

Spezielle Schlucktechniken

Der Einsatz von speziellen Schluckmanövern (supraglottisches Schlucken, Mendelsohn-Manöver, supersupraglottisches Schlucken) ist beim Schlucken nach Entfernung eines Karzinoms nicht immer nötig. Oft reicht es aus, wenn der Patient neben der Haltungsänderung das mehrmalige, bewusste Nachschlucken durchführt. Werden aber keine Erfolge erzielt, so ist auch hier die Modifikation des Schluckens unter Einbeziehung eines Manövers angezeigt.

Nachfolgend sind die drei gängigsten Manöver mit der Durchführung und der Wirkweise in Tabelle 4.9 zusammengefasst. Ausführliche Beschreibungen geben Bartolome et al. (1993, 1999) und Bigenzahn/Denk (1999) in ihren Lehrbüchern.

4.6.2 Therapeutisches Vorgehen

Vor Beginn der eigentlichen Schluckversuche muss mit dem Patienten der Tracheostomaverschluss mit dem Finger und das willkürliche Abhusten von Trachealsekret geübt werden. Dieser Schutz des Bronchialsystems kommt besonders bei einer Aspiration oder laryngealen Penetration von Nahrungspartikeln zum Einsatz. So kann eine optimale Reinigung der Trachea durch die Aktion des Patienten gewährleistet werden.

Als weitere Vorbereitung auf die eigentlichen Schluckversuche sollte der Therapeut seinerseits eine geeignete Sitzposition einnehmen. Hierzu sollte er versuchen, während des gesamten Schluckens einen möglichst guten Blick auf das Tracheostoma des Patienten zu erhalten und ihn *nur* unter ständiger Absaugbereitschaft schlucken lassen. Eine Lichtquelle – ein Stirnkranz oder eine Taschenlampe – ist dabei unerlässlich. Hilfreich für den Behandler und den kooperativen, wenig aspirationsgefährdeten Patienten mit gutem Allgemeinzustand ist das Training ohne störende Trachealkanüle. Wird diese zum Schlucktraining herausgenommen, sollte das zunächst mit dem behandelnden Arzt abgesprochen werden.

Die freie Sicht auf das Stoma und in die Trachea kann dem Therapeuten zeigen, ob, wie viel und in einigen Fällen auch über welche Trachealwand der Patient aspiriert

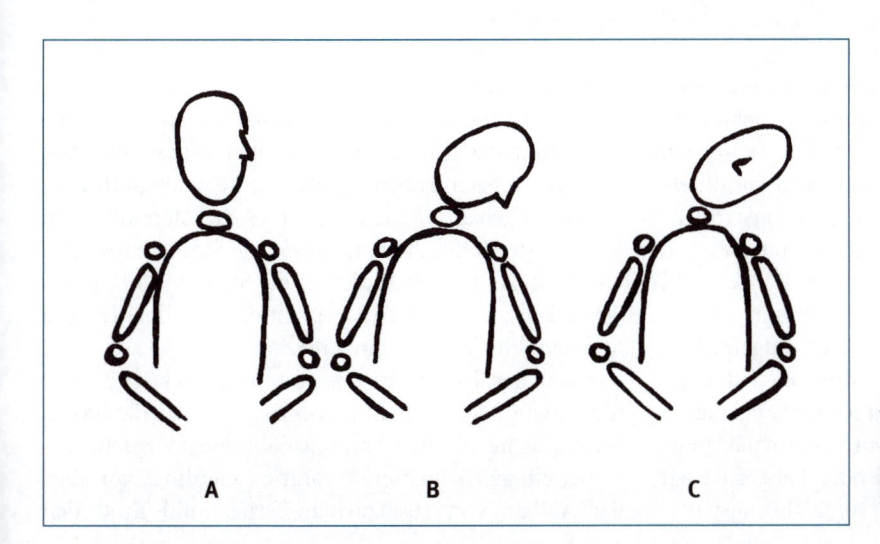

Abb. 4.15 Kopfhaltungsänderungen. **A** Rotation nach links. **B** Kopfanteflexion mit Rotation nach links. **C** Kippen des Kopfes nach links

Manöver	Durchführung	Wirkweise
supraglottisches Schlucken	willkürliches Anhalten des Atems	kompletter oder maximaler Glottisschluss
	Schlucken mit sofortigem Abhusten	penetrierte oder aspirierte Nahrungspartikel werden aus der Trachea oder dem Larynx befördert
	danach ein- bis zweimaliges Nachschlucken	Retentionen aus den Valleculae oder den Sinus piriformes werden abgeschluckt
super-supraglottisches Schlucken	wie supraglottisches Schlucken mit dem Zusatz: zusätzlicher Kraftaufbau während des Schluckens, z. B. an der Sitzfläche abstützen; Hände gegeneinander drücken, Faust ballen ...	Taschenfaltenebene und gesamte supraglottische Verschlussmechanismen werden durch das Pressen aktiviert und bilden weitere laryngeale Verschlussebenen
Mendelsohn-Manöver	beim Schlucken verstärkter Stempeldruck der Zunge gegen den harten Gaumen	willkürliche Hebung des Zungengrundes und verstärkte orale Bolusaustreibung
	Aufrechterhalten des Drucks auch nach Abschluss des Schluckaktes	Verlängerung der Hebung des Zungenbeins und des Larynx und somit eine verlängerte Öffnung des oberen Ösophagussphinkters

Tab. 4.9 Schluckmanöver und ihre Durchführung sowie Wirkweise

hat. Diese Beurteilung dient der Modifikation der Haltung beim nächsten Schluck bis eine optimale Stellung gefunden ist.

Ist die Ausgangshaltung des Patienten soweit optimiert, finden die ersten Schluckversuche mit Speichel statt, das sog. „Leerschlucken". Kann der Patient seinen Speichel ohne größere Probleme schlucken, so kann mit der ausgewählten Speise begonnen werden. Der Patient nimmt in aufrechter Oberkörperhaltung eine kleine Menge der zu schluckenden Speise in den Mund, belässt sie dort und nimmt die modifizierte Körperhaltung ein. Diese Haltung soll sich der Patient genau einprägen. Erleichtert wird dies durch ein Anvisieren eines bestimmten Punktes auf dem Fußboden oder an der gegenüberliegenden Wand des Zimmers, wodurch eine bessere Orientierung bei den nächsten Schlucken ermöglicht wird. Nun kann der Patient den Bolus ggf. unter Einbeziehung von Schluckmanövern hinunterschlucken. Wichtig hierbei ist das mehrmalige Nachschlucken. Erst wenn der Patient keine nennenswerten Speisereste im Mundraum oder auch im Rachen und Halsbereich mehr verspürt, kommt er wieder in die aufrechte Sitzposition zurück. Nun wird er aufgefordert, seinen Kopf nach links und rechts zu drehen („Schulterblick") und nach oben und unten zu schauen. Bei diesen Bewegungen kommt es in den Fällen von unvollständigem Abschlucken mit Retentionen oder Penetrationen zu einer postdeglutitiven Aspiration von Nahrungspartikeln. Diese werden dann am Tracheostoma sichtbar. Erst jetzt stellt sich heraus, ob der Schluck erfolgreich war (vgl. Kap. 4.5.1).

An dieser Stelle ist es wichtig, mit dem Patienten eigenständige Kontrollhilfen einzuüben. Neben der **visuellen Kontrolle** durch einen Spiegel (Herauslaufen von Nahrungsresten aus dem Tracheostoma) sind **auditive Mechanismen** (digitaler Verschluss des Stomas und Sprechprobe zur Sicherstellung einer freien, nicht „feuchten" Stimme/wet voice) möglich. Diese Maßnahmen gestatten es dem Patienten zusätzlich, sein eigenständiges Üben optimal zu kontrollieren und auf Erfolg zu überprüfen.

Komplikationen

Das Vorhandensein eines **Tracheostomas** kann die Durchführung des supra- und super-supraglottischen Schluckens beeinträchtigen, da hier kein subglottischer Druck aufgebaut werden kann und die Atemluft beim Versuch des Luftanhaltens durch das Stoma entweicht. Hier hilft das digitale Abdichten des Stomas während des Schluckens, die Luftdruckverhältnisse in der Trachea und dem Pharynx zu regulieren.

Kann der Patient bereits so gut schlucken, dass er nicht mehr oder kaum noch aspiriert, so kann das Stoma in Absprache mit dem Arzt sogar abgeklebt werden.

Bei einigen Patienten kommt es allerdings vor, dass der Aufbau von zusätzlichem Druck und Kraft den

Tonus erhöht. Dies kann zu einer allgemeinen Erhöhung des Gesamtkörpertonus und zu einer **verkrampften Hals- und Nackenmuskulatur** führen. Dadurch wird die Relaxation des oberen Speiseröhrensphinkters vermindert. In solchen Fällen ist die Durchführung einiger Lockerungs- und Entspannungsübungen, wie sie auch in der Stimmtherapie bei LE-Patienten vorgenommen werden, angezeigt (vgl. Kap. 6 Tonus/Tonusregulation). Teilweise kann auch über die Vorstellungshilfe, ganz müde und entspannt zu schlucken, eine Lockerung erzielt werden.

4.7 Rechtliche Lage: Was dürfen Dysphagietherapeuten und worauf müssen sie achten?

Die meisten Therapien nach operativen Eingriffen im Kopf-Halsbereich finden in der unmittelbaren postoperativen Phase im Rahmen des stationären Aufenthaltes statt. Hier arbeitet der Schlucktherapeut nach Weisung eines Arztes und immer in Rufbereitschaft zu Ärzten und dem Pflegepersonal. Das gibt dem Behandler Sicherheit, falls es trotz Vorsichtsmaßnahmen zu einer ausgeprägten Aspiration von Nahrungsbestandteilen und ggf. zu einer Luftnot kommt. Gelegentlich muss jedoch auch ein Patient ambulant in der Praxis oder im Rahmen eines Hausbesuchs von Dysphagietherapeuten betreut werden.

Wie ist hier die rechtliche Situation im Falle einer Komplikation zu bewerten? Kann ein Therapeut zur Verantwortung gezogen werden, wenn der Patient an einer Aspirationspneumonie erkrankt oder eine akute Atemnot durch Eindringen eines Fremdkörpers in die unteren Atemwege bekommt?

Zur Klärung dieser Fragen werden einige Gesetzestexte hinzugezogen. Das Grundgesetz und das Bürgerliche Gesetzbuch (BGB) regeln einige grundlegenden Rechte und Pflichten eines jeden Bürgers.

Eines der wichtigsten Grundrechte, welches der Staat seinen Bürgern gewährt, ist das Recht auf körperliche Unversehrtheit. Das besagt, dass **niemand einen anderen Menschen in seiner Gesundheit gefährden, ihn verunstalten, ihm Schmerzen zufügen oder verletzen darf** (Grundgesetz der Bundesrepublik Deutschland (GG) Art. 2 Abs. 2. Zitat: *„Jeder hat das Recht auf Leben und körperliche Unversehrtheit. Die Freiheit der Person ist unverletzlich. In diese Rechte darf nur aufgrund eines Gesetzes eingegriffen werden"*).

Auch das Bürgerliche Gesetzbuch § 823 (1) zielt auf dieses Recht ab und regelt das Miteinander der Bürger. (Zitat: *„Wer vorsätzlich oder fahrlässig das Leben, den Körper, die Gesundheit, die Freiheit, das Eigentum oder ein sonstiges Recht eines anderen widerrechtlich verletzt, ist dem anderen zum Ersatz des daraus entstehenden Schadens verpflichtet."*).

Wird gegen diese Rechte verstoßen, so kann ein Straftatbestand erfüllt sein.

Wird die tägliche therapeutische Arbeit genauer betrachtet, ist festzustellen, dass schnell gegen das Grundgesetz verstoßen werden kann oder der Therapeut sich in einigen Fällen – z. B. bei dem Umgang mit Kanülen oder dem trachealen Absaugen – am Rande seiner Auslegung bewegt. Jedoch kommen Mediziner und nicht-ärztliche Medizinalfachberufe, z. B. Physiotherapeuten, nicht umhin, ihren Patienten kurzzeitig Leid zuzufügen. Das Ziel dabei ist aber nicht, die Gesundheit des Patienten zu gefährden, sondern die Genesung voranzutreiben.

Im Paragraph 223 des Strafgesetzbuchs (StGB) ist daher vermerkt, dass die **Rechtswidrigkeit der Körperverletzung entfallen kann, wenn der andere Beteiligte zuvor in die Verletzung eingewilligt hat,** wie es z. B. bei Aufklärungen zu bevorstehenden Operationen durchgeführt wird.

Wenn der Patient oder sein gesetzlich bestimmter Vormund nach vorher erfolgter Aufklärung in die Behandlung einwilligt, so handelt der Arzt demnach nicht gegen den Patienten, sondern in seinem Sinne. Es wird jedoch eine stillschweigende Einwilligung in die Behandlung vom Patienten vorausgesetzt, wenn er sich zur Behandlung in eine Praxis begibt. Zusätzlich können weitere Maßnahmen zur rechtlichen Absicherung des Therapeuten vorgenommen werden.

So könnten auch Dysphagietherapeuten zu Beginn einer Behandlung eine schriftliche Behandlungseinwilligung und Therapieaufklärung mit möglichen Zielen und Risiken mit dem Patienten aufstellen. Dies schützt zwar nicht in jedem Fall vor einer Haftung bei einer Schadensersatzforderung, zeugt aber von einem verantwortungsvollen Umgang mit dem Störungsbild.

Ereignet sich dennoch ein Notfall in der Therapie, so macht der Behandler sich nicht wegen unterlassener Hilfeleistung strafbar, wenn er eingreift und gezielte und angemessene Hilfe leistet. Auch begeht er keine rechtswidrige Körperverletzung, wenn die Situation als ein **„rechtfertigender Notstand"** bezeichnet werden kann. Dies wird im Paragraph 34 des Strafgesetzbuchs (StGB) beschrieben. Darin heißt es, *„dass* *derjenige, der in einer gegenwärtigen, nicht anders abwendbaren Gefahr für Leben, Leib, [...] oder ein anderes Rechtsgut eine Tat begeht, um die Gefahr von sich oder einem anderen abzuwenden, nicht rechtswidrig handelt, wenn bei Abwägung der widerstreitenden Interessen, namentlich der betroffenen Rechtsgüter und des Grades der ihnen drohenden Gefahren, das geschützte Interesse das Beeinträchtigte wesentlich überwiegt. Dies gilt jedoch nur, soweit die Tat ein angemessenes Mittel ist, die Gefahr abzuwenden".*

Der Therapeut hat die Pflicht, **verantwortungsbewusst, sorgfältig,** aber auch **kompetent** und immer im Interesse des Patienten zu handeln und ggf. die durchzuführenden Notfallmaßnahmen abzuwägen. Dazu gehört auch, sich Kenntnisse über die Behandlung dieser Erkrankung anzueignen, sich auf diesem Gebiet fortzubilden und über Maßnahmen in besonderen Notsituationen Bescheid zu wissen.

Wenn der Therapeut bereits einen längeren Zeitraum in einer Klinik oder einer Einrichtung tätig war und dort unter ärztlicher Anleitung bereits eigenständig bei Patienten den Kanülenwechsel und die Trachealpflege übernommen hat, kann er sich dieses als Zusatzqualifikation vom Klinikdirektor oder vom Vorgesetzten bescheinigen lassen. Er gehört dann zum geschulten Personal und kann bzgl. dieser pflegerischen Maßnahmen als befähigt angesehen werden.

Bei einigen Patienten kann es hilfreich sein, wenn der Therapeut mit einem Kollegen oder im Beisein eines Angehörigen die Therapie durchführt. Hier kann im Notfall auf die Hilfe anderer zurückgegriffen werden. In der Regel sind die Patienten aus dem Bereich der Hals-Nasen-Ohren-Heilkunde gut motiviert und zur Mitarbeit fähig, anders als z. B. Apoplex- oder Wachkomapatienten. HNO-Patienten können meist nach Entlassung aus dem Krankenhaus selbst mit der Trachealkanüle umgehen und/oder sich allein die Trachea absaugen. Sind sie mit einer geblockten Kanüle versorgt, so kommt meist einmal am Tag ein Pflegedienst, der auch in gewissen Abständen die Kanüle wechselt. Hier könnte z. B. die Therapie mit dem Pflegedienstbesuch gekoppelt werden oder der Therapeut lässt sich vom zuständigen Haus- bzw. HNO-Arzt, der die Weisung zur Behandlung gegeben hat, zum Kanülenwechsel anleiten. Dieser hat dann seinerseits die Pflicht, den Therapeuten über Besonderheiten und Risiken bei dem entsprechenden Patienten aufzuklären. Wenn der Therapeut einer solchen Herausforderung nicht gewachsen ist und dadurch die Behandlung in irgendeiner Weise blockiert, so sollte er kompetent genug sein, seine Arbeit mit dem Patienten zu beenden und ihn an einen anderen Kollegen zu verweisen.

4.8 Notfallmaßnahmen bei Verlegung der Atemwege durch Fremdkörperaspiration

Grundsätzlich sollten Kenntnisse aus Erste-Hilfe-Kursen regelmäßig aufgefrischt werden. Denn sie geben die Sicherheit, auch in lebensbedrohlichen Situationen adäquat handeln zu können. Therapeuten in Kliniken oder größeren Zentren haben meist Ärzte in unmittelbarer Nähe, die zur Not herbeigerufen werden können und das medizinisch Notwendige einleiten können. Dysphagietherapeuten in Praxen sind auf sich allein gestellt.

Hilfreich ist zu wissen, was bei einer Aspiration von Fremdkörpern getan werden kann. Zunächst sind **tracheostomierte** Betroffene von **nicht tracheostomierten** zu unterscheiden.

Patienten mit einem Tracheostoma haben einen großen Vorteil gegenüber der anderen Gruppe. Verlegt der Fremdkörper die oberen Atemwege (Rachenbereich oder auch Kehlkopf), so ist das meist unangenehm für den Betroffenen, aber es führt nicht zu einer Atemnot, da die Atmung durch das Stoma erfolgt. Kommt es zu einem Hinabgleiten eines festen oder flüssigen Bolus in die unteren Atemwege (Trachea, Bronchien) so kann er meist über das Stoma abgesaugt bzw. abgehustet werden. Falls der Betroffene das Bewusstsein verliert, kann er über das Tracheostoma ggf. mit einer Beatmungsmaske für „Halsatmer" beatmet werden.

Bei nicht tracheostomierten Menschen fehlt dieser optimale Zugang zu den unteren Atemwegen. Bei einem Festsitzen eines festen Bolus im Rachenbereich sollte der Mund-Rachenraum digital ausgeräumt werden. Dazu gehört sowohl das Entfernen des Fremdkörpers als auch das von Zahnprothesen, die ggf. zu weiteren Komplikationen führen könnten. **Flüssigkeiten** sollten durch den geöffneten Mund abfließen können, transnasal oder auch oral abgesaugt werden.

Ist ein **fester Bolus** jedoch tiefer in den Kehlkopfeingang oder die Glottisebene hinabgerutscht, hilft meist nur der beherzte Schlag auf den Rücken (Abb. 4.16), damit er wieder heraufbefördert wird.

4.8 Notfallmaßnahmen bei Verlegung der Atemwege durch Fremdkörperaspiration

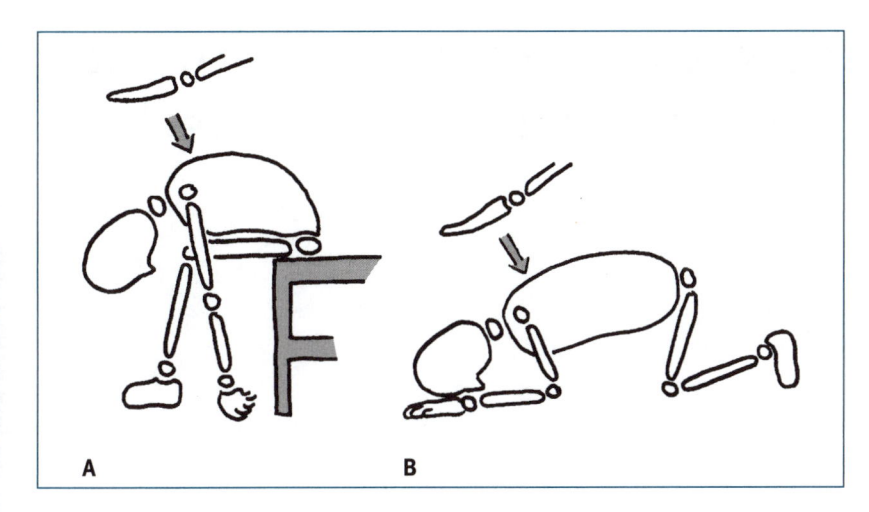

Abb. 4.16
Schlag auf den Rücken zur Fremdkörperentfernung. **A** In sitzender Position. **B** Auf dem Boden kniend, Patient kann dabei auch über die Knie des Therapeuten gelegt werden

Dabei sind wesentliche Dinge zu bemerken:
- Der Oberkörper muss weit nach vorn/unten gebeugt werden, bei aufrechter Haltung wird sonst der Fremdkörper durch den Schlag gelockert und rutscht, der Schwerkraft folgend, tiefer hinab.
- Der Schlag erfolgt mit der flachen Hand zwischen die Schulterblätter.
- Liegt der Patient auf dem Rücken im Bett, muss er in die Bauchlage mit zur Seite gedrehtem Kopf gebracht werden.
- In der Regel führen bereits einige Schläge zum Abhusten des Fremdköpers.

Führen die oben beschriebenen Maßnahmen nicht zum gewünschten Erfolg und der Patient verliert aufgrund eines Atemstillstands das Bewusstsein, so sollte nach dem Absetzen des Notrufs auch eine Beatmung zusammen mit einer Herz-Lungen-Massage erfolgen. Dies geschieht mittels überstrecktem Kopf über Mund-zu-Nase oder bei Nichterfolg über Mund-zu-Mund-Beatmung. Dabei wird im besten Fall der in der Trachea sitzende Fremdkörper in den rechten oder linken Hauptbronchus gedrückt und gibt somit den jeweils anderen Lungenflügel wieder für die Atmung frei. Im Krankenhaus erfolgt dann anschließend die Fremdkörperentfernung in Narkose mittels Bronchoskopie.

Das sogenannte Heimlich-Manöver, bei dem der Patient in sitzender oder stehender Position von hinten umfasst wird und der obere Bauchbereich ruckartig komprimiert wird, ist nicht zu empfehlen. Durch die plötzliche Kompression können u. a. innere Organe verletzt werden.

Jeder Therapeut, der Dysphagien zu seinem Behandlungsspektrum zählt, sollte sich mit den Maßnahmen im Notfallsituationen auskennen. Nur ein beherztes, professionelles und besonnenes Eingreifen kann in solchen Fällen das Leben des Patienten retten.

5 Logopädische Diagnostik und Therapie bei Stimmstörungen nach Kehlkopfteilresektion

In den vergangenen Jahren hat die Zahl der Kehlkopfteilresektionen stetig zugenommen. Dies liegt an den technisch verbesserten diagnostischen Verfahren bei Kehlkopfmalignomen und an den verbesserten laserchirurgischen Operationsmöglichkeiten. Ebenso mag eine allgemein höhere Lebenserwartung der Bevölkerung mit einem konsumorientierten Lebensstil – der durch den Genuss von Alkohol, Nikotin sowie ungesunde und üppige Ernährung gekennzeichnet ist – daran beteiligt sein, dass sich das Risiko einer Tumorentstehung erhöht hat. Es erschließt sich somit auch für die Logopädie ein neues, erweitertes Arbeitsfeld, welches ein differenziertes Vorgehen erfordert.

5.1 Grundlagen der logopädischen Interventionen

Wenn möglich, sollte eine logopädische Vorstellung bereits vor der Operation stattfinden. Der Patient wird dabei über die zu erwartenden, stimmlichen Veränderungen aufgeklärt und erhält Informationen über die postoperativ bis zum Abschluss der Wundheilung einzuhaltende Stimmhygiene (vgl. Kap. 9). In dieser Zeit muss bei umschriebenen Schleimhautdefekten und nach oberflächlicher Abtragung bösartiger Prozesse unbedingt eine Stimmschonung eingehalten werden. Durch diese Schonung wird die Vernarbung der Wundflächen so gering wie möglich gehalten und ein Schwingungsaufbau der verbliebenen Schleimhaut kann sich wieder einstellen. Bei größeren Operationsdefekten im Larynx ist eine direkte stimmliche Belastung wünschenswert. Dadurch kann es zur Ausbildung von Granulations- und Narbengewebe im Belastungsbereich kommen. Dieses Gewebeplus kann der verbliebenen Stimmlippe als Widerlager und Kontaktstelle während der Phonation dienen und ermöglicht einen leichteren, kompensatorischen Verschluss der Ersatzphonationsebene. Es kommt somit zu einem besseren stimmfunktionellen Ergebnis. Im Fall einer sehr ausgedehnten Tumorresektion, bei der kein direkter Verschlussmechanismus während der Phonation erkennbar ist, z. B. bei Resektion der gesamten Stimmlippe und der Taschenfalte, kommt es zu einem sehr weiten Glottisspalt. Die Gewebeneubildung bleibt aus, da die verbliebene Knorpelwand nur noch mit Schleimhaut überzogen ist und keine Kontaktulzera entstehen können. Die postoperative Stimme zeigt eine massive Dysphonie bis hin zur Aphonie. Eine Phonation auf Glottisebene ist nicht mehr möglich und es muss in jedem Fall eine Ersatzphonation auf supraglottischer Ebene erarbeitet werden.

Die besten stimmlichen Leistungen werden erreicht, indem so lange wie möglich die noch vorhandenen, physiologischen Strukturen zur Stimmerzeugung genutzt werden. Der Patient sollte darüber aufgeklärt werden, dass das Ziel der logopädischen Behandlung nicht das Erreichen seines ursprünglichen Stimmklanges ist, da dies aufgrund der fehlenden Strukturen nicht mehr möglich ist. Vielmehr steht die Anbahnung und Kräftigung einer belastbaren und tragfähigen Ersatzstimme im Mittelpunkt der Therapie. Bereits zu Beginn der Behandlung sollte der Therapeut, durch Wissen über das Operationsausmaß, einen bestimmten Ersatzphonationsmechanismus anstreben. Allgemein und vereinfacht kann gesagt werden, dass die Kompensation bei einem Defekt immer auf die nächst mögliche Ebene ver-

5.1 Grundlagen der logopädischen Interventionen

Typ		Laser-Resektionstyp	Angestrebter Phonationsmechanismus
I		subepitheliale Chordektomie	glottisch → Stimmlippe gegen Stimmlippe
II		transmuskuläre Chordektomie	pseudoglottisch → Stimmlippe gegen Narbe; bei Therapieresistenz Taschenfaltenphonation
III		totale Chordektomie	glotto-ventrikulär → Stimmlippe gegen Taschenfalte der betroffenen Seite; bei Therapieresistenz Taschenfaltenphonation
IV		erweiterte Chordektomie unter Einschluss …	
	a	der kompletten vorderen Kommissur und des angrenzenden kontralateralen Stimmlippenbereichs	ventrikulär → Taschenfaltenphonation oder ary-epiglottisch → Arytenoidknorpel gegen Epiglottis
	b	eines Aryknorpels	ventrikulär → Taschenfaltenphonation oder ary-epiglottisch → Arytenoidknorpel gegen Epiglottis
	c	der Taschenfalte	ary-epiglottisch → Arytenoidknorpel gegen Epiglottis
	d	der Subglottis	ventrikulär → Taschenfaltenphonation

Tab. 5.1 Optimale Phonationsebenen in Abhängigkeit von der endolaryngealen Teilresektion

lagert wird. Ein Defekt auf Glottisebene führt zur Aktivierung der Taschenfalten. Ein Defekt der Stimmlippen und der Taschenfalten erfordert die Aktivierung des ary-epiglottischen Ersatzmechanismusses. Nachfolgend (Tab. 5.1 und Abb. 5.1) ist dies exemplarisch für die verschiedenen Resektionstypen bei einem laserchirurgischen Eingriff dargestellt (vgl. Kap. 3.1.1). Konventionelle, endolaryngeale und auch transzervikale Teilresektionen folgen einem ähnlichen Schema. Es ist wichtig, den Defekt den noch intakten physiologischen Strukturen gegenüberzustellen, so kann eine Planung der möglichen Ersatzphonationsebene stattfinden.

Bei den Resektionstypen I und II sollte unbedingt zunächst eine Ersatzphonation auf Glottisebene angestrebt werden, da diese die besten funktionellen Ergebnisse erbringt (vgl. Sittel et al. 1998). Besteht bei diesen optimalen, postoperativen Bedingungen bereits zu Beginn der logopädischen Behandlung eine kompensatorische, supraglottische Phonation, z. B. Taschenfaltenphonation, so ist diese in der logopädischen Therapie wieder abzubauen, um die glottische Ebene zu bearbeiten. Ist die glottische Phonation aufgrund eines aufgehobenen oder stark eingeschränkten Schwingungsverhaltens der Schleimhaut stimmlich nicht zufriedenstellend, so sollte die Phonationsebene nach kranial verlagert werden. Oftmals, besonders bei Laserresektionen, muss zwecks einer besseren Erreichbarkeit des Tumors auch der darüber liegende Taschenfaltenmuskel (M. ventricu-

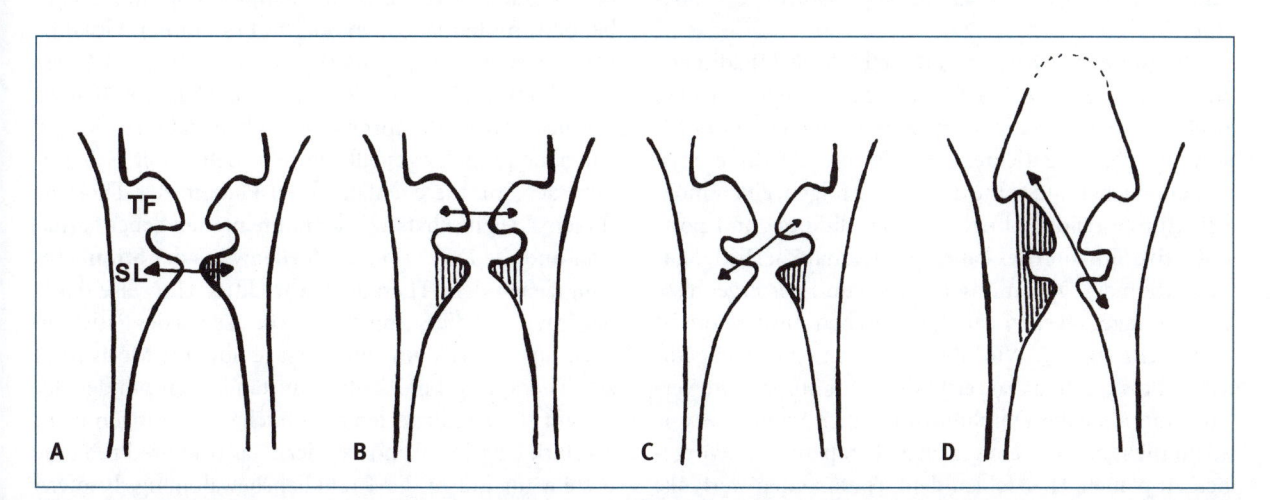

Abb. 5.1 Schematische Darstellung der Phonationsebenen. **A** glottisch/pseudoglottisch. **B** ventrikulär. **C** glotto-ventrikulär. **D** ary-epiglottisch

laris) entfernt werden. Dies bedeutet eine schlechte Ausgangsposition für die Anbahnung der Ersatzstimme.

Wenn parallel zur Stimmstörung eine Schluckstörung z. B. aufgrund eines sehr ausgedehnten Defektes oder eines einseitigen Stimmlippenstillstands besteht, ist ein Arbeiten in beiden Bereichen gleichzeitig zu empfehlen, denn bei beiden Funktionen wird ein Schluss der laryngealen Reststrukturen angestrebt. Beim Schlucken dient dieser als Schutz vor Aspiration und bei der Phonation führt der Sphinktermechanismus zur Tonproduktion.

5.2 Diagnostik

Das Wissen über die Ausdehnung des laryngealen Defektes und die Planung der zu erwartenden Ersatzphonationsebenen sind für die stimmtherapeutischen Maßnahmen unerlässlich. Hierzu sollte der Therapeut nicht nur zu Beginn, sondern auch im Verlauf der Behandlung den engen Kontakt zum betreuenden HNO-Arzt/Phoniater suchen. Dieser kann in einer **lupenlaryngoskopischen** Untersuchung das Resektionsgebiet mit den restlichen laryngealen Strukturen beurteilen und in einer **stroboskopischen** Untersuchung auch eventuell bereits stimmerzeugende Strukturen und die Schwingung der entsprechenden Schleimhaut beobachten. Mit der Kenntnis über die bestmöglichen Ersatzphonationsebenen kann dann gemeinsam mit dem Patienten das Ziel der logopädischen Behandlung definiert bzw. modifiziert werden. In der stroboskopischen Bildfolge kann gesehen werden, ob die narbig veränderte Stimmlippenschleimhaut eine Eigenschwingung besitzt oder nicht.

> Wird die Stimme nur durch Schwingungen der gesunden Stimmlippe auf Glottisebene erzeugt und weist die andere Seite einen phonatorischen Stillstand auf, so spricht man von einer pseudoglottischen Phonation.

Sie ist in jedem Falle qualitativ schlechter als eine glottische, aber oftmals besser als eine supraglottische Phonation.

Die zu untersuchenden Parameter der logopädischen Befunderhebung unterscheiden sich bei den Patienten nach Larynxteilresektionen nicht von denen funktionellstimmgestörter Patienten. Einzig die Anamnese ist umfangreicher und sollte das Ziel verfolgen, einen möglichst umfassenden Überblick über die prä- und postoperative Situation des Patienten zu erhalten. Die Dokumentation des Operationsausmaßes und der Ergebnisse der vorangegangenen laryngologischen Inspektion ist dabei sehr wichtig. Wird der Patient in einer logopädischen Praxis betreut, so reicht die dafür ausgestellte Verordnung über die Durchführung einer Stimmtherapie allein nicht aus, um ein gezieltes therapeutisches Vorgehen zu planen. Hier fehlen dem Therapeuten wertvolle **Hinweise in Bezug auf die onkologischen Interventionen** wie das Operationsausmaß und die -durchführung, die Strahlenbehandlung und ggf. die Chemotherapie, über **begleitende Erkrankungen** und über **Komplikationen im Heilungsverlauf**. Die Erhebung der sonstigen anamnestischen Daten sollte ebenfalls immer im Hinblick auf die Tumorerkrankung stattfinden. Hierbei spielt die Befragung über die aktuellen stimmlichen Möglichkeiten genauso eine Rolle, wie über die **Einschätzung der Symptomatik und Stimmqualität**. Auch sollte der Therapeut Kenntnis darüber haben, ob der Patient weiterhin krebserregenden **Noxen** wie Nikotin, schädlichen Gasen, etc. ausgesetzt ist. Diese können die Wundheilung und die Stimmfunktion zusätzlich negativ beeinflussen und ggf. ursächlich für die Entstehung eines Tumorrezidivs und auch eines Zweitkarzinoms an anderer Stelle sein. Eine Beschreibung der **Veränderung der Symptomatik** gibt Auskunft über die Belastbarkeit und Abhängigkeit der Stimme von bestimmten Situationen. Dies kann wiederum Hinweise für die Zielsetzung und das Vorgehen in der Stimmtherapie geben. Ist z. B. die Stimme nach beruflicher Stimmbelastung schlechter, so setzt der Patient zu viel Druck ein und das Sprechen wird anstrengend. Die Stimme ermüdet. Wird die Stimme mit zunehmender Belastung hingegen besser und tragfähiger, so sollte in der Behandlung direkt der optimale Druckaufbau und die gezielte Steuerung dessen einbezogen werden. Tritt die Stimmklangveränderung immer bei bestimmten Personen oder in bestimmten Situationen auf, so ist eine psychogene Komponente, z. B. Stress oder kommunikative Blockaden denkbar. Zusätzliche **Schluck- oder Atemprobleme** sollten, falls sie in der Untersuchung festgestellt wurden, neben der Behandlung der Stimme ebenfalls ihren Platz in der Therapie finden. Die Einschätzung der **momentanen Lebenssituation** und die Definition des **Stellenwerts der Stimmstörung** geben dem Therapeuten wichtige Hinweise darüber, inwieweit die Stimmstörung das Leben des Patienten beeinflusst. Das kann eine Aussage über die **Motivation** zur Therapie geben. Unter Umständen empfindet der Patient seine reduzierten stimmlichen Leistungen nicht als stark einschränkend, sondern das primäre Probleme besteht für ihn in der Krankheitsbewältigung. Insofern kann es sein, dass die Konzentration auf eine reine Behandlung der Stimme in der derzeitigen Situation gar nicht indiziert ist und ein anderer Weg, z. B. in Form psychologischer Betreuung gewählt werden sollte. Einen direkten Einfluss auf das Vorgehen in der Therapie hat das Vorliegen von **Schmerzen**, allgemeinen **körperlichen Beschwerden** oder **Bewegungseinschränkungen**. Diese können auch durch zusätzliche Erkrankungen, Operationen oder Unfälle hervorgerufen worden sein. Da eine Stimmtherapie ohne Bewegungen oder Haltungsmodifikationen nicht denkbar ist, muss der Therapeut stets über begleitende Beschwerden und deren laufenden Behandlungen, z. B. Physiotherapie oder Lymphdrainage informiert sein. Die sich an die Anamnese anschließende Diagnostik beinhaltet die üblichen Parameter einer Stimmuntersuchung. Dokumentiert werden sollten allerdings zusätzlich die aktuellen lupenlaryngoskopischen/stroboskopischen Befunde, wie z. B. momentane Phonationsebene und ggf. der Glottisschluss.

Logopädische Stimmdiagnostik nach Kehlkopfteilresektion

Name: _____   Datum: _____
Vorname: _____   Untersucher: _____
Geburtsdatum: _____

Datum der (letzten) Operation: _____
Bestrahlung   ☐ nein ☐ ja   Ende _____
Chemotherapie ☐ nein ☐ ja   Ende _____
Lokalisation und Ausdehnung des Tumors: T   N   M
_____
_____

Histologischer Befund: _____
_____

Operationen und sonstige Behandlungen im Kopf-Hals-Bereich:
_____
_____
_____

Neck dissection: ☐ nein   ☐ ja   ☐ rechts   ☐ links
                  ☐ radikal ☐ modifiziert radikal ☐ selektiv ☐ _____

Derzeitige Phonationsebene: _____

Anamnese

Logopädische Therapie: ☐ bisher keine   ☐ ja, wann _____

Noxen: Nikotin: ☐ nein ☐ nicht mehr ☐ ja, Menge _____
            Alkohol: ☐ nein ☐ nicht mehr ☐ ja, Menge _____

Stimme präoperativ   ☐ normal   ☐ heiser   ☐ aphon

Postoperativer Verlauf

Verlauf der Stimmerkrankung:
Beschreibung der Erstsymptomatik:
Verbesserung der Dysphonie ☐ nein   ☐ ja
Verschlechterung   ☐ nein   ☐ ja

Subjektive Einschätzung der Symptomatik:

☐ Heiserkeit   ☐ Stimmlosigkeit   ☐ Räusperzwang/Husten
☐ Trockenheit   ☐ Verschleimung   ☐ häufiges Schlucken
☐ Stimmermüdung   ☐ Stimmanstrengung   ☐ hoher Luftverlust
☐ Kloßgefühl   ☐ Kratzen/Brennen   ☐ Druckgefühl
☐ Sonstiges _____
_____
_____
_____

Motzko/Mlynczak/Prinzen: Stimm- und Schlucktherapie nach Larynx- und Hypopharynxkarzinomen.
© Elsevier 2004

Stimmstörung 2

Veränderung der Symptomatik:

Stimmversagen	☐ nein ☐ ja	
abhängig von der Tageszeit	☐ nein ☐ ja	☐ morgens schlechter ☐ abends schlechter
nach Stimmbelastung	☐ nein ☐ ja	
bei Störlärm	☐ nein ☐ ja	
beim Telefonieren	☐ nein ☐ ja	
situationsabhängig	☐ nein ☐ ja	

welche Situationen: _____

personenabhängig ☐ nein ☐ ja

welche Personen: _____

Schluckprobleme ☐ nein ☐ ja

welcher Art: _____

Atemprobleme ☐ nein ☐ ja

welcher Art: _____

Einschätzung der momentanen Lebenssituation („Wie geht es Ihnen im Moment?")

gut 1 2 3 4 5 6 7 8 9 10 sehr schlecht

Stellenwert der Stimmstörung („Wie sehr stört Sie Ihre Stimme momentan?")

stört nicht 1 2 3 4 5 6 7 8 9 10 stört sehr

Therapiemotivation ☐ nicht vorhanden ☐ eingeschränkt ☐ vorhanden

Körperliche Beschwerden ☐ nein ☐ ja

welcher Art: _____

_____

Schmerzen: ☐ nein ☐ ja

wo _____

Bewegungseinschränkungen: ☐ nein ☐ ja

wo _____

_____

sonstige Operationen/Krankheiten: _____

_____

Medikamente: _____

Sonstige Therapie: ☐ nein ☐ ja

☐ Physiotherapie ☐ Lymphdrainage ☐ Massagen ☐ Psychotherapie

Sonstiges: _____

_____

_____

Motzko/Mlynczak/Prinzen: Stimm- und Schlucktherapie nach Larynx- und Hypopharynxkarzinomen.

© Elsevier 2004

Stimmstörung 3

Diagnostik

Name: _____ Datum: _____
Geburtsdatum: _____ Prüfer: _____

☐ **Eingangsbefund**   ☐ **Zwischenbefund**   ☐ **Endbefund**

Ersatzphonationsebene   ☐ glottisch   ☐ pseudoglottisch   ☐ ary-epiglottisch
                        ☐ ventrikulär (Taschenfaltenebene)   ☐ aphon
                        ☐ glotto-ventrikulär (Stimmlippe-Taschenfalte)

Lupenlaryngoskopie/Stroboskopie: _____
_____

Glottisschluss   ☐ vollständig   ☐ unvollständig   ☐ irregulär

Stimmstatus

Klang   ☐ klar   ☐ rau   ☐ verhaucht   ☐ belegt   ☐ heiser   ☐ aphon
            ☐ angestrengt   ☐ diplophon   ☐ brüchig   ☐ gepresst
            ☐ _____

Mittlere gesp. Sprechstimmlage: _____	☐ normal	☐ zu tief	☐ zu hoch	
Sprechstimmumfang: _____	☐ normal	☐ eingeschränkt	☐ übersteigert	
Dynamik:	☐ normal	☐ eingeschränkt	☐ übersteigert	☐ schwankend
Tempo:	☐ normal	☐ langsam	☐ schnell	☐ wechselnd
Artikulation:	☐ normal	☐ eng	☐ überbetont	☐ nachlässig
Stimmeinsatz:	☐ physiol.	☐ verhaucht	☐ weich	☐ hart ☐ knarrend/gepresst
Stimmabsatz:	☐ physiol.	☐ verhaucht	☐ knarrend/gepresst	
Ventilton:	☐ möglich	☐ nicht möglich	☐ mit Nebengeräusch	
Stimmansatz:	☐ vorn	☐ rückverlagert		
Sprechatmung:	☐ costo-abdominal	☐ thorakal	☐ clavikular	
	☐ gleichmäßig	☐ unrhythmisch	☐ hörbares Lufteinziehen	
Ruheatmung:	☐ costo-abdominal	☐ thorakal	☐ clavikular	
	☐ gleichmäßig	☐ unrhythmisch	☐ Stridor	

Tonhaltedauer: /a/____ sek.; /o/____ sek.   **Ausatmungsdauer:** /s/____ sek.; /f/____ sek.

Singstimmumfang: _____   ☐ normal   ☐ eingeschränkt
Glissando: ☐ auf-   ☐ absteigend   ☐ möglich   ☐ nicht möglich
Schwellton: ☐ möglich   ☐ nicht möglich   ☐ Tonhöhenänderung
Haltung/Tonus: im Sitzen   ☐ angemessen   ☐ hypoton   ☐ hyperton
                    im Stehen   ☐ angemessen   ☐ hypoton   ☐ hyperton
Körperbewegungen: ☐ physiologisch   ☐ eingeschränkt
Einschränkungen: _____
_____

Sonstiges: _____
_____

Motzko/Mlynczak/Prinzen: Stimm- und Schlucktherapie nach Larynx- und Hypopharynxkarzinomen.
© Elsevier 2004

5.3 Logopädische Therapie

Die logopädische Behandlung zielt auf eine Verbesserung des Stimmklanges, des Stimmumfangs, der Tragfähigkeit, Lautstärke und auch der stimmlichen Belastbarkeit ab. Dies wird erreicht, indem die verbliebenen, stimmfunktionellen Bereiche optimiert werden. Die logopädische Therapie muss individuell und störungsspezifisch, d. h. in Abhängigkeit von den allgemeinen körperlichen Möglichkeiten und vom Ausmaß der Resektion auf jeden Patienten abgestimmt werden. Je ausgedehnter der Defekt, desto schlechter ist häufig die Stimmqualität und um so höher ist der kompensatorische Anteil der verbliebenen, stimmfunktionellen Bereiche. Besondere Konzepte, die sich ausschließlich mit der Stimmbehandlung nach einem Tumorgeschehen im Larynx beschäftigen und von Therapeuten in Form von Fortbildungen erlernt werden können, sind selten. Eines dieser speziell für Patienten nach Tumorresektionen im Larynx entwickeltes Programm ist die *Funktionale Stimmrehabilitation nach dem Göttinger Modell* nach Kruse/Bender. Es wurde 1998 im Rahmen eines durch die Dt. Krebshilfe e.V. finanziell gestützten Nachsorgeprojektes an der Uniklinik Göttingen entwickelt und wird im Folgenden vorgestellt. Erfolge in der Arbeit mit kehlkopfteilresezierten Patienten sind jedoch auch mit einer modifizierten, funktionellen Stimmtherapie zu erzielen, so muss nicht jeder Stimmtherapeut zunächst eine Fortbildung besuchen, um Therapien nach Kehlkopfteilresektionen durchführen zu können. Der Therapeut muss allerdings den Blickwinkel in seinem stimmtherapeutischen Vorgehen verändern. Wie dies im Speziellen aussieht wird ebenfalls vorgestellt.

5.3.1 Funktionale Stimmrehabilitation nach dem Göttinger Modell

Das Prinzip dieses stimmtherapeutischen Konzepts beruht auf der Theorie der laryngealen **Doppelventilfunktion** des Kehlkopfs (vgl. Negus 1949; Pressmann 1954). Diese besagt, dass der Kehlkopf über Ventile bzw. Sphinkter verfügt, deren primäre Aufgabe der **Schutz der tieferen Atemwege vor Fremdkörpern** ist. Erst an zweiter Stelle steht der **Aufbau eines thorakalen Unter- bzw. Überdrucks bei verschiedenen Körperbewegungen**. Anatomisch und funktionell betrachtet fungieren hierbei die Stimmlippen als „Einlassventil" zur Unterstützung des thorakalen Unterdrucks und die Taschenfalten sowie die Muskulatur des Kehlkopfeingangs als „Auslassventil" bei der Erzeugung eines Überdrucks (Abb. 5.2).

Ausgehend von dieser Theorie hat Kruse die laryngeale **Doppelphonationsfunktion** des Kehlkopfes abgeleitet. Diese beschreibt zwei mögliche Phonationsvarianten – zum einen die **glottische** und zum anderen die **supraglottische** Stimmgebung (vgl. Kruse 1991). In der Anbahnung und Kräftigung der Phonationsebenen kann der Therapeut sich den Zusammenhang zwischen Sphinkteraktivität und Körperbewegung zu Nutze machen, indem in der Therapie bestimmte Bewegungen mit gleichzeitiger Phonation verbunden werden. Dies ruft eine gezielte Schlussaktivität des entsprechenden Sphinkters hervor. Es lässt sich je nach Therapieziel die **Therapie im Unterdruck** – zur Verbesserung der glottischen Phonation – von der **Therapie im Überdruck** – zur Anbahnung der supraglottischen Ersatzphonation – unterscheiden (Abb. 5.3 und 5.4).

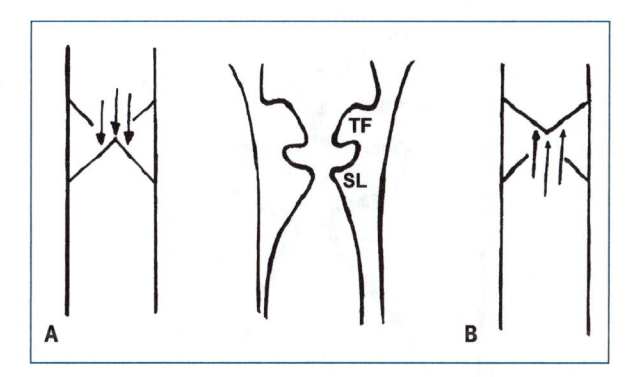

Abb. 5.2 Schematische Darstellung der Doppelventilfunktion des Kehlkopfes (TF=Taschenfalte; SL=Stimmlippe) modifiziert nach Pressman (1954). **A** Stimmlippen als inspiratorisches Ventil. **B** Taschenfalten als exspiratorisches Ventil

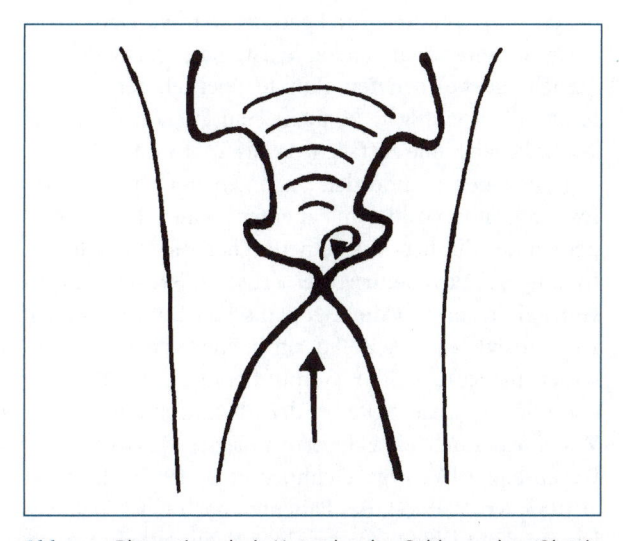

Abb. 5.3 Phonation bei Unterdruck. Schluss der Glottis durch „Ansaugen" der Stimmlippenschleimhaut durch Bernoullieffekt

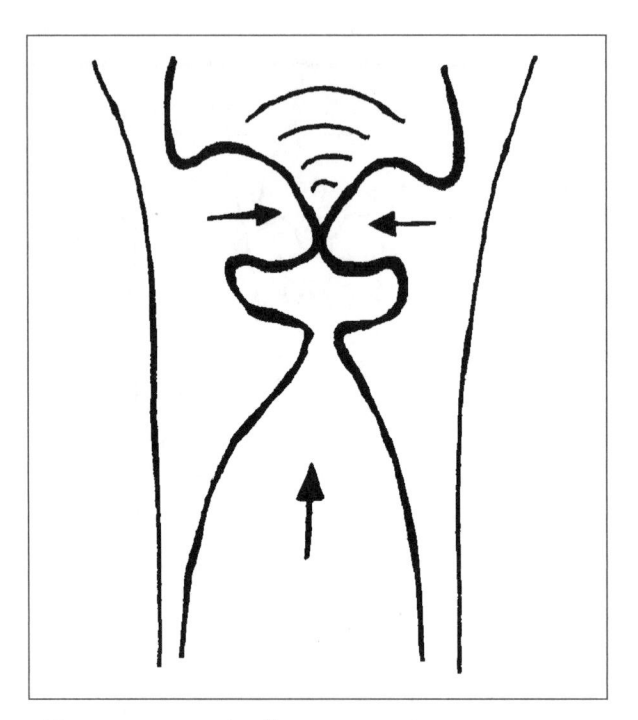

Abb. 5.4 Phonation bei Überdruck. Schluss der supraglottischen Sphinkter (hier Taschenfalten) durch Druckaufbau

Laut Bender (1998) ist für die Behandlung ein früher, postoperativer Einstieg in die logopädische Arbeit günstig. Direkt nach Abschluss der Wundheilung, i. d. R. nach 2–3 Wochen, sollte mit der Therapie begonnen werden. Optimal ist dieser Zeitpunkt, da der Patient noch keine Kompensationsmechanismen entwickelt hat, die einer Stimmgebung auf phonatorisch günstigerer Ebene im Wege stehen würde (vgl. Bender 1998). Nach dem *Göttinger Konzept der Funktionalen Stimmrehabilitation* soll die logopädische Therapie intensiv, d. h. täglich 2 Einheiten à 45 Minuten, durchgeführt werden. Der Vorteil einer so intensiven Therapie ist, dass die Patienten schnell die bearbeiteten Punkte übernehmen und in ihren Alltag einfügen können. Hausaufgaben im herkömmlichen Sinne entfallen, da das Erlernte aus der vorangegangenen Stunde den Patienten noch präsent ist. Dadurch fällt sowohl dem Patienten als auch dem Therapeuten der Einstieg in jede neue Therapiestunde leicht. In einigen Fällen befürwortet Kruse (1989) den Einsatz von Reizstrom, um die logopädischen Stimmübungen zu intensivieren. Das Ziel der mit einer selektiven Elektrisierung gekoppelten Stimmtherapie ist, dass die gesunde laryngeale Seite bei der Phonation ein besseres Widerlager durch eine Hypertrophie der Muskulatur der Gegenseite erhält (vgl. Eichhorn et al. 1983; Martin et al.1983; Kruse 1989). Bei Patienten nach einer Dekortikation, Chordektomie oder einer Kehlkopfteilresektion der Typen I und II könnte der verbliebene M. vocalis gekräftigt und somit die Schwingungsfähigkeit der darüber liegenden, narbig veränderten Schleimhaut verbessert werden (vgl. Kap. 3.1.1). Ist die Resektion allerdings so ausgedehnt verlaufen, dass keine muskulären Strukturen mehr vorhanden sind, kann die gezielte Elektrisierung nicht greifen und wird ineffektiv. Bei einer akuten Entzündung im Stimulationsgebiet oder nicht verheiltem Wundgebiet muss vom Einsatz von Reizstrom abgesehen werden. Bei der Verbesserung der glottischen Phonation werden die Elektroden wie bei der Behandlung von Stimmlippenlähmungen auf Höhe der Glottis angelegt. Die Stimulation sollte dann so geschaltet sein, dass die resezierte Seite elektrisiert wird. Bei der Anbahnung einer supraglottischen Ersatzphonation werden die Elektroden auf Höhe der zu aktivierenden Strukturen mit Hilfe des Elektrodengurtes befestigt. Über den Einsatz von Reizstrom wird in vielen Kliniken und Praxen kontrovers diskutiert. Die Wirkung sowie der Langzeiteffekt nach Beendigung der externen Stimulation ist noch umstritten. Der überweisende Arzt sollte dennoch über diese Möglichkeit informiert werden und eine Reizstrombehandlung nur in Verbindung mit einer gezielten, logopädischen Behandlung verordnen. Denn nur bei aktiven und kontrolliert durchgeführten Stimmübungen, d. h. zeitgleich mit der Stimulation soll die Stimmgebung einsetzen, kann die externe Elektrisierung durch den Reizstrom einen Effekt erzielen. Abhängig vom postoperativen Stimmbefund kann die Behandlung in der Phase der Verlagerung, der Etablierung oder der Stabilisierung – wie in Tabelle 5.2 beschrieben – beginnen (vgl. Bender 1998).

Therapiebereiche und allgemeine Ziele

Wie bei jeder Art von Stimmtherapie gilt es auch bei der Funktionalen Stimmrehabilitation mehrere Bereiche zu bearbeiten. Hanewinkel und Steck (2001) beschreiben detailliert das Vorgehen in der Therapie. Nach einer ausführlichen Anamnese und Diagnostik, die sich neben den allgemeinen stimmspezifischen Parametern wie Stimmklang, Atmung und Vokaltrakt auch mit Beobachtungen von verschiedenen Körperhaltungen und -bewegungen beschäftigen, erfolgt der Einstieg in die Therapie. Die Beurteilung der Steh- und Sitzhaltung, sowie der Bewegungsfähigkeit geben dem Therapeuten erste Anhaltspunkte für die körperliche Beweglichkeit und evtl. Einschränkungen und Schonhaltungen. Diese können die Ausführung der aktiven Übungen in der Therapie negativ beeinflussen.

Initial wird dem Patienten die normale Stimmphysiologie erläutert. Anschließend wird er über die individuelle Störung seiner Stimmfunktion, über die Grundzüge und den groben Ablauf der Therapie aufgeklärt. Die Erwartungen des Patienten und die Möglichkeiten

Therapiephase	Inhalte der jeweiligen Phase
a) Verlagerung	In dieser Phase wird die Stimmgebung auf die funktionell günstigere Phonationsebene verlagert. Dies geschieht durch dosierten Druckaufbau. Der Patient soll durch eine Schulung der taktil-kinästhetischen Wahrnehmung die Phonationsebenen voneinander differenzieren lernen. Das Ziel ist noch nicht die Produktion tonaler Anteile, sondern die gezielte Anwendung von Druck (Auf- bzw. Abbau).
b) Etablierung	Das Ziel dieser Phase ist tonale Anteile zu produzieren. Der Einsatz von Druck wird weiter modifiziert und gezielte Haltungs- und Bewegungsmuster werden im Sinne einer gezielten Stimmproduktion verbessert. Die Muskulatur wird gekräftigt und ein spontaner und lockerer Verschluss des entsprechenden Sphinkters wird angestrebt.
c) Stabilisierung	Das Ziel hierbei ist der Ausbau des stimmgebenden Mechanismusses und die Verbesserung der stimmlichen Leistungen. Die Parameter Stimmklang, Tonhaltedauer, Stimmumfang und Intensität werden hinzugezogen und trainiert.
d) Optimierung	Hier ist das Ziel der Transfer der Übungssituationen auf Alltagssituationen. Die eingeübten muskulären Einstellungen, die mit Hilfe von den Bewegungs-Phonationsübungen aufgebaut wurden, müssen nun ohne diese ebenfalls abrufbar sein. Das „innere mentale Konzept" wird nun wichtig.

Tab. 5.2 Die unterschiedlichen Phasen während der Behandlung

der Therapie sollten aufeinander abgestimmt werden. In der Regel ist die Wiederherstellung der „normalen" Stimme nicht mehr möglich, da der Substanzdefekt und die Vernarbungen dies verhindern. So muss bei der Stimmtherapie nach einer Kehlkopfteilresektion immer von der Anbahnung und Kräftigung einer Ersatzphonation bzw. von einer „neuen" Stimme gesprochen werden. Dies hilft dem Patienten seinen veränderten Stimmklang zu akzeptieren. Kommt ein Reizstromgerät zur Unterstützung der Behandlung in Frage, so sollte der Patient über dessen Wirkungsweise aufgeklärt werden.

Die Bereiche Tonus, Körperhaltung, Atmung, Phonation, Vokaltrakt und Wahrnehmung werden in der Therapie nicht getrennt voneinander bearbeitet. Sie werden vielmehr in jede Therapieeinheit integriert und bereits von der ersten Stunde an mit Bewegungs-Phonationsübungen (BPÜ) gekoppelt. Der **Gesamtkörpertonus** muss je nach anzubahnender oder zu kräftigender Phonationsebene modifiziert werden. Bei der Therapie im Unterdruck, also bei der Aktivierung der Glottis, wird ein Eutonus angestrebt und ein Zuviel oder Zuwenig an muskulärer Spannung ausgeglichen. Bei der Phonation im Überdruck wird bei der Stimmgebung nach einer eutonen Ausgangsspannung ein kurzzeitiger, gesamtkörperlicher Hypertonus angestrebt. Eng gekoppelt mit der Veränderung der muskulären Spannungsverhältnisse im Körper und im Larynxbereich ist die **Körperhaltung**. Es wird in der Therapie je nach Ersatzphonationsmechanismus eine flexible, aufrechte oder eine stabile, fixierte Körperhaltung angestrebt. Die Körperhaltung wird dadurch in jeder einzelnen BPÜ entweder zu Gunsten einer Thoraxweitung, bei der Kräftigung der glottischen Phonation oder einer Verengung des Brustraums, bei der Anbahnung einer supraglottischen Ersatzphonation, modifiziert. Da alle Atemmuskeln – bis auf das Zwerchfell – auch Körperhaltungsmuskeln sind, werden die **Atmung** und der Anblasedruck durch eine Veränderung der Haltung beeinflusst (vgl. Kruse 2001). Eine Bearbeitung des Therapiebereichs Atmung findet daher nie losgelöst von der Körperhaltung, von den gezielten Bewegungen und den Tonusveränderungen statt. Er ist vielmehr das Produkt der anderen Bereiche. Allgemein kann gesagt werden, dass die Aktivierung der Glottisebene einatmungsgesteuerte also thorako-petale, zur Körpermitte hin orientierte und die Phonation auf den supraglottischen Ebenen ausatmungsgesteuerte und überdruckfördernde Bewegungen benötigen. Letztere gehören zu der Gruppe der thorako-fugalen Bewegungen. Sie sind vom Körper weg orientiert. Die **Wahrnehmung** spielt, wie in der gesamten logopädischen Therapie, auch in der Funktionalen Stimmrehabilitation eine übergeordnete Rolle und wird in alle Übungen mit einbezogen. Wichtigstes Medium ist hier allerdings nicht der auditive Kanal, sondern der taktil-kinästhetische. Dies unterscheidet die Funktionale Stimmtherapie nach dem Göttinger Konzept von dem Funktionalen Stimmtraining nach Rohmert (vgl. Rohmert 1987) oder dem Konzept von Hepner. Der Patient soll lernen, seine Stimmgebung mit den günstigsten, muskulären Einstellungs- und Bewegungsmustern zu erspüren und als „inneres, mentales Konzept" (Bender 1998, S. 277 f.) abzuspeichern. So kann er beim Auftreten von Stimmveränderungen die Stimmgebung durch eine Veränderung des muskulären Spannungsgleichgewichts und der muskulären Einstellungen modifizieren. Dies ist im Allgemeinen einfacher als das Endprodukt – die Stimmqualität – zu verändern. Im Bereich **Phonation** ist das Ziel, den entsprechenden laryngealen Sphinkter zu aktivieren und einen kompletten Schluss der Ebene bei Phonation herzustellen. Die Phonation findet immer mit entsprechenden Bewegungen gekoppelt statt und bildet mit ihnen als Einheit die Bewegungs-Phonationsübungen (BPÜ). Verwendet werden Vokalketten mit langgezogenen Lauten, die je nach individuell möglicher Tonhaltedauer verlängert werden können, z. B. /a-o-a/; /ü-a-ü-a-ü/; etc. In die Vokalketten werden zunächst weite Vokale wie /a/ und /o/ eingebaut. Später, wenn die Patienten die Weite im Vokaltrakt gut erzeugen und aufrechterhalten können, werden die Ketten durch engere Selbstlaute (/e/, /i/, /u/) erweitert. Die Phonation findet zunächst nur auf Singstimmebene statt. Dies hat eine Verlängerung der phonatorischen Aktivität und der Schleimhautschwingung zur Folge. Kann die Stimme bereits sehr gut eingesetzt werden, so wird nach und nach auf die Sprechstimmebene gewechselt. Im Bereich **Vokaltrakt** sollen sinnvolle Veränderungen im Ansatzrohr und im Mundraum erarbeitet werden, welche die Resonanz und die Ausformung des primären Kehlkopftons unterstützen. Auch hier sind Unterscheidungen zwischen supraglottischer und glottischer Phonation aufzuführen. Bei der glottischen Stimmgebung wird die Verbesserung der Weite im Ansatzrohr angestrebt und bei der supraglottischen Anbahnung erfolgt genau das Gegenteil. Die **Artikulation** bzw. die Verbesserung individueller, artikulatorischer Fehlbildungen kann bei Bedarf mit in die Therapie einbezogen werden, ist aber erfahrungsgemäß bei der Behandlung dieser Patientengruppe nicht vorrangig. Um einen optimalen **Transfer in den Alltag** zu erreichen, werden die BPÜ nach und nach wieder abgebaut, bis sie nur noch rudimentär vorhanden sind. Die

Therapiebereich	Therapieziel	
	Glottische/pseudo-glottische Phonationsebene	**Supraglottische Phonationsebene**
Gespräch	Information über Stimmphysiologie und individuelles Störungsbild, Therapiekonzept, Therapieziele und -möglichkeiten, Krankheitsbewältigung	
Tonus	Eutonus, Abbau von Spannungsnestern, Ausgleich von zu wenig Spannung	Eutonus als Ausgang kurzzeitiger Spannungsaufbau während der Phonation
Haltung	flexibel, aufrecht, weitend, ziehend	stabil, fester Stand, fixiert, Tendenz nach vorn/unten
Atmung	einatmungsgesteuert, nicht isoliert bearbeitet, nur in Kombination mit Bewegungs-Phonationsübungen	einleitend einatmungsfördernde Bewegung, dann überdruckfördernd ausatmungsgesteuert, nicht isoliert bearbeitet, nur in Kombination mit Bewegungs-Phonationsübungen
Bewegung	thorako-petal, „zum Körper hin" z. B. Zugbewegungen	thorako-fugal, „vom Körper weg" Stoß-, Stampf-, Schlag-, Drückbewegungen
Phonation	Eutonus im Glottisbereich während der Phonation Aufrechterhalten der Einatemtendenz (thorakale Weite)	Spannung während der Phonation aufrechterhalten
Vokaltrakt	Weite im Ansatzrohr, Kehlkopftiefstand, Öffnung und Entspannung im Rachenraum Kopf aufrecht oder tendenziell nach hinten gekippt, „Gähnstellung" lockere Artikulation	Enge im Ansatzrohr Kinn tendenziell zu Brust geneigt
Artikulation	bei Bedarf werden artikulatorische Störungen beseitigt	
Wahrnehmung	differenzierte Eigenwahrnehmung, hauptsächlich über taktil-kinästhetisches Feedback, Hilfen über visuellen und taktilen, seltener über auditiven Kanal	
Transfer	Abbau der Bewegungs-Phonationsübungen, Einbau des neuen Sprech- und Stimmgebungsmusters in den beruflichen und privaten Alltag	

Tab. 5.3 Therapiebereiche und -ziele der Funktionalen Stimmrehabilitation nach dem Göttinger Modell

Einatmungstendenz bei der Phonation wird dann durch ganz zaghaft angedeutete Körperbewegungen, z. T. auch durch bestimmte Gesten, aufrechterhalten. Das mentale Konzept des neu erlernten Bewegungsmusters beim Sprechen, das während der gesamten Therapie aufgebaut und entwickelt wurde, kommt nun zum Einsatz. Der Patient muss dieses Muster in seinen Alltag integrieren und mit Hilfe des Therapeuten einen Weg finden, es leicht und spontan abrufen zu können. Zu den zuvor beschriebenen Therapiebereichen kommen die Unterpunkte **Psyche/Persönlichkeit und Gespräch**. Diese Punkte decken sich mit denen der konventionellen logopädischen Stimmrehabilitation und werden in diesem Unterkapitel nicht explizit beschrieben. Die Tabelle 5.3 fasst Therapiebereiche und -ziele der Funktionalen Stimmrehabilitation nach dem Göttinger Modell zusammen.

> **Hinweis:** Die nachfolgenden Übungen sind verkürzt dargestellt und sollen nur einen Einblick in die Funktionale Stimmrehabilitation geben. Eine vollständige Darstellung aller möglichen Aspekte wird nicht angestrebt.

Therapie im Unterdruck

Die Anbahnung und Kräftigung der glottischen Phonation wird auch „Therapie im Unterdruck" genannt. Das Vorgehen in allen stimmtherapeutischen Bereichen strebt eine Flexibilisierung, Weitung und einen gesamtkörperlichen Eutonus an. Diese Aspekte verbessern die Einatmungstendenz und aktivieren den glottischen Sphinkter als inspiratorisches Ventil. Im Unterpunkt **Haltung** wird eine aufrechte Körperhaltung angestrebt, die aber flexibel je nach durchzuführenden Bewegungen verändert werden soll. Fehlhaltungen sind kontraproduktiv und bewirken eine Einengung der Atemräume und damit eine Veränderung der In- und Exspiration. Dies kann sich negativ auswirken. Daher wird vor der Durchführung einer Übung die optimale Ausgangshaltung (Abb. 5.5) gewählt. Grundsätzlich können drei Haltungen unterschieden werden, die nachfolgend dargestellt sind:

- Stehend/parallel: Diese Haltung gleicht der physiologischen Stehhaltung und sollte den spezifischen, körperlichen Möglichkeiten jedes Patienten angepasst werden. Die Füße stehen hüftbreit und parallel nebeneinander. Individuell können die Zehenspitzen auch leicht nach außen gedreht werden. Die Knie sind locker und durchlässig, auf keinen Fall nach hinten durchgedrückt. Das Becken nimmt im Idealfall eine Mittelposition ein. Bei Patienten mit einem Hohlkreuz oder einer Skoliose sollte die bestmögliche Wirbelsäulenaufrichtung angestrebt werden. Die Halswirbelsäule ist aufrecht und der Kopf „thront" flexibel auf den Wirbeln. Der Kiefer ist locker und die Zähne des Ober- und Unterkiefers berühren sich nicht.
- Stehend/Schrittstellung: Anders als beim parallelen Stand, sind beide Füße nicht auf einer Höhe, sondern der individuell bevorzugte Fuß des Patienten wird eine Schrittlänge vorangestellt. Auch hier sind die Knie locker. Diese Haltung kann auch aus dem Gehen heraus eingenommen werden. Der Körperschwerpunkt sollte hüftnah und der Schritt nicht zu groß sein, da sonst das Gleichgewicht schwer zu halten ist. Der Oberkörper ist entsprechend des Schrittes leicht in der Längsachse gedreht. Die Aufrichtung der Wirbelsäule und des Kopfes ist vergleichbar mit der des parallelen Standes. Ebenso locker sollte der Kiefer- und Gesichtsbereich sein.
- Sitzend: Sitzende Übungen werden entweder auf einem Hocker oder auf einem Gymnastikball durchgeführt. Die Haltung entspricht der „physiologischen" Sitzhaltung und sollte ebenfalls für jeden Patienten individuell modifiziert werden. Die Füße stehen dabei parallel und hüftbreit auseinander. Im Beckenbereich sollte leicht vor oder auf den Sitzhöckern gesessen werden, um ein Hohlkreuz bzw. einen Rundrücken zu vermeiden. Die weiteren Punkte entsprechen den anderen zuvor beschriebenen Ausgangshaltungen.

Die Körperhaltung wird in jeder einzelnen BPÜ optimal zu Gunsten einer Vergrößerung des Brustraums verändert. Ein Beibehalten der Körperhaltung während der Phonation ermöglicht eine Verlängerung der Einatemtendenz und so eine optimale Ansteuerung des inspiratorischen Ventils. Dies ist auch das Ziel des Therapiebereichs **Atmung** im Unterdruck. Genutzt werden dazu die speziellen thorako-petalen Bewegungen, die zur Körpermitte hin stattfinden. Durch diese Aktionen legen sich die Stimmlippen aneinander und werden durch die ausströmende Phonationsluft in Schwingung versetzt. Dies kann allerdings nur bei einem angemessenen **Gesamtkörpertonus** erreicht werden. Hier gilt es, mit dem Patienten zusammen individuelle muskuläre „Spannungsnester" zu entdecken oder ein „Zu-wenig" an Spannung auszugleichen. Hat der Patient ausgeprägte muskuläre Verspannungen besonders im Schulter-Nackenbereich (M. trapezius, Mm. scaleni, Mm. sternocleidomastoidei), kann die Therapieeinheit auch mit einer Eutonieübung, einer Massage oder ähnlichem begonnen werden. Eine Regulation des Tonus ist i.d.R. bereits durch gleichmäßige rhythmisch-schwingende und aktive Bewegungen des gesamten Körpers, die eine allgemeine Flexibilität bewirken, zu erlangen. Wichtig bei diesem Unterpunkt ist, dass der Patient seine Eigenwahrnehmung schult und lernt, Spannungszustände sei-

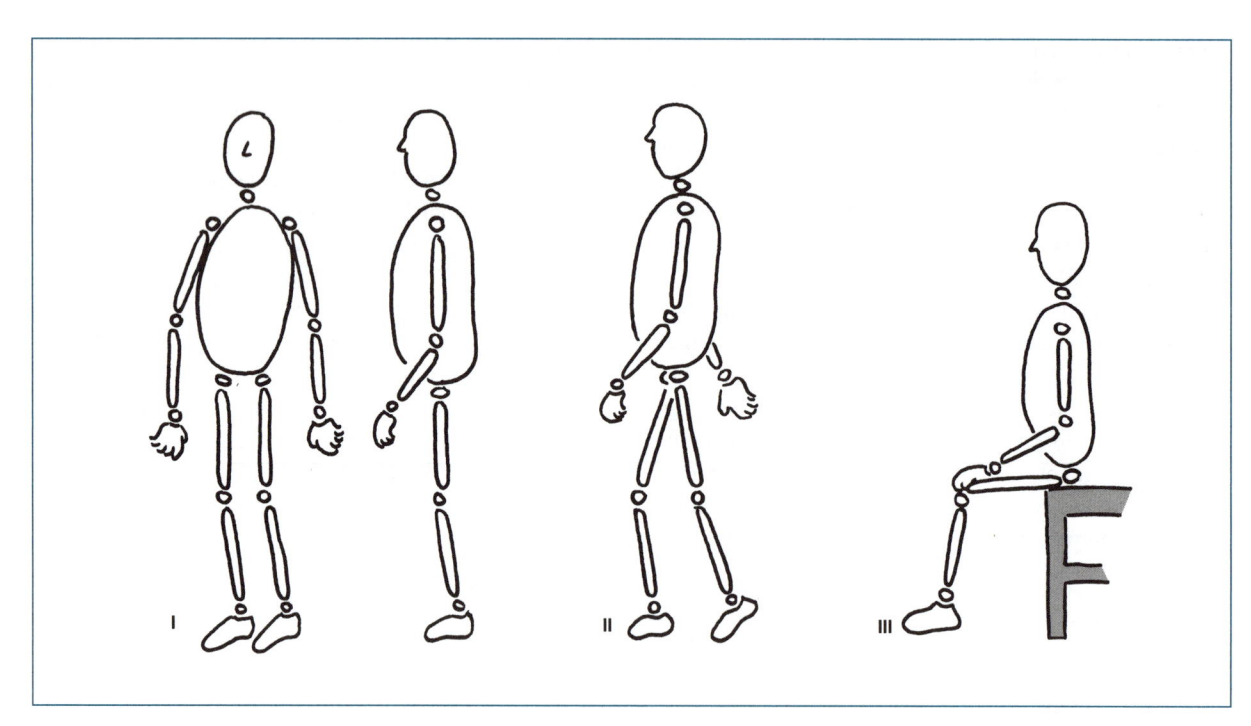

Abb. 5.5 Ausgangshaltungen im Unterdruck. **I** Parallel stehende Ausgangshaltung. **II** Schrittstellung. **III** Sitzende Haltung

nes Körpers zu erspüren und diese durch bestimmte körperliche Handlungen und Bewegungen auszugleichen. Ist die Wahrnehmung über den taktil-kinästhetischen Kanal eingeschränkt, so unterstützen visuelle oder taktile Hilfen sowie Kontrastvorgaben die Behandlung. Das Ziel bei der **Phonation auf Glottisebene** ist, die Stimmlippen oder die nach einer Operation verbliebenen, glottischen Strukturen soweit zu kräftigen, dass ein Schluss auf dieser Ebene wieder möglich ist. Die supraglottischen Kontraktionen, die als Kompensation und somit als Anzeichen einer Schwäche der Glottis zu verstehen sind, werden sich vermindern, wenn die Glottisebene wieder leistungsfähiger wird. Der Bereich **Vokaltrakt** bezieht sich auf die Verbesserung der Weite im Ansatzrohr, durch die der Primärton der Glottis resonatorisch ausgeformt wird. Ziel ist es, einen Kehlkopftiefstand – ähnlich wie bei der Gähnstellung – zu erreichen, um eine optimale Schallabstrahlung zu gewährleisten. Voraussetzung dafür ist eine flexible Kieferweite, Kopfhaltung und vordere Zungenlage. Die therapeutischen Techniken decken sich mit denen aus der herkömmlichen Stimmtherapie, ebenso wie die Behandlung der artikulatorischen Störungen, sofern sie Relevanz für den Patienten haben.

Beispiele für Bewegungs-Phonationsübungen (BPÜ)

Im Folgenden werden Übungsbeispiele für das Vorgehen in den Bereichen Atmung, Körpertonus und Phonation, die in den Bewegungs-Phonationsübungen zusammengefasst werden, aufgeführt.

> Die Anwendungsbeispiele und ihre Wirkung auf Atmung und Tonus sollten zunächst vom Therapeuten erprobt werden. Nur wenn der Behandler die Wirkweise und somit mögliche Fehlerquellen selbst erfahren hat, kann er dem Patienten ausreichende Hilfestellungen bei der Durchführung und Modifizierung geben.

In jeder Therapieeinheit gilt es zudem, nicht viele verschiedene BPÜ einzusetzen, sondern vielmehr einen Bewegungsablauf in seinen Einzelbewegungen zu modifizieren und zu verfeinern, bis ein für den Stimmklang optimaler Ablauf erreicht ist. Der Therapeut soll durch genaue und sehr differenzierte Beobachtungen der Bewegungsausführung den Patienten verbessern und leiten. Auch der Klang der Stimme gibt einen Anhalt für das optimale Vorgehen. Je optimaler die Ausgangsbasis bezogen auf Haltung, Tonus, etc. für die Stimmgebung ist, desto besser wird der Stimmklang. Besonders gut geeignet für die Therapie sind Vorstellungshilfen, mit denen der Patient von der Fokussierung auf den Stimmklang oder auf die einzelnen Bewegungsabläufe abgelenkt wird. Diese Vorstellungen von bestimmten Handlungen können die Bewegungen weicher und physiologischer werden lassen, was wiederum den Effekt der BPÜ unterstützt. Da bei allen Übungen der gesamte Körper angesprochen wird, muss der Therapeut auftretende Schmerzen, z. B. bei Z.n. Neck dissection, berücksichtigen. Die Übungen müssen dementsprechend ausgewählt oder modifiziert werden. Die BPÜ bei der Verbesserung der glottischen Phonation können in verschiedene Kate-

5.3 Logopädische Therapie

Art der Bewegung in der Unterdrucktherapie	Charakteristika der Bewegung
thoraxweitend	Weitung des Brustraums und Unterstützung der Zwerchfellabwärtsbewegung durch bestimmte Oberkörper- und Armbewegungen
flexibilisierend	Optimierung des Gesamtkörpertonus und Stimulierung der Einatemtendenz durch weiche, lockere und flexible Bewegungen
ziehend	Aktivierung des Zwerchfells durch ziehende Bewegungen zur Körpermitte hin
fließend	Abstimmung von Einatmungs- und Phonationsphasen durch fließende Bewegungen; besonders sehr hypertonen Patienten verhelfen sie zu einer allgemeinen Tonisierung

Tab. 5.4 Bewegungsarten in der Therapie im Unterdruck und ihre Wirkung

gorien wie weitend, flexibilisierend, fließend oder ziehend eingeteilt werden (Tab. 5.4). Sinnvoll ist es zunächst die Bewegungen isoliert zu üben, bis der Patient diese durchführen kann. Erst dann sollte die Phonation mit hinzugenommen werden. Die Übungen dieser Bereiche können isoliert für sich oder auch in Kombination in der Therapie eingesetzt werden.

Thoraxweitende Übungen

Bei diesen weitenden Übungen kommt es darauf an, durch gezielte Körperbewegungen den Brustkorb zu vergrößern und damit die Zwerchfellabwärtsbewegung und die reflektorische Einatmung zu forcieren und zu unterstützen. Zu jeder Übung werden unter *Hinweis/Fehlerquellen* beispielhaft Gefahrenquellen beschrieben, deren Auswirkungen der Therapeut kennen muss, damit die BPÜ erfolgreich ablaufen kann.

Luftballonverkäufer

Ausgangshaltung: Der Patient nimmt einen flexiblen Stand ein oder sitzt.

Vorstellungshilfe: Der Patient hat gasgefüllte Luftballons an die Handgelenke gebunden und lässt seine Arme locker nach oben steigen und schweben.

Durchführung:
- Der Patient steht/sitzt in der Ausgangshaltung und lässt den Mund locker geöffnet (Abb. 5.6A).
- Der Mund- und Rachenraum ist optimal weitgestellt, der Mund wird nicht „aufgerissen", da die Gefahr besteht, dass der Rachen und somit ein Resonanzraum verengt wird.
- Die Arme werden seitlich maximal bis zur Brusthöhe angehoben, wobei die Höhe individuell verschieden ist. Oft reicht auch ein Anheben bis zur Höhe des Bauchnabels.
- Die Handflächen sind tendenziell nach oben gerichtet; die Ellbogen dürfen nicht durchgedrückt werden.
- Bei der Aufwärtsbewegung der Arme strömt Atemluft ein.
- Am Endpunkt der Bewegung erfolgt die Phonation (zum genauen Vorgehen vgl. *Therapiebereiche* und *Erste Stunde*); die Arme werden derweil in der Position gehalten.
- Danach werden die Arme wieder langsam herabgelassen.

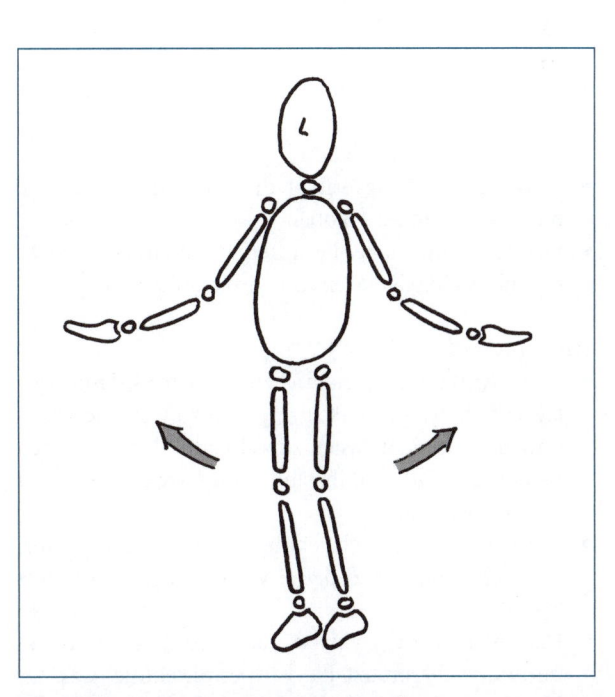

Abb. 5.6A Beispiel für thoraxweitende Übungen: Luftballonverkäufer

Hinweise/Fehlerquellen:
- Der Patient hebt die Arme zu hoch, dabei werden die Schultern hochgezogen, was dazu führt, dass die Atmung hochrutscht, d. h. sie wird thorakal bzw. clavikular.
- Der Patient hebt die Arme zu weit seitlich oder zu weit nach hinten. Damit nähern sich die Schulterblätter im Rückenbereich einander an und die Brust wird vorgeschoben – eine „Brust raus-Bauch rein-Haltung" entsteht und verlagert den Atemraum nach oben.
- Der Patient dreht die Handflächen nach unten und die Schultern nach vorn, dabei kommt es zu einer Verengung des Atemraumes, zu viel Anstrengung für die Bewegung wird nötig, die Atmung rutscht hoch.
- Der Patient dreht die Handflächen zu weit nach oben und die Ellbogen werden nach vorn gedreht, dabei nähern sich die Schulterblätter – es kommt zur „Brust raus-Bauch rein-Haltung" und die Atmung wird thorakal.
- Die Knie sind durchgedrückt, das Becken wird fest, der Patient geht ins Hohlkreuz. Dies kann zu einer thorakalen Atmung führen.

Obst pflücken

Ausgangshaltung: Der Patient steht in Schritthaltung oder die Übung wird aus dem Gang heraus durchgeführt.

Vorstellungshilfe: Der Patient soll Äpfel, Pfirsiche oder Kirschen von einem Baum pflücken. Wird ein weicher Stimmeinsatz angestrebt, kann die Vorstellung auch sein, einen überreifen und sehr weichen Pfirsich zu greifen.

Durchführung:
- Der Patient stellt sein bevorzugtes Bein voran (Abb. 5.6B).
- Der Arm der gleichen Seite wird vorne angehoben, als würde nach einem Apfel im Baum gegriffen werden. Dabei kann der Arm auch leicht lateral angehoben werden, er muss nicht der Medianen folgen.
- Der Mund ist leicht geöffnet und der Rachenbereich weit.
- Der Blick folgt der Hand.
- In der Endstellung erfolgt die Phonation; der Arm bleibt währenddessen oben.
- Der Arm wird wieder heruntergelassen und die restliche, überschüssige Atemluft wird ausgeatmet.

Hinweise/Fehlerquellen:
- Der Schritt auf den „Baum" zu ist zu groß, damit verlagert sich der Körperschwerpunkt zu weit nach vorn und das Gewicht lastet zu sehr auf dem vorderen Bein. Der Stand wird instabil; zum Ausgleich wird der Körper angespannt.
- Der Arm wird zu hoch gehoben, dabei wird die Schulter hochgezogen und damit wird die Atmung thorakal.
- Der Arm wird zu weit nach vorn ausgestreckt und/oder überkreuzt die Körpermittellinie, was zur Einengung des Brustkorbs führen kann. Dabei stockt die Atmung.
- Der Blick folgt der Handbewegung nicht, somit kann die optimale Weite im Ansatzrohr nicht gebildet werden; die Einatmung muss eine Enge passieren; die Resonanz ist eingeschränkt.

Modifikation:
- Zur Steigerung der Flexibilität kann die Schnelligkeit der Bewegungsabfolge gesteigert werden und/oder beide Arme können abwechselnd zum „Greifen" herangezogen werden.
- Möglich ist auch das Gehen im Raum und das „Pflücken an verschiedenen Bäumen".

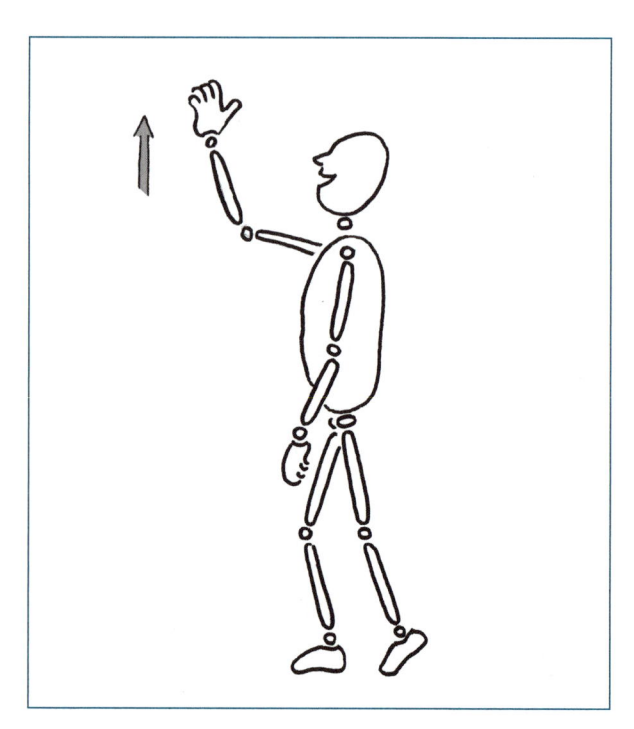

Abb. 5.6B Beispiel für thoraxweitende Übungen: Obst pflücken

Flexibilisierende Übungen

Bei dieser Untergruppe wird eine Tonisierung aller Muskelgruppen durch flexibilisierende Bewegungen angestrebt. Der Effekt ist, dass durch eine derartige Flexibilisierung negative Spannungen und Kompensationen abgebaut werden und die Einatmung stimuliert wird.

Auch hier gibt es bestimmte Fehlerquellen bei der Durchführung, die den Erfolg der einzelnen BPÜ in Frage stellen. Es werden zu jeder Übung einige dieser Auswirkungen beschrieben.

Seiltänzer

Ausgangshaltung: Die Übung erfolgt in Schrittstellung oder gehend.

Vorstellungshilfe: Der Patient ist ein Artist im Zirkus und balanciert über ein Drahtseil. In den locker nach oben geöffneten Handflächen kann zur Unterstützung der Vorstellung ein Balancierstab gehalten werden.

Durchführung:
- Die Arme werden nach vorn bis in Bauchnabelhöhe angehoben und geöffnet, dabei sind die Ellbogen leicht angewinkelt (Abb. 5.7A).
- Der Patient setzt einen Fuß vor den anderen und geht über das imaginäre Drahtseil.
- Zwischendurch kann er schwanken oder fast das Gleichgewicht verlieren.
- Die Atmung fließt, ohne dass sie willentlich beeinflusst wird.
- Bei lockerer, fließender Bewegung setzt die Phonation ein; am besten bei dem Schritt nach vorn.
- Der Patient soll dabei weitergehen.

Besonderheit: Beobachtet man die Glottisaktivität beim Balancieren, stellt man fest, dass die Stimmlippen sich einander annähern, ohne dass sie aneinander gepresst werden.

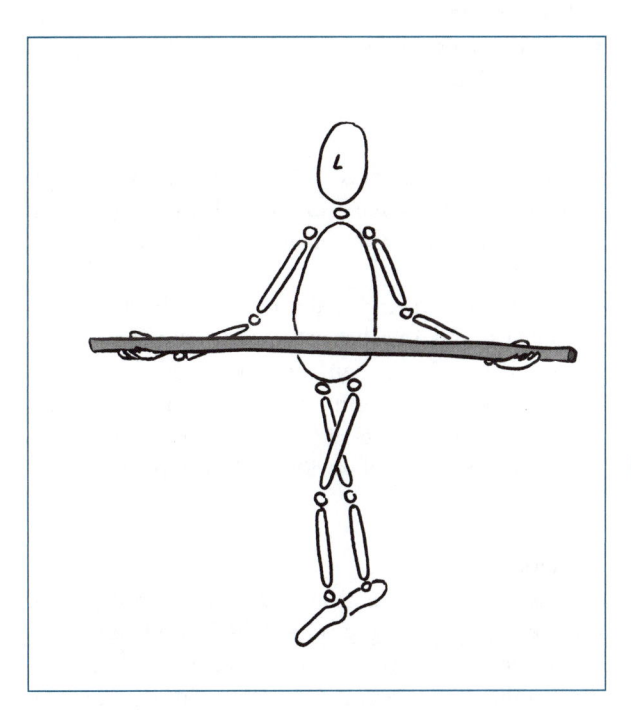

Abb. 5.7A Beispiel für flexibilisierende Übungen: Seiltänzer

Hinweise/Fehlerquellen:
- Der Patient geht zu schnell über das „Seil". Er ist nicht in der Vorstellung oder führt die Bewegung nicht koordiniert genug aus, d. h. die Bewegung ist nicht flexibel und locker genug; die Atmung wird nicht zugelassen.
- Der Patient macht zu große Schritte, dabei wird die Bewegung instabil, das Gleichgewicht ist schwierig zu halten, bestimmte Muskelgruppen z. B. in den Beinen, im Bauch- und im Rückenbereich sind zu sehr beansprucht.
- Der Balancierstab wird zu hoch gehalten, dabei werden die Schultern hochgezogen; die Atmung wird thorakal.
- Der Patient ist zu sehr in der Vorstellung und hat Angst vom „Seil" herunterzufallen. Dies erzeugt eine gesamtkörperliche Tonussteigerung und eine Enge, wobei die Atmung stockt.

Wackelbrett

Ausgangshaltung: Der Patient steht.

Durchführung:
- Der Patient steht auf einem Wackelbrett oder auf einer Drehscheibe (Abb. 5.7B).
- Die Knie sind leicht gebeugt, um das Gleichgewicht halten zu können.
- Das Körpergewicht wird von einem auf das andere Bein verlagert.
- Die Phonation erfolgt während der Bewegung bei lockerer Mundöffnung.

Hinweise/Fehlerquellen:
- Die Knie sind durchgedrückt; das Becken wird vorgeschoben; die Muskelspannung in Beinen und Bauch ist erhöht; die Zwerchfell-Flankenatmung ist eingeschränkt.
- Der Patient hat Angst oder ist zu vorsichtig, was zu einer gesamtkörperlichen Tonuserhöhung führt. Er kann sich nicht mehr auf die Bewegungskoordination konzentrieren. Die Atmung wird thorakal; die Muskulatur im Kiefer-Gesichtsbereich spannt sich an, was zu einem Pressen bei der Phonation führen kann.

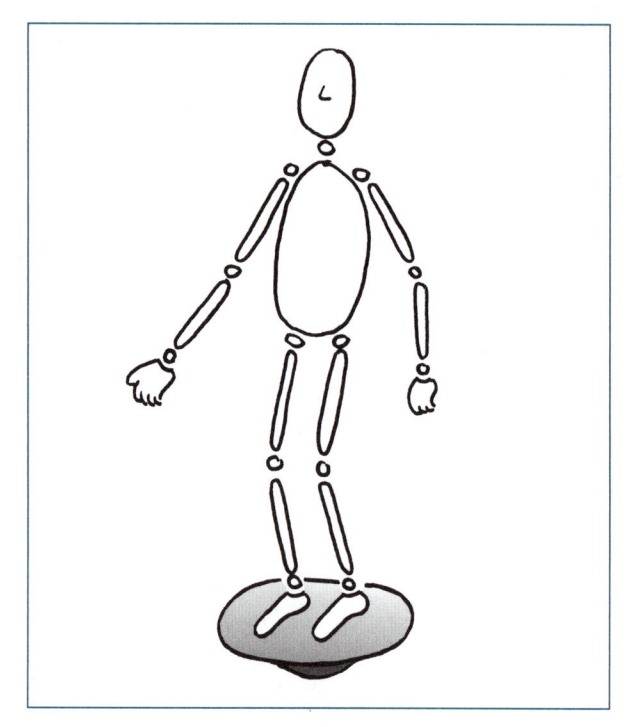

Abb. 5.7B Beispiel für flexibilisierende Übungen: Wackelbrett

Ziehende Bewegungen

Ziehende Bewegungen zum Körper hin bewirken vor allem eine Aktivierung des Zwerchfells und einen Verschluss der Glottis. Sie sind deutlich einatmungsgesteuert. Bei diesen Bewegungen sind die Hauptgefahren in der zu kräftig durchgeführten Bewegung zu sehen. Diese können die Übungen schnell zu überdruckstimulierenden Bewegungen machen und aktivieren somit die supraglottischen Strukturen.

Geschummelte Klimmzüge

Ausgangshaltung: Der Patient steht parallel.

Vorstellungshilfe: Etwas über Kopfhöhe hängt eine Reckstange. Der Patient greift sie und zieht sich langsam etwas daran hoch.

Durchführung:
- Beide Arme werden angehoben und die vorgestellte Reckstange wird gegriffen (Abb. 5.8A).
- Die Handinnenflächen sind zum Gesicht gerichtet.
- Die Einatmung durch den locker geöffneten Mund beim Greifen wird zugelassen.
- Die Stimmgebung erfolgt beim „geschummelten" Klimmzug, der nur angedeutet wird und ohne Krafteinsatz erfolgt.
- Die Arme werden etwa bis zur Höhe des Mundes hinabgezogen.

Hinweise/Fehlerquellen:
- Die Handflächen zeigen beim Greifen nach vorn; der Arm rotiert nach außen; die Schulter wird nach innen gedreht und angehoben, dabei wird die Atmung thorakal und es kommt zu Verspannungen im Schulter-Nacken-Bereich.
- Der Patient zieht sich zu kräftig hoch, dabei wird die Bewegung ausatmungsgesteuert. Es baut sich ein zu kräftiger, subglottischer Anblasedruck auf. Somit arbeitet man im Überdruck. Die Atmung stockt und wird thorakal.

Modifikation: Wenn sich der Patient schlecht auf die reine Vorstellung einlassen kann, kann er eine Stange – wie beim „Seiltänzer" – als Reckstange verwenden.

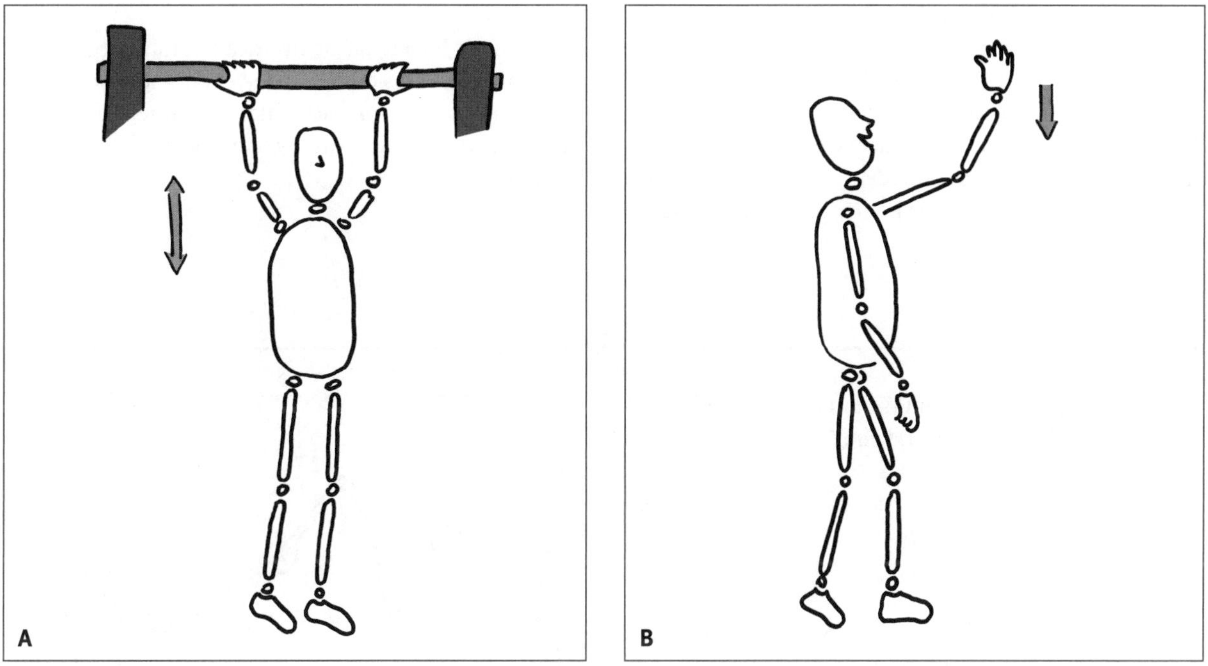

Abb. 5.8 Beispiele für ziehende Übungen. **A** „Geschummelte" Klimmzüge. **B** Luftballon ziehen

---------------------------------- **Luftballon ziehen** ----------------------------------

Ausgangshaltung: Der Patient steht parallel oder die Übung erfolgt aus dem Gang heraus (Abb. 5.8B).

Vorstellungshilfe: Es hängen viele gasgefüllte Luftballons an der Zimmerdecke. Erreichbar sind nur die langen Fäden, an denen sie angebunden sind. Einer nach dem anderen wird nun heruntergezogen.

Durchführung:
- Der Patient soll abwechselnd den rechten und den linken Arm nach vorn in die Höhe strecken, dabei soll er sich nicht in die Höhe „recken", sondern mit beiden Füßen in Bodenkontakt bleiben.
- Der Ellbogen ist leicht angewinkelt und die Handinnenfläche weist zum Körper.
- Der Blick folgt der Hand und der Mund ist locker für die Ein- und Ausatmung geöffnet.

- Die Einatmung erfolgt reflektorisch beim Heben des Armes.
- Ist der Arm oben, so wird der Faden in der Vorstellung gegriffen und der Luftballon zur Körpermitte hin heruntergezogen.
- Die Phonation erfolgt während der nach unten gerichteten Bewegung.

Hinweise/Fehlerquellen:
- Die Handfläche zeigt beim Greifen nach vorn, dabei rotiert der Arm nach außen; die Schulter wird nach innen gedreht und angehoben. Es kommt zu einer Hochatmung und zu Verspannungen im Schulter-Nacken-Bereich.
- Der Patient zieht den „Ballon" kräftig und schnell herab. Der subglottische Anblasedruck wird somit ggf. erhöht und der Stimmeinsatz wird härter.

Fließende/rhythmische Bewegungen

Mit fließenden/rhythmischen Bewegungen wird die Abfolge von Einatmungs- und Phonationsphasen harmonisiert. Diese Bewegungen lenken von der starren Trennung dieser Phasen ab und lassen die Stimmgebung ebenfalls fließend geschehen. Ideal sind solche Übungen für Patienten, die einen sehr hohen gesamtkörperlichen Grundtonus haben, da sie im Idealfall tonusregulierend und auch flexibilisierend sind. Gefahrenquelle ist hier allerdings meist ein zu schneller und ungleichmäßiger Rhythmus, der die Atmung und Phonation negativ beeinflussen kann.

Dirigent

Ausgangshaltung: Der Patient nimmt eine leichte Schrittstellung oder den Parallelstand ein.

Vorstellungshilfe: Der Patient steht als Dirigent mit seinem Taktstock vor dem Orchester.

Durchführung:
- Der Patient hält einen kurzen Stock locker in der bevorzugten Hand (Abb. 5.9).
- Das ipsilaterale Bein kann leicht vorangestellt werden.
- Mit dem Stock beschreibt der Patient große liegende Achten, von unten nach oben durchgeführt, in die Luft.
- Er kann dabei leicht rhythmisch in den Knien mitfedern.
- Ist der richtige bzw. angenehme Rhythmus gefunden, so setzt die Phonation in der fließenden Bewegung ein.
- Die Einatmung erfolgt ebenfalls rhythmisch, am besten in einer seitlichen Aufwärtsbewegung bzw. bei der Ausholbewegung.

Hinweise/Fehlerquellen:
- Der Rhythmus passt nicht zur Atmung und Phonation, dadurch kann sich der Patient nicht auf eine lockere Stimmgebung einlassen und verlässt u. U. seine Atemmittellage.
- Bewegung und Rhythmus sind zu schnell. Die Bewegung wird energischer und ggf. fester mit der Gefahr, dass die Übung zu einer überdruckstimulierenden Bewegung wird.
- Der „Taktstock" bzw. das Schwungband wird zu fest in der Hand gehalten. Die muskuläre Anspannung der Hand kann sich auf den Arm und den Schulterbereich auswirken; die Bewegung wird steif und unrhythmisch und somit die Phonation fester, ggf. supraglottisch.
- Die Knie sind nicht gelöst, damit ist die Spannung erhöht. Die Bewegung wirkt steif und die Atmung fließt nicht.

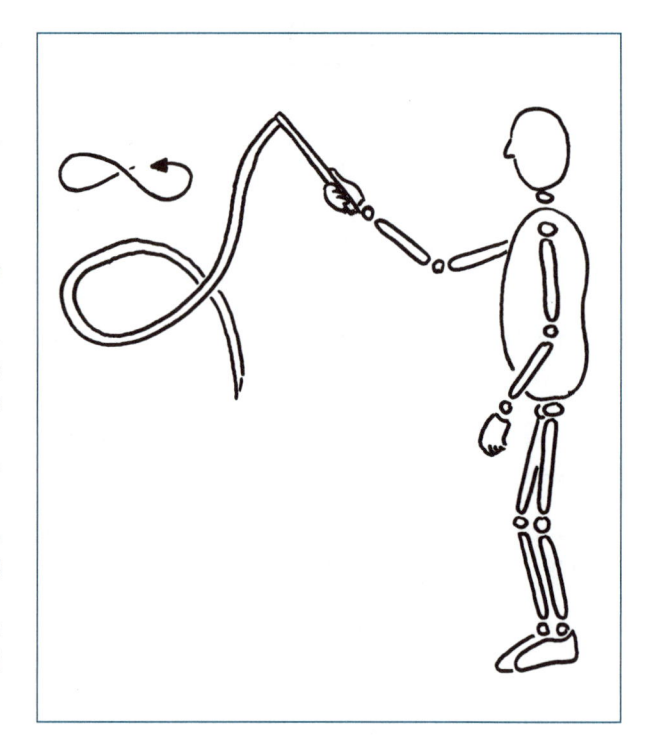

Abb. 5.9 Beispiel für fließende/rhythmische Bewegungen. Dirigent bzw. liegende Acht mit Schwungband

Modifikation:
- Die Größe der „liegenden Acht" kann verändert werden; kleine Bewegungen erhöhen den Rhythmus und wirken eher tonussteigernd – dies ist sinnvoll bei primär hypotonen Patienten. Große, ausladende Bewegungen wirken tonusregulierend und verlangsamen den Rhythmus.
- Es kann auch ein Schwungband, z. B. aus der Rhythmischen Sportgymnastik, genutzt werden, das unterstützt die Bewegung und verdeutlicht die „liegende Acht".

Therapie im Überdruck

Auch bei der Therapie im Überdruck, also der Anbahnung einer supraglottischen Phonationsebene, stehen Bewegungs-Phonationsübungen (BPÜ) im Mittelpunkt der Therapie. Allerdings ist hierbei die Richtung der Bewegungen tendenziell „vom Körper weg" (thorakofugal). Diese Körperaktivitäten sind allesamt ausatmungsgesteuert und überdruckfördernd und bewirken einen Verschluss des supraglottischen Sphinkters. Die Therapiebereiche Gespräch, Artikulation und Wahrnehmung sind bei der Arbeit im Überdruck identisch mit denen bei der Verbesserung der glottischen Phonation. Die Punkte Körperhaltung, Atmung, Tonus, Phonation und Vokaltrakt mit den spezifischen Körperbewegungen differieren allerdings. Im Therapiebereich **Tonus** wird eine gesamtkörperliche Tonuserhöhung durch einen kurzzeitigen Überdruck angestrebt. Initial wird in der Einatmungsphase die Inspiration durch gezielte thoraxweitende, zwerchfellsenkende und atemvertiefende Übungen unterstützt. Hierzu zählen Bewegungen, die im Abschnitt „Therapie im Unterdruck" bereits beschrieben wurden. Die Phonationsphase wird dann durch überdruckfördernde Bewegungen verstärkt. Im Einzelnen sind das Übungen zum Spannungsaufbau, mit rhythmisch-dynamischen Impulsen und statischem Druckaufbau. Die **Körperhaltung** und **Ausgangspositionen** (Abb. 5.10) während der Phonationsphasen unterscheiden sich von der Therapie im Unterdruck und sollen gesamtkörperlich fixiert und fest sein. Das Kinn wird Richtung Brust geneigt, was zu einer Verengung im **Vokaltrakt** führt und somit einen leichteren, supraglottischen Schluss bewirkt. Allgemein sollten die Übungen eher nach vorn unten gerichtet werden, um die verengende Haltung und die Spannungserhöhung zu erleichtern. Ausgangshaltungen für die Übungen sind:

- Stehend/parallel: Der Stand gleicht prinzipiell der physiologischen Stehhaltung. Der Oberkörper sollte dabei leicht nach vorn gerichtet sein. Die Füße stehen hüftbreit und parallel nebeneinander. Die Knie sind dabei eher fest und weniger durchlässig. Das Becken ist aufgerichtet, es kann allerdings je nach Bewegung auch leicht nach hinten (angedeuteter Rundrücken) geneigt sein. Der Blick ist leicht nach unten gerichtet, so dass das Kinn sich der Brust nähert. Der Kiefer bleibt so locker wie möglich und die Zahnreihen berühren sich nicht. Wird mehr Spannung zur Stimmproduktion benötigt so kann die Zunge, z. B. bei der Verwendung von Nasalen im Anlaut, auch an den Gaumen gepresst werden.
- Stehend/Schrittstellung: Anders als beim parallelen Stand ist nun der individuell bevorzugte Fuß des Patienten eine Schrittlänge vorangestellt. Auch hier ist der Oberkörper nach vorn gerichtet und die Knie sind fest. Diese Haltung kann auch aus dem Marschieren heraus eingenommen werden. Die Haltung des Kopfes entspricht der des parallelen Standes.
- Sitzend: Sitzende Übungen können entweder auf einem Hocker oder auf einem Gymnastikball durchgeführt werden. Diese Haltung hat ihren Ursprung in der „physiologischen" Sitzhaltung, sollte aber zur gesamtkörperlichen Tonussteigerung leicht modifiziert werden. Die Füße stehen dabei parallel und hüftbreit auseinander. Sie können leicht unter die Sitzfläche verlagert werden, damit die Haltung an Stabilität und Tonus gewinnt. Die kompletten Fußsohlen bleiben allerdings auf dem Boden. Bei der Phonation sollte hinter den Sitzhöckern gesessen werden, was ein leichten Rundrücken hervorruft. Die weiteren Punkte entsprechen den anderen zuvor beschriebenen Ausgangshaltungen.

Die **Phonation** soll stets bewegungssynchron erfolgen und wird, wie bei der Arbeit im Unterdruck, zunächst auf Vokalketten, später in Worten und Sätzen in der Sing- und Sprechstimme durchgeführt. Fällt es dem Patienten sehr schwer, den Stimmeinsatz bei einem Vokal zu produzieren, z. B. bei ausgedehnter Resektion der Stimmlippe, kann auch hier ein Nasallaut oder ein Frikativ- oder Plosivlaut vor den Vokal gestellt werden. Letzterer kann den Druckaufbau noch verstärken und zu einem besseren Stimmeinsatz verhelfen. Da die Therapie im Überdruck ein Training der supraglottischen Strukturen zum Ziel hat und somit auch schnell zu Parästhesien (Missempfindungen) im Halsbereich führen kann, sollte der Therapeut aufmerksam seine eigenen stimmlichen Verhaltensweisen und die Empfindungen des Patienten beobachten. Es ist sinnvoll, die tonussteigernden Übungen durch Lockerungs- und Entspannungsübungen für den Hals- und Nackenbereich zu unterbrechen, wenn es zu massiven Missempfindungen oder sogar Erschöpfungszeichen kommt. Auch das Feuchthalten der Schleimhäute durch vermehrte Flüssigkeitszufuhr während der Behandlung oder durch Inhalationen vor Therapiebeginn kann unangenehme Folgeerscheinungen mildern. Nach und nach werden die überdruckstimulierenden Bewegungen abgebaut, um den Transfer in den Alltag einzuleiten.

Beispiele für Bewegungs-Phonationsübungen (BPÜ)

Laut Hilliges-Brand (2001) werden drei verschiedene Bewegungsarten bei der Anbahnung einer supraglottischen Ersatzphonation voneinander unterschieden. Sie kommen in Abhängigkeit des benötigten Druckaufwands und der Therapiephasen zum Einsatz. Wenn z. B. in der Verlagerungsphase sehr viel Druck für die Stimmproduktion benötigt wird – wie bei der Stimulierung der

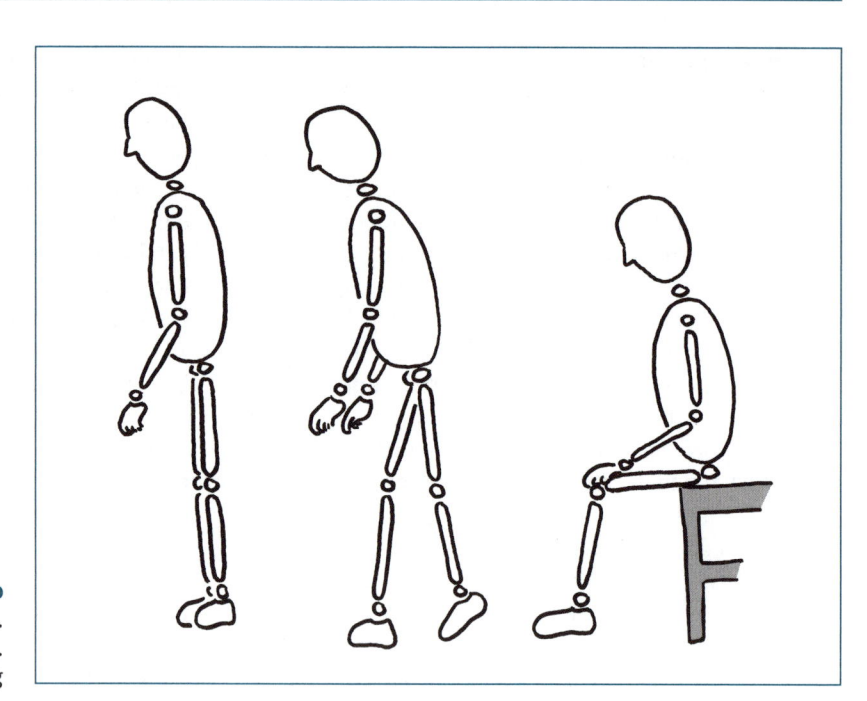

Abb. 5.10
Ausgangshaltungen im Überdruck.
Parallel stehende Ausgangshaltung.
Schrittstellung. Sitzende Haltung

ary-epiglottischen Phonationsebene – werden rein überdruckstimulierende Übungen eingesetzt. Kann der Patient bereits leicht seine Ersatzphonationsebene aktivieren oder ist der Phonationsspalt nicht ganz so groß, z. B. bei ventrikulärer Phonation, so kann mit einer Kombination aus unterdruck- und überdruckstimulierender Bewegung eine optimale Stimmgebung erreicht werden. Gegen Ende der Therapie, wenn die Ersatzphonation leicht produziert werden kann oder wenn der zu überbrückende Glottisspalt bei Stimmgebung nur sehr schmal ist, kommen rein unterdruckstimulierende Bewegungen zum Einsatz. Die Einsatzgebiete zu den verschiedenen Bewegungsarten lassen sich wie folgt beschreiben:

- *unterdruckstimulierende Bewegungen* kombiniert mit überdruckstimulierenden Parametern: Hier werden die Übungen aus dem Therapiebereich „Unterdruck" einführend genutzt, um die Atemräume optimal zu aktivieren und so eine gute Ausgangssituation für die Stimmgebung zu erreichen. Direkt im Anschluss, parallel zur Phonation, werden dann Bewegungen aus der Behandlung „Überdruck" angefügt.
- *rein überdruckstimulierende Bewegungen:* Diese Art der Bewegung hat alleinig den Aufbau von maximaler Spannung zum Ziel. Die Durchführung ist unter Umständen sehr anstrengend und sollte mit regelmäßigen Pausen versehen werden. In diesen Pausen können allgemeine Lockerungsübungen wie in der konventionellen Stimmtherapie durchgeführt werden, um bleibende Verspannungen der gesamten Muskulatur zu vermeiden.
- *rein unterdruckstimulierende Bewegungen:* In späteren Phasen wird die Therapie mit Bewegungen aus der Therapie im „Unterdruck" fortgesetzt. Damit wird eine Normalisierung des Kraftaufwandes und eine lockere Phonation angestrebt.

Die für die Therapie im Überdruck zur Verfügung stehenden BPÜ lassen sich ferner in drei verschiedene Bewegungsabläufe aufteilen (Tab. 5.5). Zum einen kann ein allgemeiner Spannungsaufbau stattfinden. Diese Bewegung benötigt einen Widerstand, wie einen Ball oder einen Impander. Als zweite Gruppe sind rhythmisch-dynamische Impulse zu nennen. Dies sind Bewegungen mit den Armen oder Beinen, die einen kurzzeitigen, tonussteigernden Impuls setzen. Eine sehr gute Tonussteigerung im gesamten Körper wird durch einen Druckaufbau gegen einen statischen Widerstand erreicht, z. B. eine Wand oder einen Schrank. Diese dritte Variante ist besonders dann einzusetzen, wenn ein sehr großer Restspalt zu überbrücken ist, da hierbei ein maximaler Druckaufbau zur Stimmbildung erreicht werden kann.

5.3 Logopädische Therapie

Bewegungen in der Überdrucktherapie	Charakteristika der Bewegung	Durchführungsbeispiel
Spannungsaufbau	Aufbau eines dynamischen Widerstandes bei gleichzeitig fließender Bewegung	a) Respiration/Weite im Thorax durch Oberkörperaufrichtung b) Tonusaufbau z. B. durch Zusammendrücken eines Balls vor der Brust oder Dehnen eines Deuserbandes
rhythmisch-dynamischer Impuls	Stoßbewegungen der Arme oder Beine aus einer statischen oder dynamischen Bewegung heraus	a) Respiration/Weite im Thorax durch seitliche Hebung der Arme b) Tonusaufbau z. B. durch Ball prellen, boxen, marschieren mit rhythmischen Aufstampfen eines Fußes
statischer Druckaufbau	Aufbau eines gleichmäßigen Druckes mit den Armen gegen einen statischen Widerstand	a) Respiration/Weite im Thorax durch Schwingen der Arme b) Tonusaufbau z. B. durch Abstützen gegen die Wand oder durch Stemmen von Gewichten

Tab. 5.5 Einteilung der BPÜ bei der Therapie im Überdruck

Spannungsaufbau
Diese Art der Bewegung erfolgt durch eine kurzzeitige Spannungserhöhung bei allgemein fließender Bewegung. Hierbei sind immer wieder Entspannungsphasen in dem Bewegungsablauf notwendig, um einer Ermüdung oder Schmerzreaktionen vorzubeugen.

Ball drücken

Ausgangshaltung: Der Patient nimmt den Parallelstand ein oder sitzt.

Vorstellungshilfe: Die ganze Luft soll aus dem Ball herausgedrückt werden.

Durchführung:
- Der Patient hält einen Ball – je nach aufzubauendem Widerstand einen härteren oder einen weicheren – zwischen beiden Händen (Abb. 5.11A).
- Das Kinn wird in Richtung Brustkorb abgesenkt.
- Zum Aufbau der Spannung hebt der Patient die Arme etwa in Zwerchfellhöhe an, die Einatmung erfolgt.
- Der Ball wird zusammengedrückt.
- Der entsprechende laryngeale Sphinkter wird zusammengepresst, die Ausatemluft wird dagegen gedrückt und ein subglottischer Anblasedruck wird aufgebaut. Der Patient soll in diesem Moment den Druckaufbau im Halsbereich wahrnehmen, damit er den erforderlichen Krafteinsatz einschätzen lernt.
- Die Phonation erfolgt während des Zusammendrückens des Balls.

Hinweise/Fehlerquellen:
- Die Bewegungsabfolge ist zu schnell. Der Patient lässt sich keine Zeit für die Einatmung und keine Zeit für den Krafteinsatz; der subglottische Anblasedruck kann nicht ausreichend aufgebaut werden; der produzierte Ton ist zu kurz.
- Vorsicht bei Patienten nach Neck dissection: hier können durch den Kraftaufwand in den Armen und Schultern Schmerzen entstehen oder die Arme können bei einer Schädigung des N. accessorius nicht ausreichend angehoben werden.

Rhythmisch-dynamischer Impuls

Die Eigenschaft dieser Bewegungsgruppe ist wie die Bezeichnung bereits andeutet, ein kräftiger, kurzzeitiger Spannungsaufbau, der in rhythmischen Abständen wiederkehrt.

Marschieren

Ausgangshaltung: Der Patient steht in Schrittstellung oder geht.

Vorstellungshilfe: Der Patient stellt sich vor, marschierend durch die Straßen zu ziehen.

Durchführung:
- Der Patient stampft rhythmisch abwechselnd mit den Füßen auf den Boden. Er kann dabei auch durch den Raum gehen. (Abb. 5.11B)
- Der Stimmeinsatz erfolgt mit dem Aufstampfen. Es werden hier nur kurze Vokalketten bei der Phonation benutzt, da die Bewegungsdauer zu kurz ist, um lange Ketten zu produzieren. Ein individuelles Maß und ein individueller Rhythmus müssen ausprobiert werden.
- Die Stimmgebung erfolgt nicht bei jedem Schritt, da sonst die Abstände zwischen den Stimmgebungen zu kurz werden.
- Es wird ein passender Rhythmus gewählt und der Therapeut gibt die zu sprechenden Vokalketten vor.

Hinweise/Fehlerquellen: Die Bewegungsabfolge ist zu schnell und der Patient lässt sich keine Zeit für die Einatmung. Der subglottische Anblasedruck kann nicht ausreichend aufgebaut werden und der produzierte Ton ist zu kurz.

Modifikation:
- Das Marschieren kann mit Balldrücken (s.o.) oder auch mit Bewegungen der Arme, die das Dirigieren eines Marschorchesters imitieren, kombiniert werden.
- In Anlehnung an die Übung „Dirigent" aus dem Unterdruck kann mit kleinen, zackigen Bewegungen des „Taktstockes" eine Tonussteigerung und ein Aufbau des Überdrucks erzielt werden.

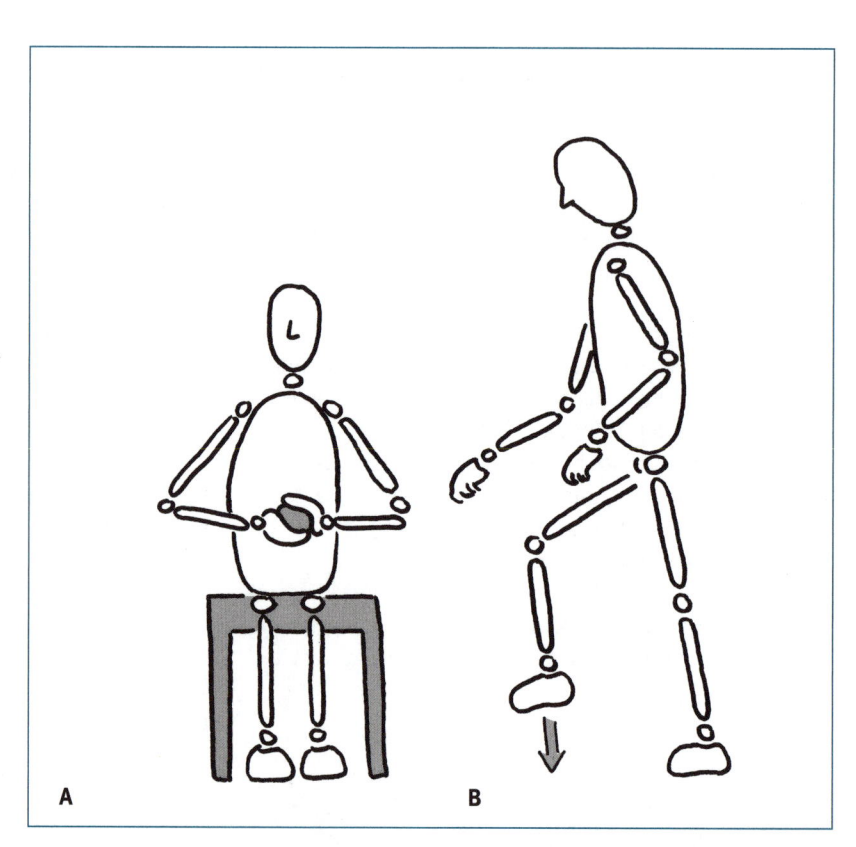

Abb. 5.11
Beispiele für überdruckprovozierende Übungen. **A** Ball zusammendrücken. **B** Marschieren

Statischer Druckaufbau

Hier wird ähnlich wie beim Spannungsaufbau eine Erhöhung der Muskelspannung angestrebt, allerdings richtet diese sich gegen ein statisches Objekt.

Auto anschieben/Wand wegdrücken

Ausgangshaltung: Der Patient nimmt Schrittstellung oder Parallelstellung ein.

Vorstellungshilfe: Der Patient steht etwa 1 m vor einer Wand, berührt diese mit beiden Händen etwa in Brusthöhe und stellt sich vor, er wolle ein Auto anschieben (Abb. 5.12).

Durchführung:
- Aus der aufrechten Stehhaltung heraus findet die Einatmung statt.
- Der Patient lehnt sich mit dem gesamten Körpergewicht gegen die Wand, als wolle er sie wegdrücken.
- Diese Haltung wird einen kurzen Moment, in dem der Patient den Druckaufbau im Halsbereich wahrnehmen und seine Atmung beobachten kann, aufrecht erhalten.
- Die Phonation erfolgt in dieser Stellung.
- Der Patient stößt sich von der Wand ab und nimmt die Ausgangshaltung ein.

Hinweise/Fehlerquellen:
- Der Patient hat Schmerzen und nimmt deshalb eine Schonhaltung ein. Die Atmung stockt. Es ist keine zielgerichtete Aufmerksamkeit mehr auf die Bewegung und die Phonation möglich.
- Der Patient ermüdet, seine Kraft lässt nach und auch der Spannungsaufbau im Halsbereich ist nicht mehr optimal möglich. Der Stimmklang wird schlechter.

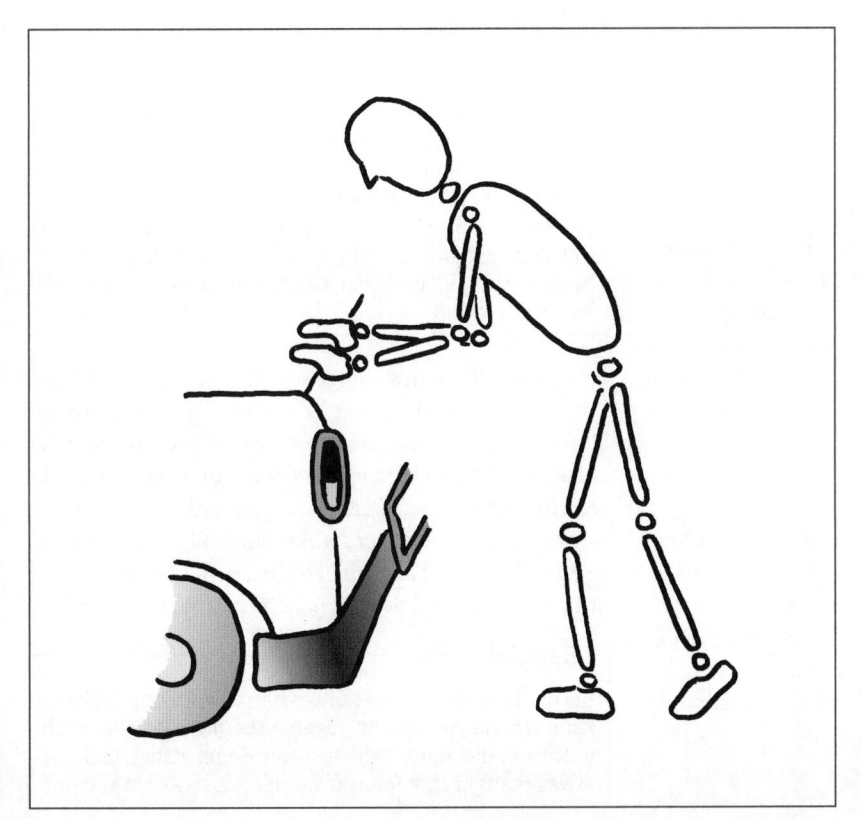

Abb. 5.12
Beispiel mit statischem Druckaufbau. Auto anschieben

Möglicher Ablauf der ersten Therapieeinheiten

Um dem Patienten die unterschiedlichen muskulären Spannungsverhältnisse im Hals- und Schulterbereich nahe zu bringen, sollte in der ersten Stunde nach Befunderhebung, Anamnese und Erläuterung der Physiologie und Pathophysiologie der Unterschied zwischen der Erzeugung eines laryngealen Überdrucks und eines Unterdrucks veranschaulicht werden. Hilfreich ist dies, damit der Patient zum einen versteht, was mit den Begrifflichkeiten gemeint ist. Und zum anderen damit er wahrnimmt, wann er viel Druck aufbaut und damit ggf. den supraglottischen Sphinkter, der bei der glottischen Ersatzphonation nicht aktiviert werden soll, kompensatorisch einspringt.

Einführungsübungen

Zum Erspüren eines Druckaufbaus kann der Patient seine Hände seitlich an die Sitzfläche seines Stuhls auflegen und seinen Körper nach oben wegdrücken. Der Therapeut begleitet diese Bewegung mit Fragen zur muskulären Anspannung im Hals-Schulterbereich und zur Atmung. So soll der Patient darauf achten, wie sich sein Hals anfühlt, ob es darin „eng" wird, ob die Haltung anstrengend ist, ob er normal und locker weiter atmen kann oder ob seine Atmung stockt. Anschließend kann eine Übung durchgeführt werden, welche die Aktivierung der Einatmung und des allgemeinen thorakalen Unterdrucks verdeutlicht. Dazu soll der Patient sich ein Feuerwerk vorstellen, bei dem er eine Rakete mit staunendem Blick und locker geöffnetem Mund auf ihrer Flugbahn in den Himmel verfolgt. Auch hier werden wieder Hilfsfragen zur Wahrnehmung der Atmung und der muskulären Spannungsverhältnisse gestellt. Besonderes Augenmerk liegt dabei auf dem lockeren Glottisschluss, der zwar die Atmung für den Moment unterbricht, aber ohne thorakalen Druckaufbau möglich ist. Der Patient soll des Weiteren zu Beginn dieser Übung seine Einatmung beobachten. Diese fließt bei der Blickwendung nach oben nahezu passiv durch den leicht geöffneten Mund ein. Sie bedarf keiner aktiven Hilfe und erfolgt reflektorisch.

Auswahl der BPÜ

Nachdem der Patient diesen ersten Einblick in die Verbindung von körperlicher Bewegung, Haltung, muskulären Spannungsverhältnissen und Atmung erhalten hat, wird vom Therapeuten die erste, zielgerichtete BPÜ angeleitet. Dabei sollte er bereits abschätzen, ob der Patient tendenziell eine hypotone oder hypertone Gesamtkörperspannung zeigt.

> Für hypotone Patienten eignen sich Übungen, die nicht statisch, sondern dynamisch und flexibel sind. Hier sollte der Patient auch immer zu aktiven und eher ausladenden Bewegungen animiert werden. Hypertone Patienten hingegen können von Bewegungen aus dem Stand heraus profitieren, die nur einzelne Körperteile in die Bewegung einbringen (z. B. „Dirigent").

Doch wenn hier keine lockere und leichte Bewegungsabfolge möglich ist, so kann ebenfalls eine flexibilisierende Übung durchgeführt werden. Des Weiteren sollten die speziellen Eigenarten des Patienten berücksichtigt werden. Manch einer kann sich nicht mit der Vorstellung anfreunden, einen Dirigenten vor seinem Orchester zu imitieren, dafür kennt er sich aber z. B. beim Tennis aus und kann das Hochwerfen des Balls beim Aufschlag imitieren.

Einleitende Übungsphase der Bewegung

Ist die BPÜ (z. B. „Obst pflücken") gewählt, so gibt der Therapeut dem Patienten die entsprechende Vorstellungshilfe und lässt ihn daraufhin diese Bewegung spontan durchführen. Dieses Vorgehen ist hilfreich, da der Therapeut direkt mit seinen Beobachtungen zur Bewegungsausführung beginnen kann und der Patient, der im günstigsten Fall durch eigene Vorerfahrungen den Bewegungsablauf bereits abgespeichert hat, aktiv werden kann. Die Bewegung, die der Patient vorgibt, kann der Therapeut, der Zielsetzung der BPÜ folgend, nun frei modellieren.

> **Beispiel**
>
> Macht der Patient keinen Schritt auf den „Obstbaum" zu oder greift er mit dem Arm zu hoch, so kann der Therapeut ihm gezielte Anweisungen die Vorstellung betreffend geben: „Stellen Sie sich vor, der Baum ist nicht in Reichweite – Sie müssen einen Schritt auf ihn zu machen! Der Apfel, den Sie greifen wollen, hängt ungefähr in Augenhöhe – Sie brauchen sich gar nicht zu strecken, um ihn zu erreichen!"

Es ist sehr hilfreich, so lange wie möglich in der Vorstellung zu bleiben, da dieses Vorgehen die Bewegungsabläufe vereinfacht und ein angespanntes Modifizieren der einzelnen Bewegungen unterbleibt. Nur wenn es auf sehr gezielte und feine Veränderungen ankommt, ist die direkte Ansprache dieser Punkte sinnvoll. Auch die Bearbeitung weiterer Therapiebereiche, z. B. Vokaltrakt oder Stimmeinsatz, sind durch Vorstellungshilfen möglich.

> **Beispiel**
>
> Bei der Erarbeitung eines etwas härteren Stimmeinsatzes kann z. B. die Anweisung gegeben werden, dass der noch leicht unreife Apfel sehr fest am Baum hängt und mit etwas mehr Kraft gepflückt werden muss. Die Weite des

> Vokaltraktes kann z. B. durch die Vorstellung eines besonders schönen Apfels, der staunend und mit „freudiger Erwartung" vom Baum gepflückt wird, verändert werden.

BPÜ in der Therapie im Überdruck sind meist eindeutiger und durch den Kraftaufbau auch besser für den Patienten nachzuvollziehen. Hier muss der Therapeut allerdings eingreifen, wenn zu viel oder zu wenig Druck aufgebaut wird. Dies kann in der Imitation geschehen oder indem die Auswahl der Hilfsmittel modifiziert wird, so können z. B. verschieden harte Bälle wie Tennisball und Softball eingesetzt werden. Regelmäßige Pausen mit Lockerungsübungen besonders für den Schultergürtel und Halsbereich, aber auch für den Kiefer und Mundbereich sind sinnvoll (vgl. Kap. Therapie im Überdruck).

Übungsphase der kompletten BPÜ mit Phonation

Ist die Grundbewegung vom Patienten durchführbar, wird die Phonation mit einbezogen. In der ersten Stunde kommen nur kurze Vokalketten mit weiten Selbstlauten zum Einsatz, z. B. /a-o-a/ oder /o-a-o/. Diese sind meist für die Patienten leichter zu erzeugen, als enge Vokale, welche die Kopfresonanz verstärken. Ist die Stimme zu Beginn der Therapie noch aphon, so kann ein Frikativ oder ein Nasallaut den Ketten vorangestellt werden, z. B. /f-o-a-o/. Plosive sind bei der Kräftigung der glottischen Phonationsebene zu vermeiden, da sie unter Umständen einen zu hohen und undosierten Anblasedruck hervorrufen können. Bei der Anbahnung einer supraglottischen Ersatzphonation können sie hingegen sehr hilfreich sein. Sie wirken zusätzlich überdruckstimulierend.

> Die Besonderheit bei der Funktionalen Stimmrehabilitation ist, dass die Vokalketten zunächst gesungen werden. Dies verlängert die Schwingungsdauer der Stimmlippen bzw. der Narbe.

Der entstandene Stimmklang kann besser vom Therapeuten beurteilt werden. Der Patient wird zunächst darauf hingewiesen, dass er nicht primär den auditiven Eindruck seiner Stimme bewertet, sondern die Spannungsverhältnisse in den stimmbildenden und ausformenden Regionen wahrnimmt und ggf. verändert. Auf das daraus resultierende Produkt, nämlich die Stimme, wird der Patient erst nach und nach hingewiesen.

Ausblick auf weitere Stunden

Wenn der Patient in der Lage ist, eine zufriedenstellend gute Stimme für die entsprechende Länge der Vokalketten zu erzeugen, können diese in den darauffolgenden Stunden beliebig verlängert werden. Eine Schwierigkeit besteht nur dann, wenn auf die Sprechstimmebene – zunächst anhand von Vokalketten, dann über Einsilber mit entsprechenden Vokalen zu längeren Worten und Sätzen – gewechselt wird. Hier ist zu beachten, dass der Patient die Stimme wohldosiert und nicht zu kräftig einsetzt. Ein abwechselndes Vorgehen – mal Singstimme, mal Sprechstimme – kann hilfreich sein. Eine BPÜ wird so lange durchgeführt bis der produzierte Stimmklang optimiert ist. Dies kann mehrere Therapiestunden einnehmen. Sehr hilfreich ist es, zu Beginn und im weiteren Verlauf Tonbandaufnahmen anzufertigen und diese mit dem Patienten gemeinsam auszuwerten. So kann die Verbesserung des Stimmklanges dokumentiert werden, was die Motivation des Patienten und ggf. auch des Therapeuten steigern kann.

5.3.2 Funktionelles Stimmbehandlungskonzept nach Kehlkopfteilresektion

Die Inhalte der Stimmtherapie bei Patienten nach einer Larynxteilresektion unterscheiden sich nicht wesentlich von denen der herkömmlichen Stimmtherapie. Dennoch sind einige Besonderheiten und Schwerpunktsetzungen zu beachten, welche die Arbeit mit dieser Patientengruppe beeinflussen. Bereits durch die Anamnese werden Unterschiede deutlich. Die Patienten hatten in der Regel vor der Tumorerkrankung keine stimmlichen Auffälligkeiten. Dies bedeutet, dass in den meisten Fällen eine korrekte, bzw. ausreichende Stimmtechnik vorhanden war, oder der Patient subjektiv keine stimmlichen Probleme vorwies. Durch den Tumor und durch die anschließenden, onkologischen Therapiemaßnahmen verändert sich nun der Stimmklang z. T. sehr drastisch und der Patient muss lernen, mit dieser Einschränkung umzugehen.

Das Ziel der Therapie ist, dass der Patient lernt, sein organisches Defizit durch eine optimale Nutzung der noch vorhandenen, stimmphysiologischen Strukturen auszugleichen. Die Schulung der **Eigenwahrnehmung** ist hierbei von großer Wichtigkeit. Nur so kann der Betroffene seinen Stimmklang und die muskulären Einstellungen der stimmerzeugenden Organe modifizieren und optimieren. Im Bereich **Gespräch/Beratung** liegt die Besonderheit, im Vergleich zur herkömmlichen Stimmtherapie, in der Auseinandersetzung mit der Tumorerkrankung und ihren Folgen. Bei kehlkopfteilresezierten Patienten kann der **Tonus** nach der Operation durch ungünstige Kompensationsmechanismen oder durch eine Neck dissection negativ beeinflusst sein. Diese Fehlspannungen gilt es abzubauen und dann, je nach angestrebtem Phonationsmechanismus, einen stimmtechnisch günstigen Tonus aufzubauen. Hier sind einige Aspekte bereits in der Funktionalen Stimmrehabilitation nach dem Göttinger Konzept beschrieben. Im Bereich **Atmung** wird das organische Defizit durch einen gezielt

Therapiebereich	Therapieziel	
Gespräch/Beratung	Transparenz der Ziele und des Vorgehens in der Stimmtherapie	
	Raum für Ängste, Sorgen und Befürchtungen des Patienten	
	evtl. Krankheitsverarbeitung	
	Akzeptanz der veränderten Stimme	
	Erläuterung der veränderten anatomisch-funktionellen Gegebenheiten	
Eigenwahrnehmung	Förderung der auditiven und taktil-kinästhetischen Wahrnehmung	
	Bewusstmachen des eigenen, stimmlichen Verhaltens	
Tonus allgemein	Aufbau der physiologischen Haltung	
	Abbau ganzkörperlicher Fehlhaltungen	
	Erarbeitung von Flexibilität im Rumpfbereich	
Tonus bei Phonation	Glottische Phonation	Supraglottische Phonation
	Abbau von kompensatorischen Fehlspannungen	geringst erforderlicher Spannungsaufbau auf Phonationsebene während der Phonation
	Eutonus vor allem im Hals-Schulterbereich	Reduktion des Hypertonus im Halsbereich in Sprechpausen
Phonation	Glottisverschluss	Verschluss der verbliebenen, laryngealen Strukturen
	ggf. Verbesserung der Kopf- und Körperresonanz	
Atmung	Aufbau, bzw. Bewusstmachen der costo-abdominalen Atmung	
	Aufbau eines geführten und dosierten Luftstroms	
	Verstärkung des Anblasedrucks bei supraglottischer Phonation	
Artikulation	Erarbeitung einer lockeren und spannungsfreien Artikulation	
	Erarbeitung einer möglichst großen Weite im Mundraum/Ansatzrohr	

Tab. 5.6 Therapiebereiche und -ziele bei der funktionellen Stimmtherapie von kehlkopfteilresezierten Patienten

eingesetzten und verstärkten Anblasedruck positiv beeinflusst. In Verbindung mit dem glottischen oder supraglottischen Verschluss kommt es dann zur **Phonation** (vgl. Kap. 5.3.1). Das Ziel der gesamten logopädischen Therapie ist eine möglichst tragfähige, kräftige und anstrengungsfreie Stimme zu erarbeiten. Unterstützend wirkt hierbei eine deutliche und lockere **Artikulation.** Die Arbeit an der Resonanz nimmt bei Patienten nach Kehlkopfteilresektionen keinen besonderen Stellenwert ein. Dieser Therapiebereich kann aber bei Bedarf mit einbezogen werden. Das Vorgehen ist dann der konventionellen Stimmtherapie zu entnehmen. Tabelle 5.6 stellt die Therapiebereiche den -zielen der funktionellen Stimmtherapie kehlkopfteilresezierter Patienten gegenüber.

Das gezielte Vorgehen wird im Folgenden anhand von Übungsbeispielen erläutert. Allgemein gilt, dass alle Therapiebereiche möglichst parallel erarbeitet werden, d. h. dass die Stimme schon in der ersten Therapiestunde mit einbezogen werden sollte. Es ist zudem, auch beim Vorgehen nach der konventionellen Stimmtherapie, eine Aufnahme der Stimme auf Tonband/Video zur Steigerung der Motivation und zur Therapiedokumentation zu empfehlen. Die Therapie sollte intensiv, also mindestens zweimal pro Woche stattfinden. In Kombination mit häuslichen Übungen erreicht der Patient so in kurzer Zeit den Aufbau einer guten Ersatzphonation. Hilfreich für den Patienten ist es, wenn die an ihn gestellten Aufgaben mit Vorstellungshilfen, nach Möglichkeit aus seinem Lebensalltag, verbunden werden. Außerdem gilt es immer wieder transparent zu machen, welches Ziel mit der jeweiligen Übung verfolgt wird. So können evtl. kritische Einstellungen des Betroffenen frühzeitig geklärt werden. Auch in der Stimmtherapie nach Kehlkopfteilresektion ist nicht jede Therapiemethode oder Vorgehensweise für jeden Patienten geeignet. Der Therapeut sollte bei seiner Methodenauswahl auf den Patienten eingehen, denn nur wenn bei diesem ein positives Gefühl während der Übungen vorherrscht, sind Erfolge zu erzielen. Während der Durchführung ist es wichtig, wie im Göttinger Konzept schon beschrieben, dass der Therapeut den Patienten genau beobachtet, geringe Spannungs- oder Haltungsänderungen wahrnimmt und ihm so gezielte Hilfestellungen anbieten kann.

Gespräch/Beratung

Das Gespräch und die Beratung sind bei der Therapie kehlkopfteilreseziener Patienten von großer Wichtigkeit. Themen sind u. a. die Auseinandersetzung mit der Tumorerkrankung und die stimmliche Veränderung. Da die Stimme Ausdruck der Persönlichkeit und auch Ausdruck der gerade vorhandenen Stimmung ist, kann es schwierig für den Patienten sein, die postoperative Stimme von Anfang an zu akzeptieren. Durch den z. T. massiv veränderten Stimmklang ist die Darstellung der Persönlichkeit nicht mehr im gewohnten Umfang möglich. Es ist hilfreich, dem Patienten anhand von anatomischen Skizzen, die durch die Operation stattgefundenen, organischen Veränderungen und die zu erwartenden, stimmlichen Möglichkeiten zu erläutern. Wichtig ist, dass dem Patienten in jeder Therapieeinheit die Möglichkeit gegeben wird, über sein momentanes Befinden sprechen zu können. Dabei können Fragen erörtert und Unsicherheiten in Bezug auf den Umgang mit seiner Stimme geklärt werden. Außerdem sollte durch Erläuterung des Aufbaus, der Vorgehensweise und der Zielsetzung der Therapie eine Transparenz der Behandlung geschaffen werden. Nur so kann eine Akzeptanz der veränderten Stimme aufgebaut und die Motivation und Eigenverantwortung zur Mitarbeit in der logopädischen Therapie gefördert bzw. aufrecht erhalten werden. Falls die psychische Belastung durch die Veränderungen und die Krankheitsbewältigung für den Patienten zu groß ist, sollte er über professionelle psychiatrische/psychologische Therapiemöglichkeiten informiert und ggf. bei der Inanspruchnahme unterstützt werden.

Eigenwahrnehmung

Die Voraussetzung eine stimmliche Funktion beeinflussen zu können, ist das Bewusstmachen der eigenen Verhaltensweisen. Nur was der Patient eigenständig wahrnimmt, kann er gezielt verändern. In der Therapie mit kehlkopfteilreseziertn Patienten muss die Eigenwahrnehmung sowohl im taktil-kinästhetischen, als auch im auditiven Bereich gefördert werden, damit der Patient mittels Selbsterfahrung neue Verhaltensweisen annehmen kann (vgl. Brügge/Mohs 1996). Viele Patienten berichten z. B. zu Beginn der Therapie über Missempfindungen im Halsbereich. Sie können sich u. a. in Kratzen, Brennen, Fremdkörpergefühl, Trockenheitsgefühl oder Räusperzwang äußern. Dies kann durch die organische Veränderung, die Wundheilung oder aber auch durch eine ungünstige Kompensationstechnik bedingt sein. Da die Patienten diese Empfindungen sehr bewusst wahrnehmen, gilt es den „Ist-Zustand" immer wieder neu festzuhalten und im Therapieverlauf, wenn Fehlspannungen abgebaut werden, mit dem „War-Zustand" zu vergleichen. Die Eigenwahrnehmung wird so gefördert. Das Ziel sollte dabei sein, die oben genannten Missempfindungen abzubauen, bzw. soweit wie möglich zu minimieren. Da die Wahrnehmung in alle Therapiebereiche mit einfließt, werden im Folgenden keine speziellen Aufgaben aufgeführt. Vielmehr sind Wahrnehmungsübungen als Einführungsübungen zum Beginn der anderen Therapiepunkte zu finden oder auch in deren Übungen enthalten.

Tonus

Nach einer Operation kann der Tonus aufgrund von ungünstigen kompensatorischen Techniken negativ verändert sein. Meist handelt es sich um einen Hypertonus in diesem Bereich. Diesen gilt es abzubauen, um optimale stimmliche Ergebnisse erreichen zu können. Im Ruhezustand wird möglichst ein Eutonus im Hals-Schulterbereich angestrebt. Erst danach wird im Therapiebereich Tonus, wie auch in der funktionalen Stimmrehabilitation, die Vorgehensweisen nach der angestrebten Phonationsart, also auf glottischer oder supraglottischer Ebene, unterschieden. Bei der Arbeit auf **glottischer Ebene** sollte der ausgeglichene Tonus auch während des Sprechens beibehalten werden. Damit wird erreicht, dass die Stimmlippen, bzw. die glottischen Reststrukturen eine möglichst optimale Spannung erhalten und so ein gutes Schwingungsverhalten aufweisen können. Bei der **supraglottischen Phonation** wird der Tonus im Halsbereich während der Phonation erhöht, soll nach dem Sprechen jedoch wieder möglichst euton, also gezielt locker gelassen werden. Durch die kurze Anspannung im Hals können die verbliebenen Kehlkopfstrukturen, z. B. die Taschenfalten oder auch die Aryknorpel gegen die Epiglottis zusammengeführt und zur Stimmbildung genutzt werden. Das anschließende, bewusste Entspannen der supraglottischen Muskulatur ist wichtig, damit es nicht zur schnellen Stimmermüdung oder sogar zum Stimmversagen kommt und eine möglichst belastungsfähige Stimme erarbeitet werden kann. Die folgenden Übungen beziehen sich auf den Aufbau eines Eutonus, vor allem im Hals-Schulterbereich. Dies kann durch aktive und passive Lockerungsübungen, aber auch durch Wahrnehmungsübungen und Vorstellungshilfen erreicht werden. Die Beeinflussung des Tonus während der Stimmgebung ist im Übungsteil *Phonation* zu finden, da die Tonusregulation in diesem Bereich durch Bewegungen während der Stimmgebung stattfindet.

Haltungsmodifikation

Als Grundvoraussetzung für die kommenden Übungen sollte eine optimale Ausgangsposition für den Patienten erarbeitet werden. Die dabei eingenommene aufrechte Position reguliert die Tonusverhältnisse und ermöglicht die Weitstellung der Atemräume. Die costo-abdominale Atmung wird dadurch erleichtert. Diese Haltung wird während einer Übungsbewegung kurzzeitig verlassen, der Körper sollte aber stets wieder in diese Ausgangsposition zurückkehren.

Physiologische Stehhaltung

Durchführung:
- Die Füße stehen parallel und hüftbreit auseinander, wobei individuelle Eigenarten des Patienten Berücksichtigung finden sollten, so können die Fußspitzen auch leicht nach außen rotiert sein.
- Die Knie sind locker, durchlässig und leicht gebeugt (Abb. 5.13).
- Das Becken ist aufgerichtet. Der Patient sollte nicht ins Hohlkreuz gehen und keinen Rundrücken machen.
- Der Oberkörper wird aufgerichtet und die Schultern werden leicht zurück genommen. Hilfreich kann folgende Vorstellung sein: Man schlägt eine Tageszeitung vor sich auf (Abb. 5.14); das Sternum hat die Tendenz nach vorne oben und Schulterblätter sind leicht nach außen rotiert.
- Der Blick wird nach vorn gerichtet, dabei ist der Kopf gerade.
- Die Halswirbelsäule ist möglichst langgestreckt.

Hinweise/Fehlerquellen:
- Eine zusätzliche Vorstellungshilfe kann genutzt werden: Ein Marionettenfaden zieht oben am Hinterkopf, dadurch erfolgt eine allgemeine Aufrichtung.
- Die Haltung sollte immer als Ausgangspunkt für eine Bewegung verstanden werden, sie sollte daher „flexibel" abzuändern sein.
- Die Haltung muss im Laufe einer Therapieeinheit immer wieder verlassen werden, da es sonst zu einer starren Haltung kommt und muskuläre Verspannungen entstehen können.

- „Physiologisch" bedeutet nicht starr und fest. Es muss immer auf die persönlichen Möglichkeiten des Patienten geachtet werden, dazu gehört auch die Kenntnis über Wirbelsäulenprobleme und Schmerzen, die eine Schonhaltung und Verspannungen hervorrufen können.

Modifikation: Um Flexibilität in der Haltung zu erreichen, können Bewegungen mit Vorstellungshilfen aus der Grundhaltung heraus ausgeführt werden, z. B. eine Kaffeetasse in die Hand nehmen.

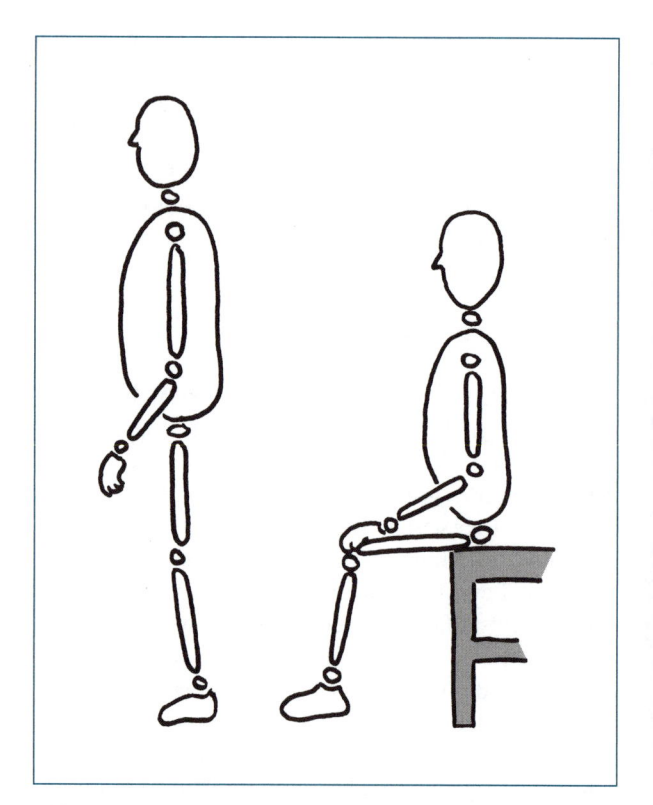

Abb. 5.13 Physiologische Steh- und Sitzhaltung

5.3 Logopädische Therapie

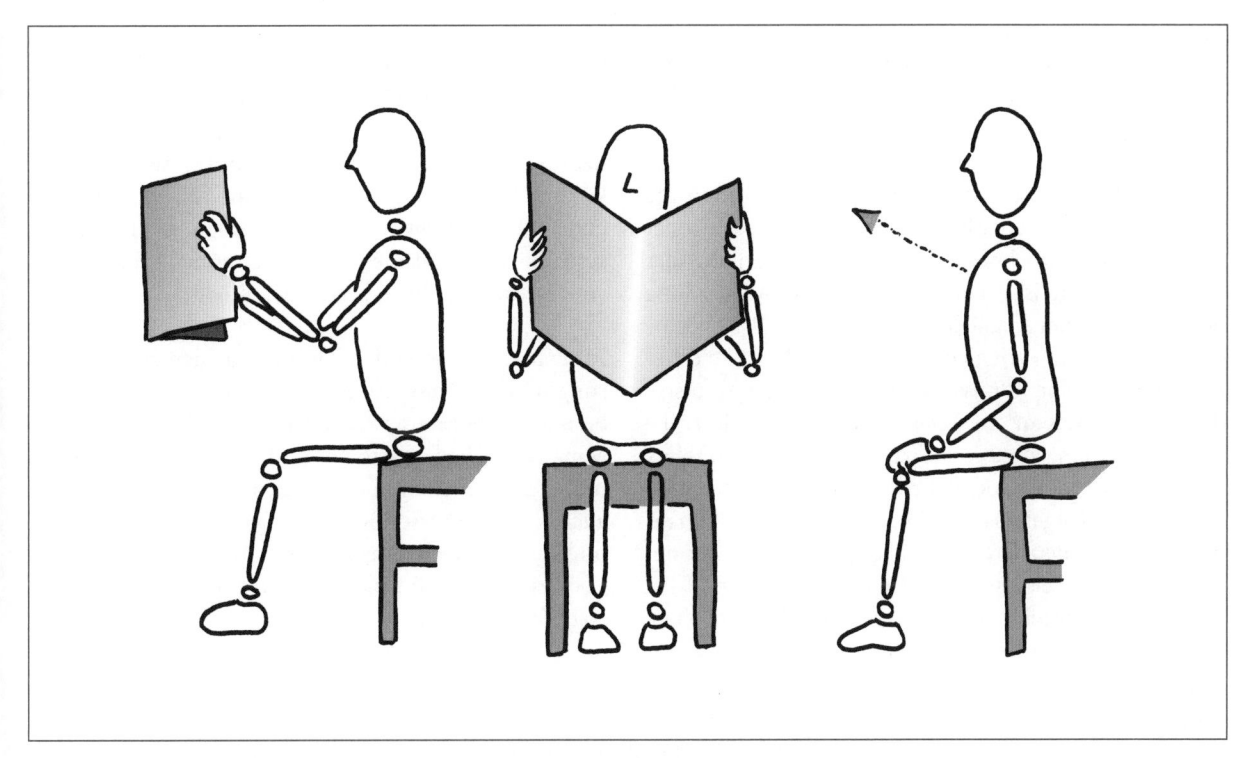

Abb. 5.14 Übungen zur Aufrichtung des Brustkorbs. **Links** und **Mitte** Zeitung aufschlagen. **Rechts** Marionettenfaden zieht am Sternum nach vorn/oben

---
Physiologische Sitzhaltung

Durchführung:
- Der Patient sitzt auf dem vorderen Drittel des Stuhls, dies ermöglicht von sich aus eine aufrechte Haltung (Abb. 5.13).
- Beide Füße stehen hüftbreit auseinander auf dem Boden.
- Ober- und Unterschenkel zeigen einen rechten oder einen leicht stumpfen Winkel.
- Die Lendenwirbelsäule und der Kreuzbeinbereich sind aufgerichtet. Der Patient sitzt auf den Sitzhöckern.
- Der Oberkörper ist aufrecht und die Schultern sind leicht zurückgenommen (vgl. Vorstellung „Zeitung aufschlagen" bei der Stehhaltung und Abb. 5.14).
- Die Arme liegen locker auf dem Schoß.
- Die Kopfhaltung ist, wie im Stand, gerade und der Blick ist geradeaus gerichtet.

Hinweise/Fehlerquellen:
- Auch hier ist die Imitation einer Marionette hilfreich, um die Aufrichtung der und des Brustkorbs zu unterstützen (Abb. 5.14).
- Zur besseren taktilen Wahrnehmung der Sitzhöcker sollte die Sitzfläche des Stuhls/Hockers hart sein.
- Hilfreich für eine aufrechte Sitzposition ist auch der Einsatz von Hilfsmitteln wie dem „Sitzkeil", dadurch wird eine leichte und spontane Aufrichtung der Wirbelsäule ermöglicht.

Passive Tonusregulierung

Die verschiedenen, vorwiegend taktilen bzw. taktilkinästhetischen Reize, die in der passiven Tonusregulierung eingesetzt werden, können eine unterschiedliche Wirkung zeigen. So können sie sich durch ihre zeitliche Wirkdauer, durch die Stimulationsrichtung, durch die Intensität, durch den Rhythmus der Stimulation oder durch die angesprochenen Wirkungsfläche voneinander unterscheiden. Es ist wichtig, bereits vor der Anwendung der passiven, tonusregulierenden Übungen das spezifische Ziel bei dem Patienten auszuwählen. Es ist zu differenzieren, ob eine Tonussteigerung oder eine Tonusreduktion gewünscht ist. Dementsprechend sind die einzelnen Übungen zu modifizieren. Auch im Hinblick auf den zu erarbeitenden Ersatzphonationsmechanismus ist diese Vorgehensweise bedeutsam. Bei der Anbahnung einer *supraglottischen* Phonation benötigt der Patient eine gesteigerte Muskelspannung. Daher ist bei zu wenig Grundtonus die Muskelaktivität zu erhöhen. Im späteren Verlauf oder zwischen den einzelnen, anstrengenden Phonationsübungseinheiten kann eine spannungssenkende Übung notwendig werden. Bei der *glottischen* Phonation zeigt sich oft ein zu hoher Tonus, der durch fehlgeleitete Kompensationsmuster zu Stande kommt. Dieser kann durch gezielt modifizierte, tonusregulierende Übungen reduziert werden. In Tabelle 5.7 sind die Möglichkeiten zum Spannungsaufbau denen zum Spannungsabbau gegenübergestellt.

Ziele: Die nachfolgenden Übungen dienen der Stimulierung und Sensibilisierung der gesamten Rückenregion, besonders des M. trapezius, der Mm. scaleni und ggf. der Mm. sternocleidomastoidei und dadurch auch der Stimulierung der Atemmuskulatur. Erzielt wird dabei u. a. auch eine Verbesserung der Eigenwahrnehmung von muskulären Verhältnissen des Rückens, sowie eine Lockerung und Tonisierung der gesamten Hals- und Nackenmuskulatur.

a) Igelball-Massage mit Ausstreichen

Ausgangshaltung: Der Patient nimmt die Steh- oder Sitzhaltung ein.

Durchführung:
- Der Therapeut rollt den Igelball mit leichtem Druck und kreisenden Bewegungen über die Muskulatur des Rückens des Patienten.
- Der Patient soll dem Ball mit seinen Gedanken folgen, um so die Spannungsverhältnisse im Rücken wahrzunehmen.
- Es wird im Nackenbereich begonnen, dann auf den Schulterbereich und weiter auf die Muskulatur um die Schulterblätter herum übergegangen. Hier bestehen häufig massive Verspannungen durch die Operation oder die kompensatorische Haltung. Die Massage soll länger an den verspannten Stellen durchgeführt werden, wenn es der Patient toleriert.
- Der Ball wird über die Muskulatur weiter nach unten geführt.
- Der Therapeut minimiert den Druck des Balls im Nierenbereich oder spart diesen Bereich bei empfindlichen Patienten ganz aus.
- Der Druck wird im Kreuzbeinbereich wieder verstärkt. So wird die costo-abdominale Atmung stimuliert.
- Der Therapeut legt den Ball zur Seite belässt jedoch eine Hand auf der Schulter des Patienten. Es besteht weiter Kontakt zwischen Therapeut und Patient und der Patient behält die entspannte Haltung bei.
- Der Therapeut streicht nun den gesamten Rücken von den Schultern ausgehend bis zum Kreuzbein mit seinen flachen Händen aus.
- Der Patient soll danach spüren, wie sich sein Rücken anfühlt, die Wahrnehmung kann durch Hilfsfragen vom Therapeuten unterstützt werden.

Hinweise/Fehlerquellen:
- Der Ball soll nur über die Muskulatur geführt werden, nicht über oberflächig liegende Knochen, denn dort kann nur wenig Regulierung der Muskelspannung erreicht werden und je nach Intensität des Reizes kann es zu Schmerzreaktionen kommen.
- Die Wirbelsäule wird ausgespart.
- Der Therapeut muss auf seine eigene Haltung und gesamtkörperliche Spannung achten, da Anspannungen sich auf den Patienten übertragen können, wenn die Massagebewegungen stockend, unrhythmisch und ggf. undosiert ablaufen. Der Therapeut soll nach der Übung und notfalls auch während einer kurzen Pause Arme und Hände zur Lockerung ausschütteln.
- *Tonussteigernd* wirken unrhythmische Bewegungen mit einem harten Igelball, ggf. kann das Ausstreichen am Ende weggelassen werden.
- *Tonussenkend* wirkt ein rhythmisches Abrollen mit einem weichen Igelball und ausgiebiges Ausstreichen.

Spannungsaufbau	Spannungsabbau
kurze, kräftige Reize, z. B. kurz auf den Kastanien liegen	lange Reize, z. B. lange auf den Kastanien liegen
von distal nach proximal gehend	von proximal nach distal gehend
Reize mit wechselndem Rhythmus	rhythmische, lang andauernde Reize
deutliche und punktuelle Reize setzen (z. B. mit den Fingerkuppen Rücken abklopfen, harten Igelball benutzen)	fließende und großflächige Reize einsetzen (z. B. Rücken mit den Handflächen ausstreichen, weichen Igelball benutzen)

Tab. 5.7 Gegenüberstellung der Möglichkeiten zum Spannungsaufbau und Spannungsabbau

b) Abklopfen

Ausgangshaltung: Der Patient nimmt die Steh- oder Sitzhaltung ein.

Durchführung:
- Der Therapeut klopft mit beiden Händen, entweder mit der hohlen Faust oder den Fingerkuppen aus dem Handgelenk heraus den Rücken, den Nacken, die Arme und evtl. den seitlichen Hals des Patienten ab.
- Das Klopfen kann mit beiden Händen im gleichen Rhythmus, oder in einem Wechselrhythmus stattfinden.
- Der Therapeut soll durch Nachfrage bei dem Patienten die Intensität des Klopfens festlegen. Manche Patienten benötigen sehr feste Reize, andere zeigen als Operationsfolge eine Überempfindlichkeit in diesem Bereich.
- Der Patient soll sich während der Übung auf den gerade bearbeiteten Bereich konzentrieren und die Spannungszustände dieses Bereichs wahrnehmen.
- Der Therapeut soll verspannte Regionen etwas intensiver und länger behandeln – immer unter den Gesichtspunkten der Tabelle 5.7.
- Auch bei dieser Übung darf die Nierenregion nur leicht bearbeitet werden.
- In der Kreuzbeinregion klopft der Therapeut wieder fester und stimuliert somit die costo-abdominale Atmung.
- Danach kann – wie bei der Igelballmassage – der Rücken ausgestrichen werden. Die Übung „Geführtes Atmen" kann evtl. folgen.
- Der Patient soll nach dem Abklopfen die bearbeiteten Regionen wahrnehmen und mit dem Gefühl zu Beginn der Übung vergleichen.

Hinweise/Fehlerquellen:
- Auch hier sollen möglichst nur die muskulären Strukturen abgeklopft werden; Wirbelsäule und Schulterblätter werden ausgespart.
- Bei Patienten mit massiven Verspannungen, z. B. durch Neck dissection, zeigen leichte klopfende Reize keine Wirkung, die Intensität muss erhöht werden.
- *Tonussteigernd* wirkt unrhythmisches, starkes und punktuelles Abklopfen mit beiden Händen, am besten mit den Fingerkuppen. Das Ausstreichen zum Schluss der Übung sollte weggelassen werden.
- *Tonussenkend* wirkt rhythmisches Klopfen mit der hohlen Faust oder gar mit den Handflächen. Der Therapeut soll weniger starke Reize setzen und ausgiebig ausstreichen.

c) Kastanienübung

Ausgangshaltung: Der Patient liegt auf dem Rücken. Die Arme liegen locker neben dem Körper; die Beine liegen locker nebeneinander. Der Patient hält die Augen geschlossen.

Durchführung:
- Der Patient lenkt seine Aufmerksamkeit auf seinen Körper und erspürt, wo und wie er mit seinem Körper auf der Matte aufliegt.
- Der Therapeut kann Hilfestellung geben, indem er die einzelnen Körperteile benennt, auf die der Patient achten soll.
- Wenn der Patient ausreichend Zeit gehabt hat seine Lage und seinen Kontakt mit dem Untergrund für sich zu erspüren, legt der Therapeut Kastanien unter die beiden Schultern, dann rechts und links der Lendenwirbelsäule in den Flankenbereich und anschließend in den Kreuzbeinbereich.

- Nun soll der Patient die Veränderungen erspüren. Dabei soll er sich Zeit lassen.
- Hilfreich bei auftretendem Druckschmerz ist der Hinweis des Therapeuten, die Atmung ruhig und entspannt weiter fließen zu lassen.
- Nach einigen Minuten nimmt der Therapeut die Kastanien, beginnend bei den Schultern, endend beim Kreuzbein, wieder weg.
- Der Patient erspürt erneut ohne Kastanien den Unterschied, welche Bereiche seines Rückens nun intensiven Kontakt zum Boden haben und was sich im Vergleich zum Beginn der Übung verändert hat.

Hinweise/Fehlerquellen:
- Wenn die Kastanien unter den Körper gelegt oder weggenommen werden, soll der Patient dies passiv geschehen lassen und nicht das betroffene Körperteil aktiv anheben.

- Die Übung führt durch Druck des Körpers auf die Kastanien und durch Hinlenkung der Aufmerksamkeit und Atmung zur Lockerung und Entspannung der Muskulatur.
- Die entspannte Situation zum Schluss der Übung kann auch zum Erspüren der Atemräume genutzt werden, da die Atmung nach der Lockerung der Muskulatur leichter durch den Körper fließt. Der Therapeut muss dazu die Aufmerksamkeit des Patienten durch gezielte Fragen, welche der Patient nur in Gedanken beantwortet, auf die Atmung und die aktiven Bereiche lenken.

Modifikation: Statt der Kastanien können auch weiche Tennisbälle, kleine Holzkugeln oder eine Kastanienschlange (Stoffschlauch gefüllt mit Kastanien) benutzen werden.

Aktive Tonusregulierung

Aktive und passive tonusregulierende Übungen haben die gleiche Zielausrichtung. Der Vorteil der aktiven Übungen ist jedoch, dass der Patient diese eigenständig durchführen kann und nicht auf fremde Hilfe angewiesen ist. Daher sind die Bewegungsabläufe gut zuhause durchführbar. Sind Patienten vom Grundtonus eher hypoton, so sind aktive Bewegungen den passiven Übungen vorzuziehen, da durch sie der gesamte Körper und nicht nur einige bearbeitete Bereiche stimuliert werden.

--- **Einhornübung nach Middendorf** ---

Ausgangshaltung: Der Patient nimmt die Sitz- oder Stehhaltung ein.

Ziel: Es wird eine Mobilisierung und Lockerung des gesamten Hals-Schulterbereichs angestrebt. Dies wird vorwiegend durch Dehnung und anschließende Relaxation des M. trapezius, der Mm. sternocleidomastoidei und der Scalenus-Gruppe erreicht. Durch die Zugwirkung wird zusätzlich das Narbengewebe des Halses bei Z.n. Neck dissection gedehnt.

Vorstellungshilfe: Der Patient soll sich vorstellen, dass er ein Horn auf der Stirn hat. Dies zeigt er in einem Amphitheater einem großen Publikum (Abb. 5.15A).

Durchführung:
- Der Patient senkt den Kopf nach vorne auf das Brustbein.
- Anschließend dreht er den Kopf aus dieser Grundhaltung in sehr kleinen, kaum merklichen, nickenden Schritten langsam zunächst zur rechten und dann zur linken Seite.
- Das Kinn bleibt die ganze Zeit möglichst weit unten.

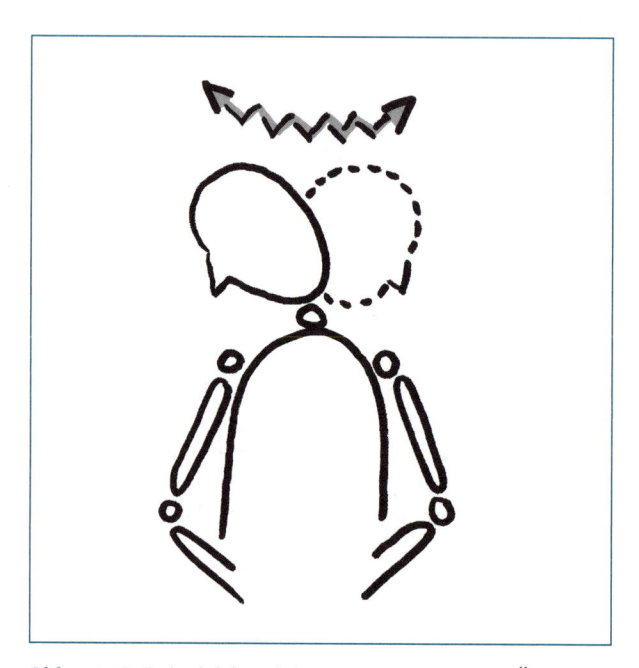

Abb. 5.15A Beispiel für aktive tonusregulierende Übungen: Einhornübung

- Auf jeder Seite geht der Patient bis zur maximalen Dehnung. Er verharrt einen Moment im Endpunkt und geht langsam wieder zurück. Es ist Vorsicht geboten: Der Patient soll nur bis an die Schmerzgrenze gehen, nicht darüber hinaus.

Hinweise/Fehlerquellen:
- Ist die Bewegungsausführung für den Patienten zu schwierig, da durch die Operation oder die darauf folgende Zeit eine Schonhaltung entstanden ist, kann der Therapeut den Patienten unterstützen, indem er hinter ihn tritt und die Kopfbewegung des Patienten durch seine Hände führt. Dies geschieht wie folgt: Die Daumen beider Hände liegen an den Endpunkten beider Mm. sternocleidomastoidei, die Zeigefinger legen sich ausgestreckt auf die Mm. masseter, die Mittelfinger liegen am Unterkiefer an und die Ringfinger unterstützen den Unterkiefer von unten. So kann der Therapeut zusätzlich die vorhandenen Spannungszustände im Hals-Kiefer-Bereich ertasten.
- Wichtig ist, dass die Nickbewegungen langsam ausgeführt werden, da es sonst bei starker muskulärer Anspannung zu Muskelzerrungen und reaktiven Verspannungen kommen kann.
- Die Körperhaltung des Patienten sollte stets in Bezug auf die physiologische Sitz- oder Stehhaltung korrigiert werden, da die Bewegung nur den Kopf bzw. die Halsmuskulatur betrifft und alle anderen Körperregionen unbeteiligt und dementsprechend muskulär euton bleiben sollen.

Schulterblick

Ziel: Durch aktive Bewegung des Kopfes soll eine Dehnung, Mobilisation und dadurch eine anschließende Lockerung besonders des M. sternocleidomastoideus und des Platysma erreicht werden.

Ausgangshaltung: Der Patient nimmt die Sitz- oder Stehhaltung ein.

Vorstellungshilfe: Der Patient denkt an den Schulterblick beim Autofahren.

Durchführung:
- Der Kopf wird langsam so weit wie möglich nach rechts gedreht und der Patient schaut über die Schulter. Diese Position wird fünf Sekunden gehalten. In der Endposition kann es hilfreich sein, bewusst ein- und auszuatmen, um so zu entspannen und die ggf. reaktiv angehobenen Schultern zu lösen (Abb. 5.15B)
- Die Bewegung verläuft in der Horizontalen, d. h. der Kopf soll dabei nicht angehoben oder gesenkt werden.
- Anschließend wird der Kopf langsam zur linken Seite gedreht und der Vorgang wiederholt.

Hinweise/Fehlerquellen:
- Der Oberkörper soll sich nicht mitbewegen und die Schultern bleiben locker.
- Der Bewegungsradius kann bei Patienten nach Neck dissection aufgrund der Schädigung des N. accessorius und ggf. der Resektion des M. sternocleidomastoideus stark eingeschränkt sein. Es ist unbedingt darauf zu achten, dass die Bewegung langsam durchgeführt wird und die Schmerzgrenze nicht überschritten wird.
- Bei Problemen der Halswirbelsäule ist die Übung zu unterlassen. Die Bewegung kann ein Schwindelgefühl und Kreislaufbeschwerden hervorrufen.
- Der Patient soll immer gleichmäßig weiter atmen, dies trägt zur Entspannung und Lockerung bei.

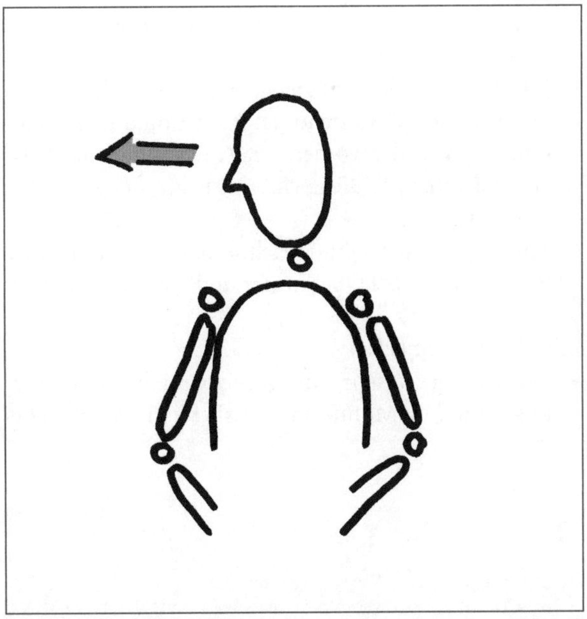

Abb. 5.15B Beispiel für aktive tonusregulierende Übungen: Schulterblick

Aktive Lockerung der Kaumuskulatur und des Kieferbereichs

Die nachfolgende Übungsgruppe dient als Vorbereitung für die Arbeit an der Phonation und der Artikulation und hat eine Lockerung der gesamten Muskulatur im Hals-Mundbereich und besonders des M. masseter zum Ziel. Erreicht wird dadurch unter anderem eine Weitung des Mundraumes und des Ansatzrohres.

a) Kutschersitz mit Ausschütteln

Ausgangshaltung: Der Patient nimmt die Sitzhaltung ein.

Vorstellungshilfe: Mit Hinblick auf die Haltung, stellt der Patient sich einen Kutscher vor, der auf seinem Kutschbock eingeschlafen ist. Die Vorstellungshilfe für die Bewegung ist das Schütteln des Kopfes wie bei dem zur Kutsche gehörigen Pferd.

Durchführung:
- Der Patient beugt seinen Oberkörper vor und stützt seine Ellenbogen auf die Knie, dabei wird das gesamte Gewicht des Oberkörpers auf den vorderen Oberschenkelanteil verlagert (Abb. 5.16).
- Der Rücken soll dabei möglichst gerade bleiben.
- Der Kopf und die Hände hängen ganz locker nach unten.
- Der Patient macht kleine, schnelle Schüttelbewegungen mit seinem Kopf.
- Mund und Kiefer sind dabei ganz locker und der Kopf bleibt unten hängen.
- Während des Ausschüttelns wird auf /hä/ ausgeatmet. Es kommt dabei zu einem lockeren „Schlackern" der Zunge und der Wangen.
- Der Patient soll kurze Pausen einhalten und dabei den Kopf gesenkt lassen.
- Das Ausschütteln wird mehrmals wiederholt.
- Der Patient soll während der Kopf unten hängt spüren, wie sich der vordere Hals, der Kiefer und das Gesicht anfühlen. Die Lockerung ist für den Patienten direkt spürbar.
- Zum Schluss der Übung richtet der Patient langsam Wirbel für Wirbel Oberkörper und Hals wieder auf.

Hinweise/Fehlerquellen:
- Die Übung ist sehr gut einsetzbar bei Kloß- oder Engegefühl im Mund- und Halsbereich und auch bei Räusperzwang. Einige Patienten empfinden es als unangenehm, den Kopf hängen zu lassen, dann von der Übung absehen.
- Selten kann es bei Patienten mit HWS- oder Blutdruckproblemen zu Schwindel oder Kopfschmerzen kommen. Die Übung wird unterbrochen oder es wird bereits im Vorfeld eine andere ausgewählt.
- Viele kehlkopfteilresezierte Patienten benutzen diese Übung in der Anbahnungsphase der supraglottischen Phonation sehr häufig und gerne, um die Reduktion des Hypertonus in der Sprechpause zu erreichen.

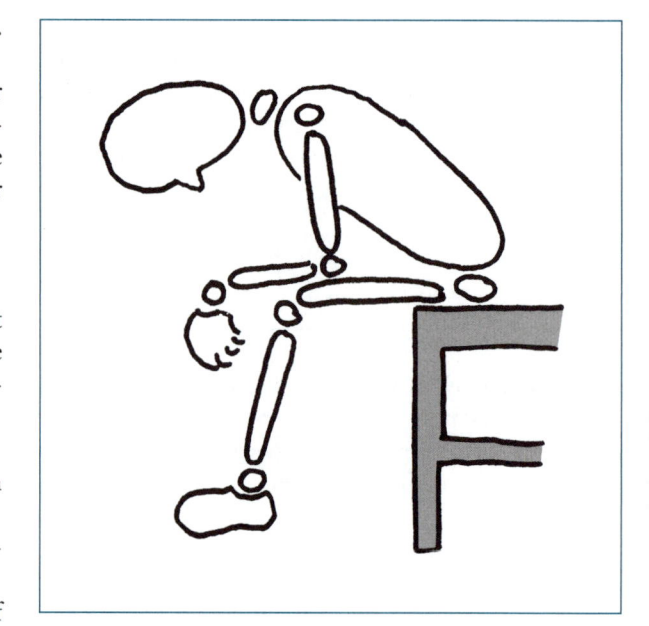

Abb. 5.16 Kutschersitz mit Ausschütteln

b) Gähnen

Ausgangshaltung: Die Übung wird in der Sitz- oder Stehhaltung durchgeführt.

Durchführung:
- Patient und Therapeut atmen gemeinsam tief ein und öffnen den Mund weit zum Gähnen.
- Falls ein Gähnen nicht direkt provozierbar ist, wird o. g. Vorgehen mehrmals wiederholt oder bei leicht geöffnetem Mund an beiden Seiten des Mundbodens leichter, massierender Druck mit Zeigefinger und Daumen ausgeübt. Dies löst in den vielen Fällen ein Gähnen aus.
- Zur Unterstützung der Einatmung beim Gähnen können auch die Arme nach oben gestreckt werden. Der Patient streckt und räkelt sich dabei.
- Das Gähnen sollte, wenn möglich, mehrmals hintereinander wiederholt werden.

Hinweise/Fehlerquellen:
- Während des Gähnens wird ein kurzzeitiger Kehlkopftiefstand erreicht, der die gesamte Muskulatur des Ansatzrohres dehnt und lockert.
- Kloß- oder Druckgefühle können abgebaut werden.
- Die Übung kann sehr gut im Alltag eingesetzt werden und bringt dem Patienten eine schnelle Entlastung des Ansatzrohres bei Überanstrengung der Stimme.
- Kommt während des Gähnens eine spontane und lockere Stimmgebung zu Stande, so sollte diese zugelassen werden. Patienten nach Larynxteilresektion sollen jedoch auf keinen Fall zur Stimmgebung animiert werden, da die kompensatorische Ersatzphonation die angestrebte muskuläre Entspannung verhindert.

c) Kiefer ausstreichen

Ausgangshaltung: Der Patient nimmt die Sitzhaltung ein.

Durchführung:
- Der Patient soll die Handballen beider Hände seitengleich oben an das Jochbein anlegen.
- Die Ballen werden mit einem mittelgradigen Druck langsam über die Wangen nach unten gezogen.
- Es ist darauf zu achten, dass sich nach und nach auch die Handflächen und die Finger an die Wangen anlegen.
- Der Kiefer öffnet sich passiv durch den Zug der Hände.
- Zum Schluss der Übung sollte der Unterkiefer einen Moment lang locker hängen gelassen werden.

Hinweise/Fehlerquellen:
- Wenn der Patient sich während der Übung unwohl fühlt, weil dabei sein Gesicht passiv verzerrt und grimassiert wird, sollte der Therapeut Hilfestellungen geben, indem er z. B. das Gefühl zur Sprache bringt oder zum Schließen der Augen während der Übung rät.
- Es ist unbedingt darauf zu achten, dass der Patient den Kiefer nicht festhält, aber auch nicht bewusst und willentlich öffnet, da dies wieder eine muskuläre Aktivität in diesen Bereichen hervorruft.
- Besonders bei Patienten mit supraglottischer Phonation kommt es zu Anspannungen im Kieferbereich, daher ist das Kieferausstreichen auch eine gute Lockerungs- und Entspannungsübung zwischen den Phonationsübungen.

Weitere Übungsbeispiele zur Tonusregulierung sind im Kapitel 6 unter Tonus/Tonusregulierung zu finden.

Atmung

Die Atmung, die optimale Ausnutzung der Atemräume und auch die Atemmuskeln spielen bei der Stimmgebung eine wichtige Rolle. Besonders das Zwerchfell, als einziger Atemmuskel des Körpers, der nur der Atmung und nicht gleichzeitig auch der Haltung dient, wird zum Dosieren des subglottischen Ablasedrucks genutzt. Der wiederum versetzt die Stimmlippen in Schwingungen und erzeugt den primären Ton. Ohne optimalem Anblasedruck bei der Phonation kommt es zu muskulären Fehlspannungen im laryngealen Bereich, sowie im Ansatzrohr und im gesamten Mundraum. Ein verminderter Anblasedruck und eine zu geringe muskuläre Spannung führen zu einem unzureichenden glottischen oder supraglottischen Verschluss. Die Stimmgebung bleibt aus oder verhaucht deutlich, da Strukturen keinen ausreichenden Kontakt zueinander bekommen und die Schleimhaut durch die Phonationsluft nicht in Schwingungen versetzt wird. Ein vermehrter Druck bringt Enge und die laryngealen Bereiche werden zusammengedrückt. Dies führt zu einer festen, gepressten Stimme und verhindert eine lockere Schwingung der stimmgebenden Schleimhaut. Da bei kehlkopfteilresezierten Patienten der glottische Widerstand deutlich gemindert oder aufgehoben sein kann, gilt es den Anblasedruck auf die fehlenden Strukturen im Kehlkopf einzustellen und zu optimieren. Für die optimale Dosierung der Atemluft ist eine gute Wahrnehmung des Atemablaufs und eine bestmögliche Ausnutzung der Atemräume, also eine costoabdominale/Zwerchfellflankenatmung, hilfreich. Der Luftstrom kann dadurch geführt und nach den individuellen Anforderungen des einzelnen Patienten dosiert werden. Für die Stimmgebung in der Spontansprache ist das Einsetzen der reflektorischen Atemergänzung/Abspannen, in Zusammenhang mit der atemrhythmisch angepassten Phonation (vgl. Coblenzer/Muhar 1976) mit einem optimalen Anblasedruck das Endziel.

Atemwahrnehmung

Die nächsten beiden Übungen dienen der Förderung der Atemwahrnehmung. Besondere Aspekte sind hierbei die Unterscheidung der Atemphase, des Atemablaufs und der Wahrnehmung der verschiedenen Atemräume und -intensitäten. Sie werden zunächst einzeln und gezielt mit dem Patienten durchgeführt, können aber auch einer anderen Übung, z. B. aus den Therapiebereichen Tonus oder Phonation vorangestellt sein.

---

a) Geführtes Atmen

Ausgangshaltung: Der Patient nimmt die Steh- oder Sitzhaltung ein.

Durchführung:
- Der Therapeut sitzt oder steht hinter dem Patienten und legt seine Hände zunächst seitengleich auf dessen Schultern (Abb. 5.17).
- Der Therapeut gibt Anweisung, dass der Patient die Atmung fließen lassen soll und nicht bewusst tief einatmen muss.
- Der Patient soll in dieser Phase bereits die Wärme, Auflagefläche und das Gewicht der Hände erspüren und somit seine Wahrnehmung und Konzentration in diese Bereiche lenken. Beobachtungsfragen und -aufgaben, die der Patient im Stillen für sich beantwortet, können vom Therapeuten gestellt werden. So fragt der Therapeut z. B.: Achten Sie auf meine Hände. Sind sie schwer oder leicht? Berühren sie Ihre Schultern punktuell oder flächig? Fühlen sich Ihre Schultern kalt oder warm an? Können sie eine Bewegung in Ihren Schultern spüren, ist sie synchron zu Ihrer Atmung?
- Die Hände werden in den Bereich der Schulterblätter verlagert.
- Der Patient soll den Händen des Therapeuten mit seiner Atmung folgen und auch hier seine Atmung und Atembewegung sowie Bewegungen der aufliegenden Hände wahrnehmen.
- Der Therapeut geht mit seinen Händen in den Flankenbereich des Patienten.
- Wieder soll der Patient den Händen des Therapeuten mit seiner Atmung folgen und seine Atmung und Atembewegung erspüren.
- Zuletzt werden die Hände auf das Kreuzbein des Patienten gelegt.
- Die Beobachtungsaufgaben werden wiederholt gestellt.
- Der Therapeut nimmt nach einiger Zeit die Hände weg.
- Der Patient soll beobachten, ob sich seine Atmung, d. h. Atemrhythmus, Atemräume etc. verändert hat. Beobachtungsfragen sind z. B.: Bleibt die Atmung gleich? Bleibt die Atmung an der selben Stelle, oder hat sie sich verändert? Bleibt der Atemrhythmus gleich, oder hat er sich verändert?

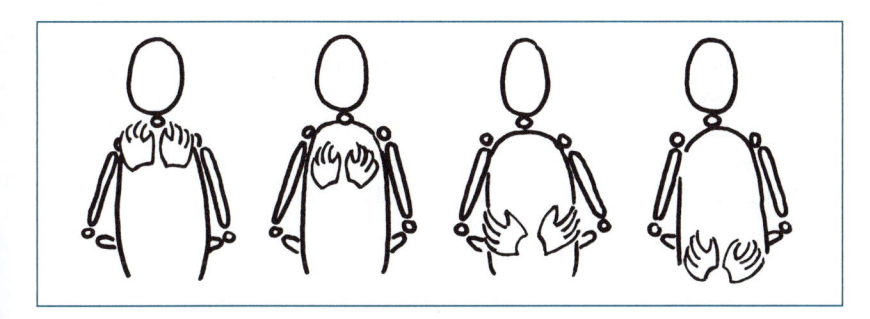

Abb. 5.17
Atemwahrnehmung.
Geführtes Atmen

Hinweise/Fehlerquellen:
- Die aufgelegten Hände ermöglichen dem Patienten eine bessere Wahrnehmung der Atemregionen.
- Durch die Beobachtungsaufgaben findet eine Aufmerksamkeitslenkung auf die Atmung statt. Dies kann zur Lösung von muskulären Spannungen im Rückenbereich führen.
- Die Beobachtungen soll der Patient für sich sammeln und ohne direkt auf die Fragen zu antworten in Ruhe weiteratmen. Im Anschluss an die Übung soll der Patient über seine Wahrnehmung berichten.

Modifikation: Zur zusätzlichen Atemvertiefung bzw. um eine deutliche Wahrnehmungshilfe zu geben kann der Therapeut den Atemrhythmus führen und beeinflussen, indem er die Exspiration durch einen leichten Druck mit den Händen im Flanken und Kreuzbeinbereich unterstützt und diese externe Spannung bei der Initiierung der Inspiration wieder löst.

b) Reissäckchen spüren

Ausgangshaltung: Patient liegt auf dem Rücken. Die Arme liegen locker neben dem Körper, die Beine liegen locker nebeneinander. Der Patient hält die Augen geschlossen und konzentriert sich auf seinen Körper.

Durchführung:
- Der Therapeut legt ein Reissäckchen auf den Bauch des Patienten unterhalb des Rippenbogens (Abb. 5.18).
- Der Therapeut gibt Anweisung, dass der Patient die Atmung fließen lassen soll und nicht bewusst tief ein- und ausatmen soll.
- Der Patient beobachtet, in welchen Regionen er die Atmung und Atembewegungen spürt und achtet auf den Atemrhythmus. Beobachtungen sollen vom Patienten nicht verbal geäußert werden, sondern werden im Anschluss an die Übung besprochen.
- Der Therapeut begleitet den Atemrhythmus des Patienten sprachlich: „Einatmung – Ausatmung – Pause! - Einatmung – Ausatmung" etc.
- Nach einigen Minuten entfernt der Therapeut das Reissäckchen und der Patient soll erspüren, ob sich die Atmung im Vergleich zum Beginn der Übung verändert hat.
- Therapeut und Patient besprechen anschließend die Beobachtungen.

Hinweis/Fehlerquelle: Falls der Patient seine Wahrnehmung nicht ausdrücken kann, sind Alternativfragen hilfreich, z. B.: Hat sich bei der Einatmung das Reissäcken gehoben oder gesenkt? Wo haben Sie ihre Atmung gespürt? Wie war das Gefühl am Bauch, als das Säckchen darauf lag und wie war es, nachdem es weg war? War es gleichbleibend oder nicht?

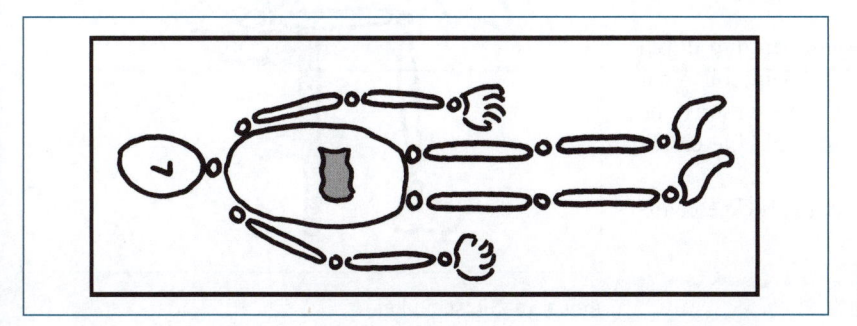

Abb. 5.18
Atemwahrnehmung. Reissäckchen

Aktive Atemübungen

Wie im Bereich Tonus sind auch in der Atmung die aktiven von den passiven Übungen zu unterscheiden. Bei den folgenden aktiven Übungen wird durch gezielte Bewegungsmuster eine Ausnutzung der Atemräume erreicht, was zu einer costo-abdominalen Atmung führt. Der Atemrhythmus wird bewusst gemacht und eventuell verändert. Durch Wiederholung der Übungen zu Hause können die neu erarbeiteten Atemmuster schnell in den spontanen Gebrauch übertragen werden, was sich wiederum positiv auf die Stimmgebung auswirkt.

Pendel

Ausgangshaltung: Die Übung wird in der Stehhaltung durchgeführt.

Ziel: Durch Eigenpendelbewegungen des Körpers wird die Korrelation zwischen Bewegung und Atemrhythmus verdeutlicht und gleichgeschaltet. Dabei soll eine Atemverlagerung in tiefere Regionen bis zur costo-abdominalen Atmung stattfinden.

Durchführung:
- Der Patient schließt die Augen und konzentriert sich auf die Atmung.
- Der Patient beginnt langsam mit dem ganzen Körper vor und zurück zu pendeln.
- Die Bewegung soll nicht forciert werden; sie soll ohne direkten Einfluss geschehen.
- Dabei werden auch kleinste Vor- und Rückbewegungen beachtet.
- Die Atmung läuft i. d. R. bewegungssynchron ab.

Hinweise/Fehlerquellen:
- Falls dem Patienten mit geschlossenen Augen schwindelig wird, kann die Übung auch mit geöffneten Augen durchgeführt werden.
- Auf Lockerheit in den Knien ist zu achten, ansonsten wird die Pendelbewegung zu klein und zu fest, die gesamte Muskulatur wird gehalten und der gewünschte Effekt der Atemvertiefung bleibt aus.

Sitzschaukel

Ausgangshaltung: Der Patient nimmt die Sitzhaltung ein.

Ziel: Bei dieser abgewandelten Pendelbewegung soll vor allem der untere Rückenbereich gedehnt werden. Dadurch stellt sich ebenfalls eine Verlagerung der Atmung in den Zwerchfellflankenbereich ein und die Atemphasen gleichen sich dem Bewegungsrhythmus des Körpers an. Dem Patienten wird somit ermöglicht den Atemrhythmus leicht und bewusst zu spüren.

Durchführung:
- Zunächst soll der Patient seine Sitzhöcker erspüren, indem er mit dem Becken vor und zurück kippt (Beckenkippe).
- Hat er seine Sitzhöcker ausreichend erspürt, soll er die Hände falten und knapp unterhalb eines Knies legen (Abb. 5.19).
- Das entsprechende Bein wird angehoben und durch die gefalteten Hände gehalten. Das Bein soll nicht aktiv in dieser Position gehalten werden, da sonst die Bauchmuskulatur angespannt wird und eine costo-abdominale Atmung einschränkt.
- Es wird auf den Sitzhöckern vor- und zurückgeschaukelt.
- Der Patient soll seine Ein- und Ausatmung erspüren. Auch hier erfolgt die Atmung bewegungssynchron.
- Die Bewegungsrichtung und die Atemphase werden entsprechend gekoppelt (vgl. Pendel-Übung).

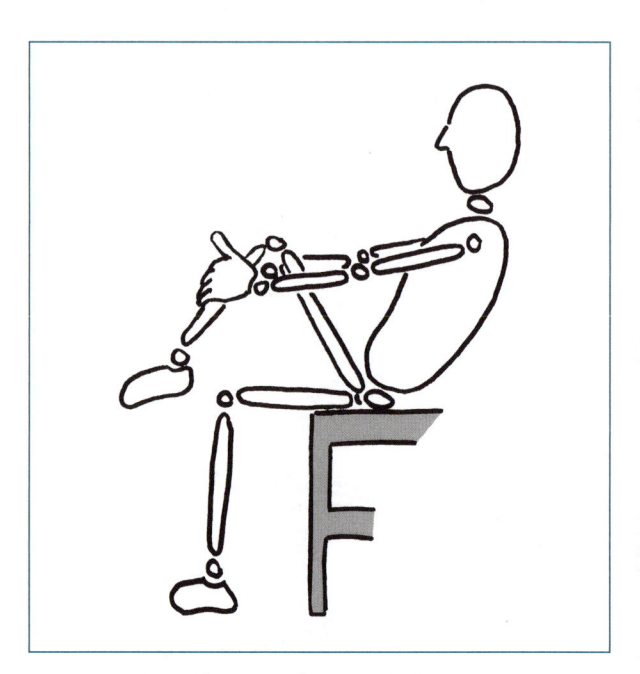

Abb. 5.19 Sitzschaukel

Hinweise/Fehlerquellen:
- Der Tonus im Schulterbereich sollte nicht erhöht sein. Die Hände und Arme sind gestreckt und werden nicht aktiv gehalten. Das Brustbein ist aufgerichtet.
- Die Übung soll nicht zu lange durchgeführt werden, denn sie kann im Armbereich deutliche Ermüdungserscheinungen und ein „Kribbeln" auslösen. Nach Beendigung der Übung schüttelt der Patient Arme und Hände locker aus.
- Bei Patienten nach Neck dissection ist besondere Vorsicht geboten. Der Muskelzug in den Armen und im Schulterbereich ist sehr groß und kann im Narbengebiet unangenehme Zugschmerzen verursachen; eine lockere Durchführung der Übung wird dadurch verhindert. In diesen Fällen von der Übung absehen.

Modifikation: Auf /f/ die Ausatemluft entweichen lassen.

Päckchensitz

Ausgangshaltung: Der Patient sitzt auf einer Matte auf dem Boden. Sein Gesäß ruht auf den Füßen, der Oberkörper ist vorn ausgestreckt und die Arme werden vorn auf dem Boden abgelegt. Der Kopf ruht zwischen den Oberarmen (Abb. 5.20).

Ziel: Hier ist das Ziel der Übung durch die Dehnung der gesamten Rückenmuskulatur auch die Atemmuskulatur zu beeinflussen und somit eine Vertiefung der Atmung und Stimulation der Flanken, des Kreuzbeinbereichs, der Rückenmuskulatur und der costalen Räume zu ermöglichen.

Durchführung:
- Der Patient soll die Haltung einnehmen, darin verharren und zur Ruhe kommen.
- Er soll die Atmung beobachten und die Atemregionen erspüren sowie Bereiche wahrnehmen, in denen die Atmung „eingeklemmt" wird (z. B. Bauch).
- Die Arme werden weit nach vorne ausgestreckt, als wolle der Patient etwas greifen, was in unerreichbarer Ferne vor ihm liegt. Der Kopf bleibt dabei zwischen den Oberarmen und der Blick ist nach unten gerichtet.
- In dieser Haltung soll die Einatmung sehr forciert durchgeführt werden. Der gesamte Rücken und Brustkorb dehnt sich aus. Die Flanken werden weit. Muskuläre Strukturen werden durch die Ausweitung der Atemräume gedehnt und somit gelockert.
- Der Patient kehrt in die entspannte Ausgangshaltung zurück und wiederholt den Vorgang.

Hinweise/Fehlerquellen:
- Die Übung ist nur bei Patienten mit gutem körperlichen Allgemeinzustand durchführbar, die die Ausgangsposition einnehmen können. Bei tracheotomierten Patienten ist diese Übung nicht zu empfehlen, da das Stoma verlegt werden könnte.
- Der Patient soll nicht zu lange in der Position verharren, da es zu Knieproblemen kommen kann. Es empfiehlt sich, danach im Stand die Beine auszuschütteln.

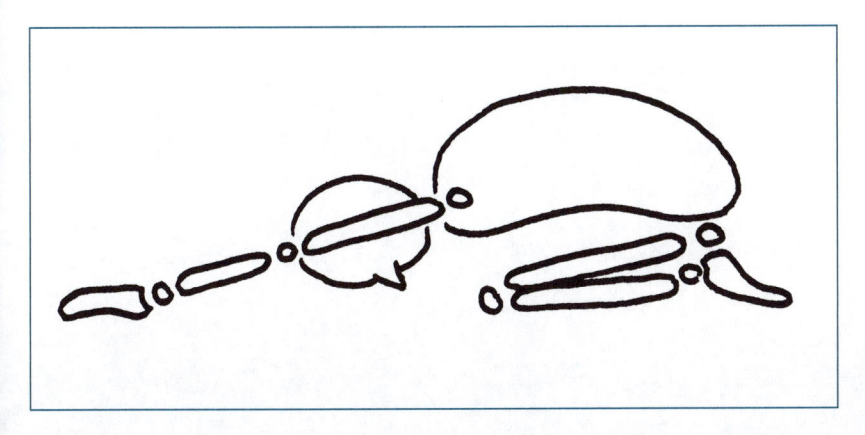

Abb. 5.20
Päckchensitz

Mondsichel

Ausgangshaltung: Der Patient liegt in Rückenlage auf der Bodenmatte.

Ziel: Auch bei dieser Übung soll eine Dehnung und Aktivierung der Atemmuskeln erreicht werden. Besonders wird die seitliche Thoraxmuskulatur bei dieser Übung angesprochen. Sie soll maximal gestreckt werden und dadurch eine Aktivierung der intercostalen Atemhilfsmuskulatur und eine Atemvertiefung bewirken.

Durchführung:
- Der gesamte Körper des Patienten wird so gelagert, dass er eine „Mondsichel" bzw. einen C-Bogen beschreibt, dabei wird ein Arm über der Kopf hinaus auf die andere Seite gestreckt (Abb. 5.21).
- Beide Beine richten sich ebenfalls zur anderen Seite aus.
- In dieser Lage wird die eine gesamte Körperseite gedehnt.
- Der Patient soll einen Moment in dieser Lage verbleiben und die Atmung fließen lassen und beobachten.
- Es kann einige Male forciert geatmet werden, dabei soll der Patient auf die Atembewegungen und die angesprochenen Atemräume achten.
- Anschließend kehrt der Patient in die Ausgangsposition zurück und verharrt dort einen Moment.
- Die Seitenausrichtung wird verändert und die andere Körperhälfte gedehnt.

Hinweise/Fehlerquellen:
- Bei Schmerzen in der Hals- und Schulterregion, aber auch bei Wirbelsäulenschäden, z. B. Bandscheibenvorfällen, ist die Übung abzubrechen bzw. bereits im Vorfeld zu unterlassen.
- Bei Patienten nach Neck dissection ist zu beachten, dass die Arme aufgrund der Lähmung des N. accessorius, teilweise nicht so hoch gehoben werden können. In solchen Fällen ist ebenfalls von der Übung abzusehen.
- Bei Patienten, die zu Muskelkrämpfen neigen, muss man die Übung vorsichtig durchführen lassen.

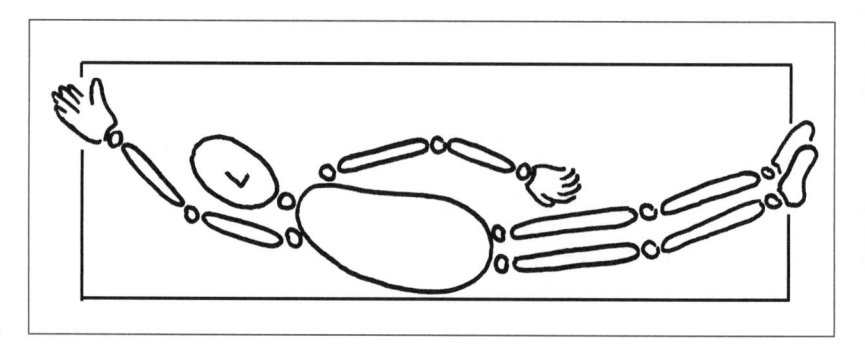

Abb. 5.21
Übung zur Atmung. Mondsichel

Phonation

Zur Vorbereitung auf diesen Therapieteil muss zunächst anhand der anatomischen Gegebenheiten der mögliche Phonationsmechanismus, also entweder die Anbahnung der Phonation auf glottischer oder supraglottischer Ebene, festgestellt werden. Das Ziel ist in jedem Fall eine möglichst tragfähige, kräftige und anstrengungsfreie Stimme. Da in diesem Bereich das Hauptdefizit des Patienten besteht, gilt es hier sehr individuell und besonders intensiv mit dem Patienten zu arbeiten. Bei der **Phonation auf Glottisebene** ist das Ziel durch die Erhöhung der medialen Kompression einen möglichst kompletten Glottisschluss zu erlangen. Dies kann durch vorsichtig durchgeführte Kräftigungsübungen wie z. B. Stoßübungen nach Fröschels (1952) oder Atemwurf nach Fernau-Horn (1955/56) erreicht werden. Dadurch werden die intakte Stimmlippe und die verbliebenen Strukturen im Operationsgebiet aktiviert. Je nach Größe des Operationsdefektes wird dabei entweder die Schwingungsfähigkeit der Narbe verbessert – bei kleinem Glottisrestspalt – oder die gesunde Stimmlippe so trainiert, dass sie sich an die Narbe anlegt – bei größerem glottischem Defekt. Allerdings muss dabei immer darauf geachtet werden, dass es nicht zu einem supraglottischen Spannungsaufbau im Halsbereich kommt. Dieser würde sonst eine supraglottische Phonationsebene zur Folge haben. Wenn der Glottisschluss gut und regelmäßig möglich ist, wird auf Phonationsübungen aus der konventionellen funktionellen Stimmtherapie zurückgegriffen. Es wird also u. a. eine atemrhythmisch angepasste Phonation aufgebaut.

Zur Anbahnung der **supraglottischen Phonation** dienen alle Übungen, die mit einer Tonuserhöhung besonders im Hals-Schulterbereich einhergehen. Die bei der glottischen Phonation aufgeführten Kräftigungsübungen können hier ebenfalls eingesetzt werden. Nur ist diesmal ein kurzzeitiger Spannungsaufbau im Kehlkopfbereich gewünscht und sollte gezielt gefördert werden. Dies ist z. B. dadurch zu erreichen, dass die phonationsbegleitende Bewegung fester, härter und zielgerichteter ausgeführt wird. Allgemein sind zum Aufbau der supraglottischen Phonation Kraftübungen mit unterstützenden Bewegungen aus den Armen oder den Händen durchzuführen. Da ein muskulärer Spannungsaufbau in den Händen oder Armen auch immer eine Tonussteigerung im Halsbereich schafft, kommt es dort zur Verengung der verbliebenen Strukturen und in Kombination mit dem verstärkten Anblasedruck findet ein laryngealer Verschluss und somit eine Phonation statt. Es ist darauf zu achten, dass der erhöhte Tonus im Halsbereich nur im Moment der Phonation vorhanden ist und anschließend wieder reduziert wird. Ist einmal die Möglichkeit zur supraglottischen Phonation gegeben, so ist das Ziel die Tragfähigkeit und die Tonhaltedauer zu verbessern, den Stimmklang zu kräftigen und die Kraftaufwendung anschließend zu reduzieren. Die phonationsbegleitenden Bewegungen werden in dem Moment abgebaut, in dem eine Stimmstabilität gegeben ist. Wie auch bei der glottischen Phonation kann in dem Augenblick, in dem der laryngeale Verschluss gut möglich ist auf die konventionelle funktionelle Stimmtherapie zurückgegriffen werden. Wichtig ist, dass der Therapeut bei der Durchführung der Kräftigungsübungen auf seine eigene Stimme Rücksicht nimmt und dabei möglichst wenig Phonation vorgibt. Wenn dies doch nötig wird, sollte die Stimmvorgabe immer mit einer 100 %ig korrekten Stimmtechnik geschehen, damit er der Gefahr einer hyperfunktionellen Stimmgebung und damit einer deutlichen stimmlichen Überlastung vorgebeugt.

> Der Stimmklang bei der **supraglottischen Phonation** ist heiser. Diese Heiserkeit entsteht durch die Schwingungsirregularitäten, welche zu einem rauen Stimmklang führen und durch die Schlussinsuffizienz, die zu einem behauchten Stimmklang führt. Das Ziel ist nicht, eine klare Stimme zu erarbeiten, da dies auf Grund der fehlenden, organischen Strukturen nicht möglich ist. Der Patient soll vielmehr wieder in der Lage sein alle Alltagssituationen stimmlich, ohne fremde Hilfe und ohne große Kraftanstrengung, bewältigen zu können.

Falls dies trotz intensiver Stimmtherapie nicht möglich ist, sollte der Patient mit dem Anliegen einer stimmverbessernden, chirurgischen Intervention noch einmal beim HNO-Arzt oder in der Klinik vorstellig werden, da dies in einigen Fällen – je nach Resektionsausmaß – möglich ist.

Verbindung von Tonus, Atmung und Phonation

In der Arbeit im Bereich Phonation findet, wie auch in der Funktionalen Stimmrehabilitation, eine direkte Verbindung von Tonus, Atmung und Phonation statt, um einen anstrengungsfreien Glottisschluss bzw. Ersatzphonationsmechanismus und eine möglichst kräftige Stimme zu erzeugen. Die Bewegungsmuster unterscheiden sich jedoch zum Teil vom Göttinger Konzept. Zu Beginn sind Übungen mit Plosiven zu empfehlen, da hier ein hoher Anblasedruck aufgebaut wird, der sich jedoch schnell wieder entlädt. Der Verschluss wird durch den erhöhten Anblasedruck provoziert und eine Stimmbildung wird ermöglicht. In den folgenden Übungen ist es wichtig, trotz des gleichen Übungsaufbaus folgende Punkte speziell für die angestrebte Phonationsart, also glottisch oder supraglottisch, zu beachten.

Ziel der nachfolgenden Übungen ist das Erreichen eines Verschlusses auf glottischer oder supraglottischer Ebene.

> Dabei ist bei der **glottischen** Phonation unbedingt darauf zu achten, dass der Tonus im Halsbereich bei der Phonation nicht zu hoch ist oder dauerhaft erhöht wird.

Die Phonationsbewegung darf nicht zu kräftig ausgeführt werden und nach der Stimmgebung ist immer in eine entspannte Ausgangsposition zurückzukehren. Zwischendurch sollen aktive oder passive Lockerungsübungen durchgeführt werden.

> Bei der **supraglottischen** Phonation soll die einzelne Silbe fest und mit erhöhtem Tonus im Halsbereich gesprochen werden. Dieser erhöhte Tonus soll direkt nach dem Sprechen wieder gelöst werden, so dass kein dauerhafter Hypertonus entsteht.

Bei häufiger Abfolge muss der Therapeut auf Erschöpfungszeichen achten und unbedingt zwischen den Übungen Lockerungsübungen durchführen, da sie sonst zu anstrengend für den Patienten werden.

a) Atemwurf nach Fernau-Horn

Ausgangshaltung: Der Patient nimmt die Sitz- oder Stehhaltung ein.

Durchführung:
- Der Patient soll während der Phonation von /hopp/ oder /hepp/ seine Bauchdecke bewusst mit kurzem federnden Ruck schnell einziehen.
- Der Verschluss der Lippen im Auslaut bei /p/ soll einen Moment lang gehalten werden, dann soll der Patient mit dem Lösen der labialen Spannung die restliche Ausatemluft ausströmen lassen.
- Parallel zum Lösen der labialen Anspannung nach der Phonation wird auch die Bauchdecke gelöst und der Bauch tritt hervor.
- Der Patient hält eine Hand auf den Bauch, um die Zwerchfellbewegung bei der Phonation zu spüren und zu kontrollieren.

Hinweise/Fehlerquellen:
- Die Lockerung nach der Stimmgebung ist besonders wichtig bei supraglottischer Phonation, da die Übung sehr anstrengend sein kann.
- Wenn durch diese Übung keine Phonation auf supraglottischer Ebene entsteht, kann auf Übungen mit körperunterstützenden Phonationsbewegungen zurückgegriffen werden, z. B. auf Stoßübungen.

b) Stoßübung nach Fröschels

Ausgangshaltung: Der Patient führt die Übung in der Stehhaltung durch.

Durchführung:
- Der Patient nimmt einen Ball in die Hand (Abb. 5.22A).
- Er lässt bei der Ausholbewegung zum Wurf die Einatmung einströmen.
- Ist dies geschehen, prellt der Patient den Ball kräftig auf den Boden.
- Synchron zu dieser Wurfbewegung soll die Phonation der folgenden Silben mit einem Plosivlaut im Anlaut einsetzen:

  /pa/ /ta/ /ka/
  /pe/ /te/ /ke/
  /pi/ /ti/ /ki/
  /po/ /to/ /ko/
  /pu/ /tu/ /ku/

5.3 Logopädische Therapie

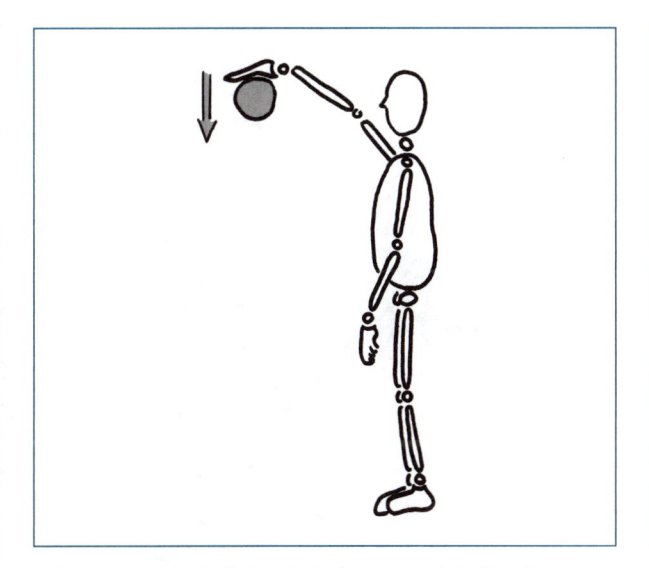

Abb. 5.22A Fröschelsche Stoßübungen mit Ballprellen

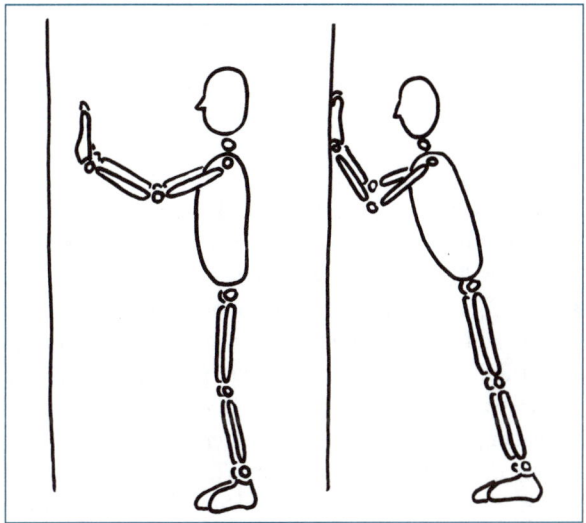

Abb. 5.22B Wand drücken

- Der Patient und der Therapeut prellen sich den Ball gegenseitig zu, so entsteht ein Rhythmus, der Ruhe in die Übung bringt und der Patient hat die Möglichkeit zur Tonusreduktion in der Sprechpause.
- Das Vorgehen wird wiederholt.

Hinweise/Fehlerquellen:
- Ist das Ziel eine supraglottische Phonation, so sollte der Bewegungsablauf mit verstärktem Druck ausgeübt werden.

- Wichtig ist, dass die Bewegung bei jeder Silbe gezielt durchgeführt wird, so dass bei dem Patienten ausreichend Zeit für das Einfließen der Einatemluft besteht.

Modifikation: Da während des Ballprellens die Stimmqualität schlecht hörbar ist, kann die Bewegung auch nur mit der Vorstellung des Ballprellens durchgeführt werden. Die Stimme ist dann besser hör- und beurteilbar.

c) Modifizierte Stoßübung gegen die Wand

Ausgangshaltung: Der Patient nimmt die Stehhaltung mit dem Gesicht zur Wand ein, eine Armlänge von dieser entfernt (vgl. Abb. 5.22B).

Durchführung:
- Der Patient streckt die Arme nach vorne vor die Brust.
- Er lässt dann den Körper auf die Wand zufallen, dabei bleibt der Oberkörper aufgerichtet.
- Die Arme fangen den Körper auf. Die Hände berühren die Wand. Die Ellbogen geben nach und fangen den Schwung ab.
- In dem Moment, in dem die Hände die Wand berühren, setzt die Phonation der Plosiv-Vokal-Kombinationen ein: /pa/, /ta/, /ka/ usw.
- Es wird pro Bewegungsabfolge nur eine Silbe gesprochen.
- Der Vokal wird dabei gedehnt und lang gesprochen.
- Danach wird der Körper wieder durch leichtes Abstoßen von der Wand aufgerichtet.
- Die Arme sollen zwischen den Silbe fallen gelassen werden, so wird das Lösen der Spannung in der Phonationspause bereits eingeübt.

Hinweise/Fehlerquellen:
- Vorsicht ist bei der Anwendung bei der glottischen Phonation geboten, durch den starken Druckaufbau kann es schnell zur Beteiligung der supraglottischen Strukturen kommen.
- Bei der Anbahnung und Kräftigung der supraglottischen Phonation kann der Kopf leicht nach vorne abgesenkt werden, um den laryngealen Verschluss zu erleichtern.
- Bei Patienten nach Neck dissection muss beachtet werden, dass die Kraft in den Armen zum Abfedern und Abstoßen an der Wand vermindert sein kann, oder die Arme aufgrund der Schädigung des N. accessorius nicht so hoch genommen werden können; in diesem Fall ist von der Übung abzusehen.
- Bei größeren operativen Defekten sollte der Körper weiter von der Wand entfernt sein, dadurch wird der Druck auf die Arme stärker, welcher sich auf die laryngealen Strukturen überträgt und so zu einem Verschluss führt.

d) Gewichtheben

Ausgangshaltung: Der Patient nimmt die Sitz- oder Stehhaltung ein.

Durchführung:
- Der Patient hält in beiden Händen eine Hantel. Ersatzweise kann auch eine mit Wasser oder Sand gefüllte Flasche benutzt werden.
- Die Handflächen sollen nach oben weisen.
- Wie zum Training der Oberarmmuskulatur hebt der Patient nun seine Unterarme, und spannt seinen Bizeps an (Abb. 5.23A).
- Dabei phoniert er zunächst einzelne Silben mit Plosiven im Anlaut, wie /pa/; /ta/; /ka/. Nach jeder Silbe lässt der Patient seine Arme wieder sinken; damit soll auch die Anspannung wieder reduziert werden. Die Einatmung fließt geräuschlos ein.

Hinweise/Fehlerquellen:
- Später können auch Wörter mit Plosiven im Anlaut hinzu genommen werden (vgl. Wortlisten in Kap. 9)
- Bei der Anbahnung der glottischen Phonation dürfen die Hanteln nicht zu schwer sein. Es reicht meist schon eine ungefüllte Glasflasche. Bei der Unterstützung der supraglottischen Phonation kann ein schwereres Gewicht gewählt werden.

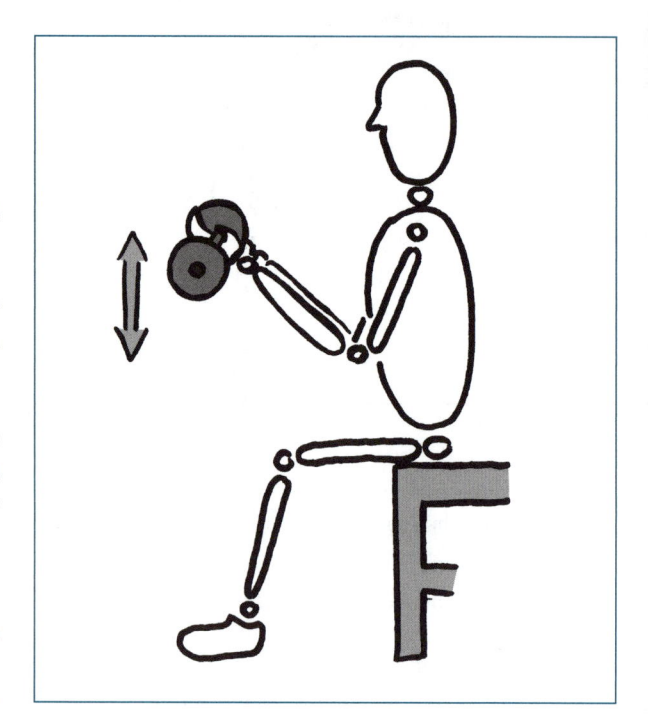

Abb. 5.23A Gewichtheben

Am Stuhl festhalten

Ausgangshaltung: Die Sitzhaltung soll auf einem Hocker mit fester Sitzfläche eingenommen werden.

Durchführung:
- Der Patient greift seitlich unter die Sitzfläche und hält sich daran fest (Abb. 5.23B).
- Bei der Phonation von Silben mit Plosiven im Anlaut (vgl. vorangegangene Übungen) versucht er die Sitzfläche an sich heran zu ziehen.
- Anschließend wird die Spannung in den Armen gelöst.
- Die Atmung soll in den entspannten Phasen fließen können.

Hinweise/Fehlerquellen:
- Auch hier muss zwischen glottischer und supraglottischer Phonationsebene unterschieden werden. Ist der Kraftaufwand zu groß, so schießen kompensatorisch immer die supraglottischen Strukturen mit ein; daher sollte die Übung nur sehr vorsichtig bei der glottischen Phonation eingesetzt werden.
- Lockerungsübungen der Arme zwischen den einzelnen Übungsphasen sind zum Ausgleich der Anstrengung der Schulter-Armmuskulatur sehr empfehlenswert.

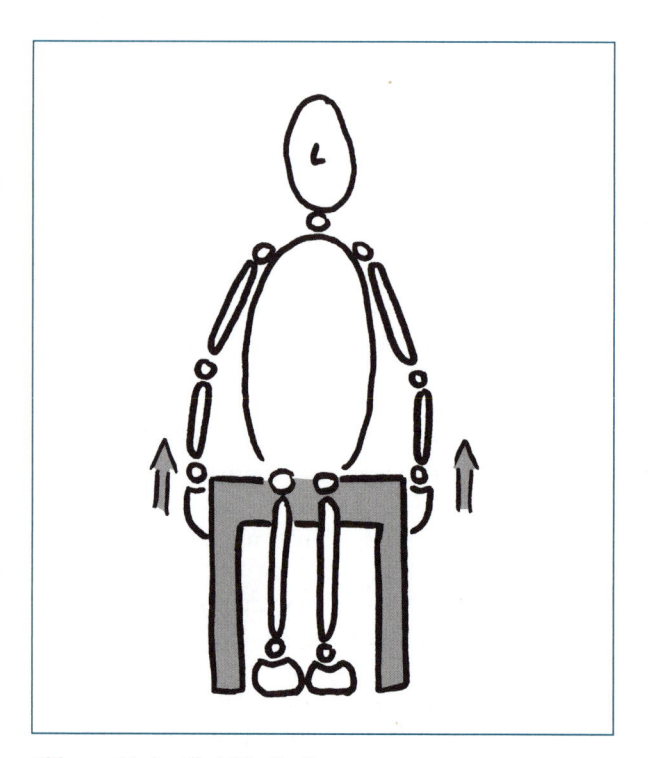

Abb. 5.23B Am Stuhl festhalten

Abspannen / Reflektorische Atemergänzung

Da durch das vorangegangene Vorgehen ein glottischer bzw. supraglottischer Verschluss möglich ist und der Patient ein Gefühl für seine neue Phonationstechnik entwickelt hat, findet nun keine prinzipielle Unterscheidung des Phonationsmechanismusses mehr statt. Vielmehr wird systematisch der laryngeale Verschluss verlängert, dabei findet im Folgenden eine Anpassung der Luftverhältnisse an die Phonation statt. Die Tragfähigkeit und der Ausdruck der Stimme werden verbessert. Bei der glottischen Phonation sollte jedoch daran erinnert werden, nicht zu viel Spannung im Hals-Schulterbereich aufzubauen und bei der supraglottischen Phonation ist daran zu denken, dass ein erhöhter Anblasedruck und ein kurzzeitig erhöhter Tonus erforderlich sind.

Abspannen mit Intention

Ausgangshaltung: Der Patient nimmt die Sitz- oder Stehhaltung ein.

Ziel: Es soll die reflektorische Atemergänzung und das Abspannen nach der Phonation erarbeitet werden, welches mit der atemrhythmisch angepassten Phonation nach Coblenzer/Muhar (1976) verbunden ist.

Durchführung:
- Eingangs löst der Patient die Spannung der Bauchdecke und des Unterkiefers.
- Er atmet zunächst ruhig ein und aus und achtet währenddessen auf Bewegungen in Bauch und Brustkorb.
- Es werden bestimmte Vorstellungshilfen vom Therapeuten angeleitet, die mit einer bestimmten Lautbildung gekoppelt sind:
  - Der Patient stellt sich eine Luftpumpe vor und lautiert beim Entweichen der Ausatemluft /ffft/.
  - Der Patient stellt sich vor, jemanden zu rufen und lautiert /ssst/.
  - Der Patient stellt sich vor, um Ruhe zu bitten und lautiert /schschscht/.
- Nach der Exspiration löst der Patient die Spannung im Mund-, Hals- und Bauchbereich und es kommt zur reflektorischen Atemergänzung.
- Der Patient soll während und nach der Lautbildung (s.o.) die Bewegung im Bauch weiter beobachten.
- Wenn die Bildung der Laute anstrengungsfrei und ohne Atemprobleme möglich ist, geht der Therapeut mit dem Patienten auf einsilbige Worte über.
- Bei einem primär **verhauchten Stimmklang** – bei ausgeprägteren Resektionen – soll mit Schließeinsätzen (/h/;/f/;/sch/) begonnen werden, da es durch den endolaryngealen Luftfluss zu einer Sogbildung kommt und der laryngeale Verschluss provoziert wird.
Optimal ergänzt werden diese durch Plosive im Auslaut mit einem kurzen Vokal, um das Abspannen zu erleichtern.
Wortbeispiele sind: hopp, Hack, hat, Heck, Speck, Fink, Falk, Fit, Schutt, Scheck.
- Bei primär **rauem Stimmklang** soll mit Stelleinsätzen begonnen werden, um die Schwingungsfähigkeit der Stimmlippen, bzw. des Narbengewebes zu verbessern. Zu den Stelleinsätzen zählen stimmhafte Fließlaute und Nasale (/m/; /n/; /w/; /s/; /l/; /r/). Diese werden wie beim Stelleinsatz mit Plosiv im Auslaut und kurzem Vokal verbunden. Dadurch wird das Abspannen erleichtert.
Wortbeispiele sind hier: nett, Nick, weg, Watt, matt, Mopp, Sack, satt, Reck, Rast, Lack, List.
- Wenn die Wortbildung anstrengungsfrei und tragfähig möglich ist, kann auf das Abspannmaterial aus der konventionellen Stimmtherapie zurückgegriffen werden, d.h. Steigerung erfolgt über kurze Ausrufe zu längeren Sätzen. Wichtig ist dabei, dass der Patient sich Zeit lässt und den Spannungszustand im laryngealen Bereich nach der Phonation immer wieder reduziert.
- Dann wird zu kleinen Gedichten und Kurzgeschichten übergegangen. Dabei trägt der Therapeut die Abspannpausen zunächst ein, danach lässt er den Patienten diese selbst setzen.
- Wenn auch bei den Kurzgeschichten eine Stimmstabilität vorhanden ist, beginnt die Übertragung in die Spontansprache über kurzphrasige Gespräche und Rollenspiele.
- Wort-, Satz- und Textbeispiele finden sich in Kap. 9.

Hinweise/Fehlerquellen:
- Es ist wichtig, darauf zu achten, dass der Patient nach jeder Phrase den Kiefer und Bauch wirklich entspannt, da sonst die reflektorische Atemergänzung nicht stattfinden kann. Viele Patienten neigen dazu, Restspannung im Bauch oder Mund-Halsbereich zu belassen.
- Neue Phrasen sollen erst gesprochen werden, wenn der Atemreflex stattgefunden hat.
- Zu jeder Sprechaufforderung wird eine möglichst patientennahe Vorstellungshilfe angeboten, da sonst die Gefahr besteht, dass der Patient zu sehr auf sich achtet und durch Konzentration verspannt.

- Sprengeinsätze, also Vokaleinsätze sind aufgrund des organischen Defizits für Kehlkopfteilresezierte oft schwer zu bilden.
- Wenn sich eine Tonuserhöhung zeigt, oder der Patient über Druckschmerz oder Kloß- und Engegefühl klagt, müssen zwischendurch Lockerungsübungen durchgeführt werden. Der Therapeut kontrolliert und verbessert die Phonation des Patienten in ihrer Ausführung genau.

Abspannen mit begleitender Bewegung

Die oben aufgeführten Phonationsbeispiele können sehr gut in Verbindung mit einer atemrhythmisch angepassten Bewegung durchgeführt werden. Durch die unten beschriebenen Bewegungen wird die atemrhythmisch angepasste Phonation unterstützt und erleichtert.

Zudem ermöglicht die Bewegung eine direkte Einflussnahme auf den Tonus im Hals-Schulterbereich. Es sind fließende rhythmische und kraftvolle Bewegungen zu unterscheiden.

Kraftvolle Bewegungen

Ziel der mit kraftvollen Bewegungen durchgeführten Übungen ist eine durch die Druckbewegung erreichte Steigerung des Tonus im Hals-Schulterbereich. Dieser unterstützt und erleichtert den laryngealen Verschluss.

Zudem wird durch den immer wieder gleichmäßig auf- und abgebauten Druck die atemrhythmisch angepasste Phonation mit reflektorischer Atemergänzung erarbeitet.

a) Bali®-Gerät

Ausgangshaltung: Der Patient nimmt die Stehhaltung ein.

Durchführung:
- Zunächst wird dem Patienten die Handhabung des Gerätes erläutert. Ohne genaue Anweisung soll er dann die Feder zusammenführen, damit er den dafür erforderlichen Druck erspüren kann (Abb. 5.24).
- Der Patient soll dann das Bali®-Gerät in Brusthöhe gerade vor sich halten, die Ellenbogen sind dabei leicht gebeugt und die Daumenballen zeigen zueinander.
- Dem Patient werden Worte vorgegeben (Beispiele s.o.), die er in dem Moment des Zusammendrückens des Gerätes sprechen soll.
- Am Ende der Phrase sollen sich die Hände kurz berühren.
- Direkt mit Beendigung der Phonation soll die Spannung gelöst werden und die Schenkel des Gerätes sollen auseinander schnellen.
- Der Mund ist währenddessen leicht geöffnet und die Inspirationsluft fließt hinein.

Hinweise/Fehlerquellen:
- Es ist darauf zu achten, dass sich kein dauerhafter Hypertonus im Schulterbereich bildet, z. B. durch falsche Handhabung des Gerätes.
- Nur bei der Anbahnung der supraglottischen Phonation ist ein kurzzeitiger Spannungsaufbau erwünscht.
- Der Patient soll darauf achten, dass die Bewegung sprechsynchron durchgeführt wird, da sonst die Bewegung die Phonation nicht unterstützen kann.
- Es sollen stets Pausen und Lockerungsübungen eingebracht werden.

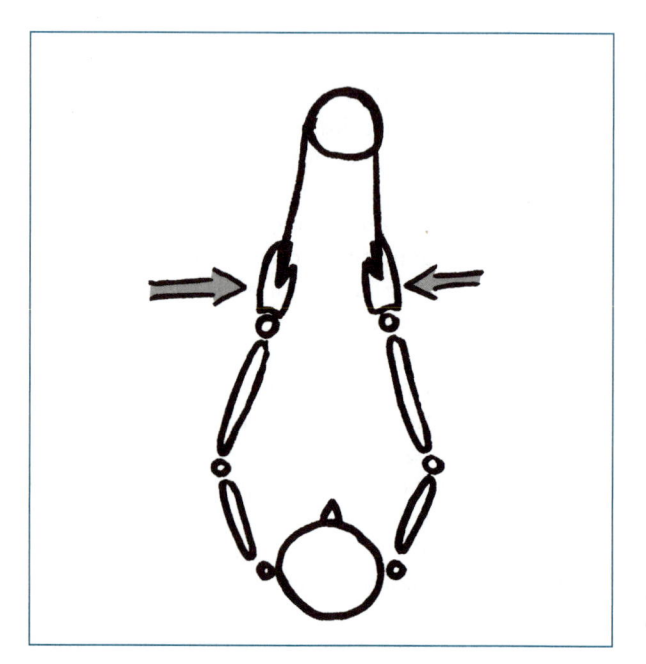

Abb. 5.24 Bali®-Gerät

b) Tennisball drücken

Ausgangshaltung: Die Übung wird aus der Sitz- oder Stehhaltung heraus durchgeführt.

Durchführung:
- Der Patient umschließt einen Tennisball mit beiden Händen und hebt die Arme in Brusthöhe (Abb. 5.25).
- Dann werden, wie in der vorangegangenen Übung, Wörter vom Therapeuten vorgegeben (Bsp. s. o.), die der Patient nachsprechen soll.
- In dem Moment des Sprechens setzt die Bewegung ein. Der Patient drückt den Tennisball mit beiden Händen fest zusammen.
- Mit Beendigung der Ausatmungs- und Sprechphrase wird der Balldruck direkt gelöst. Es erfolgt die reflektorische Atemergänzung.

Hinweise/Fehlerquellen:
- Beim Aufbau der supraglottischen Phonation soll der Ball während der Phonation extrem fest zusammengedrückt werden, dabei wird der laryngeale Verschluss durch einen verstärkten Anblasedruck aufgebaut.
- Die Bewegung ist unbedingt sprechsynchron durchzuführen, da die Spannung sonst nicht zur Stimmgebung genutzt werden kann.
- Der Patient soll sich Zeit lassen, da die Bewegung sonst nicht gezielt durchgeführt werden kann.
- Wird der Druck zu früh gelöst, reicht die Spannung für den laryngealen Verschluss nicht mehr aus.
- Wird der Druck nicht ausreichend gelöst, kann der erhöhte Tonus im Halsbereich nicht dauerhaft gezielt im laryngealen Bereich gehalten werden. Es kommt zur Muskelermüdung und Stimmverschlechterung.
- Es empfiehlt sich, zwischendurch Lockerungsübungen, vor allem für die Arme und die Schultern, durchzuführen.

Modifikation:
- Der Ball kann auch nur mit einer Hand zusammengedrückt werden, wobei zu beachten ist, dass keine seitengleiche Spannung im Hals- Schulterbereich aufgebaut wird. Diese Herangehensweise ist für Patienten geeignet, die keine große laryngeale Spannung zur Stimmgebung benötigen.
- Zur Überwindung eines kleinen Glottisspaltes ist ein geringerer Kraftaufwand nötig, so dass dann auch ein Softball benutzt werden kann.
- Wenn der Defekt größer ist und viel Spannung für die Zusammenführung der stimmgebenden Strukturen benötigt wird, sollte ein fester, möglichst wenig nachgiebiger Ball benutzt werden.

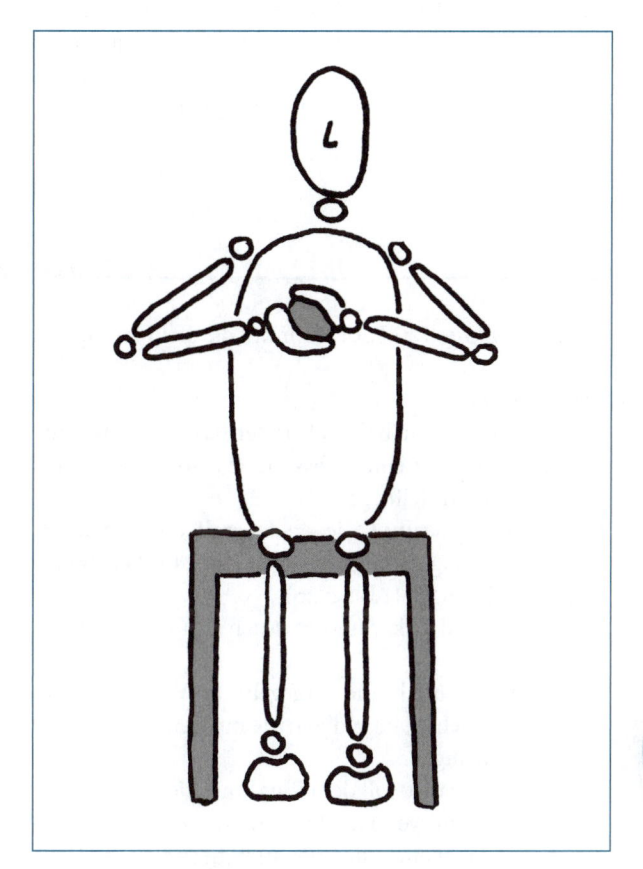

Abb. 5.25 Tennisball drücken

Fließende und rhythmische Bewegungen
Ziel der fließenden und rhythmischen Bewegungen ist es, eine tragfähige, anstrengungsfreie Phonation zu unterstützen, da die atemrhythmisch angepasste Phonation mit der reflektorischen Atemergänzung durch die Bewegung aktiviert wird. Durch die Schwingbewegung kommt es zudem zu einem ganzkörperlichen Tonusausgleich.

Keulen schwingen

Ausgangshaltung: Der Patient nimmt die Stehhaltung ein.

Durchführung:
- Der Patient hält in beiden Händen das verjüngte Ende einer Keule oder einer Wasserflasche locker zwischen Zeige- und Mittelfinger.
- Der Patient beginnt die Keulen mit einer lockeren Armbewegung seitengleich nach vorne und nach hinten zu schwingen (Abb. 5.26).
- Die Knie sind locker und bewegen sich im Rhythmus leicht mit.
- Der Patient spricht die vorgegebenen Wörter in dem Moment nach, in dem die Arme mit den Keulen nach vorne schwingen.
- Die Phrasenlänge soll dem Rhythmus des Schwingens angepasst sein, wenn die Arme wieder zurück schwingen, soll daher auch die Phonation beendet sein. Neue Einatemluft für die nächste Phonation strömt ein.

Hinweise/Fehlerquellen:
- Die Gewichte sollen nicht zu schwer sein, da sonst die Gefahr der Bildung eines Hypertonus im Schulterbereich sehr groß ist.
- Es ist darauf zu achten, dass das Sprechen bewegungssynchron verläuft. Die Bewegung nach hinten weitet den Brustkorb und die Einatmung folgt: Die Bewegung nach vorn verengt den Brustkorb und die Ausatmung wird unterstützt.
- Der gesamte Körper soll locker bleiben, vor allem in den Knien, da sich bei angespannten Knien der gesteigerte Tonus auf den gesamten Körper und somit auf die Bewegung auswirkt.
- Der Therapeut setzt Pausen und achtet auf Erschöpfungszeichen bei dem Patienten.

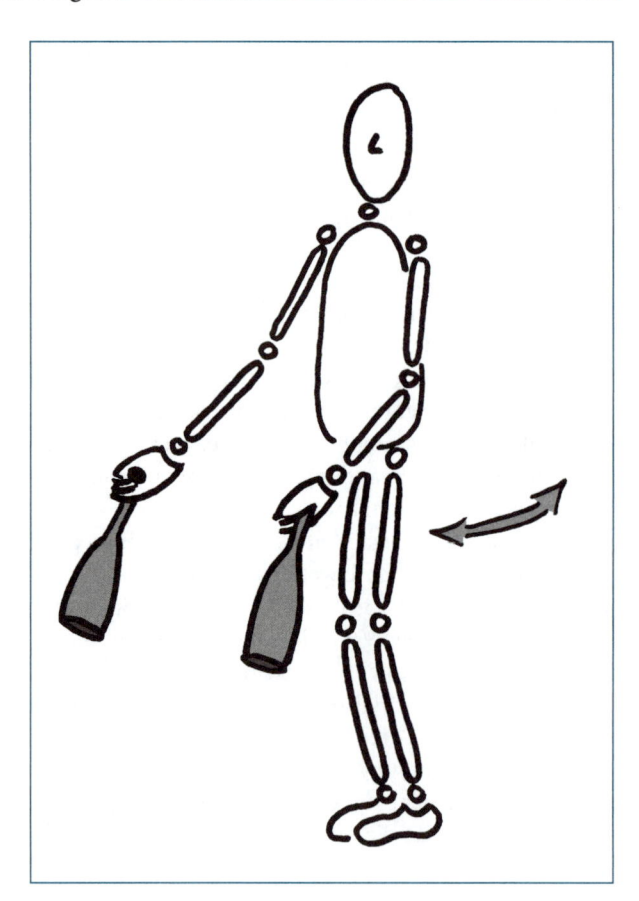

Abb. 5.26 Keulen schwingen

Modifikation: Es kann auch ein Reissäckchen geschwungen werden. Bei der Vorwärtsbewegung wird das Reissäckchen von der einen in die andere Hand gegeben oder geworfen.

Artikulation

In diesem Therapiebereich wird eine lockere und anstrengungsfreie Lautbildung erarbeitet. Die Behandlung von reinen Artikulationsstörungen (z. B. Sigmatismen) steht bei unserer Patientengruppe nicht im Vordergrund. Viele Patienten versuchen nach einer Tumoroperation im Larynxbereich, ihr auf Kehlkopfebene entstandenes, organisches Defizit durch eine zu harte und enge Artikulation zu kompensieren. So wird in diesem Unterpunkt zunächst eine Wahrnehmung der orofazialen und intraoralen Spannungszustände und anschließend auch eine Tonusregulation vor allem im Mund-Halsbereich angestrebt, damit eine optimale Weite im Mundraum für die Ausformung des primären Tones geschaffen wird. Patienten, die auf supraglottischer Ebene phonieren, können bei der Erarbeitung der Lockerheit und Weite im Mundraum Probleme haben, da das Ansatzrohr während des Sprechens gezielt verengt werden muss. Dennoch sollte auch bei ihnen ein möglichst vorderer Stimmansatz erarbeitet werden, um eine anstrengungsfreie Phonation zu erreichen. Die Ziele sollen auch in diesem Therapiebereich den Fähigkeiten und organischen Möglichkeiten des Patienten individuell angepasst werden.

Vorbereitende, tonusregulierende Übungen

Die folgenden Übungen dienen der Lockerung des oralen und orofazialen oder auch des intraoralen Bereiches. Sie ermöglichen die Herstellung einer guten Mundraumweite zunächst unabhängig vom Sprechen. Daher sind sie vorbereitend einzusetzen.

a) Lippen flattern

Ausgangsposition: Die Übung wird aus der Sitz- oder Stehhaltung heraus durchgeführt.

Vorstellung: Der Patient stellt sich vor, zu schnauben wie ein Pferd.

Durchführung:
- Der Patient soll seine leicht aufeinander liegenden Lippen durch die oral geführte Ausamtungsluft in Vibrationen versetzen.
- Bei einer gut möglichen Stimmgebung, meist nur bei glottischer Phonation kann ggf. Stimme dabei produziert werden.

Hinweise/Fehlerquellen:
- Die Lippen dürfen nicht zu fest aufeinander gepresst werden, da das Lippenflattern sonst nicht möglich ist.
- Es gibt viele Menschen, die diese Bewegung nicht durchführen können. Manchmal hilft die Anleitung, dass die Lippen geschlossen werden, als wolle der Patient ein /p/ bilden und die Luft sich dahinter im Mundvorhof sammelt. Die labiale Spannung wird plötzlich gelöst und die Luft entweicht und versetzt die Lippen in Schwingungen.

b) Pleuelübung

Ausgangsposition: Der Patient nimmt die Sitz oder Stehhaltung ein.

Durchführung:
- Die Lippen und Zahnreihen sind leicht geöffnet.
- Die Zungenspitze wird an die Alveolen der unteren Schneidezähne gelegt.
- Der Patient stülpt seinen Zungenkörper nach vorne heraus. Der Mund wird dabei weit geöffnet.
- Ist die Zunge so weit wie möglich heraus gestülpt, wobei die Zungenspitze an den unteren Schneidezähnen verbleibt, wird sie in dieser Position einen Moment gehalten.
- Schließlich wird die Zunge wieder in den Mund zurückgenommen, zur Entspannung auf dem Mundboden abgelegt und der Mund wird locker geschlossen.

Hinweise/Fehlerquellen:
- Bei manchen Patienten löst das Herausstülpen der Zunge ein Gähnen aus, welches nicht unterdrückt werden soll.
- Die Übung führt zu einer Dehnung des Zungenrückens und des Zungengrundes und somit im Anschluss zu einer Lockerung dieses Bereiches. Der Rachenraum wird geweitet.

- Die Übung ist gut während der Anbahnungs- und Kräftigungsphase der supraglottischen Ersatzphonation als Lockerungsübung zu nutzen.
- Bei Patienten mit einer Zungengrundresektion ist die Vorwärtsbewegung deutlich eingeschränkt und kann auch zu Schmerzen im Mundbodenbereich führen. In diesem Fall soll die Übung nicht durchgeführt werden.
- Bei bestehenden Hypoglossusparesen nach Neck dissection oder Druckschädigungen des Zungenkörpers nach Mikrolaryngoskopie ist diese Übung ebenfalls nicht durchzuführen.

Weitere mundmotorische Übungen sowie Lockerungsübungen für den Mund- und Kieferbereich sind in den Kapiteln 4 und 9 beschrieben.

Wahrnehmungsübung in Anlehnung an Eutonieübungen

Ausgangsposition: Diese Übung wird bevorzugt in Sitzhaltung durchgeführt.

Ziel: Durch diese Übung soll der Patient zunächst aufmerksam für seinen Mundraum werden und die Bewegungen seiner Artikulationsorgane bei der Ausformung von bestimmten Lauten wahrnehmen. Dadurch wird eine gezielte Artikulation gefördert und auch die Weite im Resonanzraum „Mundhöhle" verbessert.

Durchführung:
- Der Patient schließt die Augen und konzentriert sich auf seinen Mundraum.
- Der Therapeut gibt Hilfestellung, indem er die Aufmerksamkeit des Patienten durch Fragen, welche der Patient im Stillen für sich beantwortet, auf folgende Bereiche lenkt:
  - Lippen: Sind sie fest oder locker geschlossen?
  - Zahnreihen: Berühren sich die oberen und unteren Zahnreihen? Wie viel Platz ist zwischen den oberen und unteren Zähnen?
  - Zunge: Wie liegt die Zunge im Mundraum? Nimmt sie viel oder wenig Raum ein? Zu welchen Strukturen im Mund hat sie Kontakt – zu den oberen oder unteren Zähnen, zum Gaumen? Ist sie breit oder spitz?
- Nachdem der Patient ausreichend Zeit gehabt hat sich auf seinen Mundraum einzustellen, gibt der Therapeut Laute vor, die der Patient langsam nachsprechen soll.
- Die Artikulationsbewegungen beobachtet der Patient ganz genau. Es werden Variationen in der Ausführung durch Veränderung der Kraft während der Artikulation vorgenommen z. B. durch weichere oder festere Artikulation. Der Patient soll spüren, welche der Artikulationsvarianten für ihn am angenehmsten sind.
- Die Artikulation soll zum Ende der Übung möglichst deutlich und anstrengungsfrei für den Patienten sein. Die Bewegungen müssen so lange modifiziert werden, bis dies der Fall ist.

Hinweise/Fehlerquellen:
- Welche Laute gesprochen werden, sollte der Therapeut individuell nach den artikulatorischen Fähigkeiten aber auch Schwächen des Patienten entscheiden.
- Nach der Lautebene können Silben und Worte bearbeitet werden.
- Zu Beginn kann es sein, dass der Patient Probleme hat, die Artikulationsbewegungen der einzelnen Laute wahrzunehmen. Es ist hilfreich, wenn der Therapeut den Bewegungsablauf der einzelnen Buchstaben beschreibt, während der Patient die Bewegung durchführt und beobachtet. Dabei sind allerdings individuelle Unterschiede zu beachten und die Vorgaben durch den Therapeuten sind eher als Vorschläge oder Alternativhinweise zu formulieren.
- In späterer Textarbeit kann bei zu fester Artikulation einzelner Buchstaben auf diese Bewegungsabläufe hingewiesen werden und die Artikulation aufgrund dessen modifiziert werden.

Korken sprechen

Ausgangsposition: Die Übung wird aus der Sitz- oder Stehhaltung heraus durchgeführt.

Ziel: Diese Übung ist eine aktive Artikulationsübung und hat eine Weitung des Ansatzrohres zum Ziel, sowie die Erarbeitung des vorderen Stimmansatzes. Zudem werden die Artikulationsbewegungen trainiert und verbessert.

Durchführung:
- Der Patient liest ein Gedicht oder einen Text zunächst ohne Korken vor.
- Dann nimmt er einen Weinkorken zwischen seine Zahnreihen und hält ihn direkt im vorderen Anteil mit den Schneidezähne fest (Abb. 5.27).
- Er wiederholt das zuvor Gesprochene mehrmals hintereinander und bemüht sich, dabei so deutlich wie möglich mit dem Korken zu sprechen.
- Nach einigen Wiederholungen soll der Patient während des Sprechens des Textes den Korken aus dem Mund nehmen und ohne große Unterbrechung weiter sprechen.
- Die nun entstandene Veränderung soll er direkt wahrnehmen und seine Beobachtungen und Eindrücke sammeln.
- Anschließend wird über das veränderte Gefühl im Mundraum und die veränderte Artikulation gesprochen.

Hinweise/Fehlerquellen:
- Zu beachten ist, dass sich die Lippen bei Labiallauten wie /b/, /m/ oder /p/ auch um den Korken schließen.
- Der Korken soll nicht zu weit in der Mundraum hineinragen, da er sonst zu sehr die Bildung der alveolaren Laute beeinträchtigen würde.
- Auch bei anderen Lauten, z. B. /s/, /z/, /t/, usw. sollte keine Scheu bestehen, den Korken während des Sprechens zu berühren.
- Es ist wichtig, dass die Atemmittellage beim Sprechens des Textes eingehalten wird, da es sonst zu einer angestrengten, gepressten Phonation kommen kann.
- Es ist darauf zu achten, dass der Patient im Kieferbereich nicht zu sehr verspannt, was sehr leicht passieren kann, wenn er den Korken nicht locker mit den Zähnen hält, sondern fest auf ihn beisst.
- Wenn der Patient über Schmerzen bzw. Verspannungen der Artikulationsmuskulatur klagt, werden Lockerungsübungen durchgeführt.
- Der Therapeut soll einführend ebenfalls mit dem Korken sprechen, um dem Patienten als Vorbild zu dienen und ihm die Scheu vor der Übung zu nehmen.
- Die Übung gehört sowohl in den Bereich Resonanz, da der Stimmansatz danach sehr weit vorne ist, als auch in den Bereich Artikulation, da diese danach deutlicher und leichter möglich ist.
- Zu Beginn muss ein längerer Text mit dem Korken gesprochen werden, um einen vorderen Stimmansatz und eine weiche Artikulation kurzzeitig zu erreichen. Nach regelmäßigem Üben kehrt sich dies um, und es reicht die Vorstellung der Korkenübung aus, um den vorderen Stimmansatz und eine weiche Artikulation zu schaffen.

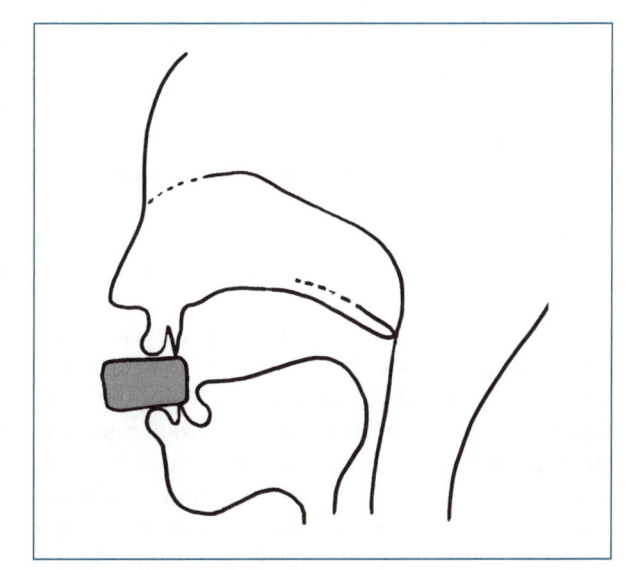

Abb. 5.27 Korken sprechen

Das Ziel bei Patienten mit Kehlkopfteilresektion ist, eine möglichst tragfähige und alltagstaugliche Stimme zu erarbeiten. Dies kann mit den aufgeführten Übungsbeispielen erreicht werden. Weitere Variationen zu den Übungen in den einzelnen Bereichen können der herkömmlichen Stimmtherapie entnommen werden. Bei Patienten mit weniger großen organischen Defiziten kann auch ein guter Vokaleinsatz erarbeitet werden, falls dieser trotz der schon durchgeführten Übungen noch ungenügend ist. Auch für diesen Bereich können Übungen aus der herkömmlichen funktionellen Stimmtherapie entnommen werden. Wichtig für einen schnellen stimmlichen Erfolg und auch für das therapeutische Vorgehen ist, dass der Patient die in der Therapiestunde durchgeführten Übungen zu Hause intensiv wiederholt. Nur dann kann sich die neue Stimme festigen und automatisieren.

6 Logopädische Diagnostik und Therapie bei Stimmstörungen nach totaler Laryngektomie

Vor der Durchführung einer totalen Laryngektomie wird der Patient und nach Möglichkeit auch seine Familienangehörigen und/oder engen Freunde, von Vertretern aller Fachbereiche des präoperativen Betreuungsteams einer Klinik aufgeklärt, informiert und beraten. Zu diesem Betreuungsteam gehören ein HNO-Arzt, ein Logopäde und ein Betreuer vom Kehlkopflosenverband. Falls notwendig werden ein Sozialarbeiter, ein Psychologe und ein Zahnarzt hinzugezogen. Die Aufgabe des HNO-Arztes ist die Diagnoseerläuterung sowie die Aufklärung über das operative Vorgehen und die Heilungsaussichten des Patienten. Der HNO-Arzt klärt über die organischen Veränderungen des jeweiligen Eingriffs und die damit ggf. verbundenen Auswirkungen auf die familiäre und soziale Situation des Patienten auf. Außerdem erläutert er die verschiedenen Möglichkeiten der postoperativen Stimmrehabilitation.

Danach erfolgt das logopädische präoperative Gespräch, das im folgenden Kapitel ausführlich beschrieben wird. Zudem sollte dem Patienten die Möglichkeit gegeben werden, vor der Operation mit dem Krankenhausbetreuer des Kehlkopflosenverbandes in Kontakt zu treten, damit er die Chance erhält, vor der Veränderung seiner stimmlichen und somit kommunikativen Fähigkeiten Fragen zu stellen. Möglicher Inhalt solch eines Gespräches ist unter anderem ein Erfahrungsaustausch mit anderen Betroffenen, die dem Patienten i. d. R. Mut für die folgende Zeit der Umstellung und Neuorientierung machen können. Außerdem erhält der Patient so eine Demonstration seiner zukünftigen Stimmrehabilitationsmöglichkeiten: der **Ösophagusersatzstimme**, des Sprechens mit der **elektronischen Sprechhilfe** und ggf. auch des Sprechens mit dem **Shunt-Ventil**.

Der Sozialarbeiter tritt in manchen Kliniken erst postoperativ mit dem Patienten in Kontakt. Er erfasst die familiäre, berufliche und finanzielle Situation des Patienten und ist hier beratend tätig. Die Hilfestellung bei der Beantragung des Schwerbehindertenausweises und der Anschlussheilbehandlung (AHB) ist ebenso sein Aufgabengebiet wie Entscheidungshilfen bei Berufs- oder Arbeitsplatzwechsel oder dem Rentenantrag. Leider steht nicht allen Kliniken ein Psychologe für die Beratung und Behandlung bezüglich der Krankheitsverarbeitung des Patienten zur Verfügung, die unserer Meinung nach unbedingt erfolgen sollte (vgl. Kap. 7.4). In einigen Fällen ist eine zahnärztliche Beratung und Behandlung von Patienten mit schlechter Zahnsubstanz, z. B. durch kariösen Befall, noch vor der Laryngektomie notwendig, besonders dann, wenn auch eine Strahlentherapie zur Behandlung des Patienten in Betracht gezogen wird (vgl. Kap. 3.2.1).

6.1 Das präoperative Gespräch

Der Umfang dieses ersten Gespräches mit dem Logopäden/Sprachtherapeuten kann sehr unterschiedlich ausfallen. Gelegentlich werden noch weitere Gesprächstermine vor der Operation vereinbart. Die Kontaktaufnahme mit dem Patienten und das Anamnesegespräch geben dem Therapeuten Informationen über Familie, Beruf, Freizeit und Interessen des Betroffenen und schaffen einen Überblick über seine physische, psychische und emotionale Verfassung. Wichtig ist es, während dieses Gespräches viel Raum für Ängste und Gefühle des

Situation direkt nach der Laryngektomie	• Intensivstation
	• Atmung durch das Tracheostoma/Trachealkanüle
	• Nährsonde
	• Taubheitsgefühl
	• Schwellungen, Ödeme und evtl. Bewegungseinschränkungen
	• Kommunikationsmöglichkeiten (Mimik/Gestik, Schriftsprache, Pseudoflüstern)
prä- und postoperative anatomisch/physiologische Gegebenheiten (mit Anschauungsmaterial)	• veränderter Luftweg
	• veränderter Speiseweg
	• Wegfall der Nasenphysiologie und die Folgen
Grundprinzipien der neuen Stimmgebung/-rehabilitation (mit Demonstrationsmaterial)	• elektronische Sprechhilfe
	• Speiseröhrenersatzstimme
	• Shunt-Ventil
	• evtl. andere operative Verfahren
mögliche Auswirkungen auf das soziale Umfeld	• Familie
	• Berufsausübung
	• Freizeitgestaltung

Tab. 6.1 Mögliche Themen des logopädischen präoperativen Gesprächs

Patienten zu lassen, damit er die Möglichkeit erhält, auftretende Fassungslosigkeit und Betroffenheit auszusprechen. Während des ganzen Beratungsgespräches stehen die Bedürfnisse des Patienten im Vordergrund, so dass die folgenden, fachlichen Informationen in ihrem Umfang und in ihrer Ausführlichkeit auf den Patienten abgestimmt werden (Tab. 6.1).

Direkt nach der Operation kommt der Patient zur Überwachung auf die Intensivstation der Klinik. Zur Vorbereitung auf diese Phase sollte er ausführlich informiert werden, damit diese Situation ihn nicht überfordert. Der Patient atmet durch ein neu angelegtes Tracheostoma, das in den ersten postoperativen Tagen mit einer geblockten Kanüle versorgt ist. Dies dient der Vermeidung der Aspiration von Wundsekret, Blut und Speichel. Postoperativ besteht ein Taubheitsgefühl im Halsbereich (Operationsbereich), das sich bis zu den Ohrläppchen ausbreiten kann. Es regeneriert sich nur sehr langsam und kann Monate bis Jahre stellenweise oder ganz bestehen bleiben, da die Ursache für das Taubheitsgefühl eine Schädigung des oberflächlich verlaufenden, sensiblen Nervengeflechts ist. Je nach Ausmaß des operativen Eingriffes werden auch die Abflussbahnen der Lymphflüssigkeit teilweise oder ganz zerstört. Dies hat ein Auftreten von Lymphödemen zur Folge (vgl. Kap. 7.2). Die auftretende vermehrte Sekretansammlung in der Trachea und den Bronchien wird mittels eines Absauggeräts durch das Tracheostoma entfernt. Falls der Patient zusätzlich Sauerstoff benötigt, wird eine entsprechende Vorrichtung an die Kanüle angeschlossen. Für die nächsten zehn Tage wird der Patient über eine transnasal gelegte Nährsonde ernährt. Bei einem komplikationslosen Verlauf kann er einen Tag nach der Laryngektomie wieder auf die HNO-Station verlegt werden. Zur Erläuterung der präoperativen und postoperativen Gegebenheiten sollte zum besseren Verständnis mit nachfolgendem Anschauungsmaterial (Abb. 6.1 bis 6.4) gearbeitet werden.

6.1.1 Anatomische und physiologische Veränderungen

Ausführlich sollte über die Anlage des Tracheostomas und die damit verbundenen neuen Wege der Luft- und Nahrungsaufnahme gesprochen werden. Es kommt durch die Laryngektomie zu einer vollständigen Trennung von Luft- und Speiseweg.

Der laryngektomierte Patient atmet ausschließlich über das Tracheostoma. Die Nasenphysiologie entfällt, das heißt die Atemluft geht einen verkürzten Weg ohne Filterung, Erwärmung und Befeuchtung. Das hat verschiedene Konsequenzen. Es besteht eine erhöhte Infektanfälligkeit im Bronchialtrakt und es kommt zur Reizung des unteren Atemweges – von der Austrocknung bis zur Borkenbildung. Der Geruchssinn ist vermindert und nur bedingt durch retropharyngeale Luftverschiebung zwi-

Abb. 6.1 Schematische Darstellung der präoperativen Situation

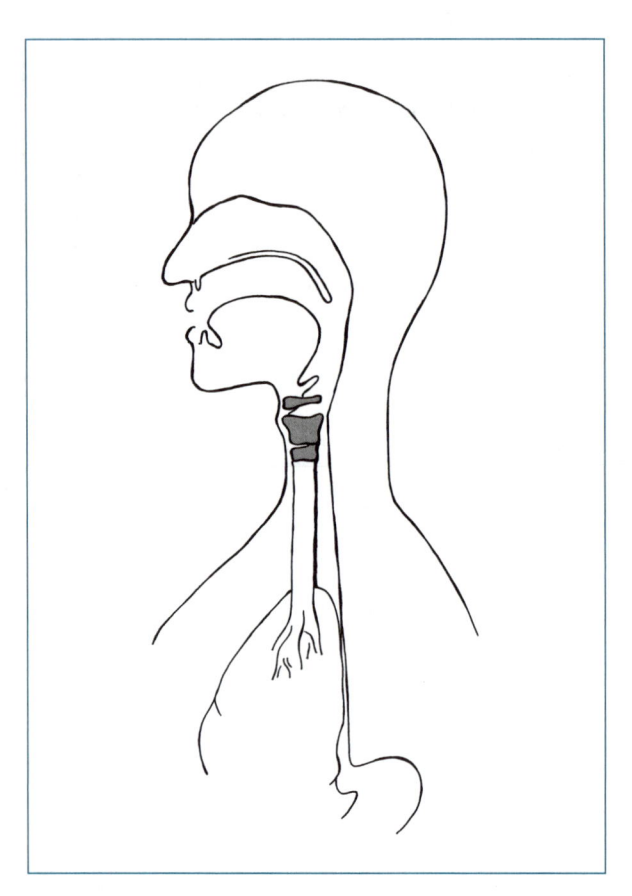

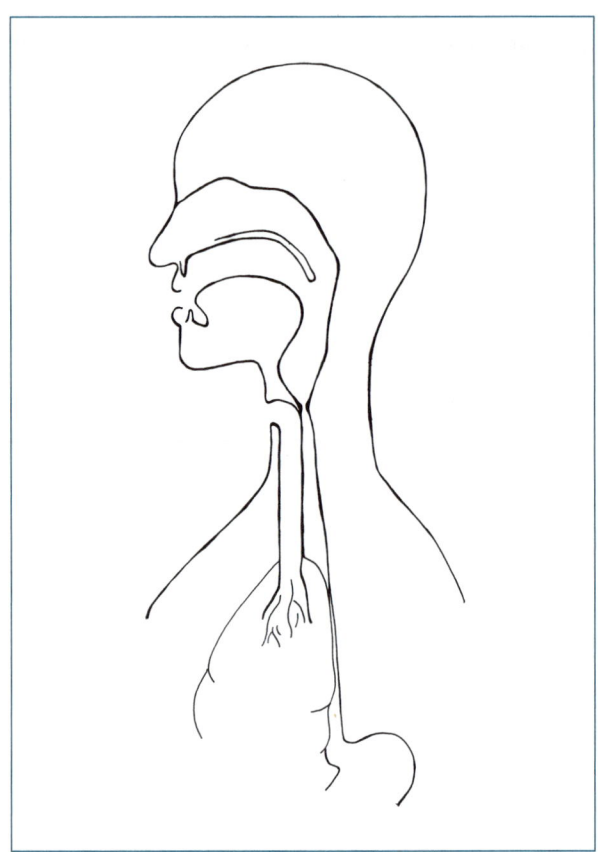

Abb. 6.2 Schematische Darstellung der postoperativen Situation

schen Nasen- und Mundraum möglich, die mit Hilfe von Wangenmuskeln, Zunge und weichem Gaumen entsteht. Das Pusten ist nur noch mit der Mundluft möglich. Die Nase putzen kann der Patient nur durch Ausdrücken bzw. Ausstreifen der Nasenflügel. Beim Niesen erfolgt ein Trachealhusten. Auch verändert sich durch den verkürzten Atemweg der Atemwiderstand, was insgesamt zu einer flacheren Atmung führt und eine reduzierte und nicht effektive Ausnutzung sämtlicher zur Verfügung stehenden Atemräume zur Folge hat.

Beim Essen und Trinken besteht nach der Operation die Gefahr des Verbrühens, da kein Schlürfen, Saugen und Pusten mehr möglich ist. Auch der Geschmackssinn ist eingeschränkt. Beim Husten kann das hochgeschleuderte Bronchial- und Trachealsekret nicht mehr geschluckt oder ausgespuckt werden, sondern muss mit einem vor das Tracheostoma gehaltenen Tuch aufgenommen werden.

6.1.2 Weitere Veränderungen

Da keine Luft mehr über den Mundraum aufgenommen werden kann, kommt es weder zum Schnarchen noch kann der Patient gurgeln. Der Gähnimpuls bleibt erhalten, aber die Luft entweicht aus dem Tracheostoma. Schluckauf (Singultus) ist geräuschlos und auch hier entweicht die Luft aus dem Tracheostoma. Das Lachen und Weinen des Patienten ist stimmlos, allerdings oft begleitet von Tracheostomageräuschen. Auch wird der Laryngektomierte beim Heben von Gegenständen oder beim Stuhlgang den Verlust der Bauchpresse bemerken. Da durch das Fehlen der Glottis kein aktiver Verschluss mehr möglich ist, kann kein thorakaler Überdruck aufgebaut werden, der für die gesamtkörperliche Tonuserhöhung notwendig ist. Der Patient kann sich durch erhöhten intraabdominellen Druck mittels Zwerchfell und Bauchmuskulatur behelfen. Aus Sicherheitsgründen sollte der Patient nur mit einem Duschschutz duschen oder nur in einer wenig gefüllten Wanne baden, damit kein Wasser ungehindert in das Tracheostoma fließen kann. Schwimmen ist mit einem speziellen Gerät, dem Aquamaten, möglich, allerdings nur unter Anleitung und während spezieller Badezeiten der Schwimmbäder.

Der Verlust des Kehlkopfes bedeutet gleichzeitig den Verlust der Stimme. Es ist sehr wichtig, dem Patienten schon im präoperativen Gespräch alle für ihn in Frage

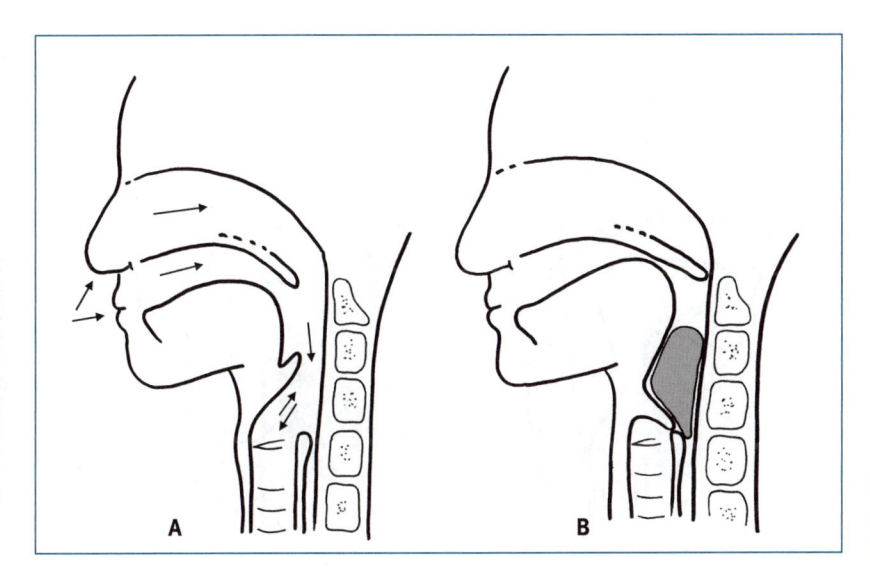

Abb. 6.3
A Luftweg
B Speiseweg (präoperative Situation)

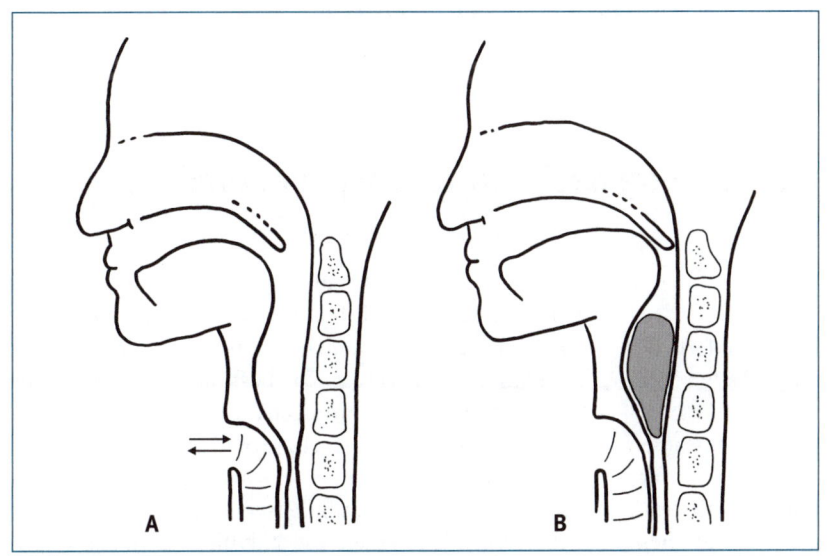

Abb. 6.4
A Luftweg
B Speiseweg nach Kehlkopfentfernung (postoperative Situation)

kommenden Stimmrehabilitationsmöglichkeiten mit entsprechendem Anschauungsmaterial zu erläutern und anhand einer Kassetten- oder Videoaufnahme zu demonstrieren (Abb. 6.5). Die Möglichkeiten der postoperativen Stimmgebung sind: die Ösophagusersatzstimme, die elektronische Sprechhilfe, das Shunt-Ventil und klinikabhängig auch andere chirurgische Stimmrehabilitationsmaßnahmen (vgl. Kap. 3.1.8). Vor allen Dingen sollte der Patient, für den ein Shunt-Ventil oder ein anderes operatives Verfahren zur Diskussion steht, über Vor- und Nachteile der jeweiligen Stimmrehabilitationsmöglichkeit informiert werden, so dass er selbst abwägen kann, ob er einem intraoperativen Einsatz des Shunt-Ventils oder einer anderen chirurgischen Intervention zustimmt oder nicht.

Des Weiteren sollten die Themen der logopädischen Therapie und ihre Möglichkeiten dem Patienten dargestellt werden. Weitere Aspekte des präoperativen Gespräches sind die möglichen Auswirkungen auf das soziale Umfeld des Patienten. Fragestellungen seitens des Patienten sollten ausführlich erörtert werden.

> **Beispiel**
>
> **Mögliche präoperative Fragen:**
> - Wie werden Mitmenschen reagieren?
> - Wie sieht die berufliche Zukunft aus (möglichst keine körperliche Anstrengung, keine Gase, Dämpfe, Stäube, Schwierigkeiten im Sprechberuf)?
> - Welche Sportarten oder Freizeitaktivitäten können überhaupt und in welchem Umfang durchgeführt werden (schlechte Luft, Dämpfe, Stäube)?
> - Wie gestaltet sich der Besuch kultureller Veranstaltungen bzgl. des Abhustens?
> - Gibt es Veränderungen im Sexualleben?

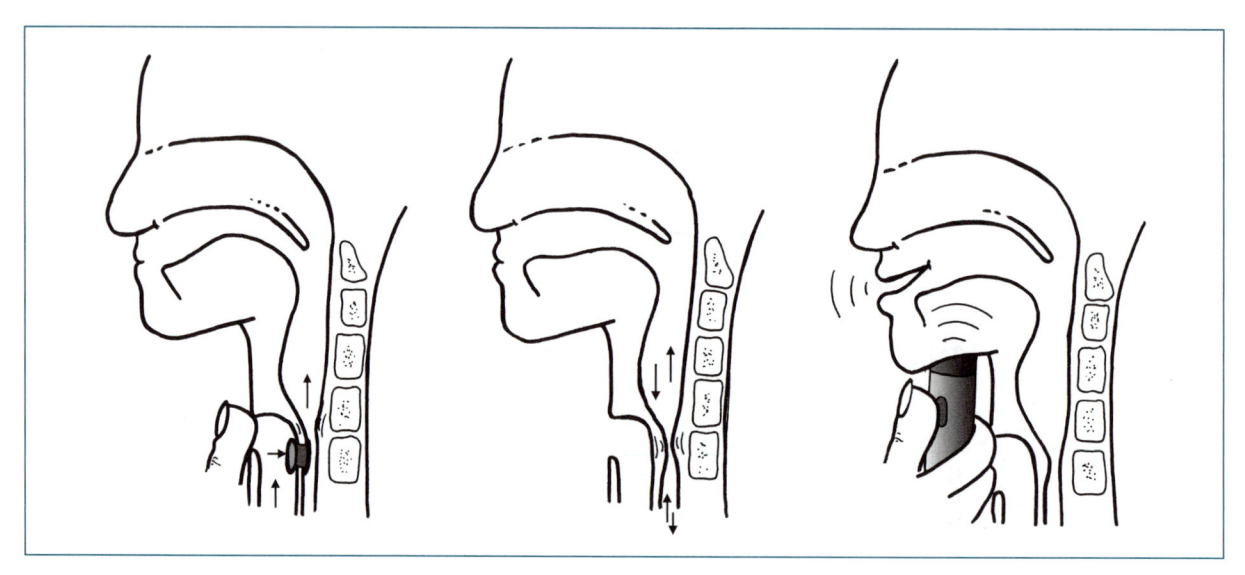

Abb. 6.5 Die drei Stimmrehabilitationsmöglichkeiten. **Links** Stimmproduktion mittels Shunt-Ventil. **Mitte** Stimmproduktion mittels Ösophagusersatzstimme. **Rechts** Stimmproduktion mittels elektronischer Sprechhilfe

6.2 Logopädische Befunderhebung nach totaler Laryngektomie

6.2.1 Anamnese

Die Anamneseerhebung ist ein wichtiger Punkt zu Beginn der Therapie, sofern nicht wichtige Daten dem Behandler bereits aus dem präoperativen Gespräch vorliegen. Das Gespräch zu Beginn des gemeinsamen therapeutischen Weges von Patient und Logopäde/Sprachtherapeut ermöglicht den Aufbau eines Vertrauensverhältnisses zwischen beiden Partnern und dient dem gegenseitigen Kennenlernen. Schwerpunkte dieses Gespräches sind die Erfassung der **psychosozialen Situation**, des **Krankheitsverlaufs**, der **psychischen Verfassung** und der bereits möglichen **stimmlichen Kommunikation**. Die berufliche und familiäre Situation gibt Auskunft, inwiefern der Patient sozial eingebettet ist und ob er Rückhalt von seiner Familie im weiteren Krankheitsverlauf erwarten kann. Außerdem bekommt der Therapeut dadurch bereits konkrete Hinweise für die Behandlung. So kann das Wissen über Familie, Freizeitgestaltung und andere Interessen hilfreich für die Durchführung der Therapie sein, z. B. in Bezug auf Wortlisten, Spontangespräche etc. zu interessanten Themenfeldern. Sonstige belastende Lebensereignisse und Trauererfahrungen zeigen gegebenenfalls noch nicht bearbeitete, psychologische Probleme auf, die die Krankheitsbewältigung des Patienten negativ beeinflussen können. Kenntnisse über den bisherigen Krankheitsverlauf sind wichtig für die logopädische Therapie, da bestimmte onkologische Maßnahmen wie Radiatio oder Chemotherapie, allgemeine Erkrankungen – z. B. Hörschäden, schlecht sitzende Zahnprothetik oder chronische Bronchitiden – Komplikationen im Krankheitsverlauf und Umgang mit krebserregenden Noxen wie Nikotin, berufliche Exposition an Gase, Stäube, etc. auch die Stimmanbahnung bzw. -produktion erschweren können. Die Dokumentation der psychologischen Verfassung und sonstiger Sprach- oder Sprechauffälligkeiten ist für den weiteren Verlauf und den zu erzielenden Erfolg der logopädischen Interventionen notwendig, denn auch diese Punkte können den Fortschritt der Therapie hemmen.

Sehr hilfreich für den Beginn der Behandlung und für den Ansatz ist das Ausprobieren eines willkürlichen Ructus oder der Beobachtung des Spontanructus während des Gespräches. Hierbei kann dem Patienten bereits die neue Stimmgebung durch die Speiseröhrenstimme verdeutlicht und seine Aufmerksamkeit auf die Produktion solcher Geräusche gelenkt werden.

Anamnesebogen

Name: _____ Datum: _____
Vorname: _____ Untersucher: _____
Geburtsdatum: _____
Adresse: _____
_____ Tel.: _____

Krankenhaus/Station: _____
Betreuender Hausarzt: _____
HNO-Arzt: _____
Ansprechpartner beim Sozialdienst: _____
Betreuer des Kehlkopflosenverbandes: _____
Bisherige logopädische Therapie: ☐ bisher keine   ☐ ja, wann: _____

1. Psychosoziale Situation
Familiäre Situation: _____
_____

Berufliche Situation: _____
_____

Freizeitgestaltung/Interessen: _____
_____

Belastende Lebensereignisse: _____
_____

2. Krankheitsverlauf
Erstsymptome: _____
_____

Lokale Erkrankungen: _____
_____

Voroperationen im Halsgebiet: _____
_____

Postoperative Komplikationen: _____
_____

Bestrahlung/Chemotherapie: _____
_____

Tumorerkrankungen bei Patient und/oder bei Verwandten: _____
_____

Allgemeine Erkrankungen: _____
_____

Motzko/Mlynczak/Prinzen: Stimm- und Schlucktherapie nach Larynx- und Hypopharynxkarzinomen.

© Elsevier 2004

Anamnese LE 2

Hörvermögen/audiometrische Befunde: _____

_____

Zahnstatus/prothetische Versorgung: _____

_____

Nikotinkonsum:

☐ Zigaretten   ☐ selbstgedreht   ☐ Zigarren   ☐ Pfeifen

☐ ja   ☐ selten   Anzahl täglich: _____

☐ nein   ☐ nicht mehr seit ___ Jahren

Alkoholkonsum:

☐ täglich   Menge: _____

☐ einige Male pro Monat   ☐ selten   ☐ keinen

Welcher Alkohol   ☐ Bier   ☐ Spirituosen   ☐ Wein

Entgiftungen/Entzugsbehandlungen: _____

_____

Berufliche Noxen: ☐ Gase   ☐ Stäube   ☐ Chemikalien

☐ Sonstiges _____

3. Psychische Verfassung

_____

_____

4. Gespräch mit/ohne Lebenspartner, Angehörige, Freunde

_____

_____

5. Sprech- oder Sprachauffälligkeiten

_____

_____

6. Spontanructus ☐ möglich   ☐ nicht möglich

7. Sonstiges

_____

_____

Motzko/Mlynczak/Prinzen: Stimm- und Schlucktherapie nach Larynx- und Hypopharynxkarzinomen.
© Elsevier 2004

6.2.2 Befunderhebung

Neben der Anamnese ist auch die Befunderhebung vor Beginn der Therapie unerlässlich. Sie zeigt den aktuellen physischen und psychischen Zustand des Patienten an und dient der Planung der darauf folgenden Stimmtherapie. Die **ärztliche Diagnose** und der ärztliche **Befund** geben Auskunft über die Tumorausdehnung und das damit verbundene Ausmaß der Operation und der onkologischen Therapie, sowie über die Prognose des Krankheitsverlaufs. Der optimale Beginn der Therapie ist direkt nach Entfernung der Nährsonde. Dies ist jedoch nicht bei jedem Patienten möglich. Gründe können z. B. sein, dass in der behandelnden Klinik keine logopädische Betreuung zur Verfügung steht, oder dass sich der Patient zunächst durch die Operation oder die darauf folgende Therapie in einem schlechten Allgemeinzustand befindet und die Erarbeitung der Ersatzphonation nicht vorrangig ist. Das Wissen über den **Zeitpunkt der totalen Laryngektomie** gibt daher Informationen über den postoperativen Verlauf und auch über die Motivation des Patienten. Denn einige mit einem Shunt-Ventil versorgte Patienten entschließen sich, erst nach dem Auftreten von Komplikationen mit der Stimmprothese zum Erlernen der Ösophagusersatzstimme. Bei einer durchgeführten **Neck dissection** kann es wie in Kapitel 3.1.4 beschrieben u. a. zu Bewegungseinschränkungen und Lymphödemen kommen, welche die Therapie negativ beeinflussen können. Daher ist es wichtig für die Planung, dass der Therapeut über die Ausdehnung der Lymphknotenausräumung und die betroffene Seite informiert ist. Eine durchgeführte **Myotomie** erlaubt prognostische Hinweise auf den Therapieerfolg. Sie erleichtert das Sprechen, sowohl mit der Ösophagusersatzstimme, als auch mit der Stimmprothese und ist daher sehr wünschenswert. Bei einer fehlenden Myotomie kann es zu einem Hypertonus oder auch Spasmus im PE-Segment kommen, was eine Stimmrehabilitation erschwert, oder sogar komplett verhindert (vgl. Kap. 3.1.7). Im Bereich **postoperative Komplikationen** soll der Patient ergänzend zu dem ärztlichen Befund seine Probleme schildern. Im Punkt **Shunt-Ventil** wird, wenn vorhanden, die Art und Größe der Stimmprothese notiert. So können Aussagen über den Strömungswiderstand und den aufzubauenden Druck beim Sprechen getroffen werden. Zudem kann bei auftretenden Problemen gemeinsam mit dem Arzt über einen Prothesenwechsel in Größe oder Art diskutiert werden. Die **Beurteilung von Körperhaltung/Tonus** bestimmt das Vorgehen in diesem Therapiebereich, um eine Ersatzphonation bilden zu können. So geht es bei Patienten mit einem Hypertonus um die Reduzierung der Körperspannung. Bei Patienten mit einer eingesunkenen Körperhaltung wird tonussteigernd gearbeitet. Wenn eine Schonhaltung vorherrscht, muss zunächst geklärt werden, warum diese vorhanden ist, bevor eine Tonusregulierung stattfindet. Falls der Patient eine aufrechte und optimale Körperhaltung zeigt, kann die Arbeit im Bereich Tonus begleitend sein und muss keinen Schwerpunkt der Therapie darstellen. Die **Atmung** verändert sich bei vielen Patienten direkt nach der Operation. Durch den verkürzten Atemweg via Tracheostoma und durch einen herabgesetzten Atemwiderstand wird die Ruheatmung oft flacher und thorakaler. Auch die Sprechatmung beim Pseudoflüstern, beim Sprechen mit der Ösophagusersatzstimme und beim Sprechen mit der elektronischen Sprechhilfe verändert sich insofern, dass die Patienten zu Beginn der Therapie noch den alten Atemsprechrhythmus innehaben. Es kommt dabei zu Störgeräuschen während des Sprechens, was eine Verständlichkeit erschwert. Eine costo-abdominale Atmung mit einem gleichmäßigen Rhythmus bietet die optimale Voraussetzung zum Erlernen der unterschiedlichen Ersatzstimmen. Neben den Atemgeräuschen können Stomageräusche besonders in Ruhephasen auch auf eine erhöhte Sekret- bzw. Borkenbildung hinweisen. Bei Stimmprothesen versorgten Patienten weist dies beim Sprechen auf einen mangelhaften Tracheostomaverschluss hin. Die Kommunikationsmöglichkeiten und die **Beurteilung der Verständlichkeit** sind ebenfalls festzuhalten und von großer Wichtigkeit für den Verlauf der Therapie. So weisen ein nicht unerheblicher Prozentsatz der Laryngektomierten ein mangelndes **Lese- und Schreibvermögen** auf, was die Therapie und die Verständigung zwischen Therapeut und Patient deutlich erschweren kann. In diesem Fall ist es von Vorteil, über das genannte Problem schon präoperativ informiert zu sein, so dass die postoperative Verständigung abgeklärt und evtl. Kommunikationslösungen gefunden werden können. Das Gleiche gilt für Patienten mit einer schlecht leserlichen Schrift. Einige Patienten können z. B. den Stift nicht zitterfrei führen. **Mimik und Gestik** unterstützen jegliche Kommunikation. In der Anfangsphase der Therapie ist ein adäquater Einsatz dieser nonverbalen Kommunikationsmöglichkeit von großer Wichtigkeit, um so einen Teil der fehlenden verbalen Äußerungen ausgleichen zu können. Eine normale **Mundmotorik und Artikulation** unterstützt die Verständlichkeit des Pseudoflüsterns und ist die Grundvoraussetzung für die unterschiedlichen Ersatzphonationsmechanismen. Bei Defiziten sowohl im Bereich Mimik/Gestik, als auch bei der Mundmotorik/Artikulation gilt es, für die Therapieplanung direkt zu Beginn der Therapie diese Bereiche zu verbessern. Die bereits erworbenen Techniken beim **Pseudoflüstern**, bei der **Ösophagusersatzstimme**, beim Sprechen mit dem **Shunt-Ventil** und auch beim Sprechen mit der **elektronischen Sprechhilfe** gilt es ebenfalls festzuhalten, um so das Vorgehen und die Schwerpunkte

in der Therapie festzusetzen. Unter dem Punkt **Bemerkungen** besteht für den Therapeuten die Möglichkeit, weitere für ihn und seine Therapieplanung wichtige Beobachtungen zu notieren. So kann z. B. anhand von Fragen die psychische Verfassung des Patienten und auch seiner Familie erfasst werden:
- Besteht eine depressive Stimmung bei dem Patienten oder bei seiner Familie?
- Bekommt der Patient Rückhalt durch seine Familie oder ist er allein?

Auch die allgemeine Motivation des Patienten zur Therapie oder spezielle Angewohnheiten des Patienten können festgehalten werden. Im weiteren Therapieverlauf sollten die oben genannten Bereiche immer wieder überprüft werden. Zur Beurteilung der Stimmrehabilitation mit der Ösophagusersatzstimme und dem Shunt-Ventil steht ein Verlaufsprotokoll im Kapitel 6 Qualitätssicherung durch Therapieverlaufskontrollen zur Verfügung.

Logopädische Befunderhebung nach totaler Laryngektomie

Name: _____ Datum: _____
Vorname: _____ Untersucher: _____
Geburtsdatum: _____

Ärztliche Diagnose und Befund: _____
_____
_____

Tumorausdehnung   T   N   M   pT   pN   pM
Totale Laryngektomie am: _____
Neck dissection   ☐ nein   ☐ ja   ☐ rechts   ☐ links
                  ☐ radikal   ☐ modifiziert radikal   ☐ selektiv   ☐ _____
Myotomie des M. cricopharyngeus: ☐ durchgeführt   ☐ nicht durchgeführt
OP-Bericht: ☐ liegt vor   ☐ nicht vorhanden   ☐ angefordert
Postoperative Komplikationen: _____
_____

Shunt-Ventil: ☐ nein   ☐ ja   Art: _____   Größe: _____

Beurteilung von Körperhaltung/Tonus:
☐ Schonhaltung   ☐ aufgerichtet   ☐ hyperton/verkrampft   ☐ eingesunken
☐ _____

Beurteilung der Atmung:

Ruheatmung: ☐ costo-abdominal   ☐ thorakal   ☐ clavikular
                     ☐ gleichmäßig   ☐ unrhythmisch
Sprechatmung: ☐ costo-abdominal   ☐ thorakal   ☐ clavikular
                     ☐ gleichmäßig   ☐ unrhythmisch
Stomageräusch: ☐ hörbar   ☐ verstärkt   ☐ kaum/nicht vorhanden
in Ruhe   ☐ hörbar   ☐ verstärkt   ☐ kaum/nicht vorhanden
bei Phonation   ☐ hörbar   ☐ verstärkt   ☐ kaum/nicht vorhanden

Beurteilung der nonverbalen und verbalen Verständigung:

Schreiben: ☐ möglich   ☐ schlecht leserlich   ☐ Analphabet
Mimik/Gestik: ☐ gut eingesetzt   ☐ reduziert
Pseudoflüstern: ☐ möglich   ☐ schlecht verständlich   ☐ nicht akzeptiert
Shunt-Ventil: ☐ möglich   ☐ nicht möglich
Ösophaguston: ☐ spontan   ☐ nicht möglich   ☐ selten und unwillkürlich
Sprechhilfe: ☐ vorhanden   ☐ wird eingesetzt   ☐ wird abgelehnt
Mundmotorik/Artikulation: ☐ normal   ☐ eingeschränkt

Bemerkungen: _____
_____

Motzko/Mlynczak/Prinzen: Stimm- und Schlucktherapie nach Larynx- und Hypopharynxkarzinomen.
© Elsevier 2004

6.3 Logopädische Therapie

Nachdem die präoperative Betreuung abgeschlossen ist und die totale Laryngektomie durchgeführt wurde, beginnt die intensive postoperative Therapie des Patienten. Die stimmliche Rehabilitation des Patienten kann allerdings erst nach ca. 10 Tagen starten, da dieser Zeitraum unbedingt zur Wundheilung im Operationsgebiet benötigt wird.

6.3.1 Die ersten zehn Tage nach der Operation

In den ersten Tagen nach einer totalen Laryngektomie wird der Patient vor allem im psychosozialen Bereich (Therapiebereich **Gespräch/Beratung**) vom Therapeuten begleitet. Neben der Beantwortung der auftretenden Fragen kann in dieser Zeit dem Patienten, durch den Logopäden oder den Medizintechnikvertrieb, das „Erstausstattungsset" erläutert werden. Wichtig dabei sind Informationen über die Bedienung des Absaug- und Inhaliergeräts und über die Handhabung der speziellen Materialien zur täglichen Pflege. Während dieser ersten zehn Tage kommuniziert der Patient mittels Schriftsprache und/oder Mimik und Gestik. Gelegentlich kann bereits eine Kommunikation über Pseudoflüstern möglich sein. Fühlt der Patient sich wohl und besteht eine normale Wundheilung ohne Komplikationen kann mit vorsichtigen vorbereitenden Übungen aus den Therapiebereichen **Mundmotorik und Artikulation** begonnen werden. Mit dem betreuenden Arzt sollte allerdings zuvor besprochen werden, ob die Übungen bei Schwellungen, Drainagen und/oder Druckverbänden etc. kontraindiziert sind. Wenn dies nicht der Fall ist, sollten die Übungen dennoch sehr behutsam und vorsichtig durchgeführt werden, da sonst Fistelbildungen begünstigt werden können und somit eine Heilungsverzögerung entsteht. Aus dem gleichen Grund sollten Übungen, die mit einer Luftdruckerhöhung im Hypopharynx einhergehen unterlassen werden. Gibt es in dieser Zeit keine erkennbaren Komplikationen im Heilungsverlauf, so wird nach ca. 10 Tagen eine Breischluckuntersuchung durchgeführt. Diese gibt Auskunft über eventuelle Wundheilungsstörungen (z. B. Fistelbildungen) im Nahtbereich des Neopharynx. Ist dies nicht der Fall, so kann die nasogastrale Nährsonde gezogen werden und der Kostaufbau beginnen. Ab diesem Zeitpunkt sollte die logopädische Therapie auch im Bereich **Stimmrehabilitation** starten. Falls die Therapie des Patienten nun ambulant in einer logopädischen Praxis fortgesetzt wird, sollte stets mit einem Gespräch und einer Befunderhebung begonnen werden.

6.3.2 Allgemeines therapeutisches Vorgehen/Therapiebereiche

Die im Folgenden aufgeführten Therapiebereiche können alle in einem für den Patienten individuell erstellten Behandlungsplan beinhaltet sein, ganz gleich, ob das Ziel der Stimmrehabilitation das Sprechen mit der **elektronischen Sprechhilfe**, das Sprechen mit dem **Shunt-Ventil**, die **Ösophagusersatzstimme** oder eine **Kombination** dieser drei Möglichkeiten ist.

> Die Therapiebereiche Gespräch/Beratung, Eigenwahrnehmung, Tonus/Tonusregulation, Atmung, Artikulation, Mundmotorik, sowie das Pseudoflüstern können demnach als vorbereitende und unterstützende Übungen für die allgemeine Stimmrehabilitation nach totaler Laryngektomie angesehen werden.

Das Ausmaß eines jeden Therapiebereichs kann sehr unterschiedlich, je nach Problematik und Behandlungsstand des Patienten ausfallen und ist daher immer vom Therapeuten zu modifizieren. Auch hier gilt, wie bei der Stimmtherapie nach Kehlkopfteilresektion, dass die Therapiebereiche nicht einzeln und losgelöst voneinander sind, sondern ineinandergreifend in der Therapie eingesetzt werden. Zu Beginn der Therapie gibt der Therapiebereich **Gespräch** und **Beratung** dem Therapeuten einen Einblick in die psychische, physische und soziale Situation des Patienten. Dies ermöglicht dem Therapeuten in den verschiedenen Interaktionen der Therapie adäquat reagieren zu können und eine individuelle Therapieplanung aufzustellen. Der Anteil dieses Bereiches kann im Verlauf der Therapie je nach Bedürfnis und psychosozialer Situation des Patienten sehr variieren. Übungen zur Förderung der **Eigenwahrnehmung** sollten durchgeführt werden, da die Eigenwahrnehmung eine wichtige Voraussetzung für die Modifikation aller Therapiebereiche darstellt. Die **Tonusregulation** bei Patienten nach totaler Laryngektomie findet hauptsächlich im Hals-Nacken-Schulterbereich, aufgrund der veränderten Struktur und aufgrund der muskulären Verspannungen nach Neck dissection statt. Die Erarbeitung einer allgemein ausgeglichenen Körperspannung und einer möglichst **physiologischen Körperhaltung** in Sitzen, Stehen und Gehen ist ebenfalls wichtig für eine anstrengungsfreie Tonanbahnung bzw. Tongebung. Dabei ist es entscheidend, entspannte Verhältnisse im Kiefer- und Mundraum, sowie im Bereich der Pseudoglottis zu schaffen. Dies ist durch gezielte **Mundmotorikübungen** zu erreichen. Sie fördern außerdem den Lymphabfluss im Gesichts- und Halsbereich. Die Mundmotorikübungen

Therapiebereich	Therapieziel
Gespräch/Beratung	• therapiebegleitendes Gespräch/Beratung (Anteil kann im Verlauf der Therapie je nach Bedürfnis und psychosozialer Situation des Patienten variieren)
	• Informationen über aktuelle Hilfsmittel
	• Beratung der Angehörigen und Freunde
Wahrnehmung	• Förderung der auditiven und taktil-kinästhetischen Wahrnehmung
Tonus	• Erarbeitung einer physiologischen Körperhaltung
	• Tonusregulation hauptsächlich im Schulter-Nacken-Halsbereich
Mundmotorik	• Tonisierung der Artikulationsorgane
	• verbesserte Mundraumweite
Artikulation	• Erarbeitung einer deutlichen und lockeren Artikulation
	• Ggf. Erarbeitung von Kompensationsmöglichkeiten (z. B. bei Parese des N. hypoglossus)
Pseudoflüstern	• Erarbeitung eines deutlichen und spannungsfreien Pseudoflüsterns
Atmung	• Erarbeitung einer costo-abdominalen Atmung
	• Erarbeitung eines optimalen Anblasedrucks (bei Shunt-Ventil)
	• Erarbeitung eines veränderten Atem-Sprech-Rhythmus (Ösophagusersatzstimme/elektronische Sprechhilfe)
Stimmrehabilitation	• Sprechen mittels elektronischer Sprechhilfe
	• Sprechen mittels Shunt-Ventil
	• Sprechen mittels Ösophagusersatzstimme

Tab. 6.2 Therapiebereiche und -ziele der Stimmtherapie nach Laryngektomie

stellen eine gute Vorbereitung für eine differenzierte **Artikulation** mit einer lockeren Mundöffnung für die Vokalverständlichkeit und einer lauteren Tonproduktion dar. Das Ausmaß und die Intensität der tonusregulierenden Übungen hängt von der individuellen Ausprägung der Symptomatik des Patienten ab. Falls Beeinträchtigungen der Artikulation beim Patienten vorliegen, z. B. aufgrund von bestrahlungsbedingten Zahnsanierungen, Zungengrundresektionen oder Schädigung des N. hypoglossus, sollten geeignete Kompensationsmechanismen für Lautbildungsweisen, die der Patient nicht mehr durchführen kann, erarbeitet werden. Eine deutliche Artikulation unterstützt alle Arten der Stimmrehabilitation des Laryngektomierten. Das **Pseudoflüstern** ist eine Technik, die von vielen laryngektomierten Patienten als erste Möglichkeit des verbalen Ausdrucks angewandt wird. In der Therapie sollte diese Technik möglichst optimiert werden. Obwohl das Pseudoflüstern als alleinige Verständigungsmöglichkeit nicht ausreichend ist, bietet es doch eine gute Vorbereitung zum Sprechen mit der elektronischen Sprechhilfe und auch der Ösophagusersatzstimme. Eine möglichst costo-abdominale **Atmung** ist nicht nur bei der Stimmrehabilitation mittels Shunt-Ventil von Bedeutung, sondern auch für die Ösophagusersatzstimme. Viele Patienten verlagern beim Sprechen mit der Stimmprothese ihren Hauptatembereich nach costal bzw. clavikular (Hochatmung). Sie setzen durch die veränderten, anatomischen Verhältnisse und durch den veränderten Anblasedruck einen erhöhten Kraftaufwand zum Sprechen ein. Dies führt zu einer vermeintlich tieferen Inspiration. Beim Sprechen mit der Stimmprothese benötigt der Patient aber einen optimalen Anblasedruck zum Öffnen des Shunt-Ventils. Dies kann durch eine costo-abdominale Atmung mit Zwerchfellbeteiligung effektiver reguliert/dosiert werden, so dass dem Patienten das komplette Lungenvolumen zum Sprechen zur Verfügung steht. Bei der Ösophagusersatzstimme ist eine Hebung des Zwerchfells zur Phonation wichtig, um den intrathorakalen Druck zu erhöhen. Unterstützend ist dabei die Anspannung der Bauchdeckenmuskulatur, die auch das Zwerchfell hebt und die Ösophaguskontraktion fördert (vgl. Schlossauer/Möckel 1958). Außerdem wird bei dieser Stimmproduktionstechnik am Atem-Sprech-Rhythmus gearbeitet, damit keine störenden Atemgeräusche die Verständlichkeit der Ersatzstimme beeinträchtigen. Tabelle 6.2 fasst die Therapiebereiche und die zugehörigen Therapieziele zusammen.

Hilfen für Gespräche mit Laryngektomierten	
Nebengeräusche vermeiden	• der Laryngektomierte hat oft eine eher leise Stimme
	• er muss sich sehr anstrengen, um gegen Nebengeräusche ansprechen zu können
geringe Entfernung einhalten	• dadurch ist eine bessere Verständlichkeit möglich
	• ein Gespräche über eine größere Distanz (nicht mehr als zwei Armlängen) sollte vermieden werden
	• der Laryngektomierte kann auch als guter Sprecher seine Stimmstärke nur geringfügig verändern
Blickkontakt mit Mundbildbeobachtung	• Lippen ablesen unterstützt das Verstehen
nachfragen und bestätigen	• nicht so tun, als ob man ihn verstanden hätte, wenn es nicht der Fall ist, besser nachfragen
	• dann durch Wiederholung das Verstandene bestätigen
nicht unterbrechen	• nicht ins Wort fallen, z. B. aufgrund des schnelleren und lauteren Sprechens der „Normalsprechenden"
	• geduldig warten bis zu Ende gesprochen wurde, auch wenn es durch z. B. Abhusten oder erneutes Lufteindrücken länger dauert
nicht lauter sprechen	• lautes Sprechen mit einem Laryngektomierten unbedingt vermeiden, da meist keine Schwerhörigkeit besteht
essen und trinken in Ruhe	• Laryngektomierte müssen, um sprechen zu können, zunächst ihre Speiseröhre von Essensresten leeren; das braucht Zeit

Tab. 6.3 Hilfen für Gespräche mit Laryngektomierten

Gespräch/Beratung

Das Gespräch mit dem Patienten gehört in allen Stadien der Therapie zum Behandlungsplan. Ein gutes Vertrauensverhältnis bietet dem Patienten Raum, über seine Ängste und Befürchtungen zu sprechen. Mögliche Themen und Fragestellungen, die während der Therapie auftreten können sind z. B. Krankheitsbewältigung, Einschränkung der körperlichen Leistungsfähigkeit, Identitätsverlust durch Verlust der Stimme oder der Arbeitsfähigkeit, sexuelle Probleme, Enttabuisierung und Akzeptanz der eigenen Situation (vgl. Kap. 7.4). Wichtig für den Patienten ist ggf. auch das Kennenlernen verschiedener anderer therapeutischer Maßnahmen, wie z. B. Psychotherapie, Ehe- bzw. Konfliktberatung, Selbsthilfegruppen oder Suchttherapie. Des Weiteren sollte der Patient durch eine begleitende Beratung bzgl. seiner Hilfsmittel (Shunt-Ventil-Entwicklungen, elektronische Sprechhilfe, andere Hilfsmittel) über den aktuellen Stand informiert sein. Auch die Angehörigen und Freunde des Patienten sollten in die Beratung z. B. bzgl. ihres Gesprächsverhaltens zur Unterstützung des Patienten mit eingeschlossen werden (Tab. 6.3).

Wahrnehmung/Eigenwahrnehmung

Die Eigenwahrnehmung ist in allen nachfolgenden Therapiebereichen von großer Bedeutung. Sie stellt die Grundlage dar, eigene Leistungen zu erkennen, um diese im nächsten Schritt modifizieren zu können. Allerdings wird dieser Bereich nicht losgelöst von den Übungen der anderen Therapiebereiche erarbeitet, sondern ist vielmehr ein Teil von ihnen. Daher sind im Folgenden auch keine speziellen Übungen zur Wahrnehmungsschulung dargestellt.

Tonus/Tonusregulierung

Bei laryngektomierten Patienten besteht häufig ein Hypertonus im Hals-Nacken-Schulterbereich. Der Hypertonus kann zu einer muskulären Engstelle im Hypopharynx führen. Die Luftaufnahme in den Ösophagus mittels Inhalations- oder Injektionsmethode ist in diesem Fall oft ganz unmöglich. Auch wenn trotzdem Luft in den Ösophagus aufgenommen wurde, kann diese durch die Engstelle nicht wieder am PE-Segment vorbei in den Mundraum gelangen, sondern gleitet in den Magen ab und wird in Form von unwillkürlichem Auf-

6.3 Logopädische Therapie

stoßen oder Blähungen wieder abgegeben. Dies gilt sowohl für das Sprechen mit der Stimmprothese, als auch für das Sprechen mit der Ösophagusersatzstimme. Die Folge ist ein Ausbleiben der Phonation. Ebenso kann ein leicht erhöhter Gesamtkörpertonus durch einen verstärkten Strömungswiderstand im Hypopharynx zu Stimmverschlechterungen führen. Zudem kann ein Hypertonus im gesamten Körper dazu führen, dass das Tracheostoma beim Sprechen mit dem Shunt-Ventil nicht locker verschlossen, sondern fest zugedrückt wird und so die Tonproduktion verschlechtert oder komplett verhindert wird (vgl. Kap. 6.3.3). Der Therapiebereich Tonus/Tonusregulation setzt sich aus folgenden Unterbereichen zusammen, die je nach Auffälligkeiten beim Patienten in der Therapie ihre Beachtung finden sollten:

- Vorbereitende Haltungsmodifikation
- Passive Tonusregulierung
- Aktive Tonusregulierung

Ferner ist die Eigenwahrnehmung als wichtiger Punkt mit einzubeziehen. Hier soll die Wahrnehmung des Patienten in Bezug auf die Spannung der Muskulatur und die Körperhaltung geschult werden. Mögliche Spannungsnester aber auch Regionen mit zu geringer Körperspannung sollen entdeckt und durch bestimmte Interventionen verbessert werden.

Vorbereitende Haltungsmodifikationen

Die Erarbeitung der physiologischen Sitz- und Stehhaltung und des physiologischen Gehens sind Grundvoraussetzungen für eine costo-abdominale Atmung und eine anstrengungsfreie Ersatztongebung. Es soll keine feste, statische Haltung vom Patienten eingenommen werden, sondern er soll vielmehr in der Lage sein, in der jeweiligen Haltung flexible Bewegungen, die möglichst alltagsrelevant sind wie ein Buch umblättern oder eine Kaffeetasse nehmen o. ä. ausführen zu können (Abb. 6.6). Aufgrund der möglichen, operationsbedingten Veränderungen, z. B. bei Neck dissection, Entfernung des M. sternocleidomastoideus oder Schädigung des N. accessorius muss bei einigen Patienten von der Erarbeitung einer „optimalen" physiologischen Haltung abgewichen werden. In diesen Fällen sollte die Haltung des Patienten entsprechend seiner anatomisch veränderten Ausgangslage optimiert werden. Eine genaue Beschreibung und Übungen sind im Kapitel 5, Tonus, zu finden.

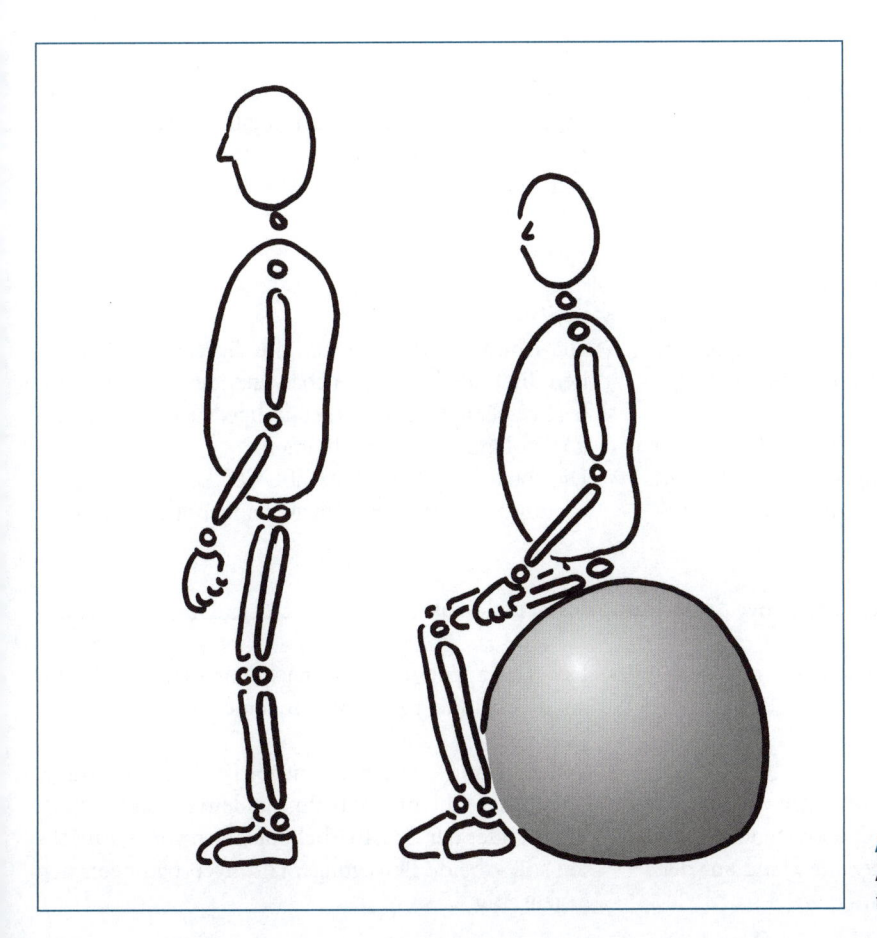

Abb. 6.6 Ausgangshaltungen für die nachfolgenden Übungen

Ganzkörperaufrichtung

Ein enger, eingesunkener Thorax hemmt die Aktivität des Zwerchfells und begünstigt somit eine costal-clavikulare Atmung. Diese Hochatmung kann starke, sprechbegleitende Atemgeräusche, eine ungünstige Beeinflussung der Druckverhältnisse im Ösophagus und somit das Ausbleiben des willkürlichen Ösophagustons auslösen. Die Weitstellung des Thorax ist besonders bei der Ösophagusersatzstimme zum Erlernen der Inhalationsmethode wichtig, um die Pause nach der Einatmung ohne störende Atemgeräusche zu ermöglichen (vgl. Kap. 6.3.3). Die nachfolgenden Übungen verhelfen dem Patienten zu einer optimalen Haltung für die phonatorischen Übungen.

Haltungskorrektur

Ziel: Eine gute Haltung ist Voraussetzung für die Aktivierung des Zwerchfells und somit auch für eine costoabdominale Atmung. Um die physiologischen Haltungen flexibel einzunehmen, kann der Patient durch nachfolgend beschriebene vorbereitende Übungen darauf eingestimmt werden.

---------- **a) Farnblatt** ----------

Ausgangshaltung: Der Patient nimmt auf einem Hocker die Sitzhaltung ein.

Durchführung:
- Der Patient lässt den Oberkörper zwischen den Beinen nach unten hängen. Die Hände können dabei den Boden berühren.
- Sein Kopf hängt locker nach unten. Das Tracheostoma darf dabei nicht verlegt werden.
- Die Lippen liegen aufeinander die oberen und unteren Zahnreihen berühren sich nicht; die Zunge liegt möglichst locker im Mundraum.
- Der Patient richtet sich langsam, Wirbel für Wirbel bis zum Sitzen auf. Das Tempo gibt der Patient vor, wenn es zu schnell ist, soll der Therapeut jedoch eingreifen.
- Der Therapeut kann während der Aufrichtung den Rücken des Patienten mit den Fingern Wirbel für Wirbel „ablaufen". Dies ermöglicht dem Patienten eine bessere Wahrnehmung für die Bewegung, die somit auch langsamer und zielgerichteter durchgeführt werden kann.
- Die Schultern und der Kopf bleiben möglichst so lange locker und entspannt hängen, bis der Patient seine obere Brustwirbelsäule aufgerichtet hat; in diesem Moment „fallen" die Schultern passiv in ihre optimale Position.

Hinweise/Fehlerquellen:
- Die Übung ist nicht für alle Patienten geeignet. Sie sollte z. B. nicht bei Patienten mit erhöhtem Kopfdruck oder Ödemen durchgeführt werden.
- Vorsicht ist auch bei Patienten mit Bandscheibenvorfällen geboten; bei dieser Grunderkrankung sollte die Übung nicht durchgeführt werden.
- Es können unangenehme Empfindungen bzgl. des Tracheostomas und der Atmung beim Patienten auftreten, wenn er den Kopf nach unter hängen lässt.
- Schwindel tritt schnell auf, wenn der Patient zu lange seinen Kopf unten behält und sich dann zu schnell wieder aufrichtet.

Modifikation:
- Die Übung wird im Stehen durchgeführt, dabei stehen die Füße hüftbreit nebeneinander, die Knie sind leicht gebeugt und nicht durchgedrückt, der Oberkörper hängt locker nach unten.
- Die Vorstellungshilfe „Katzenbuckel" kann dem Patienten zur besseren Durchführung angeboten werden.

---------- **b) Passive Aufrichtung des Brustkorbs** ----------

Ausgangshaltung: Der Patient nimmt die Sitz- oder Stehhaltung ein.

Durchführung:
- Der Therapeut steht bzw. sitzt neben dem Patienten.
- Nach vorheriger Absprache legt er eine Hand auf das Sternum des Patienten und die zweite Hand auf den Rücken zwischen die Schulterblätter.
- Der Therapeut übt nun, nachdem sich der Patient an die Hände gewöhnt hat, einen leichten Druck aus.
- Welche Hand den Druck ausübt ist davon abhängig, ob z. B. der Patient sich mehr mit dem Brustkorb nach hinten oder der Brustwirbelsäule nach vorne aufrichten soll – beide Bewegungsrichtungen bedingen sich gegenseitig.

- Die Haltung wird solange verändert bis der Patienten eine optimale Aufrichtung des Brustkorbes erreicht hat.
- Der Therapeut nimmt seine Hände weg und der Patient soll die Aufrichtung erspüren.

Hinweise/Fehlerquellen:
- Auch hier sollen entstehende Schmerzen des Patienten berücksichtigt werden.
- Die Möglichkeiten des Patienten sind entscheidend. Die optimale Haltung, die der Therapeut anstrebt, kann nicht immer vom Patienten toleriert werden. Der Therapeut soll in der Aufrichtung einen Moment innehalten und den Patienten erspüren lassen, ob die Haltung für ihn angenehm ist und welche Auswirkungen sie auf die Atmung hat. Die Atmung darf währenddessen nicht angehalten werden.
- Obwohl nur Bewegungen im Brustwirbelbereich durchgeführt werden, kann der Patient zu sehr ins Hohlkreuz geraten, was eine thorakale Atmung provoziert. Eine taktile Kontroll-Hilfestellung mit der Hand des Therapeuten im Lendenwirbelbereich des Patienten kann dieses verhindern bzw. korrigieren.

Modifikation:
- Die Aufrichtung des Brustkorbes kann auch durch verschiedene Vorstellungshilfen unterstützt werden. So kann der Patient anhand folgender Vorstellungshilfen aktiv die Haltung optimieren: Eine schöne Kette präsentieren; stolze Körperhaltung; wie ein „König auf dem Thron"; Tageszeitung aufschlagen; Marionettenfaden zieht das Brustbein nach vorn/oben.
- Werden Tischtennisbälle unter den Achseln gehalten oder die Ellbogen leicht angehoben und etwas nach außen rotiert, bewirkt dies ebenfalls eine Aufrichtung und Thoraxweitstellung. Es sollen keine übertriebenen Bewegungen der Arme oder der Schultern zugelassen werden; dies würde das genaue Gegenteil bewirken.

c) Becken aufrichten (Beckenkippe)

Ausgangshaltung: Es wird die sitzende Haltung auf einem Hocker mit möglichst harter Sitzfläche eingenommen.

Durchführung:
- Der Patient soll über seine Sitzhöcker langsam vor und zurück schaukeln und diese Bereiche erspüren und somit seine Eigenwahrnehmung schulen.
- Die Hände des Patienten liegen zur Unterstützung auf dem Beckenkamm. Sie dienen auch als Führung der Bewegung.
- Der Patient soll die Auswirkungen des extremen Hohlkreuzes – durch Sitzen vor den Sitzhöckern – und des Rundrückens – durch sitzen hinter den Sitzhöckern – erspüren.
- Der Therapeut soll Hilfestellung bei der Eigenwahrnehmung durch Fragen anbieten, z. B.: Fühlen Sie irgendwo eine Anspannung oder eine Enge? Wie verläuft jetzt ihre Atmung? Kann sie noch locker und leicht fließen? Wo sind Atembewegungen am meisten spürbar?
- Der Patienten soll die optimale, individuelle Position herausfinden, physiologisch ist sie auf den Sitzhöckern oder leicht davor.

Hinweise/Fehlerquellen:
- Patienten mit Bandscheibenvorfällen im Lendenwirbelbereich dürfen Extrempositionen nicht einnehmen. Der Patient soll vielmehr nur zaghafte Wippbewegungen durchführen.
- Das Auflegen der Therapeutenhand auf den Lendenwirbelbereich kann dem Patienten eine Orientierungshilfe geben. Es ermöglicht dem Therapeuten, die Aufrichtung der Lendenwirbelsäule zu beeinflussen, so bringt Druck dagegen die Wirbelsäule und das Becken nach vorn.
- Visuelle Hilfestellung bietet ein großer Wandspiegel.
- Es muss die individuelle Eigenart eines jeden Menschen berücksichtigt werden, daher soll der Patient in der für den Therapeuten aufrechten Haltung einen Moment innehalten und nachspüren, ob die Aufrichtung für ihn angenehm ist und er sie auch zukünftig einnehmen kann. Ist dies nicht der Fall, wird diese nach seinen Vorstellungen modifiziert.

Modifikation: Im Stand kann die Beckenkippe ebenfalls durchgeführt werden. Die Sitzhöcker als Kontroll- und Wahrnehmungshilfe stehen dann allerdings nicht mehr zur Verfügung.

Passive Tonusregulierung

Die passiven tonusregulierenden Übungen eignen sich besonders für Patienten, die aus Angst vor Schmerzen keine aktiven Übungen durchführen möchten oder die aufgrund von Sensibilitätsstörungen und damit verbundenen Störungen der taktil-kinästhetischen Rückmeldung Probleme bei der Bewegungsplanung haben. Auch mit Patienten die forcierte, unkontrollierte und zu große, ausladende Bewegungen durchführen, soll im Bereich Tonus zunächst passiv gearbeitet werden.

Lockerung des Schulter-Nackengürtels

Ziel: Eine Entspannung der Rücken-, Schulter-, Hals- und Nackenmuskulatur ist das Ziel aller nachfolgenden Übungen. Es folgt den gleichen Aspekten, die im Bereich Tonusregulierung nach Kehlkopfteilresektionen bereits beschrieben sind. Tonussenkend bewirkt eine langsame, fließende, großflächige Stimulierung; tonussteigernd sind starke, punktuelle und unrhythmische Reize (vgl. Kap. 5 Tonus).

--- **a) Novafon®- Massage** ---

Ausgangshaltung: Die Übung wird aus der Sitzhaltung heraus durchgeführt.

Durchführung:
- Der Therapeut führt mit ruhigen, kreisenden Bewegungen ein Ultraschallmassagegerät (z. B. von Novafon®) über die Rückenmuskulatur des Patienten. Damit wird ein tief dringender Vibrationsreiz gesetzt.
- Zunächst kann eine Rückenhälfte, vom Nacken bis zum Kreuzbein und wieder zurück, bearbeitet werden und dann die andere Seite – dem gleichen Prinzip folgend.
- Eine weitere Möglichkeit ist zunächst den gesamten Nacken zu bearbeiten und dann auf beiden Seiten gleichzeitig langsam bis zum Kreuzbein weiterzugehen.

Hinweise/Fehlerquellen:
- Wirbelsäule und Schulterblätter müssen ausgespart werden und das Gerät darf nur über muskuläre Strukturen geführt werden.
- Bei Thrombosegefahr können durch die starken Vibrationen in den Blutgefäßen kleine Plaques (Partikel bei arteriosklerotischen Veränderungen) in den Arterien gelöst werden und ein kleineres Gefäß verlegen.
- Die Reaktionen des Patienten müssen genau beobachtet werden. Bei Kreislaufbeschwerden, Schwindel, Schmerzen muss sofort die Massage eingestellt werden.
- Wird zunächst nur eine Körperhälfte bearbeitet, so kann die Massage einen Moment unterbrochen werden. Die Zeit kann für eine kurze Wahrnehmungsübung, in der der Patient beide Rückenhälften miteinander vergleicht und Unterschiede herausstellt, genutzt werden.

Modifikation:
- Die Massage ist evtl. auch im Gesichtsbereich oder am komplett abgeheilten Hals-Nackenbereich möglich.
- Es können unterschiedliche Aufsätze für das Gerät benutzt werden. Kleinere lassen die Arbeit an schwer zugänglichen Stellen, z. B. am Mundboden besser zu; größere sind eher für die Bearbeitung großer Flächen geeignet.

--- **b) Passives Schulterführen** ---

Ausgangshaltung: Der Patient nimmt die Sitzhaltung ein.

Durchführung:
- Der Therapeut steht seitlich neben dem Patienten.
- Der Patient lässt Schulter und Arm locker am Körper hängen.
- Der Therapeut greift mit einer Hand unter die Achsel des Patienten. Die andere Hand liegt locker, großflächig hinten an der Schulter des Patienten.
- Er dreht die Schulter nach außen/hinten.
- Danach führt der Therapeut in kleinschrittigen Bewegungen die Schulter wieder langsam nach vorne.
- Die Prozedur kann mehrmals wiederholt werden, bis der Patient sich gut führen lässt und nicht gegen die Bewegungen arbeitet.
- Anschließend führt der Therapeut die Schulter mehrfach auf- und abwärts.
- Wenn der Therapeut bei dieser Bewegungsrichtung das Gefühl hat, dass sich die muskuläre Spannung in der Schulter gelöst hat, lässt er sie ganz nach unten sinken und löst seine Hände von der Schulter des Patienten.
- Der Patient soll nun nachspüren und seine beiden Schultern vergleichen.
- Die andere Schulter wird nach dem gleichen Vorgehen vom Therapeuten bearbeitet.

Hinweise/Fehlerquellen:
- Möglicherweise ist es notwendig den Patienten zu erinnern, dass er Arm und Schulter locker hängen lassen soll.

6.3 Logopädische Therapie

- Leichte Schüttelbewegungen der Schulter durch den Therapeuten können das „Loslassen" unterstützen.
- Als Hilfe soll der Patient sich vorstellen Arm und Schulter schwer werden zu lassen.
- In Extrempositionen müssen die Reaktion des Patienten aufmerksam beobachtet werden. Bei Schmerzreaktionen muss der Bewegungsradius verringert werden.

Modifikation: Als Erweiterung können auch leichte kreisende Bewegungen durchgeführt werden, hierbei ist zu beachten, dass die Bewegungen nicht wie bei einem Zahnrad stockend, sondern möglichst „rund" und fließend verlaufen.

c) Ablegen des Armes

Ausgangshaltung: Der Patient nimmt die Rückenlage auf der Bodenmatte oder die Sitzhaltung ein.

Durchführung:
- Der Therapeut bringt sich in eine gute Ausgangshaltung neben dem Patienten. Er leitet die Übung mit einer kurzen Wahrnehmungsübung ein. Bei dieser liegt der Fokus auf dem Gefühl im zu bearbeitenden Arm, bzgl. Schwere, Länge und Wärme.
- Er greift mit einer Hand von unten das Handgelenk des Patienten und unterstützt mit der anderen den Ellbogen des gleichen Armes (Abb. 6.7).
- Der Therapeut beginnt, den Arm zu bewegen.
- Zunächst werden kleine Bewegungen durchgeführt, damit sich der Patient daran gewöhnt, den Arm locker lässt und die Bewegungen nicht aktiv begleitet.
- Nach und nach können ausgedehnte Bewegungen vorgenommen werden und schnelle Richtungswechsel stattfinden.
- Nachdem die Bewegungen einige Zeit (5–7 Minuten) durchgeführt wurden, wird der Arm abgelegt und nach einer kurzen, eingefügten Wahrnehmungsübung die Seite gewechselt.

Hinweise/Fehlerquellen:
- Die Übung beginnt mit einem kurzen Wahrnehmungsteil zum „Ist-Zustand", d. h. der Patient soll eine Vorstellung darüber bekommen, ob einzelne Körperteile Bodenkontakt haben, ob der Arm an der Schulter schwer hängt oder schwer auf dem Boden aufliegt, oder ob er leicht „schwebt" etc. Damit wird die abschließende Reflexion nach der Übung ermöglicht und der Effekt deutlich.
- Der Patient soll sich während der Übung konzentrieren und nicht eine Unterhaltung anstreben.
- Das passive Führen kann auch an den Beinen oder mit dem Kopf vorgenommen werden. Die Ablegeübung des Kopfes erfordert eine gute Vertrauensbasis. Einige Patienten „geben ihren Kopf ungern in andere Hände" und lassen sich nicht gerne fremd bestimmen.
- Bei frisch operierten Patienten ist die Kopfübung nicht indiziert. Auch bei den Bewegungen der Arme tastet der Therapeut sich vorsichtig an die Möglichkeiten des Patienten heran, denn Schmerzreaktionen z. B. nach erfolgter Neck dissection sind kontraproduktiv.
- Wenn der Therapeut erkennt, dass der Patient nicht locker lässt, sondern festhält, kann er leichte Schüttelbewegungen und Vibrationen des Armes durchführen.
- Der Therapeut soll auf die eigene Krafteinteilung achten. Er soll den Kopf oder den Arm nicht zu lange führen, da die Kraft nachlassen kann. Dies nimmt der Patient i. d. R. wahr und übernimmt zusehends aktiv die Bewegungen.

> **Beispiel**
>
> Es können auch komplette Übungsprogramme zum Thema Tonisierung durchgeführt oder in Anteilen in die Therapie eingebracht werden, so z. B. „Progressive Muskelentspannung" nach Jacobson, „Autogenes Training" nach Schultz, „Eutonie" nach Alexander oder „Entspannungsgeschichten", z. B. nach Müller. Weitere Übungen sind im Kapitel 5, Tonus, zu finden.

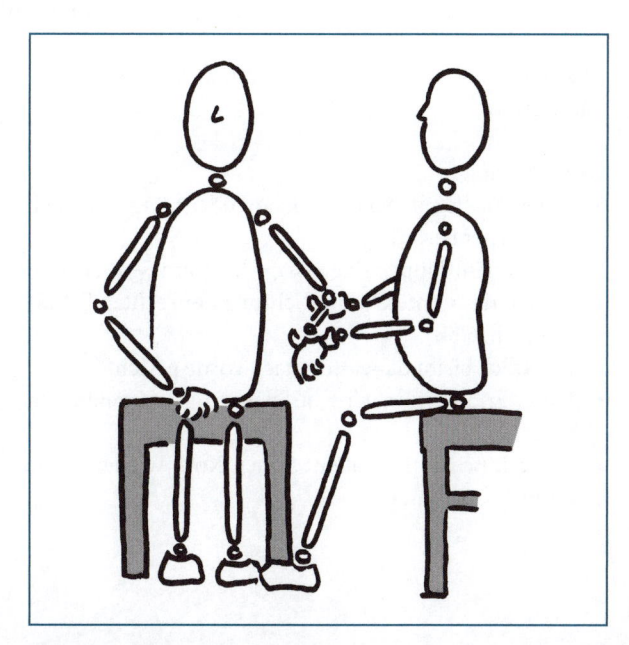

Abb. 6.7 Ablegen des Armes

Aktive Tonusregulierung

Der Vorteil der aktiven Übungen zur Regulierung der Gesamtkörperspannung ist die Möglichkeit zum eigenständigen Wiederholen der Übungen zu Hause. Der Patient ist somit in der Lage durch gezielte und häufige Anwendung, der in der Therapie erlernten Übungen seinen Tonus selbst zu beeinflussen und sich bei Verspannungen direkt Linderung zu verschaffen.

Mobilisierung des Halsbereiches

Ziel: Nach operativen Eingriffen am Hals ist auch die Muskulatur dieser Region geschädigt. Häufig kommt es zu muskulären Fehlspannungen und reaktiven Schonhaltungen, die ihrerseits noch mehr Probleme hervorrufen. Durch nachfolgende Übungen (Abb. 6.8) soll die Muskulatur, z. B. M. sternocleidomastoideus, M. trapezius hauptsächlich der pars descendeus, Mm. scaleni und M. levator scarpulae, gedehnt und mobilisiert werden. Es wird so auch der Bewegungsradius des Kopfes und der Schultern positiv beeinflusst und der Tonus im gesamten Halsbereich reguliert.

a) Schulterblick

Ausgangshaltung: Die Übung wird aus der Sitz- oder Stehhaltung heraus durchgeführt.

Durchführung:
- Die Arme des Patienten liegen locker im Schoß oder hängen seitlich am Körper herunter.
- Der Patient dreht seinen Kopf langsam so weit wie möglich nach rechts (Abb. 6.8A).
- Er stellt sich vor, dass er über seine „Schulter schauen" möchte. In dieser Position wird die Spannung ca. 5 Sekunden gehalten.
- Dann soll der Patient den Kopf langsam über die Mitte zur linken Seite drehen und auch dort über die „Schulter schauen" und die Spannung kurz halten.

Hinweise/Fehlerquellen:
- Bei einer radikalen Neck dissection mit Resektion der Kopfwendemuskeln (M. sternocleidomastoideus) ist diese Bewegung nur eingeschränkt möglich; der Patient wird versuchen kompensatorisch seinen Oberkörper mit zu drehen.
- Der Oberkörper soll bei der Übung passiv und in der Ausgangsposition bleiben, da nur so die maximale Dehnung der Zielmuskulatur durch die Bewegung ermöglicht wird.

b) Kopf seitlich kippen

Ausgangsposition: Der Patient nimmt die Sitz- oder Stehhaltung ein.

Durchführung:
- Die Arme liegen locker im Schoß oder hängen seitlich am Körper herunter.
- Der Patient kippt seinen Kopf langsam seitlich und bewegt das rechte Ohr in Richtung der rechten Schulter (Abb. 6.8B).
- Der Blick bleibt dabei stets nach vorne gerichtet.
- In der Endposition wird die Spannung ca. 5 Sekunden gehalten.
- Danach bringt der Patient seinen Kopf wieder in die aufrechte Stellung.
- Die Bewegung wird nun zur anderen Seite durchgeführt.

Hinweise/Fehlerquellen:
- Während der Übung sollen die Schultern nicht angehoben werden. Patienten neigen oft dazu dies als Kompensation einzusetzen, da sie bemüht sind, Ohr und Schulter möglichst nah zusammen zu bringen. Dies vermindert den Effekt der Übung, nämlich die Dehnung der Zielmuskulatur.
- Damit der Kopf bei der Übung nicht mit gedreht wird und der Blick nach vorn gerichtet bleibt, kann der Patient aufgefordert werden, einen Punkt auf der gegenüberliegenden Wand zu fixieren.

c) Schulterblick zur Decke

Ausgangshaltung: Die Übung wird aus der Sitz- oder Stehhaltung heraus durchgeführt.

Durchführung:
- Die Arme des Patienten liegen locker im Schoß oder hängen seitlich an seinem Körper herunter.
- Der Patient dreht seinen Kopf langsam und so weit wie möglich nach rechts.
- Dabei schaut er über die Schulter, hebt am Endpunkt langsam das Kinn und schaut zur Decke (Abb. 6.8C).
- Dann senkt er das Kinn wieder und dreht den Kopf langsam über die Mitte zur linken Seite.
- Die Bewegung wird gleichermaßen auf der Gegenseite durchgeführt.

Hinweise/Fehlerquellen:
- Die Übung dient der Dehnung und Mobilisierung der Hals- und Nackenmuskeln, sofern diese nicht bei der Laryngektomie/Neck dissection reseziert wurden wie in den meisten Fällen der M. omohyoideus und der M. sternohyoideus, sowie ggf. der M. sternocleidomastoideus.
- Auch hier soll der Oberkörper nicht der Bewegung folgen, sondern passiv bleiben.

Für alle hier beschriebenen Übungen zur Mobilisierung des Halsbereiches gelten folgende Hinweise:
- Aufgrund der Resektion verschiedener Muskeln sind auch die Bewegungen nur noch eingeschränkt möglich. Dies ist zu beachten, wenn der Patient aufgefordert wird bis zur Extremposition zu gehen. Häufig werden kompensatorische Mitbewegungen anderer Körperteile, z. B. des Oberkörpers, der Schulter und ggf. der mimischen Muskulatur hervorgerufen und eine Lockerung wird verhindert.
- Die Übungen sind langsam durchzuführen, da es sonst zu Muskelzerrungen und zu reflektorischen Verspannungen kommen kann.
- Die Übungen sollen nicht über die Schmerzgrenze hinaus durchgeführt werden. Am Endpunkt wird innegehalten.
- In dieser Endstellung kann es hilfreich sein, wenn der Patient forciert ein- und v. a. ausatmet. Dies wirkt entkrampfend und verbessert das Lösen der angespannten Muskulatur.
- Die Frequenz der Übungen kann im Laufe der Therapie gesteigert werden.
- Die Kanüle kann hinderlich sein, so dass ggf. einige Übungen für den Patienten nur eingeschränkt möglich sind, z. B. die Kopfrotation.
- Das Tracheostoma des Patienten darf auf keinen Fall verlegt sein.
- Bei Patienten mit Problemen in der Halswirbelsäule soll sehr vorsichtig und nur in Rücksprache mit dem behandelnden Arzt gearbeitet werden, da z. B. Schwindel bei der Durchführung der Übungen auftreten kann.

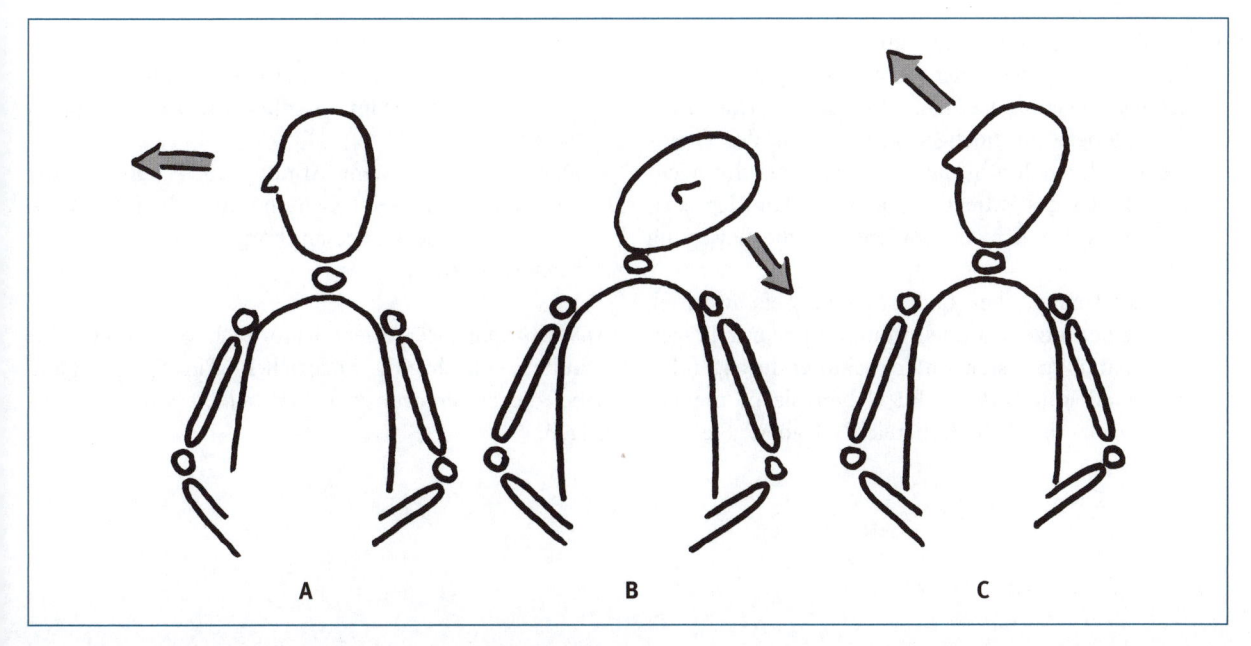

Abb. 6.8A–C Aktive Lockerungsübungen für den Halsbereich

Mobilisierung des Schulter-Nackenbereichs

Ziel: Ebenso wie die Muskulatur des Halses ist auch die Muskulatur des gesamten Schultergürtels in die Tonusregulierung einzubeziehen (Abb. 6.9). Ist der Bereich muskulär eher verspannt, so wirkt sich dies negativ auf die Tonproduktion mittels Ösophagusersatzstimme oder auch mittels Shunt-Ventil aus, da sich der erhöhte Tonus unter anderem auf den Muskelschlauch der Speiseröhre überträgt. Nachfolgende Übungen haben daher eine Tonisierung der Muskeln des Schultergürtels (z.B. M. levator scapulae, M. trapezius pars descendus und pars transversus, sowie der Muskeln der Scalenusgruppe) durch Anspannung und Entspannung zum Ziel.

a) Schultern hoch

Ausgangshaltung: Es wird aus der Sitz- oder Stehhaltung heraus gearbeitet.

Vorstellungshilfe: Patient hat einen Faden an der Schulter befestigt, durch den die Bewegung gesteuert wird.

Durchführung:
- Der Patient lässt beide Arme locker neben dem Körper hängen.
- Er bewegt langsam die rechte Schulter Richtung Decke nach oben (Abb. 6.9A).
- Er verharrt ca. 5 Sekunden in der Endposition.
- Danach wird die Schulter wieder langsam herabgelassen und entspannt.
- Die Bewegung wird mit einer Schulter mehrfach wiederholt, bis Patient und Therapeut den Eindruck haben, dass ein Lösen der Schulter beim Herunterlassen gut möglich ist.
- Vor dem Wechseln vergleicht der Patient beide Schultern kurz miteinander.
- Er wiederholt den Vorgang mit der anderen Schulter.

Hinweise/Fehlerquellen:
- Die Bewegung kommt nur aus der Schulter heraus, die Vorstellung des Fadens kann dabei gut als Hilfestellung eingesetzt werden. Wird dennoch der Arm oder Ellbogen mit hochgezogen, so kann der Therapeut ggf. durch Berührung – eine Hand berührt leicht die Schulter des Patienten und eine Hand legt sich seitlich an den Arm des Patienten – die Bewegung führen.
- Vor der Übung, aber auch vor dem Seitenwechsel, kann eine kurze Wahrnehmungsübung mit Fragen zum Spannungszustand in der Schulter durchgeführt werden. Fragen lauten z.B.: Haben Sie momentan Schmerzen im Schulterbereich? Haben Sie das Gefühl, dass eine Schulter höher steht als die andere? Wenn Sie das Gewicht Ihrer Arme beschreiben müssten, wären diese dann schwer oder leicht? Ziehen sie kräftig die Schultern nach unten oder nicht?
- Durch die Wahrnehmungsübungen und den Seitenvergleich kann auch eine „Problemschulter" herausgestellt werden, die im Anschluss intensiver bearbeitet werden kann.
- Der Patient soll seine Atmung auch während der Anspannung fließen lassen und nicht die Luft anhalten. Dies würde eine gesamtkörperliche Anspannung noch verstärken.

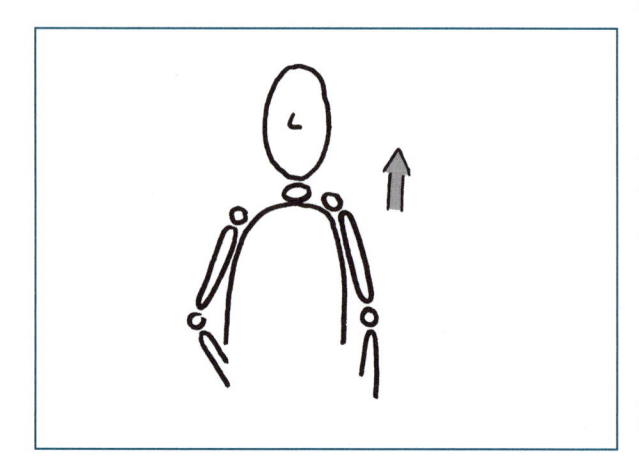

Abb. 6.9A Aktive Lockerung für den Schulter-Nackenbereich. Schulter heben

Modifikation: Der Patient kann auch vorsichtig beide Schultern gleichzeitig hochziehen. Ein Spiegel kann dabei die Differenzen zwischen beiden Schultern aufzeigen.

b) Brust raus

Ausgangshaltung: Es wird aus der Sitz- oder Stehhaltung heraus gearbeitet.

Durchführung:
- Der Patient winkelt seine Unterarme leicht an.
- Die Ellbogen werden körpernah nach hinten geführt.
- Dabei werden beide Schultern so zurückgezogen, dass sich die Schulterblätter annähern. Es kommt zu einer Aufrichtung des Oberkörpers und zu einem Rausstrecken des Brustkorbes (Abb. 6.9B).
- Diese Stellung einen Moment halten und danach in die Ausgangsposition zurückkehren.
- Der Patient atmet dabei weiter.

Hinweise/Fehlerquellen:
- Die Übung ist sehr angenehm zur Dehnung des Brustkorbes mit den intercostalen Atemhilfsmuskeln, daher ist sie auch einatmungsfördernd.
- Die Oberkörperhaltung im Sitzen oder Stehen ist bei den meisten Menschen nach vorne eingesackt, es entsteht ein Rundrücken. Diese Übung hat eine sehr entlastende Wirkung auf die Rückenmuskulatur und auf die gesamte Wirbelsäule zur Folge.

Modifikation:
- Die Arme können auch gestreckt nach hinten geführt werden und die Hände können im Rücken verschränkt werden. Dann werden die Hände bei aufgerichtetem Oberkörper leicht nach oben geführt und wieder entspannt. Die Bewegung wird mehrmals wiederholt und es wird immer wieder auf Entspannungspausen geachtet.
- Die Ellbogen können bei der oben beschriebenen Übung leicht nach außen gerichtet werden. Dies verstärkt noch zusätzlich die Aktivität einzelner Muskelgruppen im Rücken.

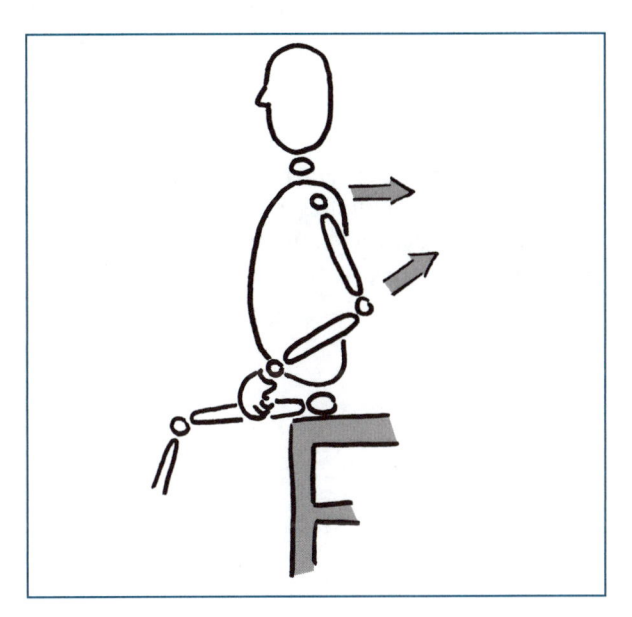

Abb. 6.9B Aktive Lockerung für den Schulter-Nackenbereich. Brust raus

c) Schultern kreisen

Ausgangshaltung: Der Patient nimmt die Sitz- oder Stehhaltung ein.

Vorstellungshilfe: Ein Stift ist an der Schulter befestigt und zeichnet einen großen bzw. kleinen Kreis an die Wand.

Durchführung:
- Der Patient lässt beide Arme locker neben dem Körper hängen.
- Er soll nun mit der rechten Schulter langsam einen möglichst großen Kreis beschreiben. Die Bewegung kommt dabei nur aus der Schulter heraus (Abb. 6.9C).
- Der Patient ändert die Bewegungsrichtung zwischendurch. Er kreist zunächst vorwärts, dann rückwärts.
- Er ändert auch den Radius der Kreisbewegung und beschreibt mal große und mal sehr kleine Kreise.
- Anschließend, wenn die Bewegungen der einen Schulter flüssig und locker ablaufen, wird die Seite gewechselt.

Hinweise/Fehlerquellen:
- Der Patient hält den Oberkörper möglichst gerade aufgerichtet und die Arme sollen dabei wieder locker herunterhängen.
- Häufig versuchen die Patienten die Bewegung aus den Armen heraus zu unterstützen. Dieser Kompensationsmechanismus ist vom Therapeuten zu verhindern, da dies den Effekt der Übung negativ beeinflusst.
- Falls der Patient Probleme bei der Durchführung gleichmäßig kreisender Bewegungen hat, kann der Therapeut auch die Anweisung geben, dass der Patient seine Schulter vorschieben, dann hochziehen, dann zurücknehmen und zum Schluss wieder sinken lassen soll.
- Ziel dieser Übung ist es, den größtmöglichen Radius zu erreichen, ohne die Schmerzgrenze zu überschreiten. Ein Vergleich beider Schultern kann dabei wieder sehr gute Auskünfte über die „Problemschulter" geben.

- Bei dieser Übung sind alle drei Anteile des M. trapezius aktiv: der Pars descendens zieht die Schulter nach oben, der Pars transversus zieht die Schulter nach hinten und der Pars ascendens zieht die Schulter nach unten.

Modifikation: Ist die Bewegung mit der einzelnen Schulter gut und anspannungsfrei möglich, so können auch beide Schultern gleichzeitig in kreisenden Bewegungen geführt werden.

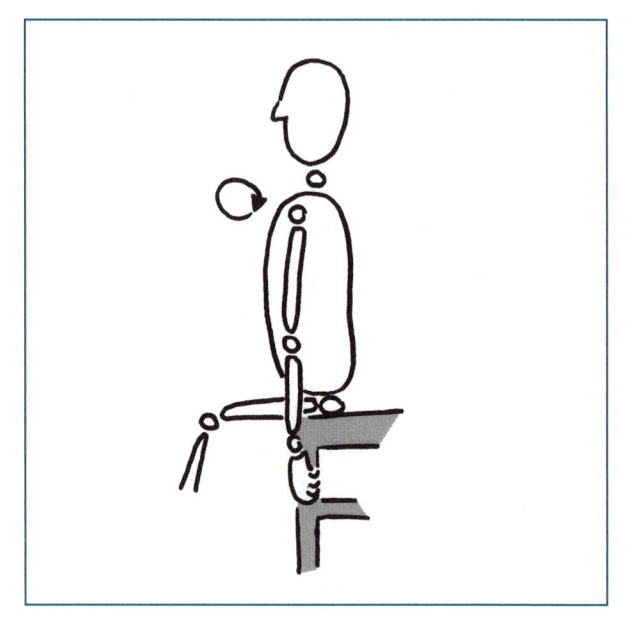

Abb. 6.9C Aktive Lockerung für den Schulter-Nackenbereich. Schulter kreisen

---

d) Kopf drücken

Ausgangshaltung: Der Patient nimmt die Sitz- oder Stehhaltung ein.

Durchführung:
- Zunächst führt der Patient einen Arm nach oben bis er die Hand an den Hinterkopf legen kann.
- Es folgt der zweite Arm.
- Beide Hände werden hinter dem Kopf gefaltet.
- Die Ellbogen zeigen nach außen (Abb. 6.9D).
- Es wird ein leichter Kraftaufbau in der Nackenmuskulatur erzeugt, indem der Patient den Kopf nach hinten drückt und gleichzeitig mit den Händen dagegen hält.
- Die Stellung hält der Patient ca. 3 Sekunden, bevor die Spannung gelöst wird.

Hinweise/Fehlerquellen:
- Die Übung ist sehr anstrengend, besonders für Patienten nach Neck dissection. Wird die Übung zu intensiv und kraftvoll ausgeführt, so kann es zu Verspannungen oder gar zu Muskelkrämpfen kommen, daher sind Pausen mit einem Lösen der Spannung unbedingt einzuhalten.
- Manche Patienten, besonders nach einer Schädigung des N. accessorius, können die Arme nicht so weit anheben. In solchen Fällen ist von der Übung abzusehen oder sie ist zu modifizieren (s. u.).
- Der Therapeut achtet darauf, dass der Patient nicht ins Hohlkreuz geht und dass die Atmung weiter fließt – möglichst costo-abdominal. Ist das nicht möglich, strengt der Patient sich zu sehr an. Der Kraftaufwand muss optimiert werden.

Modifikation: Eine weniger kraftaufwendige Variante ist, die Hände hinter den Kopf zu verschränken. Wenn der Patient nicht soweit reicht, können die Hände seitlich in Höhe der Ohren an den Kopf gelegt werden und die Ellbogen vor dem Gesicht zusammen und wieder nach außen geführt werden. Diese Übung tonisiert den Bereich zwischen den Schulterblättern und wirkt bei locker herabgelassenen Schultern mobilisierend.

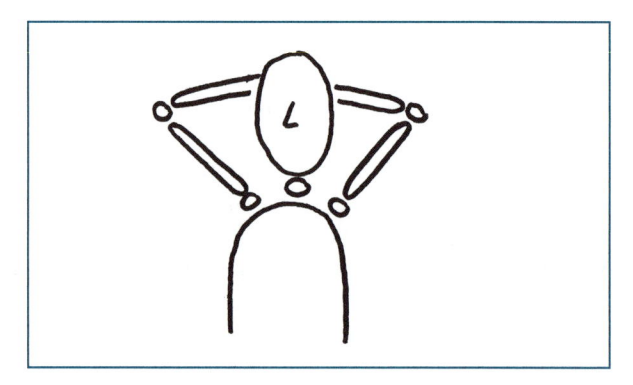

Abb. 6.9D Aktive Lockerung für den Schulter-Nackenbereich. Kopf drücken

e) Arm schwingen

Ausgangshaltung: Der Patient nimmt die Stehhaltung ein.

Vorstellungshilfe: Die Arme schwingen wie beim Spaziergang.

Durchführung:
- Der Patient lässt beide Arme locker neben dem Körper hängen.
- Langsam beginnt er in den Knien zu wippen und gegengleich die Arme zu schwingen wie beim Spaziergang (Abb. 6.10A).
- Der aufgerichtete Oberkörper folgt der Bewegung und rotiert leicht um die eigene Längsachse.
- Zuerst werden nur kleine Bewegungen durchgeführt, dann werden sie größer und zum Schluss soll der Patient die Arme locker ausschwingen lassen.

Hinweise/Fehlerquellen:
- Die gesamte Körperhaltung bei dieser Bewegung ist locker und flexibel.
- Der Rhythmus unterstützt die Bewegung.
- Dieser Bewegungsablauf kann durch seine tonisierende Wirkung auch eingesetzt werden, wenn der Patient über zu viel Luft im Magen klagt, wie es oft beim Üben der Speiseröhrenersatzstimme vorkommt. Die Bewegung kann dazu führen, dass die Luft sich löst und der Patient diese aufstößt.

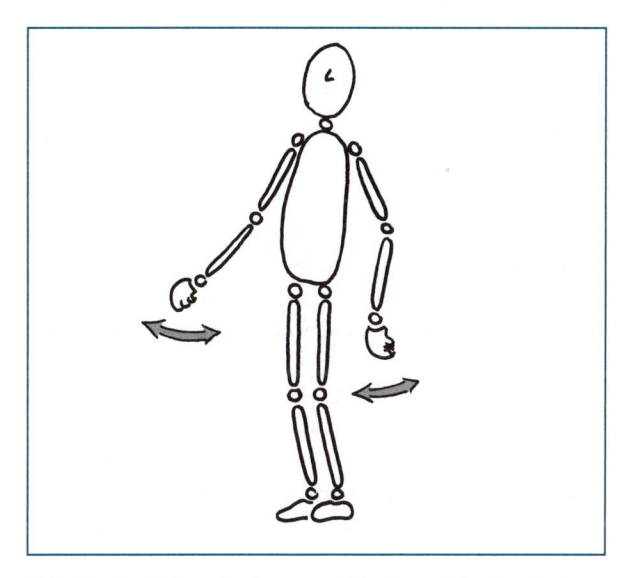

Abb. 6.10A Aktive Lockerung für den Schulter-Nackenbereich. Arm schwingen

Modifikation: Das Schwingen der Arme kann durch leichte Gewichte, z. B. Reissäckchen oder Keulen, die in den Händen gehalten werden, unterstützt werden. Diese bewirken einen leichten Zug der Arme nach unten, was ein Lösen der Muskelspannung in der Schulter bewirken kann.

f) Windmühle

Ausgangshaltung: Die Übung wird aus der Stehhaltung heraus durchgeführt.

Durchführung:
- Die Bewegung ähnelt der Übung „Armschwingen", ist jedoch viel dynamischer und aktiver.
- Die Arme werden gegengleich mit großen, ausladenden Bewegungen hin- und hergeschwungen. Dabei ist in der Ausgangsstellung der rechte Arm vorne und so weit wie möglich angehoben und der linke Arm unten und so weit wie möglich nach hinten verlagert.
- Aus dieser Haltung werden beide Arme gleichzeitig gelöst (Abb. 6.10B).
- Der Arm von oben schwingt nach unten/hinten und der andere wird gegengleich nach vorn/oben angehoben.
- Diese Bewegung wird durch eine Rotationsbewegung des Oberkörpers um die eigene Längsachse unterstützt.
- Eine rhythmische Bewegung aus den Knien heraus verbessert zusätzlich das pendelnde Schwingen der Arme.

Hinweise/Fehlerquellen: Vorsicht ist bei noch zu frischen Operationsregionen, besonders nach Neck dissection, geboten. Schmerzen und Spannungsgefühl können die

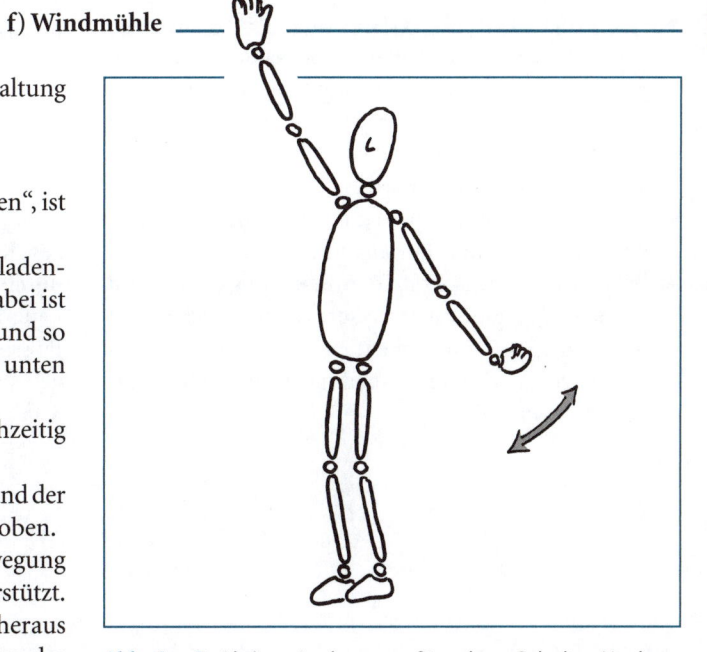

Abb. 6.10B Aktive Lockerung für den Schulter-Nackenbereich. Windmühle

Beweglichkeit hemmen und zu Schonhaltungen führen. Bei diesen Patienten wird mit vorsichtigeren, weniger dynamischen Bewegungen begonnen.

g) Lasso

Ausgangshaltung: Der Patient nimmt die Stehhaltung oder Schrittstellung ein.

Vorstellung: Der Patient übt das Lassowerfen (Abb. 6.11).

Durchführung:
- Der Patient nimmt einen Schal in die Hand und fasst ihn möglichst weit am Ende an.
- Er schreibt mit seinem gesamten Arm bzw. mit dem Schal zunächst vor dem Körper große Kreise in die Luft.
- Nach und nach wird der kreisende Arm angehoben, bis der Schal – wie ein Lasso – über dem Kopf rotiert.
- In dieser Stellung soll der Patient darauf achten, dass die Bewegung locker aus dem Unterarm und dem Handgelenk kommt und der Ellbogen nicht durchgedrückt ist.
- Nachdem der Patient diese Rotationsbewegung mehrfach vorgenommen hat, führt er den Arm wieder langsam mit der Bewegung nach unten. Er lässt die Bewegung langsam ausschleichen und beendet sie nicht abrupt.

Hinweise/Fehlerquellen:
- Der Schal kann am freien Ende geknotet sein, so gibt es dort ein leichtes Gewicht, welches die kreisenden Bewegungen vereinfacht.
- Der Schal dient als Verlängerung des Armes und macht die großen, ausladenden Bewegungen sichtbar. Er kann dadurch auch motivationssteigernd wirken.
- Wird die Bewegung zu nachlässig und zu hypoton durchgeführt, kann der Schal nicht in eine kreisende Umlaufbahn gebracht werden.
- Wichtig ist, dass die Bewegung fließend und gelöst und nicht steif oder starr abläuft.
- Bei deutlich eingeschränktem Bewegungsradius, z. B. bei Schädigung des N. accessorius nach Neck dissection, wird die Übung nicht durchgeführt, da es zu Schmerzen und zu reflexbedingten Muskelverspannungen kommen kann.

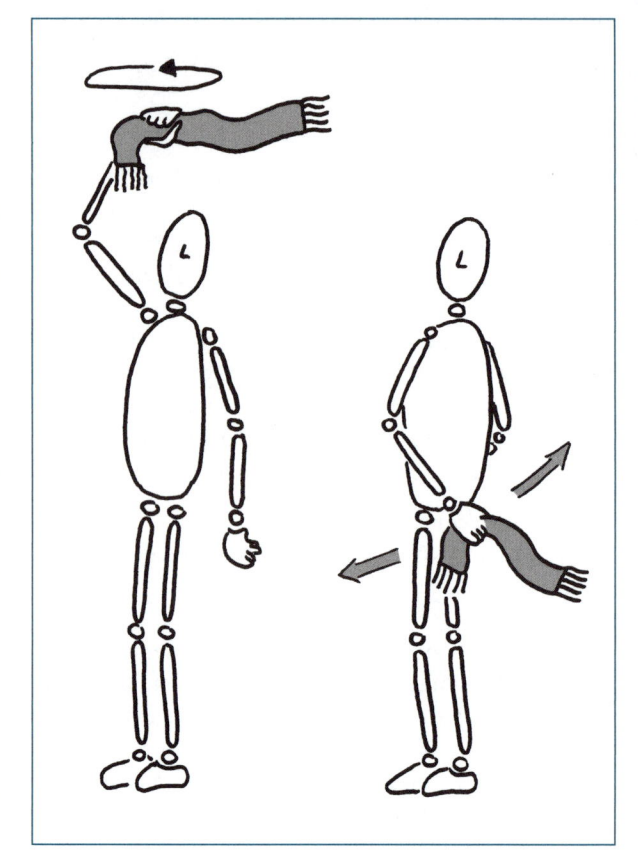

Abb. 6.11 Aktive Lockerung. **Links** „Lasso" schwingen. **Rechts** modifiziertes „Lasso" schwingen

Modifikation: Der Arm mit dem Schal kann um den ganzen Körper geschwungen werden. Die Bewegung wird durch eine Rotation des Oberkörpers um die eigene Längsachse unterstützt; die Knie sind leicht gelöst; die Fußsohlen werden je nach Endstellung vom Boden gelöst; die Arme pendeln locker um den Körper Abb. 6.11 rechts).

Mundmotorik

Die Mundmotorik kann allgemein über passive und aktive Übungen trainiert werden. Die Patienten nach Laryngektomie kommen erfahrungsgemäß besser mit aktiven Übungen zurecht. Daher werden im Folgenden auch nur solche beschrieben. Gezielte Mundmotorikübungen sind eine gute Vorbereitung für eine differenzierte Artikulation. Besonders bei Patienten mit postoperativer Schädigung des N. hypoglossus können über gezielte mundmotorische Bewegungen gute Kompensationsmechanismen für die Lautbildung erarbeitet werden. Durch dieses Training wird u. a. ein Spannungsausgleich im orofazialen Bereich und eine gute Mundraumweite geschaffen. Die Weite des Mund-Rachenraums wiederum verhilft zu einer Verbesserung der Verständlichkeit und einer leichteren Ösophagusluftaufnahme und -abgabe bei der Ösophagusersatzstimme. Mundmotorische Übungsbeispiele für die Zunge, die Lippen und den Kiefer sind im Kapitel 9, in Form eines Übungsblatts, zu finden. Nachfolgend wird die Erarbeitung einer optimalen Kieferweite ausführlich erläutert.

Aktive Mundmotorikübungen zur optimalen Kieferweite

Ziel: Über beginnende Wahrnehmungsübungen und aktive Bewegungsübungen soll eine optimale Kieferweite erreicht werden, die als Vorbereitung für eine deutliche Artikulation gilt.

a) Wahrnehmung der Kieferbewegung

Ausgangshaltung: Der Patient nimmt die Steh- oder Sitzhaltung ein.

Durchführung:
- Der Patient legt seine beiden Handflächen seitlich an beide Wangen bzw. Schläfen.
- Er öffnet und schließt den Mund langsam.
- Er beobachtet die Bewegungen seines Unterkiefers und seiner Kiefergelenke.
- Der Therapeut kann durch gezielte Fragen Hilfen bei der Eigenwahrnehmung geben. Diese soll der Patient allerdings nicht direkt, sondern erst im anschließenden Gespräch beantworten. Die Fragen lauten z. B.: Was bewegt sich im Moment des Öffnens und des Schließens? Ist es nur der Unterkiefer oder spüren sie auch etwas im Bereich der Schläfen oder des Kiefergelenks? Öffnet sich der Kiefer gleichmäßig oder stockend wie ein Zahnrad?
- Nach der einfachen Öffnungs- und Schlussbewegung des Mundes, soll der Patient auch eine leichte und vorsichtige Seitwärtsbewegung des Unterkiefers durchführen.
- Während der gesamten Übung muss der Therapeut dem Patienten ausreichend Beobachtungszeit geben und ihn ggf. mit Hilfsfragen in seiner Wahrnehmung leiten und unterstützen.

Hinweise/Fehlerquellen:
- Der Patient soll die Übung vorsichtig durchführen. Bei einem immobilen Kiefergelenk kann es hier zu einem unangenehmen Knacken und ggf. zu Schmerzen kommen.
- Zeigt sich eine Kieferklemme, die das Öffnen des Mundes erschwert so können Übungen zur Verbesserung hinzugezogen werden (vgl. Kap. 4, Therapie der Kieferklemme).
- In der direkten postoperativen Phase kann durch ein ausgedehntes Lymphödem die Mundöffnung eingeschränkt sein. In solchen Fällen muss man behutsam vorgehen und führt die Übung nur durch, wenn der Patient sie toleriert.
- Extreme Bewegungen, z. B. Zähne kräftig aufeinander beißen oder Mund sehr weit öffnen und anschließendes Entspannen fördern die Wahrnehmung. Der Therapeut muss dringend auf die anschließende Entspannung achten, da sonst ein Tonusaufbau im orofazialen Bereich, ggf. mit muskulären Verspannungen und Krämpfen, stattfindet.

Modifikation: Ist die taktil-kinästhetische Wahrnehmung des Patienten eingeschränkt, so kann ein Spiegel visuelle Unterstützung – zumindest bei der Bewegungsausführung – geben. Bei den extremen Bewegungen, z. B. beim festen Aufeinanderbeißen der Zähne, kann der Patient auf die Bewegung seiner Hand – sie wird durch die Kontraktion des M. masseter leicht angehoben – aufmerksam gemacht werden.

b) Kaugummi kauen

Ausgangsstellung: Die Übung wird aus der Sitz- oder Stehhaltung heraus durchgeführt.

Vorstellung: Der Patient hat ein großes Kaugummi im Mund.

Durchführung:
- Der Patient soll deutliche bzw. übertriebene Auf- und Abwärtsbewegungen des Unterkiefers ausführen.
- Ist er in der Vorstellung, so kann er auch leichte seitliche Mahlbewegungen durchführen.
- Hierbei kann er durchaus anfangen, Schmatzgeräusche zu produzieren.
- Die Öffnungsbewegung des Unterkiefers sollte so locker und entspannt wie möglich ablaufen. Der Unterkiefer „fällt" beinahe herunter.
- Nach und nach kann die Mahlbewegung in ein gezieltes Kreisen des Unterkiefers umgewandelt werden. Der Mund öffnet sich, der Unterkiefer bewegt sich nach links, dann nach unten, nach rechts und der Mund schließt wieder.

Hinweise/Fehlerquellen: Werden die Übungen zu übertrieben ausgeführt so kann es im Kiefergelenk zu Schmerzen kommen. Daher ist immer auf die Möglichkeiten des Patienten zu achten. In o. g. Fällen wird die Übungen nur angedeutet und nicht übertrieben durchgeführt.

Modifikation: Zusätzlich zu der Öffnungs- und Rotationsbewegung kann der Kiefer auch zaghaft vor- und zurückgeschoben werden (Schubladenkinn). Dabei ist der Mund leicht geöffnet und die oberen und unteren Zahnreihen haben keinen Kontakt zueinander. Auch hier werden nur zarte Bewegungen durchgeführt, da die Sehnen im Kiefergelenk deutlich gedehnt werden. Es kann zum Knacken im Gelenk kommen.

Artikulation

Je länger ein Patient nach einer totalen Laryngektomie stimmlos war und sich ausschließlich über die Schriftsprache und über Mimik und Gestik mitgeteilt hat, desto mehr reduziert sich seine Artikulation. Eine Beeinträchtigung der Artikulation kann auch durch eine operationsbedingte Schädigung des N. hypoglossus, durch Zungengrundresektionen, durch eine ungünstige Kompensationstechnik im orofazialen Bereich oder durch eine Schonhaltung, die der Patient aufgrund des Schwellungsschmerzes einnimmt, entstehen. Deutliche Artikulationsbewegungen sind für die Verständlichkeit des Patienten, besonders in der ersten postoperativen Phase, sehr wichtig. Diese ermöglichen dem Gesprächspartner des Laryngektomierten ein besseres Verständnis durch das deutlichere Mundbild beim „Lippenlesen".

Lauttraining

Ziel: Eine lockere und deutliche Artikulation zur Verbesserung der Verständlichkeit des Patienten soll erzielt werden. Dies ist hilfreich sowohl für das Pseudoflüstern als auch bei der Anwendung der elektronischen Sprechhilfe und bei allen anderen Ersatzphonationen.

---
a) Wahrnehmung der Artikulationszonen

Ausgangshaltung: Die Übung wird aus der Sitz- oder Stehhaltung heraus durchgeführt.

Durchführung:
- Der Patient tastet mit der Zungenspitze zunächst die Lippen, den Mundvorhof, die Wangentaschen, den Mundboden, dann die Zähne und zum Schluss den harten Gaumen ab.
- Dabei achtet er z. B. auf Unebenheiten und auf die unterschiedliche Beschaffenheit einzelner Strukturen.
- Als spezifische Wahrnehmung der einzelnen Bereiche sollen die Artikulationszonen nacheinander abgetastet werden. Dazu beschreibt der Therapeut jede Artikulationszone und gibt Lautbeispiele.
- Danach soll der Patienten die entsprechenden Stellungen der Artikulationsorgane einnehmen. Als Hilfestellung kann der Therapeut Fragen stellen, z. B.: Wo befindet sich die Zungenspitze im Augenblick? Berührt sie irgendwelche Strukturen im Mund oder „schwebt" sie in der Mundhöhle? Welche Strukturen im Mund haben Kontakt miteinander?
- Dabei sind besonders die stimmlosen Laute für die laryngektomierten Patienten wichtig:
  - **Labial** (/p/): Der Laut wird nur durch die Lippen gebildet; Ober- und Unterlippe liegen aufeinander; die Luft im Mundraum staut sich dahinter; der Laut wird durch Sprengung der Lippen gebildet (Plosivlaut, Abb. 6.12).
  - **Labio-dental** (/f/): Es wird eine Engstelle zwischen den oberen Schneidezähnen und der Unterlippe gebildet; das typische Reibegeräusch oder Friktionsgeräusch kommt durch den Luftstrom zustande, der durch die Engstelle gepresst wird (Frikativ/Reibelaut/Spirant/Engelaut, Abb. 6.13).
  - **Dental-alveolar** (/t/): Dies ist ebenfalls ein Plosivlaut, der durch Abschluss und anschließende Sprengung des Verschlusses von Zungenspitze und oberem Zahndamm erzeugt wird (Abb. 6.12).
  - **Alveolar** (/s/ oder /sch/): Diese Laute sind ebenfalls Frikative, bei denen durch eine Engstelle zwischen Zungenspitze und Zahndamm die Luft hindurchgeleitet wird; das typische Reibegeräusch entsteht allerdings durch das Reiben der Luft an den vorderen Schneidezähnen. Die beiden Frikative /s/ und /sch/ unterscheiden sich deutlich in der Lippen- aber auch in der Zungenstellung. Beim /s/ werden die Mundwinkel eher nach außen gezogen und der vordere Zungenbereich in Richtung Zahndamm gelenkt; beim /sch/ werden die Lippen zu einem „Kamin" geformt und die seitlichen Zungenränder legen sich

Abb. 6.12 Artikulation der Plosivlaute. **Links** labiale Plosive (z. B. /p/). **Mitte** labio-dentale Plosive (z. B. /t/). **Rechts** velare Plosive (z. B. /k/)

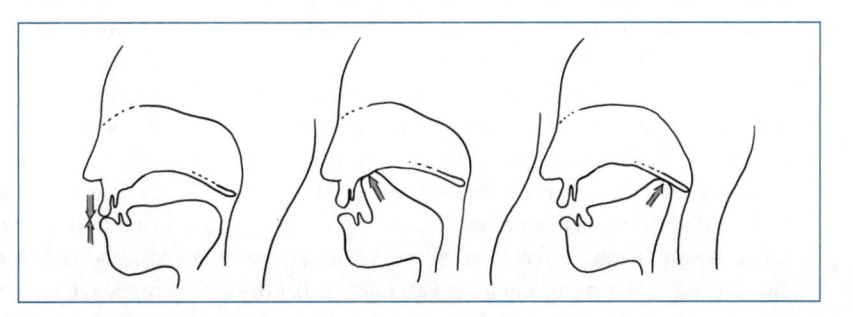

Abb. 6.13
Artikulation der Frikative.
Links labio-dentale Frikative (z. B. /f/).
Mitte alveolare Frikative (z. B. /s/).
Rechts velare Frikative (z. B. /ch$_1$/)

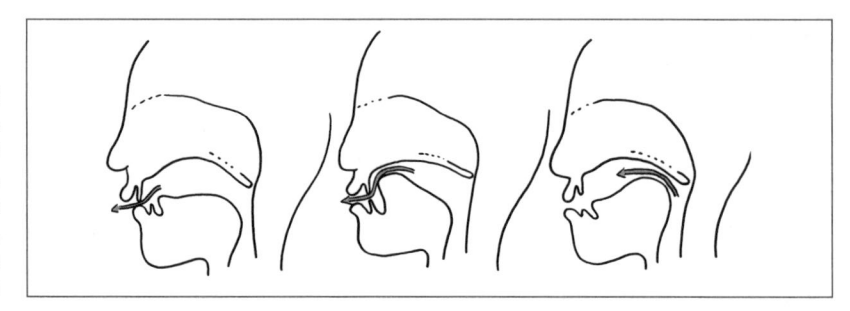

an die Prämolaren und Molaren an und bilden eine Rinne für die ausströmende Luft (Abb. 6.13).
- **Velar** (/k/): Dies ist ein Plosivlaut, der durch Hebung und Schluss des Zungenrückens an dem hinteren harten Gaumen gebildet wird (Abb. 6.12).
- **Velar** (/ch$_1$/): Dies ist ein Frikativ, bei dem die Engstelle durch den Zungenrücken und den harten Gaumen gebildet wird. Der Reibelaut entsteht nicht wie bei den anderen beschriebenen Lauten zwischen den Schneidezähnen, sondern vielmehr an der Engstelle (Abb. 6.13).

Hinweise/Fehlerquellen:
- Mittels Pseudoflüstern werden diese einzelnen Laute vom Patienten gesprochen. Wenn der Patient bereits locker eine Stimmgebung durchführen kann, z. B. mittels Shunt-Ventil, so kann er auch versuchen, stimmhafte Laute und ihre Bildung im Mundraum zu erspüren.
- Die Bewegungsfähigkeit kann bei Patienten mit Hypoglossusparese erheblich eingeschränkt sein. In solchen Fällen ist es interessant, den Patienten seine Artikulationsstelle der einzelnen Laute herausfinden zu lassen und diese mit der „Norm" zu vergleichen. Daraus ergeben sich ggf. Kompensationsstrategien für die gezielte Lautbildung.
- Bei Schädigung des N. lingualis, die durch Druckschädigung des Zungenkörpers bei der Mikrolaryngoskopie (MLS) oder seltener durch eine Lymphknotenausräumung im Mundbodenbereich verursacht sein kann, kann die Sensibilität der vorderen zwei Drittel der Zunge eingeschränkt sein. Diese Komplikation ist direkt postoperativ nach einer MLS häufig und regeneriert sich im Laufe von einigen Wochen meist wieder.
- Persönliche Eigenarten eines jeden Menschen sind ebenfalls zu beachten. Besonders Artikulationsstörungen, die vor der Laryngektomie vorhanden waren sollten zur Kenntnis genommen werden. Das Ziel in der LE-Therapie ist nicht vorrangig deren Behandlung, sondern vielmehr sollte ein Optimieren der Verständlichkeit angestrebt werden.

b) Differenzierungsübungen

Ausgangshaltung: Der Patient nimmt die Sitz- oder Stehhaltung ein.

Durchführung:
- Der Patient spricht dem Therapeuten ein Wortpaar nach oder liest es eigenständig vor, z. B. „All – Aal".
- Der Patient versucht, die Eigenarten eines jeden Wortes genau herauszustellen, z. B. wird der Vokal im Anlaut des ersten Wortes kurz gesprochen und im zweiten Wort lang gedehnt. Es kann auch versucht werden, über eine extrem überdeutliche Artikulation diese Unterschiede herauszustellen.
- Der Therapeut übernimmt die Kontrollfunktion, indem er neutral die Worte analysiert und versucht die Unterschiede zu erkennen. Nur so kann er Hilfestellungen geben, wenn die beiden Worte klanglich nicht gut voneinander zu unterscheiden sind.
- Die Auswahl der zu differenzierenden Wörter richtet sich nach den Schwierigkeiten des Patienten: z. B. kurzer vs. langer Vokal wie in All – Aal; stimmloser vs. stimmhafter Laut wie in Teer – der oder Plosiv vs. Frikativ wie in Bein – Wein.

Hinweise/Fehlerquellen:
- Der Patient soll bereits über eine relativ leichte und vorwiegend anstrengungsfreie Stimmproduktion verfügen, wenn diese Übung durchgeführt wird. Daher ist der Einsatz einer gezielten Artikulationsübung mit Stimme eher am Ende der Stimmrehabilitation zu sehen.
- Ein vorangegangenes Wahrnehmungstraining kann bei der Übung sehr hilfreich sein. Auch sollten die Artikulationszonen, die sich bei dem Patienten als sehr schwierig erweisen, immer zunächst mit einer Wahrnehmungsübung „erfahren" werden, so kann der Therapeut mit gezielten Fragen die Aufmerksamkeit auf die schwierigen Punkte lenken.
- Als Feedback-Methode kann eine Kassettenaufnahme eingesetzt werden, so kann der Patient seine Wahr-

nehmung in der Lautunterscheidung eigenständig kontrollieren.
- Für schwerhörige Patienten können die Lautunterscheidungen nicht wahrnehmbar sein. In diesen Fällen kann nur über die Taktil-Kinästetik gearbeitet werden. Der Transfer des Erlernten in die Spontansprache wird schwer oder gar nicht zu erreichen sein, da die meisten Patienten dieser Patientengruppe sich nicht ausreichend selbst kontrollieren und korrigieren bzw. vielleicht auch keine Einsicht oder Motivation zur Bearbeitung der Punkte mitbringen.
- Wortmaterial zu den drei Untergruppen findet sich im Kapitel 9.

Pseudoflüstern

Direkt nach der totalen Laryngektomie stehen dem Patienten nur wenige Kommunikationsmittel zur Verfügung, z. B. Schriftsprache, Mimik und Gestik und das Pseudoflüstern. Kehlkopflose erzeugen die „Flüsterstimme" ausschließlich mit der Mundluft und der Bildung von überdeutlichen Artikulationsbewegungen. Die Lungenluft, welche normalerweise die Geräuschbildung beim Flüstern verstärkt und somit auch das Sprechen verständlicher für den Zuhörer macht, fehlt. Daher wird diese Kommunikationsform auch „Pseudo"-Flüstern genannt. Die Konsonanten werden dabei unter einem gewissen Druck produziert, während die Vokale nur andeutungsweise gebildet werden können, wenn sich das Ansatzrohr in Vokalstellung befindet und durch das konsonantische Geräusch zum Resonieren gebracht wird (vgl. Gutzmann 1908). Das Pseudoflüstern ist schnell erlernbar. Außerdem ist es eine sehr gute Vorbereitung zum Sprechen mit der elektronischen Sprechhilfe und mit der Speiseröhrenersatzstimme. Es bietet aber meist keine ausreichende Verständigungsmöglichkeit, da das Sprechen tonlos und durch das Fehlen bzw. die Andeutung von Vokalen und Nasalen nur schwer verständlich ist. Zudem kann es durch ein Beibehalten des alten/präoperativen Atem-Sprech-Rhythmuses zu störenden Atemgeräuschen aus dem Tracheostoma kommen. Ein übertriebenes Pseudoflüstern kann die Anbahnung der Ösophagusersatzstimme erschweren, da es bei manchen Patienten zu einer erhöhten Kraftanstrengung kommt, was Grimassieren und muskuläre Verspannungen zur Folge hat.

--- **Anbahnen des Pseudoflüsterns** ---

Ziel: Anhand der nachfolgenden Übung wird ein spannungsfreies Sprechen mittels Pseudoflüstern erreicht. Die zuvor beschriebenen Übungen zur Artikulation sind ebenfalls zum Zweck der Verbesserung des Pseudoflüsterns anzuwenden. Hier überschneiden sich beide Bereiche.

Ausgangshaltung: Der Patient nimmt die Sitz- oder Stehhaltung ein.

Durchführung:
- Der Therapeut gibt einzelne Laute vor, die der Patient nachspricht.
- Dabei werden zunächst stimmlose, später stimmhafte Plosive (/p/; /t/; /k/ und /b/; /d/; /g/) erarbeitet.
- Nach und nach können auch stimmlose Frikative (/f/; /s/; /sch/ und /ch$_1$/) und Verbindungen dieser beiden Konsonantengruppen (/ts/; /ks/; /pf/; /st/; /scht/; /pst/) hinzugenommen werden.
- Der Therapeut hat bei dieser Übung eher eine Kontrollfunktion. Er sollte, wie auch bei den Übungen zur Artikulation, den Patienten korrigieren können und durch gezielte Frage- und Hilfestellungen die optimale Verständlichkeit herausarbeiten.

Hinweise/Fehlerquellen:
- Nach den einzelnen Lauten und Lautverbindungen werden Wörter, Sätze und das freie Sprechen erarbeitet (Wortmaterial vgl. Kap. 9).
- Bei lauten Atemstörgeräuschen beim Sprechen muss der optimale Atem-Sprech-Rhythmus, d. h. Pseudoflüstern in der Atempause, am Besten nach der Ausatmung, erarbeitet werden (vgl. nachfolgendes Kapitel 6.3.3 und Erarbeitung der Ösophagusersatzstimme).
- Es ist zu beachten, dass kein zu starker Spannungsaufbau bzw. keine zu starke Kraftanstrengung beim Patienten auftritt, da die Gefahr der Bildung einer unerwünschten Pharynxstimme besteht.
- Außerdem sollten die Gesprächspartner des Laryngektomierten darüber informiert werden, dass sie durch Lippenlesen beim Patienten das Pseudoflüstern besser verstehen können.
- Auch bei dieser Übung kann sich eine Schwerhörigkeit des Patienten sehr nachteilig auswirken. In solchen Fällen gilt ebenfalls die Schulung des taktilkinästhetischen Wahrnehmungskanals oder auch der Einsatz von visuellen Hilfen wie dem Spiegel.

Atmung

Nach einer totalen Laryngektomie ist die Wahrnehmung und ggf. eine Modifikation der Atmung und des Atem-Sprech-Rhythmusses wichtig. Bei allen stimmlichen Rehabilitationsmöglichkeiten soll das Erreichen einer möglichst costo-abdominalen Atmung das Ziel sein. Durch sie wird z. B. die Dosierung des Anblasedrucks beim Sprechen mit dem Shunt-Ventil vereinfacht. Bei der Phonation mittels Ösophagusersatzstimme reguliert das Zwerchfell den intrathorakalen Druck sowie die Luftabgabe. Beim Sprechen mit der elektronischen Sprechhilfe verhindert die Kontrolle über die Atmung das Auftreten von Störgeräuschen beim Sprechen. Erreicht werden diese Ziele, wenn zunächst die Wahrnehmung des Patienten für die Atmung geschult wird und gezielte Übungen angeschlossen werden.

Atemwahrnehmung

Hand auflegen

Ziel: Die Wahrnehmung der Atemräume wird gefördert und die Atemregionen werden ggf. von thorakal nach costo-abdominal verlagert.

Ausgangshaltung: Die Übung wird aus der Sitzhaltung heraus durchgeführt.

Durchführung:
- Der Therapeut sitzt hinter dem Patienten und legt seine Hände zunächst auf die Schultern des Patienten.
- Dort bleiben sie einen Moment liegen. Der Patient soll die Schwere und Wärme der Hände wahrnehmen und auf Atembewegungen achten, seine Beobachtungen aber zunächst noch nicht verbalisieren.
- Danach legt der Therapeut seine Hände im Bereich des oberen Rückens/der Schulterblätter auf. Das Prozedere gleicht dem vorherigen.
- Dann werden die Hände ein wenig tiefer, knapp unterhalb der Schulterblätter und anschließend, nach einer gewissen Beobachtungszeit, im Lendenbereich aufgelegt.
- Zuletzt legt der Therapeut seine Hände auf die Region um das Kreuzbein.
- Der Therapeut gibt dem Patienten immer Zeit zum Spüren und begleitet ihn ggf. mit Hilfsfragen wie: Spüren Sie das Gewicht meiner Hände? Sind sie schwer oder leicht? Berühren sie ihre Schultern großflächig oder punktuell?

Hinweise/Fehlerquellen:
- Die Übung bietet dem Therapeuten Vorteile. Er kann spüren, ob die Atmung den Händen folgt und welche Atemregionen vom Patienten am meisten eingesetzt werden.
- Der Therapeut und der Patient besprechen die Übung erst anschließend. Der Therapeut muss für diese Reflexion genug Zeit einplanen, da der Patient ggf. mit Hilfsfragen geführt werden muss. Oftmals können die Beobachtungen nur schwer in Worte gefasst werden.
- Es kann hilfreich sein, vor Beginn und nach Beendigung der Übung die Atemregionen, die der Patient am intensivsten spürt, zu benennen. So kann eine Veränderung hin zur costo-abdominalen Atmung herausgestellt werden.
- Der Patient soll die durch die Atmung entstandene Entspannung wahrnehmen und in Ruhe, ohne zu sprechen, weiter atmen.

Modifikation:
- Der Patient führt diese Übung allein durch, indem er seine Hände zunächst vor der Brust kreuzt und auf seine Schultern legt. Anschließend legt er seine Hände auf den Brustkorb und nachfolgend auf den Bauch unterhalb der Rippenbögen. Als letzte Region werden die Handinnenflächen seitlich in die Flanken gelegt.
- Eine Hilfestellung bei nicht folgender Atmung kann sein, dass der Patienten aufgefordert wird, forciert in die Hände zu atmen.

Atemwahrnehmung zur Verminderung von Atemgeräuschen

Ziel: Der Patient soll die Atemgeräusche, die an seinem Tracheostoma entstehen, zunächst wahrnehmen und anschließend auch regulieren und vermindern lernen. Dies erhöht die Verständlichkeit beim Pseudoflüstern und beim Sprechen mit dem Elektrolarynx und der Ösophagusersatzstimme.

Ausgangshaltung: Der Patient liegt in Rückenlage auf der Bodenmatte oder nimmt die Sitz- oder Stehhaltung ein.

Durchführung:
- Der Patient soll zur Ruhe kommen und kann ggf. die Augen schließen.
- Der Therapeut begleitet verbal den Atemrhythmus des Patienten. Dieser soll ruhig und gleichmäßig atmen.
- Dann soll der Patient seine Aufmerksamkeit auf die Geräusche lenken, die bei der Atmung an seinem Tracheostoma entstehen.
- Er atmet weithin möglichst ruhig und entspannt.
- Nun soll er seinen Luftstrom bei der Ausatmung spüren, indem er eine Hand – drei Finger breit – nah vor das Tracheostoma hält.
- Durch eine Veränderung der Ausatmungsstärke kann der Patient den Luftstrom kontrollieren und steuern. Dies soll er gezielt beobachten und mit Hilfe seiner Finger erspüren.
- Auch den auditiven Eindruck bei der forcierten Ausatmung soll er beobachten.
- Hat er genügend Eindrücke sammeln können, so kann er die Hand wieder sinken lassen und seine Beobachtungen mit dem Therapeuten besprechen.

Hinweise/Fehlerquellen:
- Manche Patienten, besonders diejenigen, die noch eine starke Lymphknotenschwellung im Halsbereich haben, empfinden Übungen im Liegen als unangenehm. Diese Patienten können eine sitzende Position für die Übung einnehmen.
- Der Patient soll nicht zu lange forciert atmen, da die Gefahr der Hyperventilation und somit ein Schwindel auftreten kann.
- Wird die Übung im Stehen durchgeführt, sollte der Patient seine Augen geöffnet halten und seinen Blick z. B. auf die gegenüber liegenden Wand richten. Dies verringert das Auftreten von Schwindel.

Modifikation: Es kann die Situationsabhängigkeit herausgestellt werden, z. B. wenn man wütend ist, erhöht sich die Ausatmungsstärke, wenn man müde oder traurig ist, wird diese reduziert. Dementsprechend verändert sich auch die Intensität des Stomageräusches.

Atemtherapie

Blasebalg

Ziel: Durch die nachfolgende Übung werden die Atemregionen von thorakal nach costo-abdominal verlagert. Dies bewirkt eine Verbesserung der Atemtiefe und eine Optimierung/Verlangsamung der Atemfrequenz und des Rhythmusses.

Ausgangshaltung: Die Übung wird aus der Sitzhaltung heraus durchgeführt.

Durchführung:
- Der Therapeut setzt sich hinter den Patienten.
- Er legt seine Hände auf den Bereich des Rückens des Patienten, in dem die stärksten Atemaktivitäten sichtbar/spürbar sind.
- Dort soll der Therapeut einen Augenblick innehalten und dem Patienten Zeit geben, die Hände, die Rückenregion und die Atembewegungen wahrzunehmen.
- Der Therapeut seinerseits kann dabei den Atemrhythmus des Patienten erspüren.
- Hat der Therapeut die Aus- und Einatmung des Patienten ausreichend wahrnehmen können, so unterstützt er die Ausatmung, indem er mit den Händen bei der Exspiration auf die Region einen deutlichen, aber nicht zu starken Druck ausübt, wie auf einen Blasebalg.
- Der Druck wird erst wieder gelöst – dann aber plötzlich und nicht langsam – wenn der Einatemimpuls spürbar wird.
- Dies wird einige Atemphasen lang hintereinander durchgeführt, dann wird die Position der Hände nach unten verlagert. Nach und nach werden auch die tieferen Regionen des Rückens bearbeitet (vgl. Übung „Hand auflegen").

Hinweise/Fehlerquellen:
- Im Flankenbereich/in der Nierenregion darf kein zu starker Druck ausgeübt werden. Bei Schmerzen in diesem Bereich hört man mit der Übung direkt auf.
- Der Therapeut sollte sich Zeit nehmen den Rhythmus des Patienten zu erkennen. Er sollte nicht zu schnell führen, da sonst der Patient den Rhythmus des Therapeuten übernimmt.
- Der Oberkörper des Patienten sollte durch den Druck nicht zu stark nach vorne weggedrückt werden, sonst versucht der Patient dagegen zu halten und spannt seine Bauch- und Rückenmuskulatur an. Die Atmung kann nicht mehr in die costo-abdominalen Bereiche gelangen.

Katzenbuckel und Aufrichtung

Ziel: Durch die Übung wird die gesamte Rücken- und Brustmuskulatur gedehnt und gestreckt. Dadurch werden auch die intercostalen Atemhilfsmuskeln aktiviert und mobilisiert. Dies bewirkt eine Verbesserung der costo-abdominalen Atmung und eine Vergrößerung der aktiv genutzten Atemräume.

Ausgangshaltung: Der Patient nimmt die Sitzhaltung ein.

Durchführung:
- Der Patient sinkt langsam mit dem Oberkörper in sich zusammen.
- Dabei lässt er den Kopf und die Arme hängen und macht einen Rundrücken („Katzenbuckel").
- In dieser Bewegung findet die Ausatmung statt.
- Zur Einatmung werden der Oberkörper und der Kopf wieder aufgerichtet.
- Die Arme werden angewinkelt und die Ellbogen leicht nach hinten überstreckt (Abb. 6.14).
- Dem Atemrhythmus folgend, wird die Übung mehrmals wiederholt.

Hinweise/Fehlerquellen:
- Der Patient darf die Arme nicht zu weit nach hinten nehmen, da die Atmung dann costal-clavikular bzw. thorakal werden kann.
- Den Kopf nur soweit nach unten hängen lassen, wie es der Patient toleriert. Vorsicht ist in Bezug auf das Tracheostoma geboten. Es kann durch die Haltung verlegt werden. Daher ist diese Übung bei Patienten mit einem stark ausgeprägten Doppelkinn oder mit postoperativen Lymphödemen nicht durchführbar.
- Vorsicht ist auch bei Bandscheibenproblemen geboten. Durch die Extrempositionen wird die Wirbelsäule deutlich beansprucht.

Modifikation: Bei Patienten mit einem guten körperlichen Allgemeinzustand kann die Übung auch in einem leicht gesteigerten Tempo durchgeführt werden. Dadurch kommt es zu einer leichten Pendelbewegung, Extrempositionen werden dabei nicht mehr eingenommen.

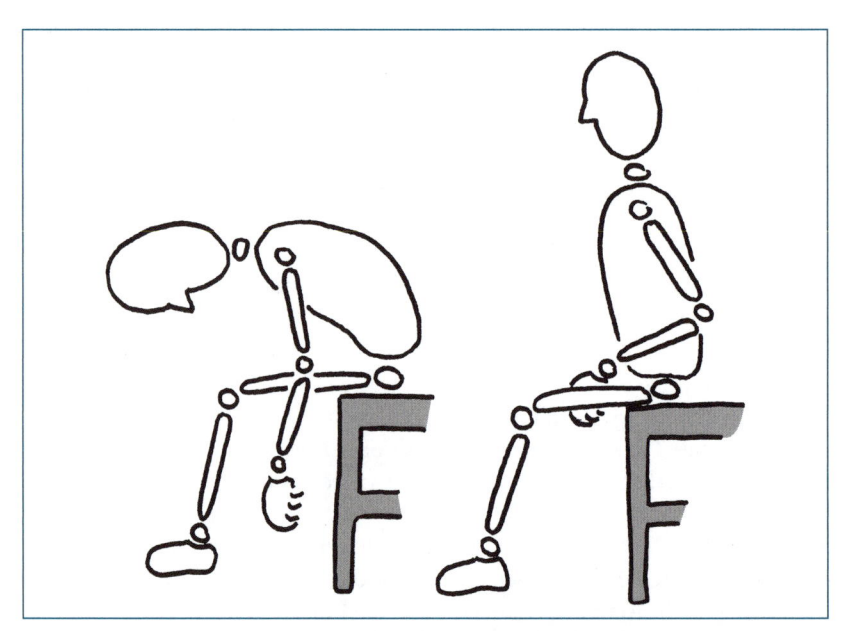

Abb. 6.14 Atemübung. Katzenbuckel und Aufrichtung

Nach den Sternen greifen

Ziel: Durch eine Streckung der seitlichen Thoraxmuskulatur wird eine Aktivierung er intercostalen Atemhilfsmuskulatur erreicht. Dies wiederum wirkt sich stimulierend auf die costo-abdominale Atmung und auf die Atemräume aus.

Ausgangshaltung: Der Patient nimmt die Stehhaltung ein.

Vorstellungshilfe: Der Patient versucht nach den Sternen zu greifen.

Durchführung:
- Zunächst steht der Patient in der physiologischen Stehhaltung und beobachtet seine Atmung.
- Er führt abwechselnd einen Arm nach oben und streckt sich (Abb. 6.15).
- Die Fußsohle der gleichen Seite kann dabei leicht vom Boden abgehoben werden.
- Er soll dabei beobachten, ob diese Bewegung bei der Ein- oder bei der Ausatmung stattfindet. Das Strecken des Brustkorbes aktiviert i. d. R. eine Inspiration.
- Der Patient führt die Bewegung atemsynchron durch, d. h. wenn bei der Streckung die Inspiration stattgefunden hat, wird bei der Ausatmung der Arm wieder herunter genommen.

Hinweise/Fehlerquellen:
- Für Patienten, die aufgrund einer Schädigung des N. accessorius ihre Arme nicht schmerzfrei heben können, ist diese Übung nicht geeignet.
- Die Bewegung kann bei jedem Atemzug durchgeführt werden, oder nur bei jedem zweiten oder dritten. Wichtig ist, dass die einzelnen Atemphasen in Ruhe und langsam ablaufen.
- Diese Bewegung ist deutlich einatmungsgesteuert und kann auch gut in der Stimmtherapie nach Kehlkopfteilresektion eingesetzt werden.

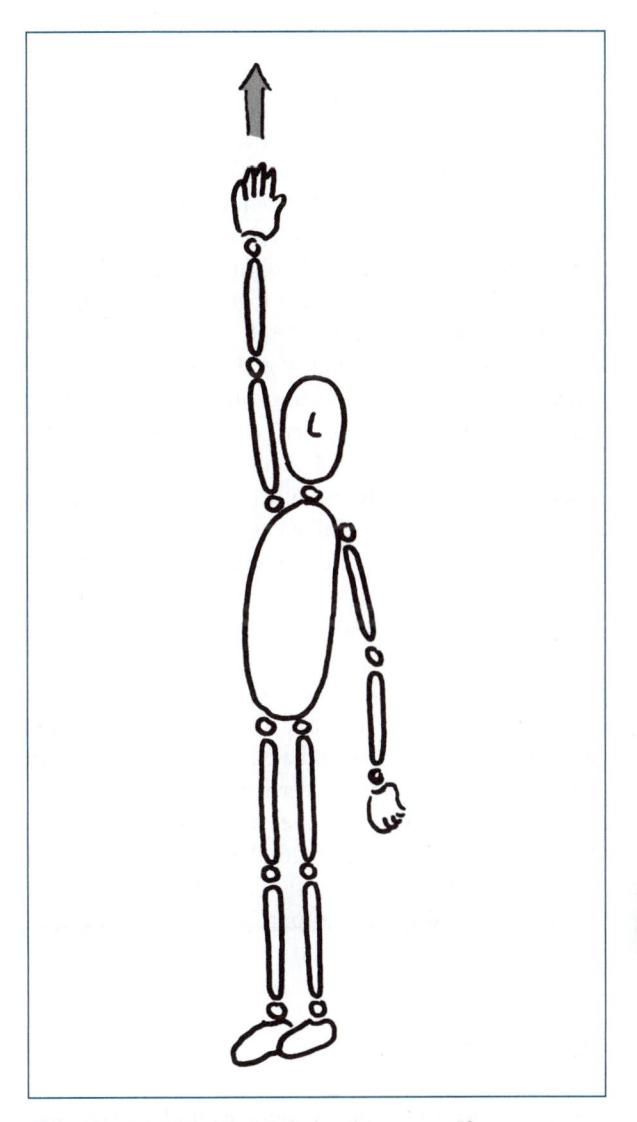

Abb. 6.15 Atemübung. Nach den Sternen greifen

Beispiel

Es können komplette Übungsprogramme zum Thema Atemwahrnehmung und Regulation der Atmung durchgeführt oder in Anteilen in die Therapie eingebracht werden, so z. B. Übungen nach Middendorf.

6.3.3 Stimmrehabilitation

Die Verwendung einer **elektronischen Sprechhilfe**, die Stimmgebung nach operativer Anlage eines Shunts mit **Stimmprothese** und die **Ösophagusersatzstimme** sind die Möglichkeiten zur stimmlichen Rehabilitation, die im Folgenden besprochen werden. Grundsätzlich ist jede Kombination dieser Möglichkeiten für den Patienten zu erlernen. Bei Shunt-Ventil-Trägern ist trotz eines unterschiedlichen Atem-Sprech-Rhythmusses eine Erlernung der Ösophagusersatzstimme möglich. Therapiemotivierten Patienten mit Shunt-Ventil gelingt das Erlernen der Ösophagusersatzstimme oft recht schnell. Zurückzuführen ist dies auf eine Übungssituation, die weniger Leistungsdruck zum Erlernen der Ösophagusersatzstimme hervorruft, da der Patient sich bereits mit dem Shunt-Ventil verbal äußern kann. Auch das Sprechen mit der elektronischen Sprechhilfe kann parallel zur Anbahnung der Ösophagusersatzstimme erfolgen und behindert das Erlernen der körpereigenen Ersatzstimme nicht. Jeder Patient sollte so eine oder mehrere Sprechmöglichkeiten erlernen, die seinen individuellen Fähigkeiten und Kommunikationsbedürfnissen entsprechen. Um bei evtl. auftretenden Problemen mit dem Shunt-Ventil Ausweichmöglichkeiten zur verbalen Kommunikation zu haben, ist es sinnvoll, wenn der Patient mehrere Ersatzphonationsmechanismen beherrscht. Allerdings ist es deutlich von der Motivation des Patienten abhängig, ob er bei einer guten Stimme mittels Shunt-Ventil noch die Notwendigkeit sieht, die körpereigene Stimme zu trainieren.

Elektronische Sprechhilfe

Von den apparativen Sprechhilfen, die im Laufe der Zeit entwickelt wurden wie pneumatische Geräte, externale Mundgeräte, intraorale Mund- und Halsgeräte, hat sich in Deutschland das Sprechen mit der elektronischen Sprechhilfe durchgesetzt. Marktführend war bisher die Servox®-Inton Sprechhilfe der Firma Servox-Medizintechnik (SMT), die neuerdings von der Sevox®-Digital abgelöst wird. Aber auch andere Geräte, dem gleichen Prinzip folgend, werden angeboten, z. B. MBK der Firma Manfred Brück-Medizintechnik und Rehaton Nova der Firma Heimomed-Medizintechnik. Die elektronische Sprechhilfe wird in vielen Kliniken direkt mit dem Erstausstattungsset für die Patienten verordnet. Dies ist sinnvoll, da neben dem Pseudoflüstern und/oder dem Schreiben auch das Sprechen mit der Sprechhilfe relativ schnell erlernbar ist. Somit erhält der Patient die Möglichkeit der verbalen Kommunikation in der Zeit bis zum Erlernen einer anderen Ersatzstimme.

Funktionsprinzip der elektronischen Sprechhilfe

Die elektronische Sprechhilfe, die mittels eines Tongenerators durch eine Membran Schwingungen erzeugt, wird an die Halsweichteile bzw. den Mundboden oder die Wange des Patienten dicht abschließend angelegt. Dabei sollte sie nicht zu fest angedrückt werden. Die erzeugten Schallschwingungen (Töne) übertragen sich auf die Luft im Mund- und Rachenraum und können anhand der Artikulationsbewegungen zu Sprachlauten ausgeformt werden.

Vor- und Nachteile der elektronischen Sprechhilfe

Die elektronische Sprechhilfe ist i. d. R. schnell erlernbar und daher direkt einsetzbar. Ein flüssiges und lautstärkevariables Sprechen ist möglich. Sie hat eine einfache Handhabung und ist daher auch für Patienten mit schlechtem Allgemeinzustand geeignet, da das Sprechen wenig anstrengend ist. In für den laryngektomierten Patienten schwierigen Situationen, z. B. wenn die Ösophagusersatzstimme versagt, in Notsituation, beim Sprechen am Telefon oder mit emotionaler Beteiligung, beim Essen und bei Hintergrundgeräuschen bietet die elektronische Sprechhilfe eine zusätzliche kommunikative Möglichkeit zu den anderen stimmlichen Rehabilitationsmöglichkeiten. Der nicht körpereigene, künstliche, auffällige Klang („Computerstimme", „Roboterstimme") ist ein wesentlicher Nachteil der elektronischen Sprechhilfe. Eine bestehende, ggf. nicht apparativ versorgte Schwerhörigkeit des Patienten kann das Erlernen problematisch gestalten, da das Eigenhören, sowie das Fremdhören dadurch erschwert werden. Eine deutliche Artikulation ist Voraussetzung für eine gute Verständlichkeit. Die Modulation ist nur sehr begrenzt einstellbar. Der Patient erfährt eine Stigmatisierung durch das Gerät, da es eine sichtbare „Prothese" ist. Ferner braucht er immer eine Hand zur Bedienung des Gerätes, was beim gleichzeitigen Telefonieren und Schreiben oder beim Begrüßen per Handschlag hinderlich sein kann. Die Tonübertragung kann z. B. während einer Bestrahlung erschwert bzw. nicht möglich sein. Dann kann ggf. ein intraoraler Aufsatz Anwendung finden. Der Patient ist beim Sprechen von der Funktionstüchtigkeit der elektronischen Sprechhilfe abhängig, da bei Defekt des Gerätes die verbale Kommunikation ausfällt.

Einstellung des Gerätes bzgl. Tonhöhe und Lautstärke

Die Tonhöhe wird im Inneren der elektronischen Sprechhilfe eingestellt. Bei Servox®-Inton geschieht dies mittels eines kleinen Schraubenziehers, bei Servox®-Digital mit einem kleinen Kippschalter und den Betonungstasten. Die Tonhöhe sollte, soweit das möglich ist, auf das Geschlecht und die Stimmlage des Patienten vor der Operation abgestimmt sein, d. h. weder zu hoch noch zu tief eingestellt werden. Die Lautstärke kann an einem Rädchen neben den beiden Bedienungstasten verändert werden. Der Patient sollte sie je nach Gesprächssituation regulieren und nicht zu laut sprechen. Bei dem digitalen Modell von Servox-Medizintechnik ist auch noch die Sprechmelodie mit Hilfe eines eigenen Softwareprogramms am Computer einzustellen. Die elektronische Sprechhilfe und ihre Funktionsweise wird zunächst vom Therapeuten erklärt und demonstriert und soweit eingestellt, dass sie der Patient direkt nutzen kann.

Methodisches Vorgehen in der Therapie

Es können mundmotorische und artikulatorische Übungen als Vorbereitung für das Sprechen mit der elektronischen Sprechhilfe durchgeführt werden. Auch Übungen zum Fremd- und Eigenhören des spezifischen Klanges der elektronischen Sprechhilfen sind am Anfang der Therapie für die Akzeptanz der neuen Stimme von großer Bedeutung.

Finden der optimalen Ansatzstelle

Das Gerät sollte so an den Mundboden oder die Wange angesetzt werden, dass die Membran komplett auf der Haut aufliegt. Es ist darauf zu achten, dass sich zwischen Gerät und Halshaut kein Tracheostomaschutztuch befindet oder die Membran auf Hautfalten, Narben oder Barthaaren aufliegt. Die elektronische Sprechhilfe wird leicht in Richtung Mundinneres ausgerichtet, so dass der Ton den direkten Weg zum Ansatzrohr bzw. zu den Artikulationsräumen nimmt. Dadurch klingt die erzeugte „Stimme" sauber und unerwünschte, schnarrende Geräusche werden verringert. Wenn die optimale Ansatzstelle vom Patienten gefunden wird, sollte das spontane und schnelle Wiederfinden der optimalen Ansatzstelle geübt werden. Auch das beidhändige Bedienen des Geräts (z. B. für gleichzeitiges Sprechen und Schreiben oder gleichzeitige Begrüßung und Händeschütteln) sollte trainiert werden. Falls Schwierigkeiten auftreten, z. B. aufgrund von Taubheitsgefühlen am Halsbereich, kann zunächst der Therapeut die Ansatzstelle beim Patienten suchen. Als visuelles Hilfsmittel dient ein Spiegel.

Koordination von Atmung und Sprechen

Die Tontaste sollte unbedingt erst bei Sprechbeginn betätigt werden und nicht schon beim Ansetzen an die Ansatzstelle, da sonst ein Störgeräusch entsteht, das die Verständlichkeit negativ beeinträchtigt. Das gleiche gilt auch für das Sprechende. Die Tontaste sollte sofort nach Sprechende losgelassen werden. Außerdem sollten kurze Pausen zwischen manchen Silben und Wörtern zur besseren Verständlichkeit eingefügt werden. Ein Dauerton führt zu einem undifferenzierten „Klangbrei", der für den Zuhörer unverständlich und ermüdend ist. Deshalb sollte der Patient darauf achten, dass er den richtigen Sprechrhythmus einhält und Pausen setzt. Beim Sprechen mit der elektronischen Sprechhilfe passiert es oft, dass der Patient schneller und tiefer atmet, um lauter und deutlicher sprechen zu können. Die daraus entstehenden Atemgeräusche beeinträchtigen die Verständlichkeit des Sprechens und es kommt zusätzlich zu Ermüdungserscheinungen und evtl. auch zu Schwindel (durch Hyperventilation) beim Patienten. Eine deutliche Artikulation und auch die Beachtung des veränderten Atem-Sprech-Rhythmusses führt zu einer wesentlich verbesserten Verständlichkeit des Patienten.

Sprechen mit dem Grundton

Es werden einzelne Vokale, dann Einsilber (zunächst mit Vokalen im Anlaut) vom Therapeuten mit der elektronischen Sprechhilfe vorgesprochen, die der Patient nachspricht. Danach lässt der Therapeut den Patienten eigenständig Wortlisten durchgehen und spricht nicht mehr vor. Die Auswahl der Wortlisten richtet sich nach den Schwierigkeiten des Patienten (Tab. 6.4).

Ist das Sprechen mit kurzen Wörtern für den Patienten gut möglich, steigert der Therapeut die Silbenzahl der Wörter, gibt schwierigere Wortkombinationen vor und geht schließlich auf die Satzebene über. Nachfolgend sind auch dafür einige Beispiele aufgeführt (Tab. 6.5). Komplette Wortlisten finden sich im Kapitel 9.

Die Verständlichkeit des Gesprochenen ist zu überprüfen. Der Patient muss ggf. vom Therapeuten gestoppt und korrigiert werden. Es besteht z. B. die Gefahr, dass der Patient zu lange auf die Grundtontaste drückt und

Länge der Wörter	Besonderheit	Beispiele (fett gedruckt = Tontaste gedrückt)
Einsilber	Vokale im Anlaut	**es**; **ihr**; **un**d
Einsilber	Stimmhafter Konsonant im Anlaut	**sie**; **wir**; **Saa**l
Einsilber	Stimmloser Konsonant im Anlaut	T**a**l; Fu**ß**; K**ie**l
Einsilber	Stimmhafter Auslaut	Sch**all**; B**aum**; W**ein**
Einsilber	Stimmloser Auslaut	k**a**lt; **Go**ld; **Her**d

Tab. 6.4 Einsilbige Beispielwörter zum Trainieren mit der elektronischen Sprechhilfe (stimmhafte Anteile fett gedruckt)

Länge der Wörter	Besonderheit	Beispiele (fett gedruckt = Tontaste gedrückt)
Zweisilber	Auslaut –er	**aber; Ober; Leber**
Zweisilber	Auslaut –e	**T**ube; **L**aube; **S**orge
Ein-/Zweisilber	langer/kurzer Vokal	**Nase** – na**ss**; **Bahn** – **Bann**
Zweisilber	mit Artikel als Ergänzung (nach Artikel Tonpause)	**die S**chranktür; **das T**ürschlo**ss**
Dreisilber	mit Artikel als Ergänzung (nach Artikel Tonpause)	**das Ofenrohr**; **der Blumento**pf
Ein- bis Mehrsilber	Reihensprechen	Zahlen; Wochentage; Monatsnamen
Mehrsilber und ganze Phrasen	alle Wortformen und Laute	Material: Sprichwörter/Zeitungs- texte/Gedichte/Sätze mit/ohne Schrift- bildvorlage Übungsvorschläge: Gegenteile finden Prominente raten Gegenständen beschreiben Bildbeschreibung Bildergeschichte Fragen beantworten
Phrasen und ganze Gesprächsanteile	freies Sprechen im Kontext	Übungsvorschläge: Nacherzählungen Erlebnisberichte Dialoge
Komplette Gesprächsanteile	Transfer in Alltagssituationen (In-vivo-Training)	Begleitung des Patienten z. B. in ein Café, zum Bäcker oder zum Kiosk

Tab. 6.5 Beispiele für Vorgaben zum Sprechen mit der elektronischen Sprechhilfe (stimmhafte Anteile fett gedruckt)

dabei ein permanenter Ton entsteht. Eine sinnvolle Phraseneinteilung sollte deshalb erarbeitet werden. Die Übungswortlisten werden nach den Schwierigkeiten des Patienten zusammengestellt, wobei der Therapeut auf alltagsrelevante und für den Patienten interessante The- men achten sollte. Der Transfer in den Alltag durch In- Vivo-Training ist besonders für Patienten geeignet, wel- che die elektronische Sprechhilfe nur ungern einsetzen.

Sprechen mit Grund- und Betonungstaste

Die elektronische Sprechhilfe der Firma Servox-Medi- zintechnik verfügt über eine Grund- und eine Beto- nungstaste. Letztere ist von der Tonhöhe ein wenig ange- hoben und ermöglicht es einem guten Sprecher mit dem Gerät auch eine gewisse Modulation in das Sprechen zu bringen. Das Sprechen mit beiden Tasten benötigt eine sichere Handhabung des Geräts durch den Patienten. Zunächst werden „Hörübungen" durchgeführt. Aufge- listete Worte werden dem Patienten vom Therapeuten deutlich aber nicht überbetont vorgesprochen. Die Auf- gabe des Patienten ist nun, die Worte in der Liste ent- sprechend der Betonung mit einem Akzentstrich zu markieren. Das Ergebnis wird mit dem Therapeuten besprochen. Es folgen **Nachsprechübungen.** Die vom Therapeuten vorgelegten Worte sind bereits mit Akzent- strichen versehen. Der Therapeut spricht die Wörter vor und der Patient wiederholt sie. Danach setzt der Patient bei den **Sprechübungen** selbst und spontan die Akzente für die vorgegebenen Wörter und Sätze. Eine Tonband- aufnahme kann sinnvoll sein, damit der Patient seine Betonung besser beurteilen kann. Wenn dies gut gelingt werden **Sprechübungen für längere Sprechphrasen** durchgeführt. Es können kleine Texte, Gedichte, Telefon- gespräche oder Rollenspiele geübt werden, um den Transfer in den Alltag zu erleichtern. Das In-Vivo-Trai- ning z. B. in Cafés oder in Supermärkten wird mit in die Therapie einbezogen.

> Es ist zu beachten, dass zu viele Betonungen in einem Satz unnatürlich klingen. Meist reicht eine Betonung pro Sprechphase aus. Manchmal ist es jedoch besser, einen größeren Teil oder das ganze Wort zu betonen. Je nach Empfinden und Wahrnehmung des Patienten können die Akzente unterschiedlich gesetzt werden.

6.3 Logopädische Therapie

> **Beispiel**
>
> **Beispiele für Betonungsübungen auf den verschiedenen Ebenen**
>
> Hörübungen
> Wortbeispiele: Kanu   Marmelade   Farbfernsehgerät
> Satzbeispiele: Wie spät ist es? Die Sonne scheint.
>
> Nachsprechübungen
> Wortbeispiele: Verbót   Schokoládé   beschréiben
> Satzbeispiele: Guten Mórgen!   Wie géht es Ihnen?
>
> Sprechübungen
> Wortbeispiele: Betonung   Spaziergang
> Satzbeispiele: Guten **Abend**!   Kann ich **Ihnen** behilflich sein?

Shunt-Ventil

Die erste Therapiestunde

Bei der Stimmrehabilitation mittels Shunt-Ventil kommt der ersten Therapiestunde eine besondere Bedeutung zu. Im Folgenden wird deshalb das Vorgehen der ersten Therapiestunde ausführlich beschrieben (Tab. 6.6.).

Gespräch/Beratung

In der ersten postoperativen Therapiestunde ist es empfehlenswert, das Funktionsprinzip des Shunt-Ventils noch einmal zu erläutern. Die Erwartung des Patienten an die erste logopädische Stunde ist sehr hoch, da er nach den „stimmlosen" Tagen unter großem psychischen Druck steht und sich unbedingt möglichst schnell wieder stimmlich verständigen möchte. Durch ein aufklärend geführtes Eingangsgespräch wird dem Patienten ein Teil des Erwartungsdrucks genommen und eine angenehme Arbeitsatmosphäre geschaffen.

Reinigung des Shunt-Ventils

Die Reinigung des Shunt-Ventils sollte mit dem Patienten erläutert und mit ihm gemeinsam erarbeitet werden. Nur wenn die Stimmprothese frei von Borken und Sekret ist, ist eine gute Luftdurchlässigkeit gegeben und eine Tonbildung möglich. Die Non-Indwelling-Prothesen können entnommen und mit Wasser und evtl. etwas Spülmittel gereinigt werden. Die Indwelling-Prothesen, wie z. B. die Provox-Prothese (Abb. 6.16–6.18), werden durch das Tracheostoma von vorne gereinigt. Dies kann mit drei verschiedenen Hilfsmitteln geschehen. Bei Verwendung der **Reinigungsbürsten** führt der Patient diese mit einer Drehbewegung bis zum Anschlag in den Ventilschaft der Prothese ein und zieht sie, ebenfalls drehend, wieder heraus (Abb. 6.17 u. 6.18). Die Bürste wird mit einer Mullkompresse und/oder Wasser gereinigt. Der Vorgang wird dann so oft wiederholt, bis sich kein Sekret bzw. keine Borken mehr an der Bürste festsetzen. Die zweite Reinigungsmöglichkeit ist der „**Flush**". Bei diesem Hilfsmittel handelt es sich um einen kleinen Kunststoffballon mit einem Stiel. Wie bei einer Pipette wird durch Drücken und Lösen des Ballons normales Leitungswasser durch den Stiel in den Ballon gesogen. Danach wird der Stiel bis zum Anschlag in den Ventilschaft der Prothese geführt. Durch Drücken auf den Ballon wird das Wasser in das Ventil geleitet. Diese wird durch den kräftigen Wasserstrahl gespült. Wichtig ist, dass sich der Ausführungsgang des Flushs in der Prothese befindet, bevor der Patient auf den Ballon drückt, da das Wasser sonst nicht in den Ösophagus, sondern in die Trachea gelangt und dort in die tieferen Atemwege aspiriert wird. Bei manchen Patienten ist es ratsam, diese Reinigungsmethode erst dann durchführen zu lassen, wenn sie im Handling mit der Reinigungsbürste routiniert sind. Als dritte und letzte Variante ist noch das starre **Absaugrohr** speziell für Shunt-Ventile zu nennen. Dieses wird an den Schlauch des Absauggeräts angeschlossen und kann an den in der Trachea befindlichen Schafteingang des Ventils herangeführt werden. Durch die Sogwirkung des Geräts wird nun der in dem Shunt-Ventil befindliche Schleim entfernt. Die Reinigung des Ventils sollte täglich stattfinden, jedoch ist darauf zu achten, dass der mechanische Reiz nicht zu stark ist und die Prothese dadurch nicht zu stark beansprucht oder gar beschädigt wird.

Tonus

Nachdem das Shunt-Ventil gereinigt ist, kann mit den ersten Stimmversuchen begonnen werden. Dabei wird der Patient aufgefordert sich aufrecht hinzusetzen und die Schultern locker hängen zu lassen, um einen möglichst guten Tonus vor allem im Hals-Schulterbereich zu erlangen (vgl. Böhme 1998). In einigen Fällen kann es auch sinnvoll sein, dass der Patient aufrecht steht oder

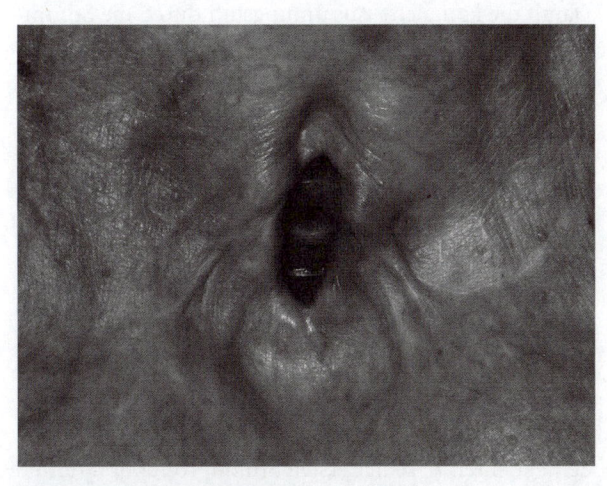

Abb. 6.16 Shunt-Ventil des Provox®-Modells

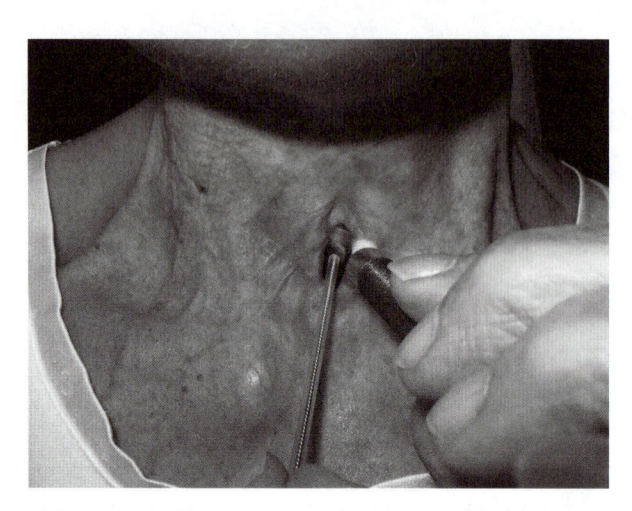

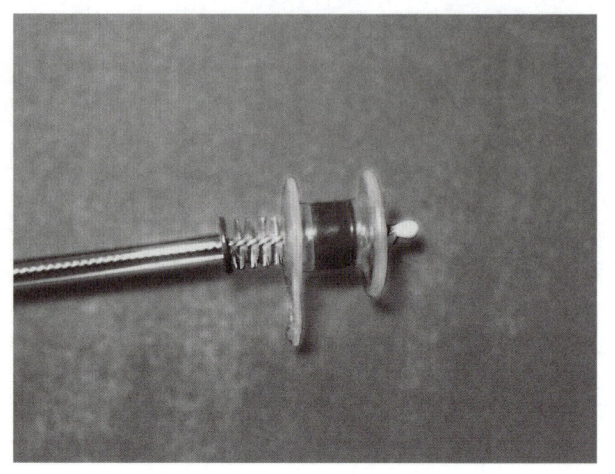

Abb. 6.17 und Abb. 6.18 Reinigung des Shunt-Ventils mittels Reinigungsbürstchen

durch den Raum geht. Dies ermöglicht eine optimale Haltung und Grundspannung des gesamten Körpers. Des Weiteren ist darauf zu achten, dass der Patient eine physiologische, nicht überstreckte Kopfhaltung einnimmt. Falls der Tonus im Halsbereich sichtbar zu hoch ist, kann der Patient auch angewiesen werden, den Kopf leicht nach vorne in Richtung Brust zu neigen. Anschließend soll er den Unterkiefer leicht nach vorne schieben und die Zunge ein wenig hervor strecken. So wird eine günstigere Spannung im Ösophagus geschaffen. Außerdem wird durch die oben genannte Haltung ein guter und lockerer Tracheostomaverschluss ermöglicht. Oft besteht ein Hypertonus der Muskulatur im Hals-Schulterbereich. Tonusregulierende Übungen in dieser Region werden nur dann in die erste Therapiestunde integriert, wenn die Hyperfunktion so ausgeprägt ist, dass eine Stimmbildung verhindert wird. Übungen dazu sind im Kapitel Tonus/Tonusregulierung zu finden.

Tracheostomaverschluss

Damit die komplette Ausatmungsluft durch die Stimmprothese zum stimmgebenden PE-Segment gelangt, muss ein vollständiger Tracheostomaverschluss erreicht werden. Bei einem inkompletten Verschluss sind störende Stomageräusche, welche die Sprachverständlichkeit u. U. deutlich beeinträchtigen können, nicht selten. Zudem kann es durch die unzureichende Ausatmungsluft zu einer schlechteren Stimmqualität kommen (vgl. Schmitz/Glunz 1997). Manchmal kann es sogar dazu führen, dass gar keine Stimme gebildet werden kann. Es ist empfehlenswert, dass der Therapeut bei den ersten Versuchen den Tracheostomaverschluss vornimmt, da er so die optimale Fingerposition herausfinden kann und mit einem dosierten digitalen Druck – mit dem Finger – den Patienten zu seiner ersten Stimmproduktion führen kann. Wichtig ist es, dem Patienten zu vermitteln, dass das Tracheostoma locker verschlossen und nicht mit Kraft zugedrückt wird. Denn viele Patienten neigen dazu, bei den ersten Versuchen einen zu hohen Fingerdruck auszuüben und verhindern dadurch ggf. die Umleitung der Luft durch das Shunt-Ventil. Der übertriebene, digitale Verschluss kann einerseits dazu führen, dass sich das Shunt-Ventilkläppchen nicht öffnen kann, ggf. kann aber auch der Finger den Eingang des Ventilschafts verlegen, wenn die Stimmprothese sehr hoch sitzt und die Luft somit nicht in den Ösophagus gelangt. Die Luft kann andererseits auch in den Magen abgleiten, da der Weg nach oben über das PE-Segment durch den erhöhten Tonus im Halsbereich funktionell verschlossen ist. Beides kann eine Stimmbildung verhindern, was vom Patienten nach der schweren Operation und den durchlebten stimmlosen Tagen meist als ein deutlich deprimierendes Ereignis empfunden wird. Wenn die optimale Stellung zum Tracheostomaverschluss herausgefunden wurde, wird diese dem Patienten, evtl. mit einem Spiegel als visuelle Kontrollhilfe, vorgemacht oder auch seine Hand zum eigenständigen Verschluss geführt. Sicherheit bringt dann nur das immer wiederkehrende, eigenständige Ausprobieren und Einnehmen der richtigen Bewegung. Bei zu großen oder zu tief gelegenen Tracheostomata kann auf Hilfsmittel zurückgegriffen werden. In der ersten Stunde ist in aller Regel eine Mullkompresse ausreichend. Schmitz/Glunz (1997) nennen als vorübergehende Hilfen auch Teelöffel und Sektkorken. Später können die Patienten auf eine Vielzahl unterschiedlicher Hilfsmittel, wie z. B. Provox®-Larytube, Provox®-Filter-System, Stoma-Button, Tracheostomaventile, Epithesen usw. zurückgreifen. Informationen zu diesem Thema erhalten die Patienten durch die Medizintechnikvertriebe, die sie auch mit dem Erstausstattungsset versorgen.

6.3 Logopädische Therapie

Bereiche	Inhalte
Gespräch/Beratung	• Erläuterung der Funktionsweise des Shunt-Ventils
	• Erwartungsdruck des Patienten positiv kanalisieren
Reinigung	• vor dem Sprechen: Reinigen des Shunt-Ventils mit Reinigungsbürste, Flush oder Absaugrohr
Tonus	• Aufbau einer physiologischen Sitz- oder Stehhaltung
	• möglichst locker im Hals-Schulter-Bereich
Tracheostomaverschluss	• kompletter, lockerer Verschluss mit dem Finger: erst durch den Therapeuten, dann durch den Patienten
Phonation	• mit /h/ und /ha/ während der Ausatmung beginnen
	• dann Wörter, evtl. kurze Sätze

Tab. 6.6 Themenbereiche und konkrete Inhalte der ersten Stunde

Phonation

Die Phonation ist zur Umleitung der Exspirationsluft in den Ösophagus direkt an den Tracheostomaverschluss gekoppelt. Der Patient wird bei den ersten Stimmversuchen gebeten, ein lockeres /h/ während der Ausatmung zu formen. Es ist in dieser Phase wichtig darauf zu achten, dass der Patient die Luft nach der Inspiration nicht anhält, sondern mit einer guten Grundspannung ausatmet. Das Ziel ist somit die Produktion eines verhauchten Stimmeinsatzes. Dieser eignet sich am Anfang zur Tonbildung besonders gut, da ein guter, lockerer Tonus im Halsbereich geschaffen wird und die Schleimhaut am PE-Segment gut in Schwingungen versetzt werden kann. Der Vokal /a/, der im Anschluss an das /h/ angehängt wird, soll langanhaltend phoniert werden. Wenn dies gut gelingt, kann auf einsilbige Worte mit verhauchten Stimmeinsätzen und weiter zu einfachen Worten übergegangen werden (vgl. Kap. 9). Zur Steigerung der Motivation des Patienten sind hier der Name des Patienten oder seiner Familienangehörigen sehr empfehlenswert. Oft ist es schon in der ersten Therapiestunde möglich, kurze Sätze zu sprechen oder auch schon das gerade Gelernte in die Spontansprache zu übernehmen.

Wenn der Patient dies erreicht hat, sollte er das Erlernte bis zur nächsten Therapiestunde eigenständig üben, um so ein Gefühl für den erforderlichen Anblasedruck zu entwickeln und um sich mit dem neuen Stimmklang auseinander zu setzen. Viele Patienten sind über die Möglichkeit, sich wieder stimmhaft äußern zu können so froh, dass sie dies von selbst durchführen und sogar schon weitere stimmliche Anforderungen ausprobieren. Manchmal benötigt der Patient jedoch Zeit, um sich an die neue Stimme und den damit verbundenen Tracheostomaverschluss zu gewöhnen. Dann ist es vollkommen ausreichend, in der ersten Therapiestunde Worte zu bilden. Fast wichtiger als die zu bildenden Sätze sind zu diesem Zeitpunkt das Gespräch und die Thematisierung der entstandenen Veränderung mit all ihren Aspekten. Dies kann sowohl die anatomische Veränderung sein als auch der anfangs noch fremde Stimmklang.

Methodisches Vorgehen

Die für die erste Therapiestunde aufgeführten Therapiebereiche werden auch in den folgenden Behandlungseinheiten thematisiert und vertieft. Auch Übungen aus den Therapiebereichen Tonus/Mundmotorik, Atmung und Artikulation werden vorgeschaltet oder kombiniert (vgl. Kap. 6.3.2). Um eventuellen Fehlspannungen vorzubeugen und eine costo-abdominale Atmung zu ermöglichen soll der Patient bei den kommenden Übungen die physiologische Sitz- oder Stehhaltung als jeweilige Übungsgrundhaltung einnehmen.

Finger-Atem-Koordination

Tracheostomaverschluss

Ausgangshaltung: Der Patient nimmt die Sitz- oder Stehhaltung ein und achtet darauf, dass die Kopfhaltung aufgerichtet und nicht überstreckt ist.

Ziel: Der Patient soll lernen, das Einatmungsvolumen den Sprechphrasen anzupassen und direkt bei Beginn der Phonation das Tracheostoma zu verschließen (Exspiration) und nach Beendigung der Phrase sofort wieder zu öffnen (Inspiration). Die ersten Schritte zur Erarbeitung des lockeren Tracheostomaverschlusses (Abb. 6.19) und der Phonation ist dem Kapitel „erste Therapiestunde" zu entnehmen.

Durchführung:
- Der Therapeut gibt dem Patienten die Anweisung, das Tracheostoma locker mit dem Finger zu verschließen – meist der Daumen, er bietet die größte Fläche und somit den dichtesten Verschluss.
- Der Finger soll sich an das Tracheostoma anpassen und so lange gedreht und in seiner Lage verändert werden, bis das Stoma und die Daumenfläche optimal zusammenpassen.
- Der Patient soll das Tracheostoma gut und sicher mit dem Finger finden; zunächst mit, später ohne Spiegelkontrolle.
- Folgende Bewegungsfolge wird wiederholt: Der Finger wird zum Stoma geführt, verschließt das Stoma kurz und wird wieder abgesetzt.
- Erst wenn der Patient diese Arm- bzw. Handbewegung sicher beherrscht, kommt die Phonation hinzu.
- Der Patient phoniert auf /ha/, um festzustellen, ob der Fingersitz korrekt ist.
- Der Vorgang wird wiederholt und die neue Fingerstellung wird wieder eingenommen, bis der digitale Tracheostomaverschluss sicher vorgenommen werden kann.

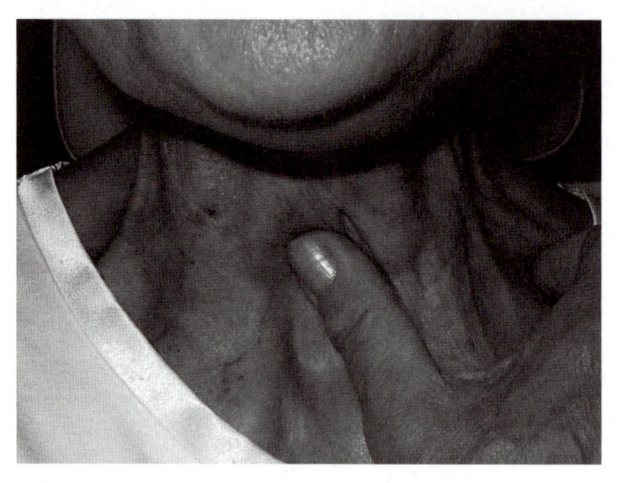

Abb. 6.19 Der digitale Tracheostomaverschluss

Hinweise/Fehlerquellen:
- Es kann eine Hilfe sein, die Fingerposition während der Phonation zu verändern, bis eine evtl. tracheale Luftentweichung nicht mehr zu hören ist. Die Fingerstellung ist korrekt, wenn keine Luft während des Verschlusses seitlich aus dem Stoma entweicht und kein Störgeräusch mehr zu hören ist.
- Es wird zudem wiederholt gemeinsam mit dem Patienten der Anblasedruck kontrolliert und ggf. korrigiert.
- Der Patient soll locker und entspannt atmen und ohne Druck Stimme produzieren.
- Finger und Arm sollen locker gehalten werden, damit es beim Verschluss nicht zu einem erhöhten Tonus im Schulter-Halsbereich kommt.
- Durch eine ungünstige Kopfstellung während des Sprechens, was oft dadurch geschieht, dass der Patient seinen Kopf hebt, um besser den digitalen Verschluss zu erreichen, können ungünstige Tonusverhältnisse im Ansatzrohr und im Ösophagus entstehen. Es ist daher auf eine optimale Kopfhaltung zu achten.

Tonverlängerung

Ziel: Das Ziel der nächsten Übungen ist, dass der Patient eine lockere Phonation mit einem gut regulierten Anblasedruck erreichen soll. Dies ermöglicht ihm auch eine Verlängerung der Tonproduktion und somit im fortgeschrittenen Stadium das Sprechen langer Phrasen.

a) Sprechen mit verhauchten Stimmeinsätzen

Ausgangshaltung: Die Übung wird aus der Sitz- oder Stehhaltung heraus durchgeführt.

Durchführung:
- Nachdem /ha/ locker und entspannt, mit gut reguliertem Anblasedruck phoniert werden kann, soll der Patient ein lockeres, lang gezogenes /hallo/ sprechen. Vorsicht, es besteht die Gefahr einer Hochatmung durch zu „tiefes" Einatmen des Patienten.
- Direkt mit Beginn der Phonation von /ha/ nimmt der Patient den Tracheostomaverschluss vor und hebt direkt mit Beendigung des /o/ den Verschluss wieder auf. Der Patient verlässt dadurch nicht die Atemmittellage, bekommt keine Atemnot und kann die Zwerchfell-Flankenatmung einhalten.
- Weitere Wortbeispiele sind: Hand, hoch, Hub, Hebel.

Hinweise/Fehlerquellen:
- Das Üben des verhauchten Stimmeinsatzes dient **nur** dazu, einen entspannten, gut regulierten Anblasedruck zu erreichen. Das /h/ ist aufgrund der veränderten Physiologie für laryngektomierte Patienten nicht produzierbar.
- Falls der Patient bei Worten noch mehr Sicherheit benötigt, um die Finger-Atem-Koordination korrekt und ohne Druck vornehmen zu können, werden weitere Worte mit gehauchten Stimmeinsätzen gesprochen (Wortliste vgl. Kap. 9).
- Als Hilfestellung können Übungen zur costo-abdominalen Atmung zwischendurch und/oder vorweg durchgeführt werden.
- Auch kann es bei längeren Trainingssequenzen hilfreich sein, aktive Lockerungsübungen durchzuführen (vgl. Kap. Tonus/Tonusregulierung).

b) Sprechen verschiedener kürzerer Sprechphrasen

Ausgangshaltung: Der Patient nimmt die Sitz- oder Stehhaltung ein.

Durchführung:
- Wenn der Patient durch das Üben der gehauchten Stimmeinsätze sicher und locker sprechen kann, soll er weitere Worte mit anderen Stimmeinsätzen sprechen. Themenvorschläge dazu sind: Name/Geburtsdatum/Adresse des Patienten, Name/Geburtsdatum des Ehepartners, Namen/Geburtsdaten der Kinder, berufliche Themen, Hobbies.
- Der Therapeut übernimmt dabei die Kontrollfunktion und muss bei Problemen oder Fehlern eingreifen.
- Dabei ist es wichtig, die bereits erlernten Aspekte vor und während der Übung in Erinnerung zu rufen, so z. B. die Handhaltung und den Druck beim Verschluss des Tracheostomas, aber auch den thorakalen Anblasedruck wenn nötig zu korrigieren.

Hinweise/Fehlerquellen:
- Die Wahl von Wörtern aus dem persönlichen und sozialen Umfeld des Patienten erhöht die Motivation.
- Der Therapeut kontrolliert, ob der Patient die Hand und den Arm während des Sprechens locker hält. Er unterbricht ggf. die Übung und nimmt eine Tonusregulation vor.
- Manchmal kann es hilfreich sein, die Übung vor einem großen Wandspiegel oder mit einem kleinen Handspiegel durchzuführen. Dadurch hat der Patient eine zusätzliche, visuelle Kontrolle des digitalen Tracheostomaverschlusses.

c) Sprechen von kompletten Sätzen/Spontansprache

Ausgangshaltung: Die Übung wird aus der Sitz- oder Stehhaltung heraus durchgeführt.

Durchführung:
- Der Patient soll einfache, kurze Sätze nachsprechen oder vorlesen. Der Tracheostomaverschluss beginnt locker mit dem ersten Laut des Satzes und endet direkt nach dem Auslaut.
- Satzbeispiele dazu sind: Guten Tag. Guten Abend. Wie geht es ihnen? Sie sollen alltagsrelevant sein und evtl. mit Vorstellungshilfen angeboten werden.
- Auch hier soll der Therapeut wenn nötig den Patienten stoppen und helfend eingreifen.
- Wenn dies gut gelingt, werden vom Patienten kurze, frei gewählte Sätze gesprochen.

Hinweise/Fehlerquellen:
- Das Stoppen des Gesprächs nach einer bestimmten Zeit ist sinnvoll, damit die Gesprächspartner nicht in eine „nette Plauderei" verfallen, sondern der Therapeut den Patienten auch bei auftretenden Fehlern korrigieren kann.
- Immer wieder sollte der Therapeut den lockeren digitalen Tracheostomaverschluss und die costo-abdominale Atmung kontrollieren und ggf. durch eingeschobene Übungen optimieren.
- Auch der Einsatz der reflektorischen Atemergänzung direkt nach Öffnen des Tracheostomaverschlusses ist vom Therapeuten zu beobachten und zu korrigieren.

Modifikation:
- Gelingt das oben beschrieben Vorgehen gut, kann ein spontanes Gespräch folgen. Es wird ein begrenzter Zeitrahmen für Spontansprachübung – ca. 5 Minuten – festgelegt. Danach erfolgt die Reflexion mit dem Therapeuten und ein neuer Gesprächsabschnitt.
- Kommt kein richtiges Gespräch zu Stande, so kann der Therapeut Fragen zu bestimmten Interessensgebieten des Patienten stellen, auf die dieser dann antwortet.

Sprechakzente

Akzente setzen

Ausgangshaltung: Der Patient nimmt die Sitz- oder Stehhaltung ein.

Ziel: Nachdem der Patient sicher und deutlich mittels Shunt-Ventil sprechen kann, ist das Ziel eine modulationsreiche und lautstärkenvariable Stimme zu erlangen.

Durchführung:
a) Auf der **Wortebene** spricht der Therapeut zunächst Worte, bzw. Wortpaare mit unterschiedlicher Betonung vor. Der Patient soll diese wiederholen.

> **Beispiel**
>
> **Wortpaare zur Variation der Sprechakzente**
> ein**haken** – **ein** Haken
> um**fahren** – **um**fahren
> **unter** Ton – Unter**ton**
> **vor** Freude – Vor**freude**
> Unter**stellung** – **Unter**stellung
> geh **Bote**! – **Ge**bote
> ein**nehmen** – **Ei** nehmen
> Leg**ende** – **Leg**ende
> zu**bringen** – **zu** bringen

b) Auf der **Textebene** setzt der Patient die Akzente in einem Text und unterstreicht die zu betonenden Satzteile.
- Danach liest er dem Therapeuten den Text mit Betonung vor (Textbeispiele vgl. Kap. 9).
- Es folgt die Reflexion mit dem Therapeuten, ob Betonungen richtig gesetzt wurden bzw. überhaupt stattgefunden haben.

Hinweise/Fehlerquellen:
- Kassetten- oder Videoaufnahme dienen als gute Kontroll- und Feedback-Möglichkeit.
- Der Patient muss immer wieder gestoppt und kontrolliert werden. Dies ist sehr wichtig für den Erfolg der Übungen.
- Eine Schwerhörigkeit seitens des Patienten oder auch eine mangelnde Compliance kann die Arbeit in diesem Therapiebereich überflüssig machen. Der Therapeut muss daher immer den Patienten, seine Interessen und seine Motivation im Auge behalten.

Fingerfreies Sprechen mittels Tracheostomaventil

Das fingerfreie Sprechen ist für Patienten geeignet, die bereits gut mit dem Shunt-Ventil sprechen können. Dies wird ermöglicht durch den Einsatz eines Tracheostomaventils, welches dem Prinzip einer Sprechkanüle gleicht. Beim Sprechen wird die Phonationsluft durch den Anblasedruck gegen das Tracheostomaventil gedrückt. Es verschließt sich und ein Überdruck in der Trachea entsteht. Dies bewirkt eine Öffnung der Shunt-Ventilklappe und die Luft wird in den Ösophagus umgeleitet. Da der Luftstrom in Ruhe einen geringeren Druck hat, bleibt das Tracheostomaventil während der Ruheatmung geöffnet.

Es sind verschiedene Systeme zu unterscheiden. Zum einen gibt es die Tracheostomaventile, die außen auf die Haut aufgeklebt werden, z. B. das Blom-Singer Tracheostomaventil und das Provox®-Tracheostomaventil (Freehands von Atos Medical), die beide in Spezialpflaster eingesetzt werden können. Die Pflaster können bei günstigen Bedingungen ca. 6–12 Stunden auf der Haut kleben. Häufig löst sich das Pflaster durch Narbenfalten oder einen zu hohen Anblasedruck jedoch schon früher. Die Pflaster sind Einmalartikel und werden nach dem Gebrauch vernichtet. Die Ventile werden zum Wechseln des Pflasters oder auch zum Husten aus diesem entfernt. Bei den Tracheostomaventilen handelt es sich nicht um Einmalartikel. Falls ein Tracheostoma zu tief liegt oder viele Narbenfalten bestehen, kann auch eine Epithese (vgl. Kapitel 7.3) für das Tracheostoma angefertigt werden. Eine weitere Möglichkeit bei einem tief liegenden Tracheostoma, bei stark ausgeprägten Narbenfalten oder auch bei kanülenpflichtigen Patienten ist die Benutzung einer Silikonkanüle mit spezieller Haltemanschette, in welche sowohl das Tracheostomaventil von Blom-Singer, als auch das von Provox® eingesetzt werden kann. Besonders hervorzuheben ist die LaryTube mit blauem Ring. Es handelt sich dabei um eine weiche, gefensterte Silikonkanüle mit einem speziellen Haltering für das Provox®-Free-hands. Die LaryTube kann entweder durch ein Kanülentrageband oder durch das oben genannte Spezialpflaster im Stoma gehalten werden. Außerdem gibt es selbsttragende Tracheostomaventile, z. B. das Tracheostomaventil von ESKA-Herrmann. Für dieses Ventil muss während der Laryngektomie ein Trachealkamin angelegt werden. Für den Kamin wird die Trachea nicht bogenförmig nach außen verlegt, sondern ein Teil der Luftröhre bleibt oberhalb des Tracheostomas erhalten. Dadurch hat das Tracheostomaventil von ESKA-Herrmann in der Trachea sowohl oberhalb als auch unterhalb des Tracheostomas ein Widerlager und sitzt selbständig, ohne durch weitere Haltevorrichtungen fixiert werden zu müssen. Genauere Informationen zu den Tracheostomaventilen sind bei den Medizintechnikfirmen erhältlich.

Mögliche Schwierigkeiten bei der Phonation mit dem Shunt-Ventil

Neben den im medizinischen Bereich auftretenden und beschriebenen Schwierigkeiten kann es auch nach zuvor gut funktionierender Stimme während der logopädischen Therapie zu Problemen kommen (Tab. 6.7). So kann sich die Stimme durch ein entstehendes **Lymphödem** im Halsbereich negativ verändern. Der Patient kann dann evtl. nur mit viel Druck zu Stimme kommen. In diesen Fällen ist zu überlegen, ob eine Therapiepause indiziert ist. Ebenfalls kommt es während der **Bestrahlungszeit** oft zu einer Verschlechterung der Stimme. Dies geschieht dadurch, dass die Elastizität des Ösophagusgewebes während der Radiatio reduziert ist. Das bedeutet wiederum eine verminderte Schwingungsfähigkeit der Schleimhaut am PE-Segment. Auch hier ist eine Therapiepause oft sehr sinnvoll. Zudem kann es in dieser Zeit durch starke Schwellungen im Halsbereich zu einer Verschlechterung der Stimme kommen. Es gilt die schlechteren Stimmergebnisse temporär zu akzeptieren und den Patienten darauf hinzuweisen, dass mit dem Abklingen der Nebenwirkungen der Bestrahlung auch die Stimme wieder besser wird. Ein weiterer negativ beeinflussender Punkt während der Radiatio ist eine **Mukositis** oder auch **Verbrennungen** der in dem Bestrahlungsfeld liegenden Halshaut. Beides kann dazu führen, dass ein Tracheostomaverschluss zeitweise nicht möglich ist. Es ist in diesen Fällen zu empfehlen, dass sich der Patient Rat und Behandlungsvorschläge vom betreuenden Arzt einholt (vgl. Kap. 3.2.1). Falls sich die Shunt-Ventil-Stimme verändert und für den Patienten nur noch ein Sprechen mit sehr hohem **Anblasedruck** möglich ist, sollte immer nach der Schluckfähigkeit gefragt werden. Wenn der Patient nach dem Schlucken von Flüssigkeit husten muss, ist es sehr wahrscheinlich, dass die Prothese mit **Candida** besiedelt ist und so in der Funktion deutlich beeinträchtigt wird. Der Patient sollte zum Prothesenwechsel den niedergelassenen HNO-Arzt oder die Klinik aufsuchen. Kommt es am Wochenende oder im Urlaub zu einer Undichtigkeit der Prothese, kann der Patient sich während des Essens oder Trinkens mit dem „Plug" (für die Provox®-Prothese) temporär behelfen, bis er einen Arzt zum Prothesenwechsel aufsuchen kann. Der „Plug" ist ein Silikonstopfen, mit dem das Ventil während der Nahrungsaufnahme abgestöpselt wird. Es wird so eine Aspiration verhindert. In der Zeit, in der sich der „Plug" in der Prothese befindet, ist ein Sprechen nicht möglich. Erst wenn der Stopfen nach dem Essen wieder entfernt wurde, kann sich der Patient stimmlich äußern. Wenn jedoch der Patient zunehmend **Probleme beim Schlucken** bekommt, indem er keine feste Nahrung mehr schlucken kann oder Speise „hängenbleibt" und sich zusätzlich die Stimme verschlechtert, kann es sich um **Vernarbungen** im Halsbereich, um **Granulome** oder aber auch um ein **Tumorrezidiv** handeln. Bei einem solchen Verdacht ist es dringend erforderlich, den Patienten ärztlich untersuchen zu lassen (vgl. Kap. 4.1). Auch bei einem **herabgesetzten Allgemeinzustand** ist eine ärztliche Vorstellung indiziert. Stimmlich kann sich dieser in einem Hypotonus und dem daraus resultierenden zu niedrigem Anblasedruck bemerkbar machen. Die Stimme klingt dann oft nur noch müde und leise oder kommt gar nicht zu Stande. Weitere Phonationsprobleme können durch einen **nicht ausreichenden, digitalen Verschluss** und daraus entstehenden Störgeräuschen entstehen. Falls also das Tracheostoma zu groß für den digitalen Verschluss ist, sollte der Patient auf Dauer anstelle der genannten Mullkompresse auf spezielle Hilfsmittel zurückgreifen. Zu nennen sind hier z. B. der Stoma-Button, eine Silikon-Kurzkanüle, die Lary-Tube, das Provox®-Filter-Set oder in seltenen Fällen die Epithese. Welches der Hilfsmittel für den Patienten am Besten geeignet ist, muss im Einzelfall entschieden werden. Dies geschieht häufig in Kliniken in Zusammenarbeit mit den dort tätigen Ärzten, den Logopäden und dem Patienten. Bei Unsicherheiten und Fragen stehen die Medizintechnikfirmen zur Verfügung.

Die Stoma-Button und Kanülen finden auch ihren Einsatz, wenn das Tracheostoma Schrumpfungstendenz zeigt. Um ein ausreichendes Lumen zu erhalten, ist es in diesen Fällen unerlässlich, einen Platzhalter in das Tracheostoma zu führen (vgl. Kap. 3.1.5).

Schwierigkeit	Auswirkung	Vorgehen
Lymphödem	Stimme schlechter	evtl. Therapiepause
Bestrahlungszeit: • Schwellungen • herabgesetzte Elastizität des Speiseröhrengewebes	Stimme schlechter	evtl. Therapiepause
Bestrahlungszeit: • Mukositis • Verbrennungen der Haut	Tracheostomaverschluss zeitweise nicht möglich	Arzt aufsuchen/lokale Behandlung
sehr hoher Anblasedruck: • Candidabefall der Ventilklappe des Shunt-Ventils	Husten nach dem Trinken	kurzzeitig Verwendung des „Plug" dann Wechsel der Prothese
sehr hoher Anblasedruck: • Granulome • Verstopftes Shunt-Ventil	Stimme schlechter bis gar nicht möglich	Arzt bzw. Klinik aufsuchen
hoher Anblasedruck mit: • Schluckproblemen • Vernarbungen • Granulome • Tumorrezidiv	Stimme schlechter bis gar nicht möglich Nahrung „bleibt hängen"	unbedingt Arzt bzw. Klinik aufsuchen
niedriger Anblasedruck: • herabgesetzter Allgemeinzustand • Lungenerkrankung	Stimme müde und leise Stimmproduktion gar unmöglich	Arzt aufsuchen
nicht ausreichender digitaler Verschluss	Störgeräusche	Hilfsmittel: z. B. Stoma-Button Kurzkanüle Provox®-Lary-Tube Provox®-Filter-Set Epithese etc.
		gemeinsam mit Arzt, Logopäden und Patienten das Optimum herausfinden
		evtl. Medizintechnikfirmen hinzuziehen
Schrumpfungstendenz des Tracheostomas	nicht ausreichendes Atemlumen, evtl. problematischer Wechsel des Shunt-Ventils	Hilfsmittel: z. B. Stoma-Button Kanülen operative Erweiterungsplastik

Tab. 6.7 Schwierigkeiten bei der Anbahnung der Ersatzphonation mittels Shunt-Ventil, die Auswirkungen und das Vorgehen

Ösophagusersatzstimme

Um eine Ösophagusersatzstimme erzeugen zu können, muss der Patient Luft aus dem Mund in den Ösophagus befördern und sie kontrolliert oral wieder abgeben. Eine stimmerzeugende „Pseudoglottis" wird dabei aus Schleimhautfalten oder Muskelwülsten im Hypopharynx am Übergang zwischen Hypopharynx und Ösophagus oder am Speiseröhrenmund gebildet (vgl. Kürvers 1997). Der Bereich des oberen Ösophagusspinkters, bestehend aus dem M. cricopharyngeus, Hauptelement des Übergangs zwischen Pharynx und Ösophagus (PE-Segment), ist dabei besonders gut geeignet, eine funktionelle Enge zu bilden. Durch vorbeiströmende Speiseröhrenluft wird die Schleimhaut in dieser Region in Schwingungen versetzt. Der dabei entstehende tiefe Grundton (50–150Hz) kann später durch Übung variiert und ausgeformt werden. Die durchschnittliche Sprechtonhöhe bei laryngektomierten Männern liegt etwa eine Oktave tiefer als bei männlichen Kehlkopfsprechern (vgl. Snidecor 1981). Bei Frauen sinkt die Stimme dementsprechend um bis zu zwei Oktaven, da die Pseudoglottis kaum geschlechtsspezifische Differenzen aufweist, wie es bei der Beschaffenheit des Larynx der Fall ist. Der Ösophagus, ein elastischer, mit Schleimhaut bekleideter Muskelschlauch, verfügt über einen großen Spielraum an aktiven und passiven Bewegungsvorgängen und kann als Ersatzwindkessel ca. 80 ml Luft aufnehmen. Dies ermöglicht dem Kehlkopflosen das Sprechen von ganzen Sätzen. Nach Hagen (1990) können gute Ösophagussprecher eine Tonhaltedauer von 0,9–5,0 Sekunden, bei einem Mittelwert von 3,0 Sekunden erreichen. Die Stimmlautstärke und Dynamik, also die Möglichkeit die Lautstärke zu variieren sind aufgrund des verringerten Anblasedrucks und der geringen Spannungsfähigkeit der Pseudoglottis eingeschränkt.

Vorteile der Ösophagusersatzstimme sind, dass sie dem Patienten ermöglicht mit körpereigener Stimme zu sprechen. Zudem ist sie modulationsfähig, natürlich und hat einen individuellen Klang. Bei einem Patienten, der sich mittels Ösophagusersatzstimme verständigen kann besteht zur Verständigung keine Abhängigkeit von anderen Hilfsmitteln. Als wesentlicher **Nachteil** ist allerdings das oft langwierige Erlernen anzusehen. Für viele Patienten ist eine zur Verständigung ausreichende Ösophagusersatzstimme nicht erlernbar. Gelegentlich treten beim Sprechen störende Nebengeräusche auf, die die Verständlichkeit der Stimme erschweren, z. B. Stomageräusche, Eindrückgeräusche, die beim Aufnehmen der Luft in den Ösophagus durch das Abkleben der Ösophaguswände und durch das Auseinanderdrängen des oberen Ösophagus entstehen. Außerdem können körperliche Nebenwirkungen auftreten, wie z. B. Sodbrennen, Reflux, Luftschlucken und dadurch bedingtes unwillkürliches Aufstoßen und/oder Blähungen.

Unterschiedliche Methoden zur Luftaufnahme

Die Methoden zum Erlernen der Ösophagusersatzstimme unterscheiden sich durch die Art der Luftaufnahme (Tab. 6.8). Dabei ist die Benutzung des Ösophagus als stellvertretender Windkessel und die Luftfüllung desselben das gemeinsame Ziel der Luftaufnahmemethoden. Für den Patienten erstrebenswert und oft auch schon unbewusst angewandt, ist eine Kombination der folgenden Techniken zur Sprechluftaufnahme, die durch in- und exspiratorische Kombinationen mit der Vitalatmung noch vielfach variiert werden können (vgl. Tachiiri et al. 1972). Die Kombination von mehreren Luftaufnahmevarianten, wie Inhalation oder Injektion ermöglichen dem Patienten ein flüssiges Sprechen. Die **Schluckmethode**, die heute nicht mehr angebahnt wird, ist die unökonomischste, da die Schluckbewegungen

Parameter der Luftaufnahme	Methoden		
	Inhalation	Injektion	Verschlusslautinjektion
Luftaufnahme in Bezug zur **Atmung**	inspirationssynchron	tendenziell in- oder exspirationssynchron	tendenziell in- oder exspirationssynchron
Muskelaktivität bei der Luftaufnahme	in der Speiseröhre keine, allerdings Nutzung der Aktivität der Atemmuskeln	dorsaler Zungenanteil und umgebende Muskelstrukturen	je nach artikuliertem Laut (/p/, /t/, /k/, auch /b/, /d/, /g/)
Dauer der Luftaufnahme	lang	kurz	sehr kurz
Beschleunigungsfähigkeit der Luftaufnahme	ausreichend	gut	sehr gut
in den Ösophagus aufgenommenes **Luftvolumen**	sehr groß	relativ klein	klein

Tab. 6.8 Vergleich der einzelnen Methoden bei der Luftaufnahme in den Ösophagus (modifiziert nach Burgstaller-Gabriel 1989)

zum Silben- und Stakkatosprechen führen und nur ein langsames Sprechtempo ermöglichen. Außerdem ist der Schluckvorgang nicht beschleunigungsfähig. Der Magen bietet der Ösophagusluft lediglich eine Ausweichmöglichkeit, wodurch verständlich wird, dass sich bei längerem Sprechen die Magenluft vermehrt und einigen Patienten z. T. erhebliche Beschwerden bereitet. Die **Injektionsmethode** ist eine sogenannte „Zungenpumptechnik". Bei der Injektion wird eine Portion Luft mit der Zunge durch das PE-Segment in den oberen Ösophagusanteil gedrückt (vgl. Gutzmann 1908). Die Injektionsmethode arbeitet mit einem erhöhten Mund- und Rachendruck, um den durch den Sympathikus innervierten und primär tonisch geschlossenen Ösophagusmund zu öffnen und Luft in die unter negativem Druck stehende Speiseröhre einfließen zu lassen. Wichtigstes Hilfsmittel zur Luftinjektion aus dem Pharynx in den Ösophagus ist dabei die Zunge, die durch pleuelartige Bewegungen die Luft in die Speiseröhre pumpt (vgl. Kürvers 1997). Die Luftaufnahme erfolgt in der Endphase der Exspiration oder bei geringfügiger Inspiration. Dabei sind die Muskeln des dorsalen Zungenrückens und die umliegenden Muskelstrukturen beteiligt. Nach Burgstaller-Gabriel (1989) soll der Patient, um störende Ausatmungsgeräusche zu vermeiden, nach der Exspiration und erfolgter Luftaufnahme bei der Abgabe in der Atempause bleiben (Abb. 6.20).

Eine besondere Form der Injektionsmethode ist die **Verschlusslautinjektion**. Hierbei können für die Injektion der Luft Plosivlaute während des fließenden Sprechens genutzt werden. In der Vorbereitung der Laute /p/, /t/, /k/ wird die Luft durch ein Zusammenspiel von Lippe, Zunge und Wangen zusammengepresst und in die Speiseröhre gedrückt, noch bevor der Laut ausgesprochen wird. Auf diese Weise ist es möglich, während der Phonation relativ unauffällig Luft in den Ösophagus aufzunehmen. Die Verschlusslautinjektionsmethode ist daher eine ökonomische Ergänzung zur reinen Injektion der Luft. Eine weitere Methode zur Bildung der Ösophagusersatzstimme ist die **Inhalationsmethode**, auch „Aspirationsmethode" genannt. Wesentliche Voraussetzung der Inhalationsmethode ist ein entspannter Ösophagusmund. Der Funktionsablauf des Lufteinströmens ist der gleiche, der es einem bayrischen „Humpentrinker" ermöglicht, ohne Schluckakt größere Mengen Flüssigkeit in den Ösophagus hineinzugießen. In der präphonatorischen Phase wird die Luft durch die Nase oder durch den Mund in die Speiseröhre hineingesaugt bzw. „inhaliert" (aspiriert). Gleichzeitig werden das Kinn und der Schultergürtel gehoben. Dabei wird der obere Ösophagussphinkter entspannt und die Pseudoglottis aktiv geöffnet, so dass der Ösophagus, in dem ein intrathorakaler negativer Druck herrscht, mit Luft gefüllt wird. Die Luftaufnahme und die tracheale Einatmung verlaufen dabei synchron. Der durch den negativen intrathorakalen Druck entstandene Sog wird zum Einsaugen der Luft und zur Lumenerweiterung des Ösophagus genutzt. In der zweiten Phase wird nun die in der Speiseröhre angesammelte Luft wieder durch die Pseudoglottis nach oben gepresst. Eine abdominale Druckerhöhung unterstützt die Phonationsexspiration (vgl. Böhme 1997). Nach Burgstaller-Gabriel (1989) erfolgt die Luftaufnahme in den Ösophagus inspirationssynchron. Um bei der Tonabgabe störende Ausatemgeräusche zu vermeiden, sollte der Patient in einer postinspiratorischen Pause bleiben (Abb. 6.21).

Methodisches Vorgehen in der Therapie

Sobald die logopädische Therapie beginnt, wird bis zum flüssigen Sprechen mit der Ösophagusersatzstimme in den Therapiebereichen *Beratung* und *Gespräch*, *Tonus*, *Atmung* und *Stimmproduktion* parallel gearbeitet. Es muss keine Reihenfolge dieser Bereiche in der Stunde eingehalten werden, da jede Therapieeinheit individuell auf den Patienten und seine Fortschritte abgestimmt wird. Es ist durchaus möglich, dass zwischen den einzelnen Unterpunkten innerhalb einer Therapiestunde gewechselt wird, z. B. werden Lockerungs- und Entspannungsübungen, Übungen zur Haltung und zur Atmung eingeflochten, um zu einer besseren und langfristig optimalen Produktion der Ösophagusstimme zu gelangen.

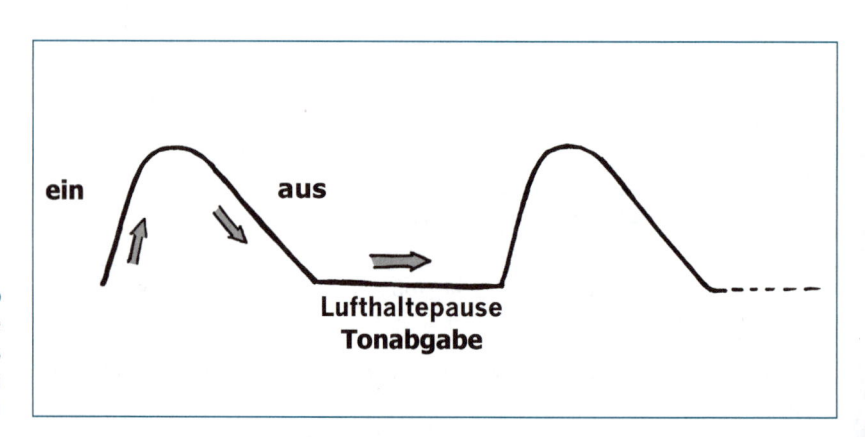

Abb. 6.20
Atemrhythmus bei der Luftaufnahme in den Ösophagus mittels Injektionsmethode (modifiziert nach Burgstaller-Gabriel 1989)

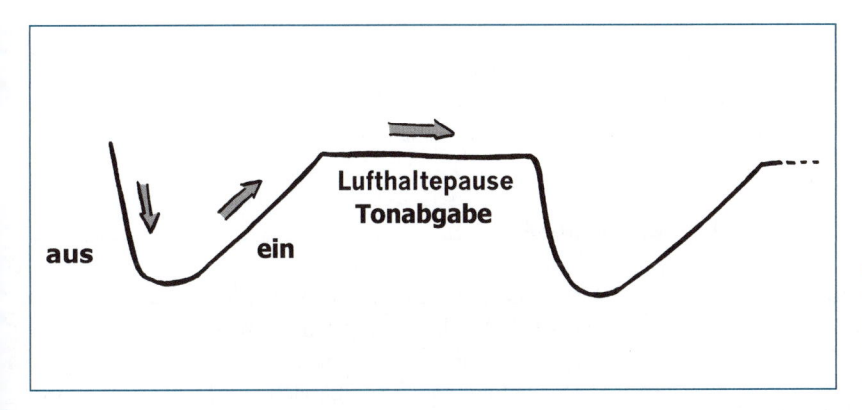

Abb. 6.21 Atemrhythmus bei der Luftaufnahme in den Ösophagus mittels Inhalationsmethode (modifiziert nach Burgstaller-Gabriel 1989)

Ösophagustonproduktion

Stimulation des Ösophagustons

Ausgangshaltung: Der Patient nimmt die Steh- oder Sitzhaltung ein.

Ziel: Die nachfolgend beschriebene Übung soll den Patienten für den Ablauf der Ösophagustonbildung sensibilisieren, nämlich für die Luftaufnahme in den Ösophagus und die willkürliche Abgabe. Sie kann als vorbereitende Wahrnehmungsübung gesehen werden und die spontane Ructusbildung stimulieren.

Durchführung:
- Der Therapeut beschreibt „das Aufstoßen" und der Patient soll diese Beschreibung nachvollziehen können. Dies geschieht **methodenunabhängig**.
- Der Patient kann sich ggf. an das eigene Aufstoßen oder das anderer Personen erinnern.
- Dem Patienten werden vom Therapeuten Speiseröhrentöne vorgemacht. Wichtig ist dabei, dass der Patient zunächst keinen Sichtkontakt zum Therapeuten hat, damit er nicht die Methode des Therapeuten kopiert.
- Der Patient kann danach spontan versuchen, ebenfalls die Mundluft in die Speiseröhre zu drücken/aufzunehmen und einen Ructus zu erzeugen.

Hinweise/Fehlerquelle:
- Falls der Therapeut selbst keinen Ösophaguston produzieren kann, können Tonbandaufnahmen anderer Sprecher genutzt werden, um dem Patienten ein Stimmbeispiel zu geben.
- Zunächst wird die methodenunabhängige Produktion von Ösophagustönen angestrebt. Daher ist es wichtig, dass der Patient den Therapeuten nicht imitiert; später zur gezielten Tonerzeugung kann der Patient angeleitet werden.
- Falls die Ösophagustonproduktion weder spontan, noch imitativ – hier ist es von Vorteil, wenn der Therapeut beide Methoden beherrscht – möglich ist, sollte der Therapeut differenziertere, aber immer noch methodenunabhängige Anleitungen anbieten.

> **Beispiel**
>
> Die Vergrößerung des Mundluftvolumens ist möglich durch:
> – Gähnen
> – Umfassen einer Luftkugel, diese im Mund hin und her wandern lassen („Luftball")
> – Unterkiefer hängen lassen
>
> Als Vorstellungshilfe bietet sich die „heiße Kartoffel im Mund" an.

- Erst wenn der Therapeut erkennt, zu welcher Luftaufnahmemethode der Patient neigt, werden methodenabhängige Übungen durchgeführt.

Modifikation: Um ein Aufstoßen bei dem Patienten zu provozieren, kann er ein kohlensäurehaltiges Getränk trinken. Der Patient soll den Ructus mit geöffnetem Mund zulassen und beim Aufstoßen genau das entstandene Geräusch und den Entstehungsort der Tonproduktion wahrnehmen.

Luftaufnahme

Ziel: Die willkürlich gesteuerte Luftaufnahme in den Ösophagus ist das gemeinsame Ziel der nachfolgend beschriebenen Übungen. Wie bereits eingangs erwähnt, gibt es drei verschiedene Methoden Luft in die Speiseröhre aufzunehmen: die Injektion, die Verschlusslautinjektion und die Inhalation.

a) Injektionsmethode

Ausgangshaltung: Die Übung wird aus der Steh- bzw. Sitzhaltung oder im Gehen durchgeführt.

Vorstellungshilfe: Der Patient imitiert die Bewegung des Fischmundes, wenn dieser Nahrungspartikel aus dem Wasser fischt.

Durchführung:
- Der Patient soll seinen Mund öffnen und einen „Luftball" in den Mund aufnehmen (Fischmaul).
- Dann schließt er seine Lippen, ohne dass der „Luftball" zerstört" wird oder durch die Nase entweicht.
- Nun soll der Patient den „Luftball" mit wellenförmigen Bewegungen der Zunge nach hinten transportieren. Die Wangenmuskulatur hilft dabei mit.
- Im Pharynx des Patienten wird der „Luftball" zum „Luftschlauch" und gelangt über den Ösophagussphinkter in die Speiseröhre.
- Der Patient soll direkt danach den Mund öffnen, um die Luft aus dem Ösophagus mit einer Zwerchfellaufwärtsbewegung nach oben zu drücken und so wieder abzugeben.

Hinweise/Fehlerquellen:
- Lippen, Zunge und Wangen erzeugen einen Überdruck im Mund und schieben oder drücken so die Mundluft in den Ösophagus.
- Es kann auch die Zungenabrollbewegung durch die Artikulation von /hmtak/ unterstützt werden.
- Es kann ggf. eine körperunterstützende Handbewegung hinzu genommen werden, welche die Aufnahme und die Abgabe des Luftballs in den Mund symbolisiert.

b) Verschlusslautinjektionsmethode

Ausganghaltung: Der Patient nimmt die Steh- bzw. Sitzhaltung ein oder geht durch den Raum.

Durchführung:
- Der Therapeut gibt dem Patienten verschiedene Silben vor, die dieser dann imitiert. Hilfreich sind hier zunächst Silben mit stimmlosen Plosiven im Anlaut oder im An- und Auslaut.

> **Beispiel**
> **Mögliche Silben zum Erlernen der Verschlusslautinjektionsmethode**
>
> | | |
> |---|---|
> | pa – pa – pa – pa | Lippen zunächst fest zusammenpressen und dann ruckartig zum Sprechen lösen |
> | ta – ta – ta – ta | Zungenspitze fest an den Gaumen pressen und mit einem harten /t/ sprengen |
> | ka – ka – ka – ka | Zungenrücken fest an den Gaumen pressen und mit einem harten /k/ sprengen |
> | pa – ta – ka – pa – ta – ka | Zusammenschluss aller einzeln geübten Silben |

- Bevor die Artikulation der Silbe beginnt, soll der Patient die Spannung der Artikulationsorgane einen Moment halten und den Verschluss mit gleichzeitigem Impuls aus der Bauchmuskulatur sprengen.
- Wenn die Tonproduktion gelingt, soll der Patient einsilbige Wörter mit Verschlusslauten im Anlaut sprechen. Wortbeispiele sind: Po, Pack, Tag, Topf, kalt, Kopf.
- Danach werden Verschlusslaute am Silbenanfang in längeren Wörtern vorgegeben: Beispiele für zweisilbige Wörter sind: Papa, Papier, Toto, Titel, Kakao, Kuckuck. Für dreisilbige Wörter lauten Beispiele wie folgt: Paprika, Papagei, Tapete, Tablette, Kapital, Körperbau.

Hinweise/Fehlerquellen:
- Wortlisten zu den entsprechenden Plosiven finden sich in Kapitel 9.
- In der Vorbereitung der Laute /p/, /t/, /k/ wird die Luft in den Ösophagus gedrückt, noch bevor der Laut ausgesprochen wird und kann wieder zum weiteren Sprechen verwendet werden.
- Eine vorgeschaltete Wahrnehmungsübung zur Ansatzstelle der Laute – wie im Kapitel Mundmotorik beschrieben – kann sehr förderlich für die Tonproduktion sein.
- Oft ist es hilfreich, die Spannung der jeweiligen Artikulationsorgane beim Sprechen zu halten, bis ein Eindrücken der Luft in den Ösophagus erfolgt ist.

c) Inhalationsmethode

Ausgangshaltung: Die Übung wird aus der Steh- bzw. Sitzhaltung oder im Gehen durchgeführt.

Vorstellungshilfe: Der Patient denkt an einen bayrischen Humpentrinker oder an eine Situation des Erschreckens.

Durchführung:
- Der Patient lässt seinen Mund leicht geöffnet.
- Seine Zunge liegt dabei flach am Mundboden.
- Sein Unterkiefer ist leicht angehoben und vorgestreckt.
- Auch der Schultergürtel kann mit dem Kinn leicht angehoben werden.
- Nun soll der Patient mit der Vorstellung sich zu erschrecken einatmen. Die Lunge dehnt sich, das Zwerchfell senkt sich und gleichzeitig entspannt sich der Ösophagusmund.
- Die so in den Ösophagus aufgenommene Luft soll der Patient kurz darauf wieder durch eine Zwerchfellaufwärtsbewegung hoch drücken und die Tonerzeugung beobachten.
- Je nach Können des Patienten werden zunächst Einsilber mit Vokal- oder Plosivanlaut angeboten.

Hinweise/Fehlerquellen:
- Es sollte auf eine ausreichende Einatmungstendenz geachtet werden, da sonst nur eine zu geringe Sogbildung entsteht, d. h. auch die Körperhaltung – besonders ein aufgerichteter Brustkorb – ist vom Therapeuten zu beobachten und ggf. zu optimieren.
- Falls keine Luftaufnahme erfolgt, kann als Hilfsmittel zum Erspüren der Luftaufnahme der Pollitzer-Ballon verwendet werden. Die Luft wird durch die Nase in den Ösophagus gedrückt, dabei ein Nasenloch zuhalten und Lippen fest verschließen.
- Der Einsatz von Gesten kann die Luftaufnahme erleichtern, z. B. kann der Patient den Humpentrinker imitieren oder sich beim Erschrecken eine Hand vor den geöffneten Mund führen.

Luft- bzw. Tonabgabe nach erfolgreicher Luftaufnahme

Ausgangshaltung: Der Patient nimmt die Sitz- bzw. Stehhaltung ein oder geht durch den Raum.

Ziel: Die Luftabgabe und somit die Tonbildung soll direkt nach der Luftaufnahme erfolgen. Es muss unbedingt verhindert werden, dass die Luft in den unteren Ösophagus oder den Magen abgleitet.

Durchführung:
- Nach erfolgter Luftaufnahme über eine der drei Möglichkeiten, lässt der Patient zur Tonproduktion die Luft wieder aus der Speiseröhre durch eine gezielte Zwerchfellaufwärtsbewegung nach oben steigen. Dabei soll er den richtigen Zeitpunkt zur Luftabgabe herausfinden. Versucht er, mit der Zwerchfellaufwärtsbewegung zu früh zu pressen, kann die Luftaufnahme gestört werden, presst er zu spät, kann die Luft bereits im Magen sein.
- Die Luftabgabe kann durch verschiedene Methoden vom Therapeuten angeleitet werden. Es ist wichtig, herauszufinden mit welchen Hilfestellungen der Patient am besten zurecht kommt: Bevorzugt er eine einfache Beschreibung der Technik? Braucht er körperunterstützende Bewegungen oder eine Imitation einer Vorstellung mit gleichzeitiger Bewegung?
- Wiederum werden dem Patienten die zur Luftaufnahmemethode passenden Worte vorgesprochen, die er dann imitieren soll.
- Dabei achtet der Patient besonders auf das Hochdrücken der Luft und somit auf die eigentliche Tonproduktion.
- Der Therapeut muss ggf. eingreifen und die Technik durch gezielte Anweisung verbessern und den Patienten das Wort wiederholen lassen.
- Die Prozedur verläuft so lange, bis der Patient ein Gespür für den richtigen Zeitpunkt und die richtige Technik der Luftabgabe erreicht hat.

Hinweise/Fehlerquellen:
- Es gibt unterschiedliche unterstützende Techniken zur *Luftabgabe*:
  - 1. *Körperunterstützende Bewegungen:* Die Luftaufnahme und das Halten der Luft in der Speiseröhre kann durch körperunterstützende Bewegungen symbolisiert bzw. gefördert werden. So führt der Patient z. B. die geöffnete Hand bei geöffnetem Mund in einem leichten Bogen bis zur Höhe des Tracheostomas zu sich hin und führt sie anschließend zur Luftabgabe wieder vom Körper weg. Dabei gibt der Therapeut die Anweisungen aufzustoßen oder kräftig auszuatmen. Oder der Patient hält in der geöffneten Hand einen Softball; drückt diesen bei der Luftaufnahme ein und löst die Spannung in der Hand zur Luftabgabe wieder.
  - 2. *Vorstellungshilfen/Imitation mit Bewegung:* Der Patient soll sich vorstellen, dass er in einem Boot

auf dem See rudert oder das Holz für den Kamin sägt. Die Ruderbewegung gleicht beidhändigem Rudern. Dabei soll der Patient Luft beim „Heranziehen der Ruder" aufnehmen und bei sofortiger Bewegung vom Körper weg, die Luft wieder aus dem Ösophagus austreten lassen. Bei der Vorstellung des Holzsägens soll er beim Heranziehen des Armes die Luft aufnehmen und beim Wegstrecken des Armes den Ösophaguston produzieren.
- Anfangs wird nur eine Silbe je Luftaufnahme gesprochen. Die Silbenzahl wird nach und nach gesteigert.
- Falls die Luft in den Magen hinab geglitten ist und unangenehmen Magendruck hervorruft, können dem Patienten verschiedene Hilfen angeboten werden:

> **Beispiel**
>
> **Hilfen bei zu viel Luft im Magen**
>
> - Tracheostoma zuhalten und versuchen, kräftig auszuatmen
> - Herumlaufen, sich bewegen
> - Arme um den Körper pendeln lassen
> - leicht auf der Stelle hüpfen
> - Treppen steigen
> - Rad fahren
>
> Wichtig bei der Anwendung dieser Hilfen ist, dass der orofaziale Bereich dabei maximal hypoton ist.

Erhöhung des Ösophagusdrucks

Ausgangshaltung: Der Patient nimmt die Sitz- bzw. Stehhaltung ein oder geht.

Ziel: Obwohl die Ösophagusluftaufnahme gelingt, kann ein zu niedriger Ösophagusdruck ursächlich für ein Ausbleiben der Ösophagustonproduktion sein. Ziel dieser Übung ist eine Steigerung des muskulären Drucks im Speiseröhrenschlauch.

Durchführung:
- Der Therapeut gibt dem Patienten eine der folgenden Vorstellungen oder Hilfen zur Stimulation der Zwerchfellaufwärtsbewegung:
  – Der Patient soll kräftig ausatmen und dabei den Bauch einziehen.
  – Der Patient soll seine Wangen aufblasen und den Druck einen Moment lang halten.
  – Der Patient soll ein Streichholz/eine Kerze ausblasen.
  – Er soll versuchen das Pfeifen zu imitieren; evtl. unter Zuhilfenahme einer leicht anzublasenden Trillerpfeife.
  – Der Patient soll Papierschnipsel vom Tisch oder vom Handrücken wegpusten.
  – Er soll den Galopp eines Pferdes mit der Zunge imitieren, also mit der Zunge schnalzen.
  – Der Patient soll die Bauchpresse beim Toilettengang imitieren.
  Diese Hilfen zur Stimulation soll der Patient zunächst mehrfach losgelöst von der Tonproduktion üben und anschließend direkt damit koppeln.
- Hilfreich kann hier wieder die Vorgabe von Worten sein, die mit der Luftaufnahmemethode harmonieren.
- Zur Luftabgabe soll der Patient dann sehr genau auf die vereinbarten Hilfsmechanismen achten und diese durchführen.
- Der Therapeut beobachtet derweil die Technik des Patienten und greift, wenn nötig ein und modifiziert sie.
- Diese Vorgehensweise wird so lange durchgeführt bis der Patient selbst seinen Druck in der Speiseröhre optimieren und steuern kann.

Hinweise/Fehlerquellen:
- Zwischendurch sollte der Patienten zum Trinken aufgefordert werden. Die Schleimhaut des Mundes und der Speiseröhre wird dadurch angefeuchtet und die Luft kann besser aufgenommen und abgegeben werden.
- Große, ausladende motorische Bewegungen können unterstützend hinzugenommen werden, z. B. Ball gegen die Wand prellen, Kegeln, Schaumgummiball zusammendrücken. Dies führt zu einer allgemeinen Tonuserhöhung.
- Bei einigen Patienten, besonders bei deutlich depressiven Stimmungslagen, ist es schwierig, an einem gesteigerten Gesamtkörpertonus und an einer Tonuserhöhung in der Speiseröhre zu arbeiten. Oft sind sie nicht dazu zu motivieren oder sie fühlen sich zu müde.
- Manchen Patienten fällt der Umgang mit der verbliebenen Mundluft, z. B. beim Pusten, Pfeifen etc. sehr schwer. Diese Patienten haben oft eine herabgesetzte Eigenwahrnehmung. Übungen zur Wahrnehmung des Mundraums sind hilfreich (vgl. Kap. Artikulation).

Verminderung des Ösophagusdrucks

Ausgangshaltung: Die Übung wird aus der Sitz- bzw. Stehhaltung oder im Gehen durchgeführt.

Ziel: Das Ziel dieser Übung ist eine Zwerchfellabwärtsbewegung zu erreichen, um den Ösophagusdruck zu vermindern und eine lockere Tongebung zu ermöglichen.

Durchführung:
- Wie schon bei der vorherigen Übung, wird auch hier dem Patienten zunächst eine der folgenden Hilfestellungen zur vereinfachten Zwerchfellabwärtsbewegung isoliert angeboten und zusammen mit dem Therapeuten mehrfach erprobt:
  - Der Patient soll Gähnen.
  - Er soll mit dem Strohhalm Luft oder evtl. Flüssigkeit ansaugen.
  - Er soll Kaubewegungen durchführen.
  - Der Patient soll mehrmals hintereinander Pleuelbewegung mit der Zunge durchführen. Dazu wird die Zungenspitze hinter die unteren Frontzähne gelegt und dann wird die Zungenmasse aus dem Mund nach vorne gewölbt.
  - Der Patient soll eine Nuss/ein Popcorn etc. hochwerfen und mit dem Mund wieder auffangen. Dies kann real geschehen, oder nur als Vorstellungshilfe dienen.
  - Er soll Schluchzen, also ein Kind „nach dem Weinen" imitieren.
  - Der Patient soll sich „erschrecken".
  - Der Patient soll sich vorstellen, dass der Ösophagus ein hohles, weites, sehr elastisches Rohr ist.
- Der Therapeut beobachtet dabei den Patienten und stellt die geeignete Methode – entweder Vorstellungshilfen oder direkte Handlungen – für ihn heraus.
- Ist die richtige Methode, mit der der Patient gut zurecht kommt, gewählt, soll er die Durchführung mit einer anschließenden Luftaufnahme und Tonproduktion koppeln (methodenabhängige Wortvorgaben vgl. Kapitel 9).
- Dabei ist es wichtig, dass er zu Beginn gut in der Vorstellung bleibt oder ggf. die Bewegung zur Stimulation der Zwerchfellsenkung direkt vor der Luftaufnahme durchführt.

Hinweise/Fehlerquellen:
- Dass der Ösophagusdruck zu hoch ist, können Therapeut und Patient z. B. an einem deutlich hörbaren Aufnahmegeräusch bei der Luftaufnahme erkennen.
- Ein hoher Pseudoglottiswiderstand führt zu einer muskulären Engstellung, wodurch das Eindrücken deutlich hörbar wird. Trotz technisch fehlerfreier Ausführung der Injektion- bzw. Inhalationsmethode ist die Luftaufnahme dann nicht möglich.
- Auch hier ist das Anfeuchten der Schleimhaut durch Getränke wichtig, um einer Austrocknung durch die Ösophagusluft entgegen zu wirken.

Atem-Sprech-Rhythmus

Erarbeitung eines optimalen Atem-Sprech-Rhythmus

Ausgangshaltung: Der Patient nimmt die Sitz- oder Stehhaltung ein oder geht.

Ziel: Die Verbesserung der Wahrnehmung der Atemphasen, der Atemräume und des individuellen Atemrhythmusses ist ein vorgeschaltetes Ziel der nachfolgenden Übung. Darauf aufbauend erfolgt die Erarbeitung eines optimalen Atem-Sprech-Rhythmus, damit auftretende Atemgeräusche beim Sprechen mit der Speiseröhrenersatzstimme verringert werden und so die Verständlichkeit der Ersatzstimme zunimmt.

Durchführung:
- Der Therapeut sollte zunächst mit dem Patienten Übungen zur Atemwahrnehmung durchführen (vgl. Kap. Atmung).
- Wenn der Patient seine Atemphasen, nämlich Einatmung, Ausatmung, Atempause, gut voneinander unterscheiden kann soll er diese in ihrer Dauer regulieren.
- Als taktile Hilfen kann er eine Hand auf den Bauch unterhalb der Rippenbögen legen und/oder eine Hand vor das Tracheostoma halten.
- Je nach Technik der Luftaufnahme wird der jeweilige Atem-Sprech-Rhythmus methodenabhängig (vgl. Burgstaller-Gabriel 1989) eingeübt:
  - Bei der *Injektions-* und *Verschlusslautinjektionsmethode* (Abb. 6.22) soll der Patient einatmen, ausatmen und die Lufthaltepause einhalten. Die Dauer der Lufthaltepause zählt der Patient tonlos oder tippt er mit dem Finger auf den Tisch. Ist dies gut möglich wird das Vorgehen mit der Tonproduktion in der Lufthaltepause gekoppelt.

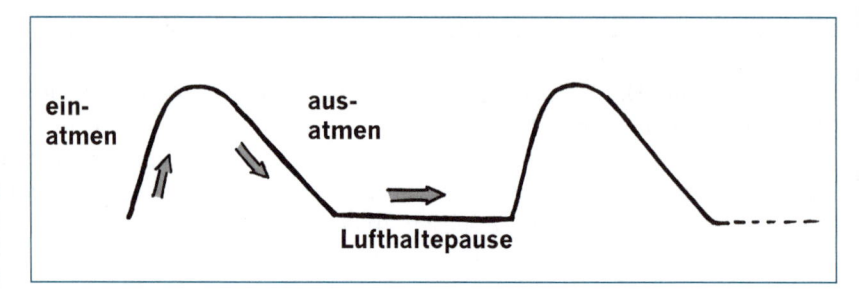

Abb. 6.22 Empfohlener Atem-Sprech-Rhythmus bei der Injektion der Luft in die Speiseröhre

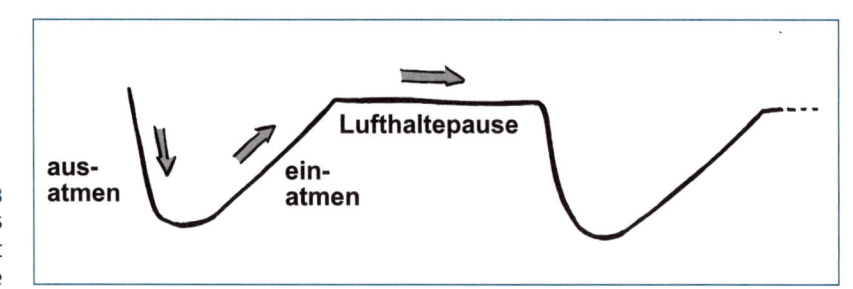

Abb. 6.23 Empfohlener Atem-Sprech-Rhythmus bei der Inhalation der Luft in die Speiseröhre

– Bei der *Inhalationsmethode* (Abb. 6.23) atmet der Patient aus, ein und hält die Lufthaltepause ein. Die Dauer der Lufthaltepause zählt der Patient tonlos oder tippt sie mit dem Finger auf den Tisch. Auch hier soll der Patient anschließend die Übung mit der Luftaufnahme und der Stimmgebung kombinieren.

Hinweise/Fehlerquellen:
- Bei der Ersatzphonation mittels Speiseröhre ist der Atem-Sprech-Rhythmus im Vergleich zur präoperativen Situation verändert. Die Ausatemluft aus der Lunge wird nun nicht mehr zum Sprechen benötigt. Dies ist oft für die Patienten schwer abzuändern oder über einen längeren Zeitraum einzuhalten. Besonders in Spontansprachsituationen, in denen es um die Weitergabe von Informationen und um Emotionen geht, bleibt den Patienten oft nicht die Zeit, sich an die richtige Atemabfolge zu erinnern. Hier hilft nur intensives Üben, so dass der Ablauf mental umstrukturiert wird und unbewusst ablaufen kann.
- Als Hilfestellung kann der Atemablauf aufgezeichnet werden, so dass der Patient diesen mit dem Finger während der Übung nachfahren kann, oder die zu sprechenden Wörter in die Zeichnung einträgt.
- Durch Handbewegungen, die die einzelnen Atemphasen beschreiben, kann die Stimmproduktion unterstützt werden, z. B. das Heben der Hand bei der Inspiration, das Sinkenlassen der Hand bei der Exspiration und das Halten oder Waagerecht-Führen der Hand bei Atem- oder Lufthaltepause.
- Der Atemablauf sollte zunächst ohne Tonproduktion trainiert werden. Wenn dieser beherrscht wird, kann die Tongebung in der Lufthaltepause erfolgen.
- Die Atemtongebungskette, d. h. das Hintereinanderschalten von mehreren Atemabläufen, kann je nach Bedarf gesteigert werden.
- Der Therapeut kann die Aktionen des Patienten verbal begleiten, damit der Fokus auf den Atem-Sprech-Rhythmus gelenkt wird, z. B.: Jetzt atmen sie ein, dann ausatmen und jetzt erst die Luft zum Sprechen eindrücken.

Verlängerung der Tonhaltedauer

Ziel: Kann die Luftaufnahme vom Patienten bereits willkürlich eingesetzt werden, so ist der nächste Schritt die Verlängerung des ösophagealen Tons. Dies ermöglicht nach und nach ein Sprechen längerer Phrasen und eine den Redefluss weniger störende Luftaufnahme.

a) Willkürliche Tongebung

Ausgangshaltung: Der Patient nimmt die Sitz- oder Stehhaltung ein.

Durchführung:
- Zu Beginn gibt der Therapeut dem Patienten verschiedene Silben bzw. längere Silbenketten vor, die dieser dann nachspricht.
- Dabei ist je nach bisheriger Luftaufnahmetechnik das Vorgehen zu spezifizieren: Es wird mit der leichtesten Luftaufnahme begonnen und der Therapeut sucht demnach die Silben mit den entsprechenden Anlauten heraus. Dies können reine Vokale (/a/, /e/, /i/, /o/, /u/), darauf aufbauend Vokal-Plosiv-Verbindungen (/ap/, /ep/, etc.) oder Plosiv-Vokal-Verbindungen (/pa/, /po/, etc.) sein.

> **Beispiel**
>
> **Silbenauswahl zur Erarbeitung der willkürlichen Tongebung**
>
> Silben mit Vokalen in An- und/oder Auslaut:
>
> | ap | ep | ip | op | up | |
> |---|---|---|---|---|---|
> | at | et | it | ot | ut | |
> | ak | ek | ik | ok | uk | |
> | apa | epe | ipi | opo | upu | |
> | ata | ete | iti | oto | utu | |
> | aka | eke | iki | oko | uku | |
>
> Silben mit Plosiven im Anlaut:
>
> | pa | po | pu | pe | pi | |
> |---|---|---|---|---|---|
> | pä | pö | pü | pei | pau | peu |
> | ta | to | tu | te | ti | |
> | tä | tö | tü | tei | tau | teu |
> | ka | ko | ku | ke | ki | |
> | kä | kö | kü | kei | kau | keu |
> | pap | pop | pup | pep | pip | |
> | tat | tot | tut | tet | tit | |
> | kak | kok | kuk | kek | kik | |

- Wenn dies dem Patienten möglich ist, soll er auf Wortebene Einsilber mit den entsprechenden Anlauten bilden, danach folgen Zwei-, Dreisilber etc.
- Als weiteres soll der Patient dann ein- und mehrsilbige Interjektionen üben. Die Ausrufe sollten mit einer Vorstellung verbunden werden, dies bedeutet mehr Modulation und Elan, außerdem verstärken Gestik und Mimik die Interjektionen.

> **Beispiel**
>
> **Beispiele für Ausrufe und mögliche Vorstellungshilfen**
>
> | | |
> |---|---|
> | Schmerz: | au, aua, autsch |
> | Kältereiz: | huh, brrr |
> | Ekel: | bäh, ich, igitt, pfui |
> | Bedauern/Sorge: | ach, auweia, herrje, oh, oha, oje |
> | Überraschung: | ach, aha, hoppla, nanu, oh |
> | Erleichterung: | uff, puh |
> | Spott: | ätsch |
> | Freude: | heisa, juche, juchhu, ohja |

Hinweise/Fehlerquellen:
- Voraussetzung für diese Übung ist eine lockere Tonproduktion.
- Eine leichte Reproduzierbarkeit der Töne stellt für den Patienten einen wichtigen Schritt für die willkürliche und spontane Nutzung der Ösophagusersatzstimme in der alltäglichen Kommunikationssituation dar.
- Es sollten Pausen eingeplant werden und der Patient sollte seine Schleimhäute im Mund, Rachen und in der Speiseröhre durch Getränke feucht halten.
- Zeigt sich im Verlauf eine gesamtkörperliche Tonuserhöhung, so sind Lockerungsübungen durchzuführen.

b) Erhöhung der Silbenzahl

Ausgangshaltung: Der Patient nimmt die Sitz- oder Stehhaltung ein.

Durchführung:
- Als Vorübung zur Ructusverlängerung und auch zur Steigerung der Silbenanzahl soll der Patient bereits gefestigte Einsilber mit dem entsprechenden Artikel trainieren, z. B.: erste Luftaufnahme – „das", zweite Luftaufnahme – „Ohr".
- Erst nach längerem Üben soll der Patient Zwei- und Mehrsilber mit einer einzigen Luftaufnahme sprechen.
- Dabei ist es wichtig, dass er eine erhöhte inspiratorische Gegenspannung aufbauen und halten kann, sowie eine wohl dosierte Luftabgabe mittels Zwerchfellaktivität beherrscht.
- Dies ist auch vom Therapeuten innerhalb der Übung immer wieder zu beobachten und ggf. zu korrigieren.
- Der Einsatz von Bewegungs- und Vorstellungshilfen (s. u.) kann bei einigen Patienten sehr hilfreich sein.

Hinweise/Fehlerquellen:
- Hilfestellungen durch körperunterstützende Bewegungen können sein:
  - Faust ballen: Während der Luftaufnahme soll der Patient seine geöffnete Hand zur Faust schließen, erfolgt nun die Luftabgabe so soll er die Faust in einer langsamen, fließenden Bewegung wieder öffnen.
  - Gummiband: Der Patient soll ein Gummiband während der Luftaufnahme schnell auseinanderziehen und die Spannung langsam bei der Phonation wieder lösen.
  - Tisch wegrücken: Der Patient greift bei der Luftaufnahme nach der Tischkante und versucht bei der Luftabgabe/Tonproduktion den Tisch langsam wegzuschieben.
  - Hände drücken: Der Patient führt bei der Luftaufnahme in einer leichten bogenförmigen Bewegung beide Hände zueinander und drückt dann die Handflächen bei der Luftabgabe langsam aber mit stetigem Druck gegeneinander.
- Der Patient soll immer wieder Pausen einhalten und ggf. Lockerungsübungen durchführen. Ein erhöhter Tonus, der bei den körperunterstützenden Bewegungen durchaus auftreten kann, kann die Luftaufnahme erschweren.
- Es muss darauf geachtet werden, dass der Patient bei mehrsilbigen Wörtern nicht mehrfach eindrückt/einsaugt, sondern bei einer einmaligen Luftaufnahme bleibt.

Lautstärke und Modulation

Verbesserung der Lautstärke

Ausgangshaltung: Die Übung wird in der Sitz- oder Stehhaltung, oder auch beim Gehen durchgeführt, in Abhängigkeit von den körperunterstützenden Hilfen.

Ziel: Kann der Patient bereits gut seine Tonproduktion steuern, wird nun die Lautstärke des Ösophagustons durch Erhöhung des intraösophagealen Luftdrucks verbessert. Dabei helfen gezielte muskuläre Tonuserhöhungen im Bauch, die sich auch auf die Zwerchfellaufwärtsbewegung auswirken.

Durchführung:
- Therapeut und Patient erarbeiten gemeinsam körperunterstützende Bewegungen, die zu einer kurzzeitigen Tonuserhöhung des gesamten Körpers oder zumindest des Oberkörpers, insbesondere der Arme, des Halses und des Schulter- und Nackenbereichs führen, z. B. Tisch oder Wand wegschieben, Ball prellen, also thorako-petale Bewegungen mit Bewegungsrichtung „vom Körper weg".
- Ist ein geeigneter Bewegungsablauf gewählt, so spricht der Therapeut dem Patienten Wörter vor, von denen er weiß, dass sie vom Patienten leicht stimmhaft zu produzieren sind.
- Der Therapeut beobachtet den Patienten genau und modifiziert ggf. die tonussteigernde Bewegung. Wichtig ist, dass die Tonuserhöhung nicht zu früh, d. h. vor der Luftaufnahme geschieht, da diese sonst nicht optimal stattfinden kann.

Hinweise/Fehlerquellen:
- Die Erhöhung des Luftdrucks innerhalb des Ösophagus führt zur einer Geschwindigkeitszunahme der austretenden Luft, die Pseudoglottis wird dadurch zu größeren Schwingungsamplituden angeregt, was eine Lautstärkezunahme bewirkt.
- Durch manuellen Hilfen – der Patient soll nach der Luftaufnahme von außen mit der Hand auf den Halsbereich drücken – kann von extern der Druck auf die Pseudoglottis verstärkt werden. Vorsicht ist bei noch

relativ frischen Wundgebieten oder auch bei einem sehr dünnen Hals nach Neck dissection geboten; einige große Gefäße verlaufen knapp unterhalb der Halsweichteile.
- Auch intentionale Äußerungen, ggf. mit emotionaler Beteiligung, sind hilfreich. So kann der Patient z. B. wütend rufen: Halt, komm her!
- Zudem kann das Einhalten des Atem-Sprech-Rhythmus die Stimme verstärken. Bei korrekter Lufthaltepause ist der Ton lauter und weniger von Störgeräuschen überdeckt.
- Falls zu viel Druck aufgebaut wird, sind Entspannungsübungen im Bereich der Pseudoglottis notwendig.
- Nicht immer ist eine Steigerung der Lautstärke des Ösophagustons möglich. Der Patient sollte über die Möglichkeiten der Lautverstärkung mittels Mikrofon/Lautsprecher und mittels Telefonverstärker informiert werden.

Verbesserung der Modulation

Ausgangshaltung: Die Übung wird sitzend oder stehend, oder auch beim Gehen durchgeführt.

Ziel: Der Patient soll eine gute Modulation entsprechend seiner Ersatzstimme erreichen und diese auch in Spontansprachsituationen anwenden können.

Durchführung:
- Der Therapeut leitet den Patienten zunächst zu einer spannungsfreien und langanhaltenden Tonproduktion an. Dazu werden zunächst Übungen zur Tonverlängerung und Vokaldehnung, z. B. /ta/ – /taaaaa/ durchgeführt.
- Anschließend gibt der Therapeut dem Patienten kurze Phrasen mit Betonung eines Wortes vor oder lässt den Patienten kurze Sätze mit angehobener Tonhöhe eines Wortes lesen, z. B.: Oh, **nein**! Das ist doch nicht **wahr**? Ich **kann** das. **Sieh** mal einer an! (Das zu betonende Wort ist fett gedruckt.)
- Der Patient kann die Modulation der Stimme bei der Betonung durch eine Bewegung des Kopfes unterstützen. So kann er, wenn das Ziel eine höhere Stimme ist, den Kopf heben und bei dem Wunsch nach einer tieferen Stimme den Kopf senken.
- Der Therapeut seinerseits kann dieses Vorgehen zunächst vormachen und dann den Patienten imitieren lassen.

Hinweise/Fehlerquellen:
- Die Bewegungsunterstützung des Kopfes bewirkt eine räumliche Veränderung des Neopharynx und eine muskuläre Spannungsveränderung im gesamten Halsbereich, daher kann sie sich auch auf die Tonmodulation auswirken und diese erleichtern. Steigt der Tonus in der Speiseröhre, nimmt die Schwingung der Schleimhaut ab, damit steigt die Frequenz. Wird der Tonus gesenkt nimmt die Schwingungsfähigkeit der Schleimhaut wieder zu und die Frequenz des Tones sinkt.
- Der Patient sollte vermeiden, an unpassenden Stellen wiederholt Luft aufzunehmen. Die Luftabgabe ist dann zu kurz, Blähungen und Unwohlsein können die Folge sein.
- Falls der Patient wenig Möglichkeiten der Modulation hat, kann der Einsatz von Mimik und Gestik wesentlich zur Ausdruckssteigerung beitragen.

Modifikation:
- Der Therapeut kann den Patienten zum Singen animieren; dabei sind bekannte Lieder mit einem hohen sozialen Bezug zu wählen, z. B. „Happy **Birth**day to **you**!"
- Der Patient soll versuchen, eine kleine Tonleiter auf und ab zu singen und nach jedem Ton eine Pause einzulegen.

Automatisierung

────────────── **Textarbeit, Spontansprache und Transfer** ──────────────

Ausgangshaltung: Der Patient nimmt die Sitz- oder Stehhaltung ein.
Ziel: Das Ziel dieser Übungen ist das freie Sprechen mit einer guten Verständlichkeit des Patienten.

Durchführung:
- Therapeut und Patient lesen gemeinsam einen Text mit verteilten Rollen. Beispiele dazu finden sich in Kapitel 9.
- Dabei soll der Patient eigenständig auf die bereits erlernten Dinge wie Tonverlängerung, Modulation, Veränderung der Lautstärke und wenn möglich nur seltenes Eindrücken der Luft achten.
- Es ist sinnvoll, vor der Übung die Punkte, auf die der Patient achten soll, gemeinsam festzulegen und sich ggf. Hilfestellungen, z. B. Kopf heben und senken bei der Modulation oder Einziehen der Bauchdecke bei Lautstärkesteigerung etc., in Erinnerung zu rufen.
- Der Therapeut kann bei Fehlern direkt eingreifen und modifizieren, was dann allerdings den Gesprächsfluss unterbricht oder es kann das Rollenspiel gleichzeitig auf Tonband aufgenommen werden und durch eine anschließende Reflexion analysiert werden.

Hinweise/Fehlerquellen:
- Es soll auf den Atem-Sprech-Rhythmus geachtet werden, da die Gefahr besteht, dass der Patient im Laufe des Gesprächs/der Übung zu schnell spricht und den Atem-Sprech-Rhythmus verlässt oder zu viel Spannung aufbaut. Die Ösophagustöne werden dadurch leiser und es entstehen Störgeräusche.
- Es können, neben dem Sprechen verteilter Rollen, auch viele andere Textarten, Redewendungen, kurze Phrasen mit oder ohne Vorstellungshilfen bis hin zu freien Gesprächen zu bestimmten Themen gewählt werden; der Phantasie des Therapeuten sind keine Grenzen gesetzt (Textvorschläge vgl. Kap. 9)
- Bei frei gewählten Gesprächsphasen ist es wichtig, dass das Gespräch nicht in eine Plauderei ausartet, sondern der Patient auch im Sinne der therapeutischen Arbeit auf Fehler hingewiesen und – ggf. mit Hilfestellungen – korrigiert wird.

Modifikation:
- Phrasen mit intentionaler Beteiligung eignen sich besonders gut für den Transfer, wenn sie mit Vorstellungshilfen gekoppelt werden, z. B.: Stellen Sie sich vor, dass in Ihrem Rosenbeet gerade ein Hund sein Geschäft verrichten möchte. Sie versuchen ihn schimpfend zu verjagen mit den Redewendungen „pass' bloß auf", „geh' weg", „hau' ab", „lass' das bloß sein" oder „wage es ja nicht".
- Der Patient erzählt z. B. in kurzen Sätzen Erlebnisse des Tages oder es werden abwechselnd mit dem Therapeuten Gegenstandsbeschreibungen vorgenommen. Dies dient als Vorbereitung für Dialoge.
- Der Patient liest einen kurzen Text vor, den er zuvor eigenständig in sinnvolle Phrasen unterteilt hat, diese werden dann auf einem Luftreservoire gesprochen.
- Freie Dialoge werden geführt. Die Themenauswahl kann der Patient bestimmen.
- Hat der Patient keine Idee, über was er berichten kann, so können Wortspiele, z. B. „Kofferpacken", Assoziationen zu bestimmten Begriffen, z. B. „was fällt Ihnen zu der Farbe blau ein" oder auch Wortketten zu bestimmten Themen, z. B. „was kann sich alles in einem Garten befinden", genommen werden.

Qualitative Parameter der Ösophagusersatzstimme

Bei optimalen Voraussetzungen erzielen Patienten in 40–70 % ein in allen kommunikativen Situationen gutes Stimmresultat (vgl. Böhme 1997). Viele Faktoren können die Verständlichkeit der Ösophagusersatzstimme allerdings negativ beeinflussen (Tab. 6.9). Für eine gute Ösophagusersatzstimme ist eine in Bezug auf den Zungengrund tief gelegene, in der Aufsicht ringförmige Pseudoglottis entscheidend. Bei der Stimmerzeugung sollte diese, ähnlich wie die Schleimhaut der Glottis bei Phonation, einen kleinen vibrierenden zirkulären Schleimhautwall vorweisen, der sich von unten nach oben ausstülpt. **Innervationsstörungen** können die Ursache von Spasmen im Ösophagus sein, die – wie auch Narben – zu einem schlechten Stimmergebnis führen. Auch postoperative Bestrahlungsfolgen (vgl. Kap. 3.2.1) können die stimmliche Rehabilitation des Patienten beeinträchtigen. Bei einer **Hypoglossusparese** kann das Erlernen der Injektionsmethode aufgrund der eingeschränkten Zungenmotorik des Patienten stark behindert sein. Auch **Divertikel** und **Tumorrezidive** können sich aufgrund ihrer Lage ungünstig auf die Qualität der Ösophagusersatzstimme auswirken. Ein **hohes Alter**, besonders in Kombination mit anderen Faktoren wie z. B. einer **Schwerhörigkeit** oder einer beginnenden **Demenz** können die stimmliche Rehabilitation verlangsamen und beeinträchtigen. Auch der **Allgemeinzustand** des Patienten ist für eine erfolgreiche Therapie entscheidend. **Chronische Erkrankungen** wie COPD (chronisch-obstruktive Lungenerkrankung), Parkinson etc. können dazu führen, dass die Anwendung der Ösophagusersatzstimme zu anstrengend für den Patienten ist oder störende Atemgeräusche auftreten. Ebenso beeinträchtigen ein **geringes Kommunikationsbedürfnis** oder eine geringe Möglichkeit zur Kommunikation aufgrund fehlender Bezugspersonen oder die Entbindung der eigenen Verantwortung durch die Familienangehörigen den Erfolg der Therapie. Wichtig ist auch die **Akzeptanz** der Ösophagusersatzstimme. Sowohl die eigene als auch die der Familienangehörigen und Freunde kann die Sprechfreude und somit die Motivation zur Therapie hemmen. Frauen haben aufgrund der Tiefe des Tones oft eine geringere Akzeptanz gegenüber der neuen Stimme als Männer. Fehlender Rückhalt oder fehlende **Krankheitsbewältigung** des Patienten z. B. durch andere Belastungen im sozialen Umfeld können zu fehlender Motivation und zu zunehmender Isolation und/oder Depression des Patienten führen. Bei einer **Alkoholabhängigkeit** können Konzentrationsschwierigkeiten, Koordinationsstörungen und Verhaltensauffälligkeiten während der Therapie auftreten. Ferner ist bereits eine präoperativ bestehende **Hypertonie** ungünstig für das Erlernen der Ösophagusersatzstimme oder Verspannungen und/oder Verschleißerscheinungen im Rücken-, Schulter-, Nackenbereich des Patienten. **Brust- und Hochatmung** sowie Koordinationsschwierigkeiten bei der Atmung, die schon präoperativ bestehen, erschweren die stimmliche Rehabilitation des Patienten. Eine leichte Stimulierbarkeit des Ösophagustones im präoperativen Kontakt bedeutet eine günstige Prognose für eine gute Erlernbarkeit der Ösophagusersatzstimme.

Qualitätsprüfung

Zur Überprüfung der Qualität der Ösophagusersatzstimme können unterschiedliche Verfahren angewendet werden. Die zunächst aufgeführten Verfahren finden wenig routinemäßigen klinischen Einsatz und werden hauptsächlich zu Studienzwecken und zur Bearbeitung wissenschaftlicher Fragestellungen verwendet. Durch eine **indirekte Laryngoskopie** und **flexible, transnasale Endoskopie** können Bewegungsabläufe im pharyngo-ösophagealen Segment beobachtet werden (vgl. Böckler et al. 1988). Ziel einer **endoskopischen Hochgeschwindigkeits-Videoaufnahme** ist die Untersuchung des PE-Segments bzgl. Morphologie, Schwingungsverhalten und der Frequenzmodulation der Ersatzstimmgebung (vgl. Schuster und Lohscheller 2003). Es sind große individuelle Unterschiede sowohl bzgl. der Morphologie, als auch des Schwingungsmusters des Segments bei Phonation in der Untersuchung festzustellen, was den Vergleich von Morphologie und Funktion zur Stimmqualität erschwert. Die Frequenzmodulation der tracheo-ösophagealen Ersatzstimme wird, wie bei der laryngealen Stimmgebung, vorwiegend durch die Veränderung des Muskeltonus erzielt. Bildgebende Verfahren wie **Ultraschalldiagnostik** der Pseudoglottis oder **Röntgendiagnostik** und **Hochfrequenz-**

Medizinische Faktoren		Psychosoziale Faktoren	Logopädische Faktoren
Allgemein	Lokal		
Alter	Lokalisation und Form der Pseudoglottis	kommunikative Notwendigkeit	Tonus
Intelligenz	Bewegungsablauf des pharyngo-ösophagealen Segments	Akzeptanz der Ösophagusstimme	Atmung
Hörfähigkeit	Innervationsstörungen	soziales Umfeld	Stimulierbarkeit des Ösophagustons
Allgemeinzustand	Narbenbildung im Bereich des pharyngo-ösophagealen Segments	Krankheitsbewältigung	
	postoperative Bestrahlungsfolgen	Alkoholabhängigkeit	
	Hypoglossusparese		
	Divertikel/ Tumorrezidive		

Tab. 6.9 Faktoren, die die Bildung einer Ösophagusersatzstimme beeinflussen können

Kinematographie beurteilen die Lokalisation und Form der Pseudoglottis. Eher zu flache oder irreguläre Formen des PE-Segments bedeuten oft eine mittlere bis schlechte Ösophagusersatzstimme (vgl. Halling/Pfab 1991).

Viel wichtiger und in der Praxis anwendbar für die therapeutische Beurteilung der Ösophagusersatzstimme sind die nachfolgenden Verfahren. Eine Schwerhörigkeit des Laryngektomierten ist mittels einer **audiometrischen Diagnostik** unbedingt auszuschließen oder ggf. zu behandeln. Der Patient ist bei bestehender Schwerhörigkeit besonders im Therapiebereich auditive Eigenwahrnehmung und -kontrolle beeinträchtigt. Ein zu starker Druckaufbau bei der Tongebung kann die Folge einer Schwerhörigkeit sein und ergibt deshalb oft ein schlechteres Stimmergebnis. Bedeutsam für die Beurteilung der Ösophagusersatzstimme sind auch **sprachanalytische Kriterien**. Der Therapeut beurteilt subjektiv z. B. Lautstärke, Sprechgeschwindigkeit und Artikulation des Patienten und kann objektiv eine Frequenzanalyse durchführen. Der **Therapieverlaufsbogen** (Beschreibung und Durchführung vgl. Kap. 6.3) ist eine subjektive Beurteilung der Ösophagusersatzstimme und sollte in regelmäßigen Abständen während der Therapie zur Qualitätssicherung eingesetzt werden. Der **transnasale Insufflationstest** dient nicht nur als Voruntersuchung zur Anlage einer tracheo-ösophagealen Fistel für das Shunt-Ventil, sondern er gibt auch Antwort auf die Frage, ob die Ösophagusersatzstimme unter besonderer Berücksichtigung des pharyngo-ösophagealen Segments überhaupt möglich ist (vgl. Singer/Blom 1980; Blom et al. 1985). Bei der Untersuchung wird dem Patienten ein Tracheostoma-Adapter an seinem Tracheostoma fixiert. Ein 50 cm langer Katheter, der mit dem Adapter verbunden ist wird transnasal bis zur 25 cm-Marke dem Patienten eingeführt. Damit liegt der Ausführungsgang im Bereich des thorakalen Ösophagusabschnitts (Abb. 6.24). Der Patient soll nun zwei Aufgaben erfüllen und dabei vor jeder Ausatmung mit dem Finger den Tracheostoma-Adapter verschließen.

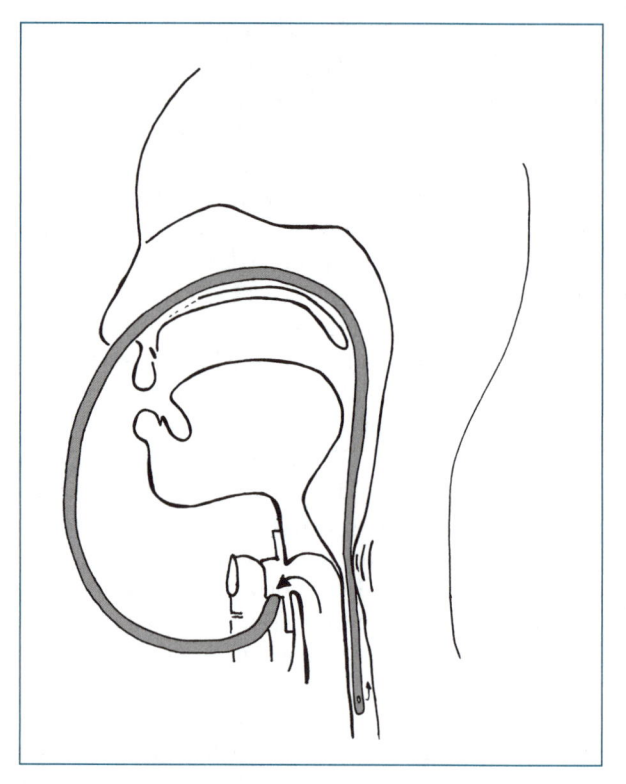

Abb. 6.24 Transnasaler Insufflationstest nach Blom-Singer

> **Testdurchführung des Transnasalen Insufflationstests nach Blom-Singer**
>
> *1. Aufgabe:* Der Patient soll nach lockerer Inspiration ohne Unterbrechung bis 15 zählen.
>
> *Ergebnis:* Ein Sprecher mit guter Ersatzstimme kann bis 15 ohne Unterbrechung zählen. Kommt es zu keiner Tonproduktion in der Speiseröhre und sind alle möglichen Fehlerquellen ausgeschlossen (z. B. zu kräftiger Anblasedruck, Hypertonus in der Speiseröhre oder schlecht liegende Sonde), so liegt der Verdacht auf eine Veränderung im pharyngo-ösophagealen Segment nahe (z. B. Stenosen, Vernarbungen etc.).

> *2. Aufgabe:* Der Patient soll nach lockerer Inspiration, solange er kann, ein /a/ phonieren.
>
> *Ergebnis:* Die Phonationsdauer beträgt i.d.R. 10–15 Sekunden. Gute Sprecher können auch eine Phonationsdauer von über 15 sec erzielen. Liegt die Phonationsdauer auch nach mehrmaligem Probieren deutlich unter den angegebenen Zeitwerten, so liegt der Verdacht nahe, dass die Elastizität und Flexibilität der Pseudoglottis nicht ausreicht, um spannungsfrei und langanhaltend eine Stimme zu produzieren.
>
> Als Hilfestellung bei beiden Aufgaben kann auch der Therapeut oder der anwesende Arzt den Tracheostomaverschluss vornehmen. Dies reduziert die Gefahr eines Hypertonus im Hals-Schulterbereich des Patienten und eines zu hohen Fingerdrucks auf das Tracheostoma.

Der **Postlaryngektomie-Telefontest (PLTT)** ist ein Sprachverständlichkeitstest, der über eine Telefonverbindung durchgeführt wird (vgl. Zenner/Pfrang 1986). Der Laryngektomierte spricht nach dem Zufallsprinzip zwanzig verschiedene Einsilber und fünf unterschiedliche Sätze dem Untersucher am Telefon ohne Sichtkontakt vor. Dazu kann Material aus der Sprachaudiometrie, z. B. der Freiburger Einsilbertest und der Marburger Satzverständnistest, genutzt werden. Der Untersucher schreibt die verstandenen Einsilber und Sätze auf und ermittelt die Zahl der übereinstimmen-

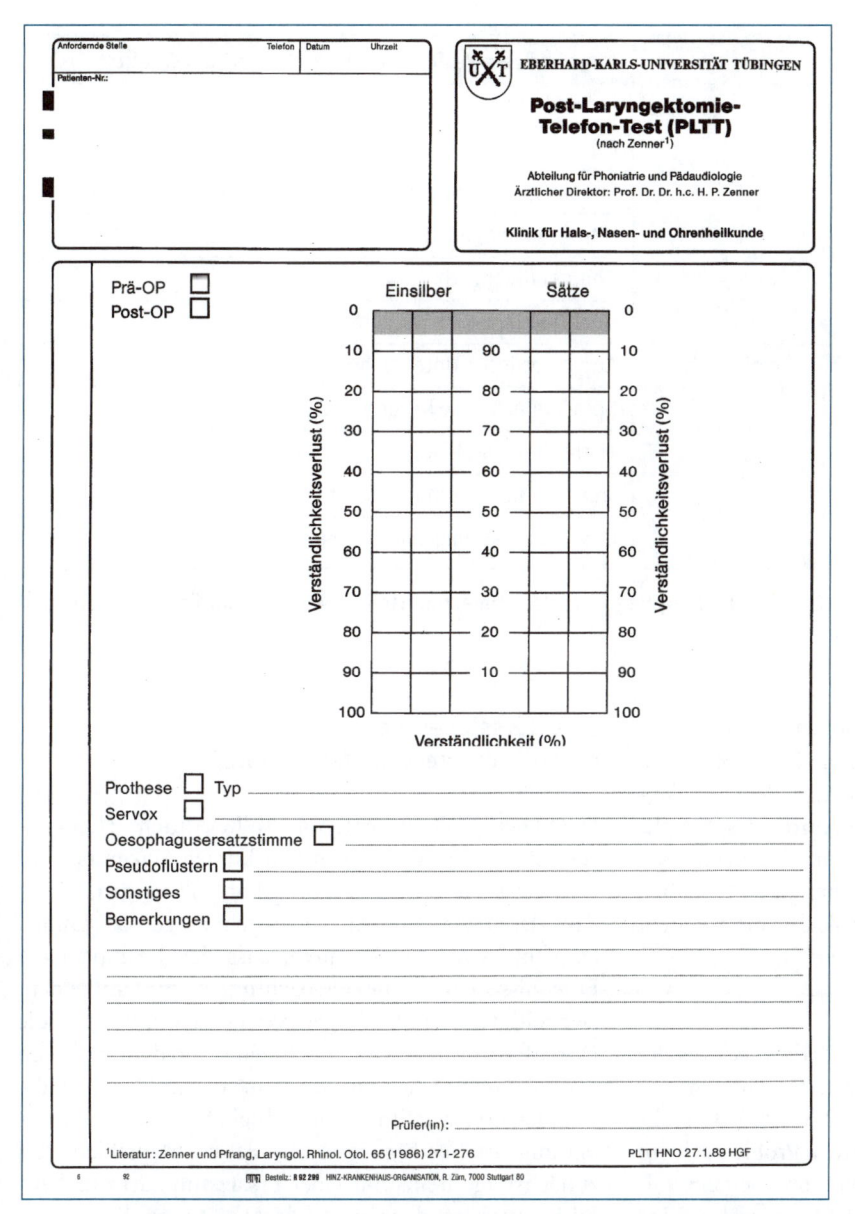

Abb. 6.25
Formular zum Postlaryngektomie-Telefontest (PLTT)

den Worte und Sätze und trägt die Sprachverständlichkeit in ein dem Sprachaudiogramm analoges Formular ein (Abb. 6.25).

Die Tabelle 6.10 stellt die Verfahren mit wissenschaftlichem Anspruch den therapeutisch hilfreichen Verfahren gegenüber.

Auswirkungen der Neck dissection auf die Stimmleistung

Neben vielen Faktoren geistiger, körperlicher und sozialer Genese kann auch die veränderte Situation nach einer Neck dissection Auswirkungen auf die Stimmleistung aller drei Ersatzstimmen haben.

Elektronische Sprechhilfe

Das häufig auftretende Lymphödem im Halsbereich nach einer Neck dissection macht das Finden einer optimalen Ansatzstelle des Geräts an den Halsweichteilen oder dem Mundboden des Patienten schwierig. Um eine Tonübertragung in den Mund- und Rachenraum zu ermöglichen, muss die elektronische Sprechhilfe z. B. an der Wange angesetzt werden. Hilft auch das nicht, so ist auf einen intraoralen Aufsatz für die Sprechhilfe zurückzugreifen.

Shunt-Ventil

Ein durch die Neck dissection entstandenes Lymphödem kann dazu führen, dass der Patient nur unter starkem Druck und mit einem hohen Anblasedruck zur Phona-

Hintergrund der Verfahren	Angewendete Verfahren zur Beurteilung der Qualität
mit **wissenschaftlichem** Anspruch	Indirekte Laryngoskopie
	Flexible Transnasale Endoskopie
	Endoskopische Hochgeschwindigkeits-Videoaufnahmen
	Ultraschalldiagnostik
	Röntgendiagnostik
	Hochfrequenz-Kinematographie
für die **therapeutische**/logopädische Zwecke hilfreich	Audiometrische Untersuchung
	Sprachanalytische Kriterien
	Therapie-Verlaufsbogen
	Transnasaler Insufflationstest
	Postlaryngektomie-Telefontest

Tab. 6.10 Verfahren zur Überprüfung der Qualität der Ösophagusersatzstimme, unterteilt in wissenschaftlich orientierte und in der Therapie gebräuchliche Verfahren

tion mittels Shunt-Ventil kommt. Dies wirkt sich negativ auf die Stimmqualität aus. Die Stimme ist gepresst und die Phrasenlänge kann verkürzt sein. Auch Schwierigkeiten beim digitalen Verschluss können durch das Lymphödem entstehen. Da die Phonation von einem vollständigen Tracheostomaverschluss abhängig ist, haben auftretende Nebengeräusche eine schlechte bis gar nicht verständliche Stimme zur Folge.

Ösophagusersatzstimme

Einige Autoren sind der Meinung, dass die Neck dissection keinen Einfluss auf die Stimmbildung von Laryngektomierten hat (vgl. Schlorhaufer/Müller1973; Hohmann 1988). Andere wiederum sehen Probleme beim Erlernen der Ösophagusersatzstimme nach einem solchen Eingriff (vgl. Smith et al. 1966), besonders eine radikale Neck dissection soll sich negativ auf die Qualität der Ösophagusersatzstimme auswirken (vgl. Sopka et al. 1977). Das anschließend häufig auftretende Lymphödem erschwert die Luftaufnahme in den oberen Ösophagus und hat eine gepresste Stimmqualität zur Folge. Aus logopädischer Sicht werden die Beeinträchtigungen, die durch eine Neck dissection auftreten (vgl. Kap. 3.1.4.), neben dem Lymphödem, hauptsächlich im Therapiebereich Tonus sichtbar. Ein unausgeglichener oder zu hoher muskulärer Spannungszustand besonders im Schulter-Nackenbereich kann das Erlernen der Ösophagusersatzstimme stark einschränken. Er bewirkt bei vielen Patienten eine zusätzliche Tonussteigerung im Hals- und Rachenraum. Dies wiederum führt zu einer erschwerten Luftaufnahme in den Ösophagus und zu einer gepressten Tonproduktion.

Qualitätssicherung durch Therapieverlaufskontrollen

Die Therapiedokumentation sollte durch Therapieverlaufskontrollen in Form von kurzen Screenings zur Qualitätssicherung und Erfolgskontrolle ergänzt werden, deren Durchführung in regelmäßigen Abständen empfehlenswert ist. Dadurch, dass der Therapeut die Ergebnisse bzw. seine Beobachtungen nur auf einem zweiseitigen Protokollbogen vermerken muss, ist die Durchführung einfach und schnell. Wenn dem Patienten sowohl das Sprechen mit dem Shunt-Ventil, als auch die Ösophagusersatzstimme als Möglichkeit der Stimmbildung zur Verfügung steht, ist es empfehlenswert zunächst alle Items mit einer Ersatzstimmart durchzuführen und erst danach die zweite zu testen. Ein ständiger Wechsel kann eine Verunsicherung des Patienten und damit auch schlechtere stimmliche Ergebnisse zur Folge haben. Im Folgenden werden die zu testenden Bereiche erläutert und beschrieben. Zunächst wird die **Ruheatmung** des Patienten beobachtet. Es wird beurteilt, ob Atemgeräusche im Ruhezustand bestehen, oder nicht. Im Bereich **Phonationsatmung** gilt es dann festzustellen, inwieweit der Patient die costo-abdominale Atmung erlernt hat und beim Sprechen einsetzt. Außerdem soll festgehalten werden, inwieweit es dem Patient möglich ist, den veränderten Atem-Sprech-Rhythmus bei der Ösophagusersatzstimme einzuhalten. Hierzu wird die Atmung während des Sprechens beobachtet und beurteilt. Die Voraussetzung der Phonationsatmung ist natürlich die **Tonproduktion**, welche zu Beginn vielleicht nur beim Shunt-Ventil möglich ist, jedoch noch nicht mit der Ösophagusersatzstimme. Um einen Eindruck der stimmlichen Entwicklung des Patienten zu bekommen, ist es jedoch empfehlenswert auch dies festzuhalten. Bei dem Punkt **Dauer der Latenzzeit** soll einmal die Zeit festgehalten werden, die der Patient als Vorbereitungszeit benötigt, um die Luft in den Ösophagus aufzunehmen. Dies bedeutet bei der Ösophagusersatzstimme, dass gemessen wird, wie lange das Eindrücken, bzw. das Einziehen der Luft in den Ösophagus dauert. Beim Sprechen mit dem Shunt-Ventil wird gemessen, wie lange der Patient für den Tracheostomaverschluss und die damit verbundene Umleitung der Ausatmungsluft benötigt. Der zweite Punkt in diesem Bereich ist die Zeit, welche der Patient braucht, um die Luft aus dem Ösophagus zu transportieren, um zur Tonerzeugung zu gelangen. Je kürzer die Zeiten, desto besser ist der Patient in seinen stimmlichen Ergebnissen. Als nächstes wird die **Dauer der Tonproduktion** festgehalten. Hierbei soll der Patient zunächst so lange wie möglich ein /a/ phonieren. Die erzielte Zeit wird notiert. Als zweites wird der Patient aufgefordert den Vokal /a/ so oft wie möglich zu produzieren, nach einmaliger Luftinjektion bzw. -inhalation bei der Ösophagusstimme und nach einmaligem Einatmen beim Shunt-Ventil. Im dritten Unterpunkt soll der Patient, genau wie beim zweiten, nur einmal Luft aufnehmen und anstatt des /a/ die Vokalreihe /a, e, i, o, u/ phonieren. Die Anzahl der komplett gesprochenen Vokalreihen wird festgehalten. Im Bereich **Anstrengung** ist es die Aufgabe des Therapeuten zu beobachten, ob der Patient sich beim Sprechen anstrengt und falls ja, wo und wie sich diese Anstrengung äußert. Bei der **Lautstärke** wird die Dynamik der Ersatzstimme beurteilt und es wird festgestellt, ob eine Variation der Dynamik während des Sprechens möglich ist. Dies kann anhand der Spontansprache oder während des Textlesens beurteilt werden. Falls jedoch Unsicherheiten bestehen, kann der Therapeut den Patienten auch bitten, von eins bis zehn zu zählen und dabei die Lautstärke gezielt zu verändern. Vorstellungshilfen wie z. B. vor einem Publikum zu sprechen, können hierbei hilfreich sein. Mit einem Schallpegelmessgerät, wie es zur Bestimmung des Stimmfeldes genutzt wird, kann die Lautstärke zusätzlich gemessen werden. Nach der Lautstärke wird die **Modulation**sfähigkeit beurteilt. Es gilt herauszufinden, ob der Patient in der Lage ist, mit den Ersatzstimmen die Sprechstimmlage zu verändern und Akzente zu setzen. Dies kann sowohl durch die Spontansprache als auch durch einen zu lesenden Text beurteilt werden. Wichtig ist nur, dass bei Wiederholung des Verlaufsprotokolls nach einiger Zeit die gleiche Art der Testung stattfindet. Die **Artikulation** wird etwas differenzierter beurteilt. Der Patient wird hierbei aufgefordert, die aufgeführten Wortpaare nachzusprechen. Es wird getestet, ob für ihn eine Differenzierung möglich ist und ob alle Phoneme vorhanden sind oder manche evtl. nicht ausgesprochen werden können. Beim **Text lesen** hält der Therapeut fest, wie viele Silben pro Minute dabei von dem Patienten gesprochen werden können. Um auch dies so einfach und schnell wie möglich durchführen zu können, markiert der Tester die Stelle, welche der Patient in einer Minute erreicht hat und zählt danach die gesprochenen Silben. In dem in Kap. 9 beigefügten Beispieltext sind die Silben in zwanziger Schritten markiert. Beim **Blickkontakt** wird das kommunikative Verhalten des Patienten während eines Gespräches beurteilt. Der Therapeut stellt fest, ob der Patient in der Lage ist, während der Kommunikation Kontakt zu seinem Gesprächspartner aufzubauen oder ob er noch zu sehr mit sich und der neuen Sprechtechnik beschäftigt ist und keinen direkten Kontakt aufnehmen kann, bzw. will. Die evtl. vorhandenen **Störgeräusche** sollen mit den angegebenen Unterpunkten Stomageräusch, Inhalationsgeräusch und Injektionsgeräusch genauer beschrieben und somit spezifiziert werden. Das Stomageräusch kann sowohl bei dem Sprechen mit dem Shunt-Ventil auftreten – bei unzureichendem Tracheostomaverschluss – als auch bei der Ösophagusersatzstimme bei zu hoher Anstrengung oder bei nicht Einhalten des Atemrhythmus. Die Punkte Injektionsgeräusch und Inhalationsgeräusch beziehen sich ausschließlich auf die Ösophagusersatzstimme und geben Auskunft über die Druckverhältnisse im Ösophagus und den Anstrengungsgrad bei der Benutzung der körpereigenen Stimme. Unter Sonstiges werden die mimischen **Mitbewegungen** und die **Doppelinjektionen** genannt. Beides kann sich der Patient als „Habit" beim Erlernen der Ersatzstimmen aneignen. Es ist wichtig dies, falls vorhanden, festzuhalten und den Abbau dieser Punkte als ein Therapieziel anzusehen. Bei der Benutzung des Shunt-Ventils ist es wichtig den **digitalen Verschluss** zu beurteilen, um auch hier eventuell vorhandene Fehler abzubauen. Unter **Bemerkungen** kann sich der Therapeut Stichpunkte zu seinen Beobachtungen und evtl. Verhaltensweisen des Patienten machen.

Der Verlaufsbogen kann als Beitrag zur Qualitätssicherung in der Behandlung von laryngektomierten Patienten eingesetzt werden. Er ermöglicht dem Therapeuten, eine individuell geplante und gezielte Therapie für den Patienten aufzubauen, da er die Stärken und auch die Schwächen des Patienten sichtbar macht. Zudem kann der Verlaufsbogen gut als Motivationsverstärker dienen, da nach mehrmaliger Wiederholung auch kleine Fortschritte sichtbar werden.

Verlaufsbogen

Name: _____ Datum: _____
Vorname: _____ Therapeut: _____
Geburtsdatum: _____

Methode ☐ Inhalation ☐ Injektion ☐ Verschlusslautinjektion ☐ gemischt
☐ Shunt-Ventil

Einstufungskriterien

Bereiche		Ö-Stimme	Shunt-Ventil
Ruheatmung	Atemgeräusche	☐ ja ☐ nein	☐ ja ☐ nein
Phonationsatmung	Hochatmung	☐	☐
	Brustatmung	☐	☐
	costo-abdominale Atmung	☐	☐
	Mischatmung	☐	☐
	Atem-Sprech-Rhythmus eingehalten	☐ ja ☐ nein	☐ ja ☐ nein
Tonproduktion	möglich	☐ ja ☐ nein	☐ ja ☐ nein
Dauer der Latenzzeit	Vorbereitung	___ Sekunden	___ Sekunden
	Tonerzeugung	___ Sekunden	___ Sekunden
Dauer der Tonerzeugung	Zeit bei /a/	___ Sekunden	___ Sekunden
	Anzahl von /a/		
	Artikulation /aeiou/		
Anstrengung	keine	☐	☐
	leicht	☐	☐
	deutlich	☐	☐
	orofazialer Bereich	☐ ja ☐ nein	☐ ja ☐ nein
	Halsbereich	☐ ja ☐ nein	☐ ja ☐ nein
	Schulterbereich	☐ ja ☐ nein	☐ ja ☐ nein
Lautstärke	leise	☐	☐
	mittel	☐	☐
	laut	☐	☐
	Wechsel möglich	☐ ja ☐ nein	☐ ja ☐ nein

Motzko/Mlynczak/Prinzen: Stimm- und Schlucktherapie nach Larynx- und Hypopharynxkarzinomen.
© Elsevier 2004

6.3 Logopädische Therapie

Verlaufsprotokoll LE 2

Bereiche		Ö-Stimme		Shunt-Ventil	
Modulation	möglich?	☐ ja ☐ nein		☐ ja ☐ nein	
Artikulation	**Diskrimination von Minimalpaaren**	möglich	nicht möglich	möglich	nicht möglich
	Gabel – Kabel	☐	☐	☐	☐
	Karten – Garten	☐	☐	☐	☐
	Dorf – Torf	☐	☐	☐	☐
	Welt – Feld	☐	☐	☐	☐
	Dank – Tank	☐	☐	☐	☐
	backt – packt	☐	☐	☐	☐
	Bein – Pein	☐	☐	☐	☐
	Bar – Paar	☐	☐	☐	☐
	Tee – Zeh	☐	☐	☐	☐
	Sonne – Nonne	☐	☐	☐	☐
	Bus – Busch	☐	☐	☐	☐
	Schein – Sein	☐	☐	☐	☐
	Uhr – Ohr	☐	☐	☐	☐
	Engel – Angel	☐	☐	☐	☐
	Haus – Maus	☐	☐	☐	☐
	fehlende Phoneme				
Text lesen	möglich	☐ ja ☐ nein		☐ ja ☐ nein	
	Silben pro Minute				
Blickkontakt	kein	☐		☐	
	wenig	☐		☐	
	angemessen	☐		☐	
Störgeräusche	Stomageräusch	☐ ja ☐ nein		☐ ja ☐ nein	
	Injektionsgeräusch	☐ ja ☐ nein		■	
	Inhalationsgeräusch	☐ ja ☐ nein		■	
Sonstiges	mimische Mitbewegungen	☐ ja ☐ nein		☐ ja ☐ nein	
	Doppelinjektion	☐ ja ☐ nein		■	
digitaler Verschluss	inkomplett	■		☐ ja ☐ nein	
	zu fest	■		☐ ja ☐ nein	
	angemessen	■		☐ ja ☐ nein	
Bemerkungen					

Motzko/Mlynczak/Prinzen: Stimm- und Schlucktherapie nach Larynx- und Hypopharynxkarzinomen.
© Elsevier 2004

7 Zusätzliche Behandlungsmöglichkeiten

7.1 Physiotherapie

Nach Operationen im Hypopharynx- und Larynxbereich, die z. T. mit Zytostatika- und Strahlentherapie einhergehen, werden dosierte, an den Leistungszustand des Patienten angebrachte Therapieformen der Physiotherapie notwendig. Sie setzen hauptsächlich bei krankheits- oder therapiebedingten Schwächezuständen und körperlichen Einschränkungen an und zeigen bei den Patienten sowohl auf den körperlichen Zustand als auch auf das psychische Befinden positive Auswirkungen.

7.1.1 Therapiebereiche und Methoden

Hauptsächlich werden in der Physiotherapie die Bereiche *Bewegung/Mobilisation, Kraftaufbau, Regulation von Muskelspannungen, Lymphabfluss* und *Atmung* bearbeitet (Abb. 7.1). Besonders in der Arbeit an der orofazialen Muskulatur, des Schultergürtels und des Hals-Nacken-Bereichs grenzen die therapeutischen Fachbereiche Physiotherapie und Logopädie aneinander. Die interdisziplinäre Abstimmung in der Behandlung eines Tumorpatienten ist somit von besonderer Bedeutung. Es können sich beide Berufsgruppen gegenseitig unterstützen und ergänzen.

Für die physiotherapeutische Behandlung stehen verschiedene Therapiemethoden zur Verfügung. Sie können durch Zusatzbehandlungen wie Fango-Packungen oder Kälteanwendungen, die der Vorbereitung auf die einzelnen Methoden dienen, ergänzt werden. Die Häufigkeit der Therapieeinheiten sollte, wie in allen therapeutischen Behandlungen, hochfrequent, aber immer den Bedürfnissen und Möglichkeiten des Patienten angepasst sein. Die Therapie ist ggf. durch eigenständig durchgeführte häusliche Übungen zu ergänzen.

Lymphdrainage

Durch operative Eingriffe werden Lymphgefäße unweigerlich verletzt oder komplett unterbrochen. Dadurch kann die Lymphe nicht mehr ausreichend schnell zu den Lymphknoten weitergeleitet werden. Es entsteht ein Lymphödem (vgl. Kapitel 7.2). Durch die Lymphdrainage wird der Ödembereich verringert. Bewegungseinschränkungen sind rückläufig und die Aussprossung neuer Lymphgefäße wird gefördert, um optimale Abflussmöglichkeiten der Lymphe zu gewährleisten. Die Indikation zu dieser Therapie ist vom behandelnden Arzt zu stellen, da die Gefahr besteht, dass evtl. vorhandene Tumorzellen in den gesamten Körper des Patienten transportiert werden. In der palliativen Phase wird die Lymphdrainage durch die Verringerung der Gewebespannung zur Schmerzlinderung eingesetzt.

Narbenmobilisation

Um Einziehungen und Adhäsionen des Narbengewebes vorzubeugen bzw. zu behandeln, ist die Mobilisation der Operationsnarbe und des umliegenden Gewebes erforderlich. Mit verschiedenen Grifftechniken wird das Gewebe hyperämisiert und die Enzymaktivität in Gang gebracht, was eine Fibrinolyse zur Folge hat. Angewandt werden Grifftechniken nach Thomsen, z. B. Schiebegriffe in Längsrichtung der Narbe, querverschiebende Massagegriffe, das seitliche, quere Verziehen der Haut und Abhebetechniken (Abb. 7.2). Narbige Adhäsionen werden aufgelöst und die Haut wird elastischer, wobei die alte Flexibilität nicht komplett wieder hergestellt werden kann (vgl. Rompe et al. 1990). Bei bestrahlten Patienten mit akuten und z. T. chronischen Strahlenschäden ist hierbei allerdings Vorsicht geboten. Die Haut ist zu empfindlich für derartige Zug- und Druckbeanspruchungen.

7.1 Physiotherapie

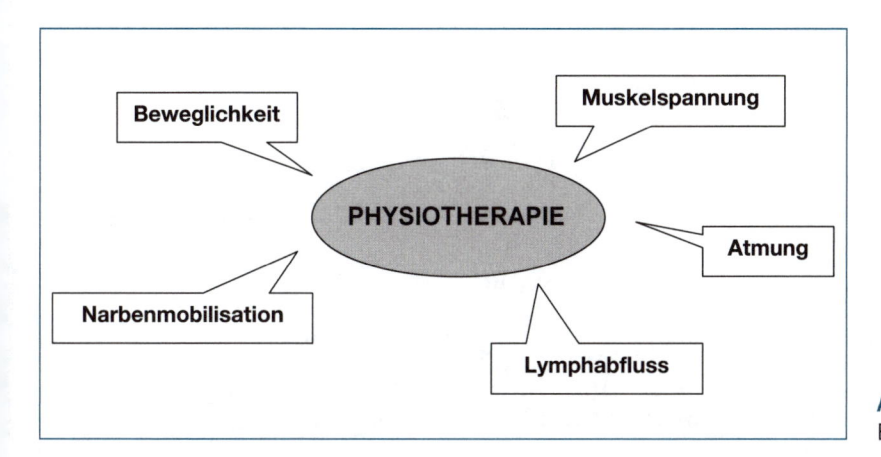

Abb. 7.1 Bereiche der Physiotherapie

Auch bei Patienten nach Neck dissection mit einem schlanken Hals sollten die Gewebestrukturen nicht zu stark eingedrückt werden, da dicht unterhalb der Haut die großen Halsgefäße verlaufen, z. B. die V. jugularis und die A. carotis.

Atemtherapie

Die Atemtherapie dient der Pneumonieprophylaxe, Thoraxmobilität, verbesserten Vitalkapazität, Sekretlösung und -beförderung, Stabilisierung des Normotonus der Haut, des Bindegewebes und der Muskulatur des Rumpfes sowie der erleichterten Atemarbeit und verbesserten Entspannungsfähigkeit. In der Physiotherapie werden **aktive und passive Atemtechniken** angewendet. Die passiven, manuellen Techniken sind beispielsweise das Ausstreichen der Intercostalräume und verschiedene Hautabhebegriffe besonders am Thorax (nach Scharschuch). Leichtes Streichen und Kneten im Schulter-Nacken-Bereich hingegen ist besonders nach Laryngektomien sinnvoll. Dadurch wird die Atemhilfsmuskulatur besser durchblutet und eine allgemeine körperliche Entspannung des Patienten erreicht. Vibrationen auf dem Thorax können manuell oder auch mit verschiedenen Massage- und Vibrationsgeräten, z. B. dem Vibrax®, ausgeführt werden. Diese Anwendungen verflüssigen das Sekret und lösen es von der Bronchialwand, so dass ein besseres Abhusten möglich ist. Besonders effektiv sind spezielle Lagerungen des Körpers, die Drainagelagerungen, die den Sekretabfluss aus den einzelnen Bronchialabschnitten durch Einwirkung der Schwerkraft begünstigen. Auch Drehdehnlagerungen dienen der Sekretolyse und der Thoraxmobilisation (vgl. Kolster 1999). Dieser Bereich ist für die HNO-Patienten wichtig, da der Atemweg und der Atemwiderstand bei Respiration über das Tracheostoma deutlich geringer ist, als bei der nasalen Atmung. Die Folge ist eine flachere Inspira-

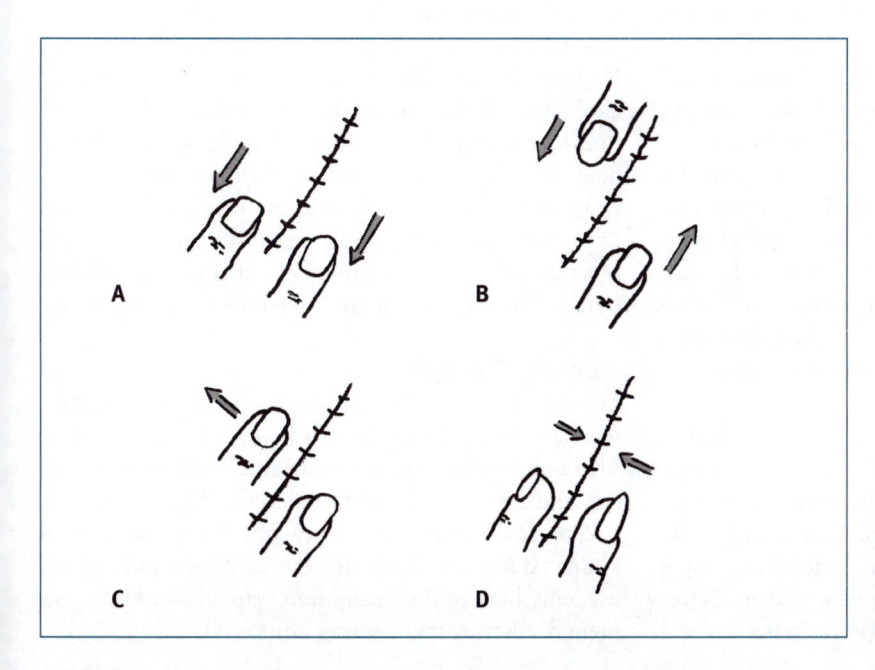

Abb. 7.2
Narbenmobilisation nach Thomsen.
A Schiebegriff in Längsrichtung.
B Schiebegriff gegengleich.
C Seitlich, queres Verziehen der Haut.
D Abheben der Narbe von unteren Gewebeschichten

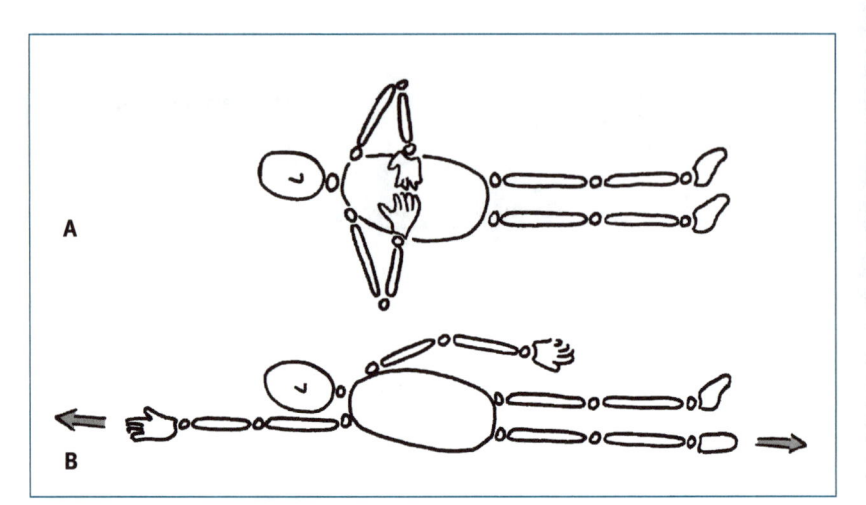

Abb. 7.3
Beispiele für Übungen aus der Atemtherapie. **A** Wahrnehmung der Dehnung des Brustraumes bei der Respiration. **B** Streckung des Körpers im Atemrhythmus; Arm und Bein einer Seite werden bei der Inspiration herausgeschoben und bei der Exspiration wieder entspannt

tion unter Nichtausnutzung der physiologischen Lungenkapazität. Die Übungen im Bereich der Atemwahrnehmung gehören zu den aktiven Atemtechniken. Die Aufmerksamkeit und Konzentration auf diese spezielle Körperfunktion ist eine grundlegende Leistung, bevor der Patient eine Veränderung aktiv herbeizuführen lernt. In der Behandlung wird er vom Therapeuten auf seine Atembewegungen aufmerksam gemacht und bekommt die Anweisung, den Vorgang des Atmens konzentriert zu beobachten. Zur Förderung der Inspiration kann der Patienten aufgefordert werden, schnüffelnd durch die Nase oder das Tracheostoma bis zum Maximum einzuatmen. Dabei sollte unbedingt darauf geachtet werden, dass er nicht in eine thorakale Hochatmung verfällt. Langsames, ausgiebiges Ausatmen und Abwarten der endexspiratorischen Atempause führen zu vertiefter Einatmung. Eine effektive Zusatzmaßnahme ist das vorherige Abklopfen des Thorax mit Alkohol. Zur Förderung der Ausatmung kann der Patienten begleitend z. B. Zahlen oder Figuren „in die Luft" schreiben oder bei Mundatmung die Lippenbremse verwenden. Dabei atmet er mit leicht geöffneten Lippen aus, was ein Weithalten der Luftwege durch den labialen Rückstau bewirkt. Ergänzende Maßnahmen zu den Atemtechniken sind z. B. die „heiße Rolle", die Inhalationen mit Medikamenten (z. B. Mucosolvan®, Sultanol® oder Emser Sole®) sowie der Einsatz von apparativen Atemhilfen wie Triflo® oder IPUP (intrapulmonale Perkussion). Die Abbildung 7.3 zeigt Beispiele für Übungen aus der Atemtherapie.

Propriozeptive Neuromuskuläre Fazilitation (PNF)
Da Patienten nach Kehlkopfoperationen oft Bewegungseinschränkungen im Thorax-, Schultergürtel- und Halswirbelsäulen-Bereich haben, können Techniken aus der Propriozeptiven Neuromuskulären Fazilitation eingesetzt werden. Der Therapeut kann verschiedene Bewegungen der oben genannten Körperregionen einzeln und kombiniert bearbeiten. Hierdurch werden pathologische Bewegungsmuster gehemmt, physiologische angebahnt und der Muskeltonus reguliert. Gute Ausgangsstellungen für die Übungen sind zu Beginn der Therapie die Rückenlage oder die Sitzhaltung. Sinnvoll für die Arbeit mit HNO-Tumorpatienten ist das „Arm-Pattern" von der Extension/Adduktion/Innenrotation in die Flexion/Abduktion/Außenrotation. Es mobilisiert besonders den Thorax- und Schultergürtelbereich durch Dehnung der Mm. pectoralis major und minor und Extension der Wirbelsäule. Dieses Bewegungsmuster, bilateral symmetrisch ausgeführt, kann auch zur Haltungskorrektur bzw. -schulung sehr gut eingesetzt werden. Im Allgemeinen dient es der Kräftigung der Schultergürtelmuskulatur (vgl. Buck 1996). Bei Patienten nach Operationen im Kopf-Hals-Bereich kann noch das „Kopf-Pattern" hinzugefügt werden, um Halsmuskulatur und Halswirbelsäule (HWS) zu mobilisieren (vgl. Bartholome 1993). Bei Schädigungen und Paresen des N. hypoglossus oder des N. facialis werden einzelne Gesichtsmuskeln bearbeitet und fazilitiert. Als Fazilitationsmaßnahmen können zur Stimulierung der Zunge oder der mimischen Muskulatur Widerstand und Kälte eingesetzt werden. Der Therapeut bereitet die aktiven Bewegungen der Zunge oder der einzelnen Gesichtpartien durch eine kurze Stimulation mit einem Eisstäbchen oder in Eiswasser getauchten kleinen Larynxspiegel vor.

Manuelle Therapie
Ein weiteres physiotherapeutisches Behandlungsverfahren nach Operationen im Halsbereich ist die manuelle Therapie. Hierbei wird die HWS mit Traktionen behandelt und die umliegende Muskulatur (M. trapezius, Mm. scaleni, Mm. rectus capitis) gedehnt. Die Bandscheiben können durch die Traktionen erneut Wasser aufnehmen, was eine bessere Pufferfunktion ermöglicht. Nach segmentaler Bewegungsprüfung können durch manipula-

tive Griffe vorhandene Wirbelblockaden gelöst werden. Besondere Beachtung bei der Behandlung von Patienten nach operativen Eingriffen im Kopf-Hals-Bereich gilt dem M. sternocleidomastoideus. Da er mit einem Muskelanteil an der Clavikula und mit dem anderen Anteil am Sternum entspringt, kann es bei Verletzungen oder einem Hypertonus zu einer Blockade des Sternoclavikulargelenkes kommen. Um den M. sternocleideomastoideus zu dehnen, muss die HWS in Rotation und Lateral-Flexion gebracht werden. Nach Palpation und Diagnostik des Schultergelenkes kann zur Gelenkmobilisation das Gleiten und die Traktion eingesetzt werden. Die Gelenkkapsel wird hierbei mobilisiert, das umliegende Gewebe gedehnt und mögliche Adhäsionen im Gewebe gelöst. Um als Physiotherapeut möglichst belastungsfrei und hubarm mit dem Patienten arbeiten zu können, eignet sich die Manualtherapie im Schlingentisch. Der Patient wird in einer Kopf- und Armaufhängung gelagert und behandelt, was bei dem Betroffenen zu einer sehr entspannenden, nachhaltigen Wirkung führt.

Cranio-Sacrale-Therapie (Osteopathie)

Die Cranio-Sacrale-Therapie (Teil der Osteopathie) ist eine sanfte Manualtechnik. Bei dieser Methode sind die Wiederherstellung der Körperregulationskräfte, die Durchblutungsförderung und die Verbesserung der Beweglichkeit der Schädelknochen zueinander vorrangige Ziele. Ebenso können durch diese Technik Änderungen im parasympathischen Nervensystem erzielt werden, welche u. a. für die Tonusregulation der Muskulatur (z. B. der Kiefermuskulatur) und Entspannung des gesamten Körpers zuständig ist. Mögliche Nebenwirkungen der Operationen im Hypopharynx- und Larynxbereich, wie z. B. Kopfschmerzen, Schwindelzustände, Tinnitus und psychosomatische Beschwerden können ebenfalls mit Cranio-Sacraler-Therapie behandelt werden (vgl. Rang/Höppner 1998).

7.2 Lymphdrainage

Für kehlkopfteilresezierte oder laryngektomierte Patienten ist die Anwendung einer Lymphdrainage nur dann von Bedeutung, wenn eine Neck dissection durchgeführt wurde. Die Folge davon ist ein gestörter Lymphabfluss im Gesichts- und Halsbereich. In diesem Kapitel wird auf das Auftreten des sogenannten Lymphödems, der begleitenden Symptome und auf die gängigsten Behandlungsmethoden eingegangen.

7.2.1 Lymphsystem

Das lymphatische System setzt sich zusammen aus den Lymphgefäßen, welche die Lymphe in das Venensystem ableiten, den lymphatischen Organen wie Lymphknoten Thymusdrüse, Milz und Tonsillen und dem lymphatischen Gewebe der Schleimhäute. Die letzten beiden dienen als Abwehrorgane und als Bildungs- und Differenzierungsorte der Lymphozyten. Das Lymphgefäßsystem ist ein Netzwerk feiner Gefäße, das eng mit dem Blutgefäßsystem zusammenarbeitet und den ganzen Körper durchzieht. Es stellt ein dem Venensystem parallel gestelltes Drainagesystem dar und befördert Stoffe, die nicht sofort dem Blut beigemischt werden können und erst gefiltert werden müssen. Das bedeutet, dass die Hauptfunktion des Lymphgefäßsystems der Abtransport von Eiweißen und anderen Stoffen aus dem interstitiellen Raum ist, die nicht durch Absorption in die venösen Blutkapillaren aufgenommen werden können. Das Lymphgefäßsystem ist kein Kreissystem wie der Blutkreislauf, sondern es beginnt blind in den Geweben des Körpers. Dort nehmen zunächst die Lymphkapillaren die lymphpflichtige Last auf und vereinigen sich zu immer größeren Lymphbahnen, den Präkollektoren und Lymphkollektoren. Im Verlauf dieser Lymphbahnen sind Lymphknoten als Filterstationen eingeschaltet. Die Lymphe passiert mehrere Lymphknotenstationen und wird über immer größer werdende Lymphgefäße abtransportiert, bis sie im rechten und linken Venenwinkel der Schlüsselbeingrube in den Blutkreislauf gelangt. Am Hals befindet sich die größte Lymphknotengruppe des Körpers. Sie setzt sich zusammen aus der Jugulariskette, die entlang der V. jugularis verläuft (Abb. 7.4), der Accessoriuskette, die lateral versetzt am N. accessorius verläuft und der Subclavikularkette, auch Transversuskette, dem Verbindungsstück der Jugularis- und der Accessoriuskette. Alle drei Ketten – auch Profundus genannt – bestehen insgesamt aus ca. 70–80 Lymphknoten. Die Lymphe aus dem Kopf- und Halsbereich erreicht über zwei Wege die Venenwinkel. Der laterale Weg verläuft über die Accessorius- und die Subclavikularkette, der mediale Weg geht über die Jugulariskette. Nur über Muskel- und Blutbewegung wird die Lymphe in Bewegung versetzt und weitertransportiert. Im Normalzustand entleert sich das Lymphgefäß 10–12 mal pro Minute. Das Lymphgefäßsystem wird zur Mikrozirkulation gerechnet, da nur 80 % des Filtrates von den Blutkapillaren wieder aufgenommen werden können. Den Rest entsorgt das Lymphgefäßsystem.

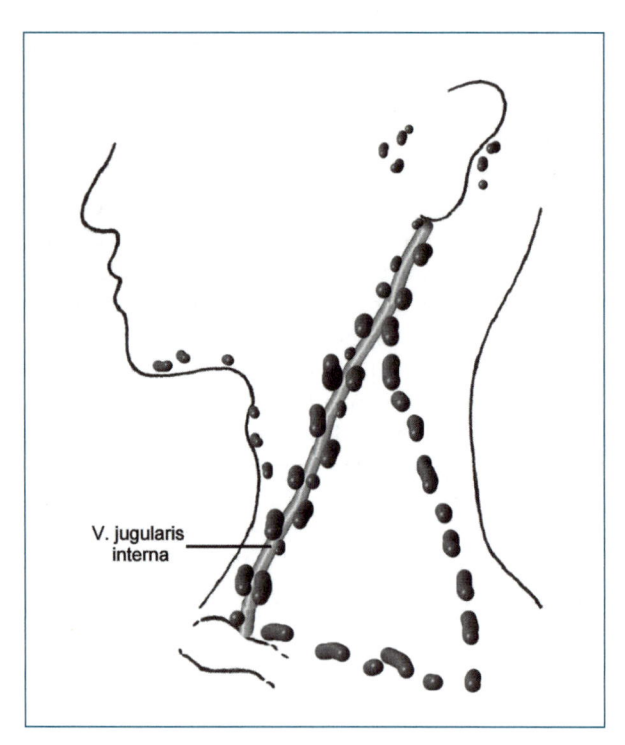

Abb. 7.4 Lymphknoten des Halses. Entlang der V. jugularis vor dem M. sternocleidomastoideus verläuft die Lymphknotenkette, die hauptsächlich für den Lymphabfluss aus dem Kopf-Hals-Bereich zuständig ist

7.2.2 Symptome bei Lymphödemen

Unter einem Ödem versteht man eine Vermehrung der intra- und extrazellulären Flüssigkeit. Tritt diese Flüssigkeitsvermehrung in Organen auf, wird vom inneren Ödem gesprochen, tritt sie in der Haut auf, nennt man sie äußeres Ödem.

Ödeme sind Symptome einer volumenregulatorischen Dysfunktion der Mikrozirkulation. Es gibt primäre Lymphödeme, verursacht durch eine angeborene Schwäche der Lymphgefäße, wobei die Lymphkollektoren nicht angelegt oder atretisch sind und es gibt sekundäre Lymphödeme nach Operationen oder Verletzungen. Diese entstehen, wenn sich Lymphkollektoren nach Röntgenbestrahlungen oder Infektionen verschließen, durch Traumen gequetscht oder zerrissen oder bei Operationen oder artifiziell durch den Patienten selbst geschädigt werden.

Das akute sekundäre Lymphödem ist weich und relativ leicht drainierbar. Gelegentlich kommt ein Hämatom dazu. Das chronische sekundäre Lymphödem entsteht durch eine anhaltende Schädigung im Abflussgebiet, z. B. nach operativer Durchtrennung von Lymphgefäßen und Entfernung von Lymphknoten oder nach radiotherapeutischer oder chemotherapeutischer Zerstörung der Lymphabflussbahnen wie bei den meisten Patienten mit Kopf-Hals-Tumoren. Es ist meistens hart oder teigig und lässt sich nicht leicht fortbewegen. Gelegentlich zeigt es auch eine leichte Verfärbung ins Bräunliche – bei Indurationen – oder ins Bläuliche – bei begleitender Venenstauung. Ausgeprägte, unbehandelte Lymphödeme im Hals- und Gesichtsbereich führen zu funktionellen Einschränkungen bis zur Unfähigkeit, den Mund zu öffnen oder die Augenlider zu bewegen und stellen außerdem eine immunologische Schwachstelle dar. Hinzu kommt eine starke psychische Belastung für den Patienten, die in soziale und berufliche Isolation führen kann. Als diagnostische Maßnahme beim Auftreten eines Lymphödems steht die Sonographie im Vordergrund. Die Behandlung der sekundären Lymphödeme im Gesichts- und Halsbereich, die oft nach Operationen, besonders nach Neck dissection und Radiatio auftreten, wird im folgenden Kapitel beschrieben.

Allgemeine Symptome bei sekundären Lymphödemen

Bei einer zunehmenden Ödematisierung treten Beschwerden wie Spannungsgefühl, Schmerzen und Bewegungseinschränkungen auf. Leicht kann es hier zu Indurationen, d. h. Verhärtung des Bindegewebes und evtl. auch zu Fibrosebildungen im Ödembereich kommen. Dies geschieht, wenn bei chronischer Zunahme des Ödems eine entstauende Lymphdrainagebehandlung nicht rechtzeitig eingeleitet wird. Relativ selten treten infolge der bindegewebigen Indurationen auch neurogene Kompressionsbeschwerden auf.

7.2.3 Behandlungsmethoden von Lymphödemen im Gesichts- und Halsbereich

Die therapeutischen Möglichkeiten durch eine rein **medikamentöse Behandlung** wie das „Ausschwemmen" mittels Diurektika ein sekundäres Lymphödem zu behandeln, sind wenig erfolgsversprechend. Ein langsam ödemreduzierender Effekt ist mittels bestimmter Wirksubstanzen wie Benzopyrone erreichbar. Um den Prozess allerdings zu unterstützen bzw. zu beschleunigen müssen physikalische Therapien verordnet werden. Die Therapie der Lymphödeme beschränkt sich weitestgehend auf die **Manuelle Lymphdrainage** nach Vodder und Asdonk bzw. die **Komplexe, Physikalische Entstauungstherapie** nach Földi (1990). Diese umfasst Manuelle Lymphdrainage, Hautpflege, Kompressionstherapie und entstauende Bewegungstherapie. Die Manuelle Lymphdrainage (Entstauungstherapie) ist eine sehr feine Behandlungsart, die mittels eines Dehnungsreizes durch schonende manuelle Gewebsverformungen der Haut den Abtransport von Gewebsflüssigkeit fördert. Die verschiedenen Handgriffe orientieren sich entlang dem Verlauf der Lymphgefäße in Abflussrichtung. In einer bestimmten Reihenfolge werden einzelne Körperregionen behandelt. Zuerst Regionen, die den Lymphgefäßmündungen am rechten und linken Venenwinkel am Herzen nahe liegen, danach entferntere Regionen. Die leichte Drucksteigerung im Gewebe begünstigt die Aufnahme von Gewebsflüssigkeit über die Kapillaren in die Lymphbahnen. Die Dehnung des Gewebes regt die Eigenmotorik der Lymphgefäße zur Kontraktion an. Deren Aktivierung wird unterstützt durch eine Vagotonisierung, die als Folge des ruhigen Verlaufs der Behandlung auftritt. Gerade beim sekundären Lymphödem kommt es darauf an, die Ödemflüssigkeit in die Regionen des Körpers zu verschieben, in denen sich gesunde und damit leistungsfähige Lymphgefäße befinden. Die Ziele der Manuellen Lymphdrainage sind somit die Verbesserung der Lymphtransportkapazität, Entstauung betreffender Körperregionen und dadurch bedingt die Verringerung der Hauptspannung und somit Reduzierung der Schmerzen. Außerdem wird die Eigenmotorik der glatten Muskulatur der Lymphgefäße verbessert und eine Bildung von neuen Lymphbahnen (Anastomosen) an den Unterbrechungsstellen angeregt. Durch die Manuelle Lymphdrainage wird der Lymphfluss bis auf 100mal pro Minute gesteigert. Diese physikalische Maßnahme sollte auf jeden Fall nur von speziell ausgebildeten Physiotherapeuten und Masseuren durchgeführt werden. In Absprache mit dem behandelnden Therapeuten des Patienten kann in der logopädischen Therapie unter Anleitung unterstützend gearbeitet werden.

Als weiteres physikalisches Verfahren ist die Kompressionstherapie zu nennen. Sie bewirkt durch Kompressionsbandagen eine Reduktion des Ödemvolumens, wird aber im Kopf-Hals-Bereich nur selten durchgeführt, da sie für den Patienten, durch die straffe Bandagierung eine zu starke Belastung darstellt und dadurch nicht toleriert wird. Es kann zur Behandlung von Lymphödemen eine intensive Atemtherapie eingesetzt werden. Gezielte Übungen und Grifftechniken zur In- und Exspiration bewirken intermittierende Druck-Sog-Veränderungen im Abdomen und im Thorax. Sie führen zu höheren Rückflussgeschwindigkeiten im venösen System und in den Lymphgefäßstämmen (Ductus thoracicus, Ductus intercostalis dexter, Ductus intercostalis sinister). Zwerchfell, Bauchdecke und Atemhilfsmuskulatur werden als zusätzliche Pumpmechanismen der abdominalen und thorakalen großen Lymphstämme eingesetzt. Diese Form der Atemtherapie wird von Physiotherapeuten durchgeführt. Eine zusätzliche und unterstützende Behandlungsmethode ist die **Lagerung**. Die Patienten sollten im Bett nicht ganz flach liegen, da dies die Ansammlung von Lymphflüssigkeit im Kopfbereich nur verstärken würde. Vielmehr sollte vom Kopf bis zu den Füßen ein leichtes Abwärtsgefälle ermöglicht werden.

7.2.4 Kontraindikationen zur Lymphdrainagetherapie

Eine absolute Kontraindikation zur Lymphdrainagetherapie ist ein noch unbehandeltes Karzinom oder ein Rezidivtumor. In diesen Fällen würde sich die Gefahr einer Metastasierung durch die Lymphdrainagetherapie deutlich erhöhen. Das Rezidiv sollte zunächst nach den üblichen onkologischen Gesichtspunkten behandelt werden und erst nach deren Beendigung kann die lymphologische Behandlung wieder aufgenommen werden. Eine wichtige Ausnahme stellt eine ärztlich ausdrücklich verordnete palliative Behandlung dar, bei der die Lymphdrainagetherapie trotz eines weiter bestehenden Karzinoms als „symptomatische Therapie" zur Linderung der Schmerzen eingesetzt wird. Hautulzerationen und oberflächliche Schädigungen können bei einem zu frühen Einsatz der Lymphdrainagetherapie nach Strahlentherapie ebenfalls auftreten. Auch hier sollte die Behandlung ausgesetzt oder später begonnen werden. Weitere Kontraindikationen sind akute bakterielle oder virusbedingte Entzündungen, wie z. B. grippale Infekte, Streptokokkeninfektionen oder eitrige Wundinfektionen. Hier besteht die Gefahr der Streuung der Krankheitserreger über den ganzen Körper. Nach dem Abklingen der Entzündungszeichen darf die Therapie nicht zu früh eingesetzt werden. Bei einem akuten Asthma bronchiale und einer akuten Bronchitis ist die Lymphdrainagetherapie ebenfalls kontraindiziert. Lymphödeme bei schwerer Herzinsuffizienz, Asthma cardinale, chronischem Asthma bronchiale/Bronchitis sowie bei Hyperthyreose (Überfunktion der Schilddrüse) und Hypotonie sind nur bedingt durch manuelle Techniken behandelbar. Bei dieser Behandlung müssen verschiedenste Vorsichts-, Vorbeuge- und Verhaltensmaßnahmen beachtet werden, sonst besteht die Gefahr einer Vagotonisierung. Auch akute Hauterkrankungen z. B. Ekzeme oder Neurodermitis im Ödemgebiet stellen zumindest eine relative Kontraindikation dar. Der Einsatz der Lymphdrainagebehandlung hängt vom Schweregrad der Veränderungen ab und muss immer ärztlich begutachtet und verordnet werden. Die Lymphdrainagetherapie nach Karzinomen im Kopf-Hals-Bereich wird immer noch stark diskutiert aufgrund der bestehenden Möglichkeit der Fernmetastasierung von evtl. verbliebenen Tumorzellen, der Tumorzellverschleppung und gehört deshalb in einigen Kliniken nicht zum Behandlungskonzept.

7.3 Epithetische/prothetische Versorgung

Eine Epithese für das Tracheostoma ist ein Hilfsmittel, welches einem Laryngektomierten das Sprechen über ein Shunt-Ventil u. U. deutlich erleichtern kann. Eingesetzt wird sie in der Regel bei Patienten, die ein sehr tiefliegendes, unförmiges oder zu großes Tracheostoma (Abb. 7.5, 7.6) haben oder bei denen der Tracheostomaausgang von ungünstigen, narbigen Falten umgeben ist. Die Epithese hilft in den Fällen, in denen das Tracheostoma beim Sprechen mittels Shunt-Ventil nicht komplett digital oder durch eine andere Hilfe abgedichtet werden kann (Tab. 7.1). Angefertigt werden diese individuellen Hilfsmittel von Epithetikern, die im Vorfeld genau die Bedürfnisse und Erwartungen des Patienten an dieses Hilfsmittel klären müssen. Die genaue Schilderung der Problematik durch den Patienten oder den Therapeuten ist hierbei sehr empfehlenswert. Wichtig bei der Anfertigung einer Epithese für das Tracheostoma ist im Vorfeld abzuklären, ob der Patient kanülenpflichtig ist und zukünftig auch bleibt. Denn in solchen Fällen kann die Epithese mit einer größeren Öffnung, angepasst an die Kanülengröße, versehen werden. Des Weiteren kann sie sowohl für den digitalen Verschluss als auch für den Einsatz eines Stomaventils, z. B. das Tracheostomaventil von Blom-Singer® oder das Provox® FreeHands von Atos Medical, hergestellt werden.

7.3.1 Herstellung einer Tracheostoma-Epithese

Der erste Schritt bei der Herstellung einer Epithese für das Stoma ist das Anfertigen eines Abdrucks (Abb. 7.7). Hiefür wird zunächst der Patient mit einer geblockten Kanüle versorgt, um ein Hinabgleiten der Abdruckmasse in die Trachea und die tiefergelegenen Atemwege zu verhindern. Dann wird das Tracheostoma um die Kanüle herum mit einer Silikonmasse ausgespritzt. Im Labor des Epithetikers wird mit Hilfe des Silikonabdrucks ein Gegenstück aus Gips angefertigt, welches als eine Art Positiv fungiert und dem Tracheostoma gleicht. Dieses Gipsmodell dient als Vorlage für die eigentliche Epithese, die daraufhin aus einer hautfarbenen Silikon-Kautschuk-Masse hergestellt wird.

7.3.2 Einsetzen der Tracheostoma-Epithese und Pflege

Eine Epithese wird immer nur vorübergehend getragen und muss regelmäßig herausgenommen und gesäubert werden. Daher wird sie auch nicht dauerhaft eingeklebt, sondern nur temporär. Zuvor muss die umgebende Haut von Hautschüppchen, Fett und alten Kleberresten gesäubert werden. Dies kann mit einem speziellen Reinigungstuch oder mit einer mit Waschbenzin getränkten Mullkompresse geschehen. Dann wird die Epithese gereinigt. Mit den gleichen Materialien oder mit Hilfe einer Zahnbürste und fließendem Wasser werden auch hier die Kleberreste und hartnäckige Rückstände entfernt. Nach dem Trocknen kann der Silikonkleber auf die Klebeflächen der Epithese aufgetragen werden. Diese Prozedur wird evtl. auch noch ein zweites Mal durchgeführt, so dass sich ein gleichmäßiger Klebefilm über die Kontaktflächen der Epithese verteilt. Der Kleber sollte

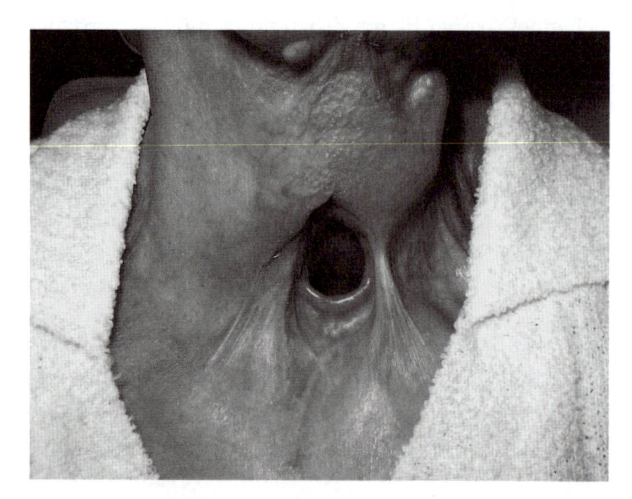

Abb. 7.5 Sehr weites Tracheostoma

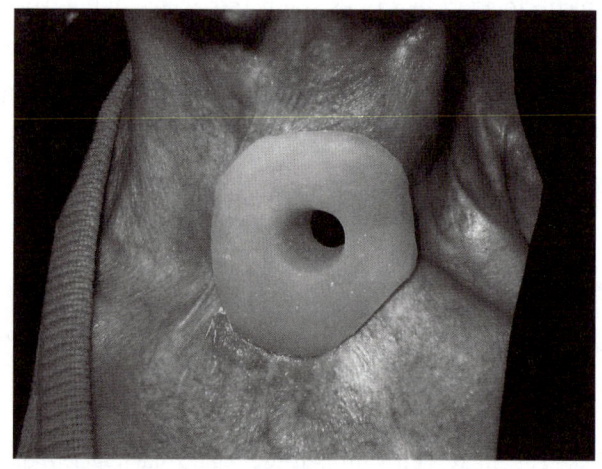

Abb. 7.6 Tracheostoma mit eingesetzter Epithese

Problematik	Auswirkung
Tracheostoma zu groß	Finger kann nicht abdichten
Tracheostoma zu tiefliegend	Sprechkanüle etc. schließt nicht ausreichend ab
Tracheostoma unförmig (z. B. oval oder schlitzförmig)	
Zu prominente Narbenzüge um das Tracheostoma	

Tab. 7.1 Problematische Beschaffenheit des Tracheostomas und die möglichen Auswirkungen

einige Zeit antrocknen und erst wenn sich kleine schaumige Blasen auf der Oberfläche, nach ca. 4–5 Minuten, gebildet haben mit der Haut in Kontakt gebracht werden. Das Einsetzen der Epithese gestaltet sich oft sehr schwierig. Sie soll nämlich optimal in die Region eingepasst werden, damit keine unerwünschten Lücken zwischen ihr und den Hautfalten entstehen. Diese könnten dazu führen, dass der Halt der Epithese nicht gewährleistet ist und beim Sprechen seitlich die Luft durch die Lücken entweicht. Ist die Epithese optimal eingeklebt, so kann der Patient mit dem Sprechen beginnen. Zuerst ist der digitale Verschluss mit dem Finger (vgl. Kapitel Shunt-Ventil) zu üben, danach wird der Einsatz mit einem Tracheostomaventil und somit das fingerfreie Sprechen angestrebt.

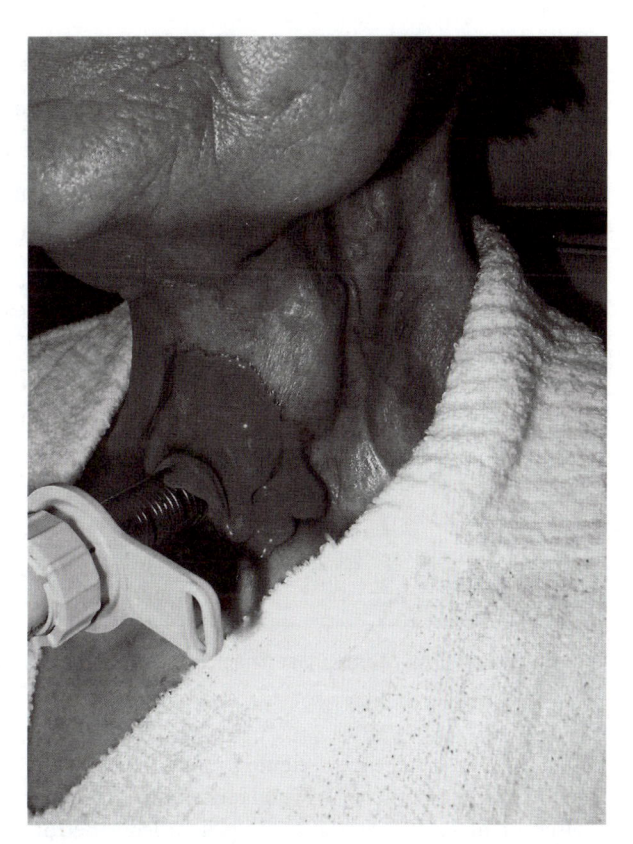

Abb. 7.7 Tracheostomaabdruck

7.4 Psychologische Betreuung

Jede Erkrankung, besonders wenn sie lebensbedrohlich ist, bringt das bisherige Leben des Betroffenen und sein gesamtes soziales Umfeld aus dem Gleichgewicht. Eine Krebserkrankung gehört zu den Erkrankungen, die eine besondere Begleitung des einzelnen Menschen und seiner Angehörigen erfordert. Doch in der Realität wird diese Betreuung oft durch die onkologisch wichtige, medizinische Behandlung in den Hintergrund gedrängt. Die betroffenen Menschen erhalten nach der erschütternden Diagnose „Krebs" aufgrund des schnellen Handlungsbedarfs nicht die Zeit und die Begleitung, die sie für die Krankheitsbewältigung benötigen. Auf den Therapeuten – in diesem Falle Logopäden/Sprachtherapeuten in Klinik oder Praxis – kommt daher eine besondere Aufgabe zu. Er nimmt bereits präoperativ Kontakt zum Betroffenen auf, signalisiert Gesprächsbereitschaft und legt damit den Grundstock für ein Vertrauensverhältnis. Dieses Gespräch bietet dem Patienten häufig die einzige Möglichkeit, außerhalb der Patient-Arzt-Kontakte, offen über seine Ängste und Befürchtungen zu sprechen. Postoperativ kann dieser Kontakt genutzt werden, um den Patienten bei seiner Trauer- und Krankheitsverarbeitung zu unterstützen.

7.4.1 Allgemeine Phasen der Trauer- oder Krankheitsverarbeitung

Menschen, die trauern oder einen seelischen Schmerz verarbeiten, durchlaufen nach Kübler-Ross (1969, Tab. 7.2) mehrere Stadien der seelischen Verarbeitung. Für das betreuende Fachpersonal ist es hilfreich, Kenntnis über diese Verarbeitungsschritte zu haben, da die individuellen Reaktionen des Patienten oft sehr eng mit der Phase der Verarbeitung korrelieren. Es wird so für die betreuenden Personen einfacher, Verhaltensweisen ein-

Trauer-/Sterbephasen	Bedeutung für die Verarbeitung der Krebserkrankung
Leugnung	Nicht-Wahrhaben-Wollen der Diagnose „Krebs"
	Hoffnung, dass es eine Fehldiagnose ist
Zorn	Verantwortlich-Machen einer anderen, höheren Instanz (z. B. Gott)
	Ungerechtes Schicksal, „Warum hat es mich getroffen und nicht ...?"
Verhandeln	Erkrankung wird soweit akzeptiert, aber der Patient versucht mit Gott über sein Schicksal zu verhandeln: „Wenn ich nur die Chance dazu bekomme, werde ich alles anders/besser machen!"
Depression/Traurigkeit	Tiefe Hoffnungslosigkeit und Trauer
	Verabschiedung von geliebten Menschen oder von bestimmten Aufgaben, die mangels Zeit oder Kraft nicht mehr zu erfüllen sind
Annahme	Annahme des Schicksals; Sterbende zeigen tiefen Seelenfrieden und ruhige Akzeptanz
	Bei nicht Sterbenden ermöglicht diese Phase der Akzeptanz einen Ausblick für die Zukunft

Tab. 7.2 Trauer- bzw. Sterbephasen nach Kübler-Ross (1969) modifiziert für die Krebserkrankung

zuschätzen und richtig zu deuten. Allerdings ist die Abfolge und die zeitliche Verweildauer in den einzelnen Phasen nicht bei jedem Menschen gleich. Jeder Betroffene kann aufgrund seiner persönlichen Vorerfahrungen mit den Themen Trauer, Tod und Sterben unterschiedliche Intensitäten der Verarbeitungsphasen erleben.

Für den Verlauf jeder Tumorerkrankung ist die Loslösung von den einzelnen Phasen und ein Durchleben des nächsten Verarbeitungsschrittes sehr wichtig. Sind die Patienten in sich gekehrt oder verfallen sie in eine tiefe Depression, so können sie den Kampf gegen die Erkrankung nicht aufnehmen. Sie geben sich auf und überlassen ihr Schicksal den betreuenden Ärzten. Diese können zwar alles medizinisch Notwendige tun, jedoch reicht das ohne die Motivation und die Eigeninitiative des Patienten nicht aus, um eine Linderung geschweige denn eine „Heilung" herbeizuführen. Viele Krankheitsverläufe bei einem Tumorleiden sind dadurch gekennzeichnet. Der wichtige Schritt zur Reintegration bzw. Reorganisation des Lebens wie ihn Arndt (1990, Tab. 7.3) als letzten der neun Schritte der Trauerverarbeitung beschreibt, bleibt aus.

7.4.2 Unterschiedliches Verhalten bei der Krankheitsbewältigung

Die Patienten lassen sich i. d. R. bzgl. ihrer Krankheitsverarbeitung in zwei Gruppen einteilen. Zum einen gibt es Menschen, die sich **aktiv** mit ihrer Krankheit auseinandersetzen und zum anderen diejenigen, die **passiv** alles mit sich geschehen lassen. Letztere fallen durch eine depressive, resignierte Grundhaltung auf und zeigen oft eine mangelnde Kooperationsbereitschaft für die Behandlung. Sie sind oft voller negativer Gedanken, kapseln sich mehr und mehr ab und sprechen nicht über ihre Gefühle. Die Menschen, die sich aktiv mit ihrer Erkrankung auseinandersetzen, sind emotional zuversichtlicher und in Bezug auf ihre Heilung optimistischer (vgl. Hasenbring 1987; De Maddalena 1988). Zwar sind diese Patienten anfangs oft „rebellisch", kooperieren aber später gut mit den Ärzten und Pflegekräften und unterstützen ihre Heilungsphase mit viel positiver Energie. Diese Betroffenen sind auch bereit, ihre Gefühle anzusprechen und können sie besser verarbeiten. Verglichen mit den zuvor beschriebenen Trauerphasen lässt sich sagen, dass die Betroffenen, die bewusst die Phasen durchschreiten und zulassen, viel eher die nächste Phase der Bewältigung erreichen und nicht in einzelnen Stadien „verbleiben". Sie erzielen somit eine positive und gezielte Krankheitsbewältigung („Coping"). Besonders in den Fällen, bei denen Patienten nicht aus eigener Kraft die Stadien der Krankheits- bzw. Trauerverarbeitung erreichen, ist eine Betreuung durch einen Psychologen indiziert. Durch eine gezielte Intervention kann dem Betroffenen geholfen werden, seine Krankheit zu akzeptieren, motiviert die Behandlung zu unterstützen, sein Leben nach neuen Zielen auszurichten und somit Lebenswillen und positive Energie zu erhalten (vgl. Simonton et al. 1988). Nach welcher Methode, z. B. Verhaltenstherapie oder Gestalttherapie, die Psychotherapie durchgeführt wird, ist in gemeinsamer Absprache zwischen dem Patienten und dem Psychotherapeuten zu regeln.

Trauerphase	Erläuterung
Schock	lähmender Zustand nach Mitteilung der Diagnose
Desorganisation	die Diagnose bringt das bisherige Leben komplett durcheinander; Chaos und Verwirrung entstehen
Verneinung	Ablehnung der Diagnose: „Das kann nicht sein!"
Rückzug/Depression	in sich gekehrte Phase; Alleinsein wird gewünscht
Schuldgefühle	sich einreden, dass etwas falsch gelaufen ist: „Hätte ich doch damals nicht ...!"
	teilweise auch Schuldzuweisungen an andere
Angst/Unsicherheit	Unsicherheit darüber, wie alles weitergehen soll: „Was kommt auf mich zu? Kann ich das alles bewältigen?"
Aggression	Zorn über das Schicksal und Aggression gegen sich und den Rest der Welt
Annahme	Akzeptieren der Realität
Reintegration	Reorganisation des Lebens, neue Pläne werden geschmiedet unter Berücksichtigung der neuen Situation

Tab. 7.3 Trauerphasen nach M. Arndt (1990)

7.4.3 Psychologische Aspekte bei der Betreuung der HNO-Tumorpatienten

Nach einer Tumorerkrankung im Kopf-Hals-Bereich kommt erschwerend hinzu, dass die stimmliche Kommunikation für den Patienten durch die vorangegangenen onkologischen Interventionen z. T. massiv beeinträchtigt ist. Besonders nach einer totalen Laryngektomie kann die verbale Kommunikation in der Anfangsphase oder auch über einen längeren Zeitraum komplett unmöglich sein. Dies wird von den meisten Betroffenen postoperativ als die größte psychosoziale Beeinträchtigung empfunden. Besonders wenn Sie zur Gruppe der „passiven Krankheitsbewältiger" (s. o.) gehören, kommt es zu einem gänzlichen Rückzug und auch andere nonverbale Kommunikationsmöglichkeiten werden eingeschränkt oder ganz abgelehnt. Die Motivation zu einer psychologischen Therapie, aber auch die Durchführung einer bereits laufenden Behandlung kann dadurch deutlich beeinträchtigt werden. Oft reicht eine Verbesserung der beeinträchtigenden Lebensumstände aus, um den Betroffenen bei seiner Krankheitsbewältigung zu unterstützen. Eine baldige logopädische Behandlung mit dem Ziel der Verbesserung der stimmlichen Kommunikationsfähigkeit ist sowohl für die soziale Wiedereingliederung als auch zur Erhaltung und Förderung der Lebensqualität der betroffenen Menschen wichtig (vgl. De Maddalena et al. 2002). Die Therapeuten können neben der Wiedererlangung einer stimmlichen Möglichkeit auch zwischen den einzelnen Gesprächsparteien vermitteln und mit allen Beteiligten Kommunikationsregeln zur besseren Verständigung vereinbaren (vgl. De Maddalena 1988).

> **Beispiel**
>
> **Kommunikationsregeln:**
> - Mit normal hörenden Patienten sollte in normaler Gesprächslautstärke kommuniziert werden. Lautes Sprechen ist oft eine typische Reaktion des Gesprächspartners auf eine schwierige, einseitige Kommunikationssituation.
> - Den Patienten soll eine Rückmeldung darüber geben werden, ob sie verstanden wurden oder nicht. Ebenso wichtig ist es, die Patienten ausreden zu lassen und sie nicht zu unterbrechen. Ein falsches Feedback führt zu Missverständnissen und die Patienten nehmen sehr wohl wahr, dass der Gesprächspartner nur vorgibt, alles zu verstehen.
> - Sind Patienten sehr schwer verständlich, meinen aber, dass jeder sie verstehen muss, ist ggf. ein Rollentausch vorzunehmen. Der Therapeut flüstert oder versucht sich mit Gesten zu verständigen und der Patient versucht zu ermitteln, was gesagt wurde.
> - Besonders bei Patienten, die sich zurückziehen, soll die aktive Kommunikation gefördert werden. Das betreuende Fachpersonal soll, so oft es geht eine Kommunikation herstellen, auch wenn sie nicht primär vom Patienten ausgeht.
> - Die Kommunikation soll einfach gestaltet werden. Dabei ist das Kommunikationsmedium zu wählen, welches für den Patienten in der jeweiligen Phase gut umsetzbar ist, z. B. bei Telefonaten für die Beantwortung von „Ja"- und „Nein"- Fragen einen Code vereinbaren, wie einmal auf den Telefonhörer klopfen bedeutet „ja"; 2 mal klopfen „nein".

Die qualitative Einschätzung der postoperativen Lebenssituation und damit auch die Zufriedenheit eines jeden Krebspatienten ist sehr subjektiv und nach De Maddalena (2002) deutlich abhängig von der schrittweisen Anpassung der eigenen Fähigkeiten an die komplexen körperlichen und funktionellen Veränderungen. Die Wiedererlangung dieser Selbstständigkeit sollte durch die betreuenden Fachdisziplinen unterstützt werden. Es soll bereits so früh wie möglich damit begonnen werden, den Patienten bei der täglichen Körperpflege einzubeziehen bzw. ihn zur eigenständigen Tätigkeit anzuregen und anzuleiten. So sollte der tracheostomierte Patient mit dem Kanülenwechsel und der Stomapflege betraut werden. Dies fördert nach De Maddalena (2002) bei den Betroffenen das Gefühl der Eigenständigkeit und Kontrolle und bewirkt eine positiven Schub bei der Krankheitsbewältigung. Die Erfahrung hat gezeigt, dass einige Patienten diese Handlungen jedoch ablehnen und die Mitarbeit verweigern. In solchen Fällen ist eine Abklärung der individuellen Gründe erforderlich, dies kann ggf. die Angst vor Verletzung beim Absaugen oder Kanülenwechsel sein oder gar Abscheu vor der künstlichen Atemöffnung. Auf jeden Fall ist hier eine Aufklärung des Patienten notwendig und die Betonung der Wichtigkeit eigenständiger Pflege für den Heilungsverlauf. Angehörige sollten nur in Ausnahmefällen mit der Pflege betraut werden, da dies die Unselbstständigkeit des Patienten fördert und die besondere Rolle des Betroffenen als „kranker, behinderter und hilfsbedürftiger" Mensch unterstützen würde.

8 Diagnostik- und Therapiebögen

Schluckstörungen ———————————— 212–214

Stimmstörungen ———————————— 215–217

Laryngektomie ———————————— 218–222

Anamnese- und Befundbogen Schluckstörung

Name: _____ Datum: _____
Vorname: _____ Untersucher: _____
Geburtsdatum: _____

Datum der (letzten) Operation: _____
Bestrahlung ☐ nein ☐ ja, bis: _____ ☐ rechts ☐ links
Chemotherapie ☐ nein ☐ ja, bis: _____

Lokalisation und Ausdehnung des Tumors: **T** **N** **M**
_____
_____

Histologischer Befund: _____

Operationen und sonstige Behandlungen im Kopf-Hals-Bereich:
_____
_____
_____

Neck dissection: ☐ nein ☐ ja ☐ rechts ☐ links
 ☐ radikal ☐ mod. radikal ☐ selektiv ☐ _____

Anamnese

Weitere Erkrankungen mit möglicher Beteiligung an einer Schluckstörung/
Erkrankungen anderer Organe:
_____
_____
_____

Nikotinabusus: ☐ nein ☐ ja, seit _____ ☐ wie viel: _____
Alkoholabusus: ☐ nein ☐ ja, seit _____ ☐ wie viel: _____
Medikamente: _____

Postoperativer Verlauf

☐ Komplikationen, welche: _____
_____

postoperative Pneumonien: _____
Kanüle ☐ nein ☐ ja, welche: _____
Magensonde/PEG ☐ nein ☐ ja, von _____ bis _____
Lymphödem: ☐ nein ☐ ja, wo: _____

Motzko/Mlynczak/Prinzen: Stimm- und Schlucktherapie nach Larynx- und Hypopharynxkarzinomen.
© Elsevier 2004

Schluckstörung 2

Beschwerden

Dauer: _____

a) Gewichtsabnahme: ☐ nein ☐ ja, wie viel: _____
b) Schmerzen: ☐ nein ☐ ja, wo: _____
c) Halsschwellungen: ☐ nein ☐ ja, wo: _____
d) Heiserkeit: ☐ nein ☐ ja, seit wann: _____
e) Luftnot: ☐ nein ☐ ja, wann: _____
f) Kloß-/Fremdkörpergefühl: ☐ nein ☐ ja
g) Verschleimung: ☐ nein ☐ ja
h) vermehrtes Husten: ☐ nein ☐ ja, wann: _____
i) Sensibilitätsstörungen: ☐ nein ☐ ja, wo: _____
j) Mobilitätsstörungen: ☐ nein ☐ ja, wo: _____
k) Schluckbeschwerden: ☐ nein ☐ ja
　　　　☐ Nahrungsaufnahme dauert länger als früher
　　　　☐ Schmerzen beim Schlucken
　　　　☐ Steckenbleiben von Nahrung im Rachen/Hals
　　　　☐ Regurgitation in den Nasopharynx
　　　　☐ Notwendiges Ausspucken von Speichel/Nahrungsresten
　　　　☐ Aspiration von Speichel
　　　　☐ Husten bei/nach der Nahrungsaufnahme
　　　　☐ Beschwerden beim Schlucken von
　　　　　　☐ Flüssigkeiten
　　　　　　☐ flüssiger Speise
　　　　　　☐ breiiger Speise
　　　　　　☐ fester Speise
　　　　　　☐ krümeliger Speise

Diagnostik

Zähne ☐ intakt ☐ sanierungsbedürftig ☐ Teil-/Voll-Prothese Ok/Uk ☐ Kaustörung

Zunge sichtbare Operationsdefekte: _____
　　　　Beweglichkeit: _____
　　　　Zungenruhelage: _____
　　　　Tonus: ☐ euton ☐ hypoton ☐ hyperton
　　　　Sensibilität: ☐ normal ☐ eingeschränkt ☐ rechts ☐ links

Mundschleimhaut ☐ feucht ☐ trocken ☐ übermäßiger Speichel
　　　　☐ Strahlenschäden, wenn ja, wo _____

Gaumensegel Ruhetonus: ☐ unauffällig ☐ auffällig
　　　　GS-Hebung: ☐ normal ☐ seitengleich ☐ vermindert
　　　　　　☐ Kulissenphänomen ☐ nein ☐ ja, rechts links
　　　　Sensibilität ☐ normal ☐ eingeschränkt rechts links
　　　　Palatalreflex ☐ auslösbar ☐ vermindert ☐ aufgehoben
　　　　Würgreflex ☐ auslösbar ☐ vermindert ☐ augehoben

Motzko/Mlynczak/Prinzen: Stimm- und Schlucktherapie nach Larynx- und Hypopharynxkarzinomen.
© Elsevier 2004

Schluckstörung 3

Halsbereich	☐ Schwellung	☐ Tumor	☐ Narben	☐ Bewegungseinschränkung
Kehlkopf	willk. Husten/Räuspern	☐ möglich	☐ eingeschränkt	
Körperhaltung	☐ normal	☐ hypoton	☐ hyperton	☐ _____

Stimmstatus

Klang ☐ klar ☐ rau ☐ feucht/„wet" ☐ gurgelig ☐ heiser ☐ _____
☐ hyperfunktionell ☐ hypofunktionell

Ruheatmung ☐ costo-abdominal ☐ thorakal
☐ gleichmäßig ☐ unrhythmisch

Sonstiges: _____
_____

Lupenlaryngoskopie/Stroboskopie: _____
_____
_____

Glottisschluss ☐ vollständig ☐ irregulär ☐ nicht vorhanden
Supraglottische Kontraktionen ☐ nein ☐ ja, re/li ☐ fehlende Taschenfalte re/li
Ersatzphonationsmechanismus: _____
_____

Schluckablauf

Versuch mit ☐ Speichel ☐ fester Nahrung ☐ breiiger Nahrung ☐ Flüssigkeit
☐ problemloses Schlucken mit _____
☐ Nachschlucken notwendig ☐ wie oft: _____
☐ Kauprobleme ☐ nein ☐ ja, welcher Art: _____

☐ oraler Nahrungsaustritt ☐ nasale Regurgitation
Räuspern/Husten wann ☐ prädeglutitiv ☐ intradeglutitiv ☐ postdeglutitiv
Kehlkopfhebung ☐ normal ☐ eingeschränkt ☐ aufgehoben
Hyoidhebung ☐ normal ☐ eingeschränkt ☐ aufgehoben

Bildgebende Verfahren/Videoendoskopische Schluckuntersuchung etc.:
Befund vom _____
Schluckreflex ☐ normal ☐ verzögert ausgelöst ☐ aufgehoben
_____
_____
_____
_____

Motzko/Mlynczak/Prinzen: Stimm- und Schlucktherapie nach Larynx- und Hypopharynxkarzinomen.
© Elsevier 2004

8 Diagnostik- und Therapiebögen

Anamnese- und Befundbogen Stimmstörung

Name: _____ Datum: _____
Vorname: _____ Untersucher: _____
Geburtsdatum: _____

Datum der (letzten) Operation: _____
Bestrahlung   ☐ nein   ☐ ja   Ende _____
Chemotherapie ☐ nein   ☐ ja   Ende _____
Lokalisation und Ausdehnung des Tumors: **T   N   M**

_____
_____

Histologischer Befund: _____
_____

Operationen und sonstige Behandlungen im Kopf-Hals-Bereich:
_____
_____
_____

Neck dissection: ☐ nein   ☐ ja   ☐ rechts   ☐ links
                  ☐ radikal   ☐ modifiziert radikal ☐ selektiv   ☐ _____

Derzeitige Phonationsebene: _____

Anamnese

Logopädische Therapie: ☐ bisher keine   ☐ ja, wann _____
Noxen: Nikotin: ☐ nein   ☐ nicht mehr   ☐ ja, Menge _____
             Alkohol: ☐ nein   ☐ nicht mehr   ☐ ja, Menge _____

Stimme präoperativ   ☐ normal   ☐ heiser   ☐ aphon

Postoperativer Verlauf

Verlauf der Stimmerkrankung:
Beschreibung der Erstsymptomatik:
Verbesserung der Dysphonie   ☐ nein   ☐ ja
Verschlechterung   ☐ nein   ☐ ja

Subjektive Einschätzung der Symptomatik:

☐ Heiserkeit   ☐ Stimmlosigkeit   ☐ Räusperzwang/Husten
☐ Trockenheit   ☐ Verschleimung   ☐ häufiges Schlucken
☐ Stimmermüdung   ☐ Stimmanstrengung   ☐ hoher Luftverlust
☐ Kloßgefühl   ☐ Kratzen/Brennen   ☐ Druckgefühl
☐ Sonstiges _____
_____
_____

Motzko/Mlynczak/Prinzen: Stimm- und Schlucktherapie nach Larynx- und Hypopharynxkarzinomen.
© Elsevier 2004

Stimmstörung 2

Veränderung der Symptomatik:

Stimmversagen	☐ nein ☐ ja	
abhängig von der Tageszeit	☐ nein ☐ ja	☐ morgens schlechter ☐ abends schlechter
nach Stimmbelastung	☐ nein ☐ ja	
bei Störlärm	☐ nein ☐ ja	
beim Telefonieren	☐ nein ☐ ja	
situationsabhängig	☐ nein ☐ ja	

welche Situationen: _____

personenabhängig ☐ nein ☐ ja

welche Personen: _____

Schluckprobleme ☐ nein ☐ ja

welcher Art: _____

Atemprobleme ☐ nein ☐ ja

welcher Art: _____

Einschätzung der momentanen Lebenssituation („Wie geht es Ihnen im Moment?")

gut   1   2   3   4   5   6   7   8   9   10   sehr schlecht

Stellenwert der Stimmstörung („Wie sehr stört Sie Ihre Stimme momentan?")

stört nicht   1   2   3   4   5   6   7   8   9   10   stört sehr

Therapiemotivation ☐ nicht vorhanden ☐ eingeschränkt ☐ vorhanden

Körperliche Beschwerden ☐ nein ☐ ja

welcher Art: _____
_____

Schmerzen: ☐ nein ☐ ja

wo _____

Bewegungseinschränkungen: ☐ nein ☐ ja

wo _____
_____

sonstige Operationen/Krankheiten: _____
_____

Medikamente: _____

Sonstige Therapie: ☐ nein ☐ ja

☐ Physiotherapie   ☐ Lymphdrainage   ☐ Massagen   ☐ Psychotherapie

Sonstiges: _____
_____
_____

Motzko/Mlynczak/Prinzen: Stimm- und Schlucktherapie nach Larynx- und Hypopharynxkarzinomen.
© Elsevier 2004

8 Diagnostik- und Therapiebögen

Stimmstörung 3

Diagnostik

Name: _____ Datum: _____
Geburtsdatum: _____ Prüfer: _____

☐ **Eingangsbefund** ☐ **Zwischenbefund** ☐ **Endbefund**

Ersatzphonationsebene ☐ glottisch ☐ pseudoglottisch ☐ ary-epiglottisch
☐ ventrikulär (Taschenfaltenebene) ☐ aphon
☐ glotto-ventrikulär (Stimmlippe-Taschenfalte)

Lupenlaryngoskopie/Stroboskopie: _____
_____

Glottisschluss ☐ vollständig ☐ unvollständig ☐ irregulär

Stimmstatus

Klang ☐ klar ☐ rau ☐ verhaucht ☐ belegt ☐ heiser ☐ aphon
☐ angestrengt ☐ diplophon ☐ brüchig ☐ gepresst
☐ _____

Mittlere gesp. Sprechstimmlage: _____	☐ normal	☐ zu tief	☐ zu hoch
Sprechstimmumfang: _____	☐ normal	☐ eingeschränkt	☐ übersteigert
Dynamik:	☐ normal ☐ eingeschränkt	☐ übersteigert	☐ schwankend
Tempo:	☐ normal ☐ langsam	☐ schnell	☐ wechselnd
Artikulation:	☐ normal ☐ eng	☐ überbetont	☐ nachlässig
Stimmeinsatz:	☐ physiol. ☐ verhaucht	☐ weich	☐ hart ☐ knarrend/gepresst
Stimmabsatz:	☐ physiol. ☐ verhaucht	☐ knarrend/gepresst	
Ventilton:	☐ möglich ☐ nicht möglich	☐ mit Nebengeräusch	
Stimmansatz:	☐ vorn ☐ rückverlagert		
Sprechatmung:	☐ costo-abdominal	☐ thorakal	☐ clavikular
	☐ gleichmäßig	☐ unrhythmisch	☐ hörbares Lufteinziehen
Ruheatmung:	☐ costo-abdominal	☐ thorakal	☐ clavikular
	☐ gleichmäßig	☐ unrhythmisch	☐ Stridor

Tonhaltedauer: /a/____ sek.; /o/____ sek.   **Ausatmungsdauer:** /s/____ sek.; /f/____ sek.

Singstimmumfang: _____	☐ normal	☐ eingeschränkt	
Glissando:	☐ auf- ☐ absteigend	☐ möglich	☐ nicht möglich
Schwellton:	☐ möglich ☐ nicht möglich	☐ Tonhöhenänderung	
Haltung/Tonus:	im Sitzen ☐ angemessen	☐ hypoton	☐ hyperton
	im Stehen ☐ angemessen	☐ hypoton	☐ hyperton
Körperbewegungen:	☐ physiologisch	☐ eingeschränkt	

Einschränkungen: _____
_____

Sonstiges: _____
_____

Motzko/Mlynczak/Prinzen: Stimm- und Schlucktherapie nach Larynx- und Hypopharynxkarzinomen.
© Elsevier 2004

Anamnesebogen Laryngektomie

Name: _____   Datum: _____
Vorname: _____   Untersucher: _____
Geburtsdatum: _____
Adresse: _____
_____   Tel.: _____

Krankenhaus/Station: _____
Betreuender Hausarzt: _____
HNO-Arzt: _____
Ansprechpartner beim Sozialdienst: _____
Betreuer des Kehlkopflosenverbandes: _____
Bisherige logopädische Therapie: ☐ bisher keine   ☐ ja, wann: _____

1. Psychosoziale Situation
Familiäre Situation: _____

Berufliche Situation: _____

Freizeitgestaltung/Interessen: _____

Belastende Lebensereignisse: _____

2. Krankheitsverlauf
Erstsymptome: _____

Lokale Erkrankungen: _____

Voroperationen im Halsgebiet: _____

Postoperative Komplikationen: _____

Bestrahlung/Chemotherapie: _____

Tumorerkrankungen bei Patient und/oder bei Verwandten: _____

Allgemeine Erkrankungen: _____

Motzko/Mlynczak/Prinzen: Stimm- und Schlucktherapie nach Larynx- und Hypopharynxkarzinomen.
© Elsevier 2004

Anamnese LE 2

Hörvermögen/audiometrische Befunde: _____

_____

Zahnstatus/prothetische Versorgung: _____

_____

Nikotinkonsum:

☐ Zigaretten ☐ selbstgedreht ☐ Zigarren ☐ Pfeifen

☐ ja ☐ selten Anzahl täglich: _____

☐ nein ☐ nicht mehr seit ___ Jahren

Alkoholkonsum:

☐ täglich Menge: _____

☐ einige Male pro Monat ☐ selten ☐ keinen

Welcher Alkohol ☐ Bier ☐ Spirituosen ☐ Wein

Entgiftungen/Entzugsbehandlungen: _____

_____

Berufliche Noxen: ☐ Gase ☐ Stäube ☐ Chemikalien

☐ Sonstiges _____

3. Psychische Verfassung

_____

_____

4. Gespräch mit/ohne Lebenspartner, Angehörige, Freunde

_____

_____

5. Sprech- oder Sprachauffälligkeiten

_____

_____

6. Spontanructus ☐ möglich ☐ nicht möglich

7. Sonstiges

_____

_____

Motzko/Mlynczak/Prinzen: Stimm- und Schlucktherapie nach Larynx- und Hypopharynxkarzinomen.
© Elsevier 2004

Befundbogen Laryngektomie

Name: _____   Datum: _____
Vorname: _____   Untersucher: _____
Geburtsdatum: _____

Ärztliche Diagnose und Befund: _____
_____
_____

Tumorausdehnung   T   N   M   pT   pN   pM
Totale Laryngektomie am: _____
Neck dissection   ☐ nein   ☐ ja   ☐ rechts   ☐ links
                  ☐ radikal   ☐ modifiziert radikal   ☐ selektiv   ☐ _____
Myotomie des M. cricopharyngeus: ☐ durchgeführt   ☐ nicht durchgeführt
OP-Bericht: ☐ liegt vor   ☐ nicht vorhanden   ☐ angefordert
Postoperative Komplikationen: _____
_____

Shunt-Ventil: ☐ nein   ☐ ja   Art: _____   Größe: _____

Beurteilung von Körperhaltung/Tonus:
☐ Schonhaltung   ☐ aufgerichtet   ☐ hyperton/verkrampft   ☐ eingesunken
☐ _____

Beurteilung der Atmung:

Ruheatmung:	☐ costo-abdominal	☐ thorakal	☐ clavikular
	☐ gleichmäßig	☐ unrhythmisch	
Sprechatmung:	☐ costo-abdominal	☐ thorakal	☐ clavikular
	☐ gleichmäßig	☐ unrhythmisch	
Stomageräusch:	☐ hörbar	☐ verstärkt	☐ kaum/nicht vorhanden
in Ruhe	☐ hörbar	☐ verstärkt	☐ kaum/nicht vorhanden
bei Phonation	☐ hörbar	☐ verstärkt	☐ kaum/nicht vorhanden

Beurteilung der nonverbalen und verbalen Verständigung:

Schreiben:	☐ möglich	☐ schlecht leserlich	☐ Analphabet
Mimik/Gestik:	☐ gut eingesetzt	☐ reduziert	
Pseudoflüstern:	☐ möglich	☐ schlecht verständlich	☐ nicht akzeptiert
Shunt-Ventil:	☐ möglich	☐ nicht möglich	
Ösophaguston:	☐ spontan	☐ nicht möglich	☐ selten und unwillkürlich
Sprechhilfe:	☐ vorhanden	☐ wird eingesetzt	☐ wird abgelehnt
Mundmotorik/Artikulation:	☐ normal	☐ eingeschränkt	

Bemerkungen: _____
_____

Motzko/Mlynczak/Prinzen: Stimm- und Schlucktherapie nach Larynx- und Hypopharynxkarzinomen.
© Elsevier 2004

Verlaufsprotokoll Laryngektomie

Name: _____   Datum: _____
Vorname: _____   Therapeut: _____
Geburtsdatum: _____

Methode ☐ Inhalation ☐ Injektion ☐ Verschlusslautinjektion ☐ gemischt
☐ Shunt-Ventil

Einstufungskriterien

Bereiche		Ö-Stimme	Shunt-Ventil
Ruheatmung	Atemgeräusche	☐ ja ☐ nein	☐ ja ☐ nein
Phonationsatmung	Hochatmung	☐	☐
	Brustatmung	☐	☐
	costo-abdominale Atmung	☐	☐
	Mischatmung	☐	☐
	Atem-Sprech-Rhythmus eingehalten	☐ ja ☐ nein	☐ ja ☐ nein
Tonproduktion	möglich	☐ ja ☐ nein	☐ ja ☐ nein
Dauer der Latenzzeit	Vorbereitung	___ Sekunden	___ Sekunden
	Tonerzeugung	___ Sekunden	___ Sekunden
Dauer der Tonerzeugung	Zeit bei /a/	___ Sekunden	___ Sekunden
	Anzahl von /a/		
	Artikulation /aeiou/		
Anstrengung	keine	☐	☐
	leicht	☐	☐
	deutlich	☐	☐
	orofazialer Bereich	☐ ja ☐ nein	☐ ja ☐ nein
	Halsbereich	☐ ja ☐ nein	☐ ja ☐ nein
	Schulterbereich	☐ ja ☐ nein	☐ ja ☐ nein
Lautstärke	leise	☐	☐
	mittel	☐	☐
	laut	☐	☐
	Wechsel möglich	☐ ja ☐ nein	☐ ja ☐ nein

Motzko/Mlynczak/Prinzen: Stimm- und Schlucktherapie nach Larynx- und Hypopharynxkarzinomen.
© Elsevier 2004

Verlaufsprotokoll LE 2

Bereiche		Ö-Stimme		Shunt-Ventil	
Modulation	möglich?	☐ ja	☐ nein	☐ ja	☐ nein
Artikulation	**Diskrimination von Minimalpaaren**	möglich	nicht möglich	möglich	nicht möglich
	Gabel – Kabel	☐	☐	☐	☐
	Karten – Garten	☐	☐	☐	☐
	Dorf – Torf	☐	☐	☐	☐
	Welt – Feld	☐	☐	☐	☐
	Dank – Tank	☐	☐	☐	☐
	backt – packt	☐	☐	☐	☐
	Bein – Pein	☐	☐	☐	☐
	Bar – Paar	☐	☐	☐	☐
	Tee – Zeh	☐	☐	☐	☐
	Sonne – Nonne	☐	☐	☐	☐
	Bus – Busch	☐	☐	☐	☐
	Schein – Sein	☐	☐	☐	☐
	Uhr – Ohr	☐	☐	☐	☐
	Engel – Angel	☐	☐	☐	☐
	Haus – Maus	☐	☐	☐	☐
	fehlende Phoneme				
Text lesen	möglich	☐ ja	☐ nein	☐ ja	☐ nein
	Silben pro Minute				
Blickkontakt	kein	☐		☐	
	wenig	☐		☐	
	angemessen	☐		☐	
Störgeräusche	Stomageräusch	☐ ja	☐ nein	☐ ja	☐ nein
	Injektionsgeräusch	☐ ja	☐ nein	■	
	Inhalationsgeräusch	☐ ja	☐ nein	■	
Sonstiges	mimische Mitbewegungen	☐ ja	☐ nein	☐ ja	☐ nein
	Doppelinjektion	☐ ja	☐ nein	■	
digitaler Verschluss	inkomplett	■		☐ ja	☐ nein
	zu fest	■		☐ ja	☐ nein
	angemessen	■		☐ ja	☐ nein
Bemerkungen					

Motzko/Mlynczak/Prinzen: Stimm- und Schlucktherapie nach Larynx- und Hypopharynxkarzinomen.
© Elsevier 2004

9 Therapiematerial, Wort- und Textlisten

9.1 Wortlisten

EINSILBIGE WORTE – VOKALE

A	E	I	O	U
ab	Eck	ich	ob	Uhr
acht	er	ihr	Obst	Ulm
Aal	elf	im	Ochs	um
Arzt	Elch	ist	oft	und
Abt	Erz	irr	Ort	uns
Alp	eng		Ost	
alt	euch			
Arm	Ei		Öl	
Art	echt		Öhr	
Ast	Eis			
auf	ein			
aus	Ernst			
am	erst			
Angst				

EINSILBIGE WÖRTER IN KURZEN SÄTZEN UND PHRASEN

ein und aus   auf und ab
Er ist Arzt.   Er ist alt.
Es ist ab.   Es ist ein Eis.

Motzko/Mlynczak/Prinzen: Stimm- und Schlucktherapie nach Larynx- und Hypopharynxkarzinomen.
© Elsevier 2004

A

ZWEISILBER

aber	Altar
Ader	Alter
Achat	Ampel
Adam	Atom
Abrieb	anders
Advent	Angel
Alltag	Anker
Agent	Anhang
aktiv	Antik
Akzent	April
Alpen	Arbeit
alsbald	Auto

DREISILBER

Abitur
Aladin
Alibi
Alphabet
Altertum
Ameise
Amulett
Anlage
Antenne
Apostel

E

ZWEISILBER

eben	Erfurt
Echo	Erich
Edgar	Erlass
Efeu	Erzfeind
Ehrgeiz	essen
ehrlich	etwas
Ekel	Exil
Elend	extra
Elfe	Export
Emil	
entlang	Eiche
Erbe	Eichel
Erfolg	Eifel

DREISILBER

Ehepaar
elegant
Epilog
Erbonkel
Erdapfel
Etikett
Exemplar

Eichenbaum
Eierkopf
Eigentum
Eilbote

I

Zweisilber

Idee	Inhalt
Ilse	Insekt
immer	intakt
immun	intern
Index	Iran
Ines	Irrsinn

Dreisilber

Ikarus
Ikone
illegal
Indien
Indio
inklusiv
Innenraum
insofern
Inselvolk
Instrument
Intervall

O

Zweisilber

oben	Onkel
Ober	Oper
Obhut	Optik
Oder	Orbit
offen	Organ
ohne	Orgel
Ohrwurm	Oslo
Olaf	Ostern
Oma	Ozon

Dreisilber

Oase
obdachlos
O-Beine
Offizier
Oktober
Olive
Orakel

U

Zweisilber

Ufer
Ufo
Ulla
ultra
Umbruch
Umluft
umsonst
Umwelt
Umzug

Undank
uneins
Unfall
Ungarn
Union
Unrecht
Unrat
uralt
Uwe

Dreisilber

uferlos
Ulrike
Ultraschall
umfassen
Umrandung
Umwandlung
unbedingt
unfähig
ungiftig
Uniform
unmöglich
Untertan

Überbau
Überdruck
Übersee

EINSILBIGE WORTE – KONSONANTEN

P	B	T	D	K	G
Paar	Bad	Tag	Dach	Käs'	Gag
Pacht	bald	Takt	Dampf	Kalb	Gans
Pack	Ball	Tank	Dank	Kalt	gar
Pakt	Band	Tast	dann	kann	Gas
Park	Bar	Tat	das	Kap	Gast
Pass	Bart	Tau	dein	kau'!	Gaul
Paul	Bass	Tee	Depp	Kilt	Geiß
Pech	Bast	Teer	der	Kind	Geiz
Peer	Bau	Teil	dick	Kitt	Geld
Pein	bebt	Teint	die	Kopf	gib!
Pelz	Beet	Test	Dieb	Kost	Gicht
Pep	Bein	Tick	doch	kein	Gips
Pest	Bett	Tim	Docht	Keks	Gischt
Pik	bieg'!	Tipp	Dorf	Koch	Gold
Pilz	Bild	Toast	dort	Kuh	Gott
Pop	Bonn	Top	du	Kuss	Guss
Post	Boot	Topf	Duft		gut
Pott	Bop	Torf	Durst	Klang	
	Bosch			klar	Glas
Pfad	Bus	Trab	drauf	klein	Glück
Pfau	Busch	Tracht	Dreck	Kloß	Graf
Pfeil		Tram	drei	klug	Gral
Pferd	blank	Traum	drum	knapp	Gramm
Pflicht	Blatt	Treff		Knast	grau
Pflug	blau	treu		Knick	Grill
Pfund	Blech	Trick		Knie	groß
Plan	blind	Tritt		Knopf	grün
platt	blond	Trott		Kraft	Gruß
Prost	bloß	Trotz		Kran	
		Trunk			

P

Zweisilber

Packung
Palast
Papier
Pappe
Pappel
Partei
Pate
Patent
Patrick
Person
Pokal
Pommes
Postamt
Puzzel

Plage
Planet
Prisma
Prinzessin

Dreisilber

Panama
Pantoffel
Papagei
Paprika
Paradies
paradox
Paragraph
Paraguay
parallel
Parasit
Patentamt
Pechvogel
Pelikan
Pilstrinker
Pilzpfanne
Postbote

Plakette
Plappermaul

Viersilber

Packungsinhalt
Parameter
Parteibüro
Parteikongress
Parteiprogramm
Patentante
Personenschutz
Pianobar
Pinseleimer
Possenreißer
Postwertzeichen
Puddingpulver

Plattenspieler
Plunderteilchen
Programmvorschau
Primadonna

Mehrsilber

Packungsbeilage / Palastbewohner / Panamakanal /
Pantoffeltierchen / Papierherstellung / Paradiesvogel /
Paragraphenreiter / Parasitenbekämpfung / Personenwagen /
Pokalfinale / Polizeikommisar / Polizeipräsidium / Postboteneingang

B

Zweisilber

Bachbett
Balkon
Bandit
barfuß
Bauchweh
Bauer
Bauplan
Becken
Befehl
Beginn
Beifall
Belag
Benzin
Besteck
Biber
Bogen

Blase
Blattlaus
Brille

Dreisilber

Backenzahn
Banane
Bankgeschäft
Baracke
Batterie
Baumschule
Bedenkzeit
Bedeutung
Bedienung
Beilage
Besenstiel
Boxhandschuh
Buchstabe

Blausäure
Blindenhund
Braunkohle
Bremspedal

Viersilber

Badeanzug
Barrikade
Bergarbeiter
Bernsteinkette
Bescheidenheit
Beschwerdebrief
Besucherzahl
Bettvorleger
Bevölkerung
Binnenhafen
Biologie
Bonbonpapier
Börsenmakler
Bügeleisen
Bügelfalte
Büroklammer
Butterblume

Bleistiftspitzer
Blondinenwitz

Mehrsilber

Balkongeländer / Bauunternehmer / Benzinpreiserhöhung / Bergungsarbeiten / Berufsausbildung / Bestandsaufnahme / Betriebsanleitung / Bevölkerungsanstieg / Biologieunterricht / Blinddarmentzündung / Bundesrepublik

T

ZWEISILBER	DREISILBER	VIERSILBER
Tabak	Tablette	Tabakpflanze
Talar	Tagebuch	Tagesanbruch
Tante	tagelang	Tageszeitung
Tapir	Tageszeit	Taktangabe
Taste	Tapete	Taubenfeder
Tatar	Taschentuch	Teppichboden
Taube	Tathergang	Testdurchführung
Tennis	Taubendreck	Thekenmannschaft
Teppich	Teerpappe	Tiefkühltruhe
These	Tigerfell	Tiefkühlpizza
Tiger	Tintenfass	Tiefseetaucher
Titan	Tischdecke	Tigerkrallen
Titel	Topfblume	Tintenkiller
Tischbein	Topfdeckel	Tischtennisball
Toastbrot	Türklinke	Torfgewinnung
Torte	Tuchstoffe	Türklinkengriff
Tortur		
Toto	Trampelpfad	Trickbetrüger
Tukan	Trikottausch	Trinkgelage
	Trinkgefäß	
Trinkspruch	Trompete	

MEHRSILBER

Tabakanbaugebiet / Tablettenpackung / Täterbeschreibung / Tiefkühllebensmittel / Tischfußballturnier / Torwarthandschuhe / Türschlossenteiser

D

Zweisilber	Dreisilber	Viersilber
dabei	Dänemark	Damastdecke
Dame	Dampfkochtopf	Damenmannschaft
Daumen	Deichkrone	Damendoppel
Decke	Detektiv	Dampfmaschine
Degen	Dezember	Daunendecke
Delfin	dickflüssig	Deckenfluter
denken	Dielenbrett	Dekorateur
Detail	Dienstmädchen	Demokratie
Dichtung	Dirigent	Diagnose
Diebstahl	Diskussion	Dieselkraftstoff
Dienstag	Distelöl	Donnerwetter
Diesel	Donnerstag	Dorfbewohner
Dieter	Duftwasser	Dosenöffner
Diplom	Dunkelheit	Durchgangsverkehr
Distel	Durchmesser	Düsenantrieb
Dogge	Duschvorhang	Düsenflugzeug
Doktor		
Dose	Drachenfels	Dreiunddreißig
	Dromedar	Drogenhändler
Drama		Droschkenkutscher
dreckig		

Mehrsilber

Datenverarbeitung / Delikatesse / Detektivbüro / Diskussionsrunde / Dreimeilenzone / Dunstabzugshaube

K

Zweisilber

Kadett
Kakao
Kanon
kaputt
Kindbett
Kippe
Kirche
Kirmes
Kirschkern
Kissen
Kontakt
Kompass
Kosmos
Kuckuck
Kuppel

Klippe
Kreuzung
Krise

Dreisilber

Kaiserschmarrn
Kaiserstuhl
Kakadu
Kanada
Kandidat
Kaninchen
Kapital
Katapult
Kekskrümmel
Kieselstein
Kinnhaken
Kirchendach
Kirchenschiff
Körperbau
Kontinent
Kosmonaut

Krankengeld
Kremspeise

Viersilber

Kaiserslautern
Kakaopulver
Kapitalist
Kichererbsen
Kieferklemme
Kieferknochen
Kinderkrippe
Kinderwagen
Kinoprogramm
Kirmeswagen
Königskrone
Körperarbeit
Konservenobst
Kostensenkung
Kuchenbackform

Kleiderbügel
Klimakammer
Krämerladen
Krankenhauskost

Mehrsilber

Kaninchenbraten/Kapitalismus/Kartoffelauflauf/
Kartoffelknödel/Kartoffelpulver/Kirschkernsäckchen/
Kosmonautentraining/Kostenpauschale/Konfettikanone/
Kleiderschranktüren/Klinikaufenthalt/Krankenhaustagegeld/
Krokodilsträne

G

ZWEISILBER

Gabel
Galopp
Gatte
Gaumen
Gebäck
Gebet
Gebiss
Gedicht
Gefahr
Gelenk
Genick
Gerät
Geschäft
Geschenk
Gurgel

Glatteis
Globus
Grenze

DREISILBER

Garderobe
Gardine
Garnrolle
Gaspedal
Gebirge
Geflügel
Geheimnis
Geldbörse
Gemüse
Geschwister
Gesundheit
Gewitter
Giraffe
Gorilla

Glasscheibe
Glühbirne
Großeltern

VIERSILBER

Gänseblümchen
Gartenarbeit
Gaumenfreuden
Gebrauchtwagen
Gedankengang
Gegenspieler
Geigenkasten
Geografie
Gesangslehrer
Gesellschaftstanz
Gitterfenster
Güterbahnhof
Gummihandschuh

Gliederkette
Grippeimpfung
Gründonnerstag

MEHRSILBER

Ganztagsbeschäftigung / Gebrauchsanweisung / Geheimpolizei / Geburtsurkunde / Gepäckaufbewahrung / Gerichtsverhandlung / Gespenstergeschichte / Getriebeschaden

HAUCHLAUTE

EINSILBER

Haar	hoch		
Hals	Hof		
Halt	Holz		
Hand	Horn		
Hanf	Horst		
Hass	Hub		
Hast	Huf		
Hecht	Hund		
Heck	Hut		
Heft			
Hemd	Hauch		
Hieb	Haus		
hier	Haut		
hin	Heim		
Hirn	Hein		
Hirsch			

ZWEISILBER

Halle	Hubert
Hanne	Hugo
Hanno	human
Hase	Hummel
Hebel	Hummer
Hefe	Humor
hegen	Hunger
Hektik	Husten
helfen	
Hilfe	Heide
Himmel	Heidi
hinauf	Höhe
hinaus	Hölle
hinter	hören
hinweg	hüten
hinzu	
Hirse	
Hitze	
Hocke	
Homburg	
Honig	
Horde	
Hormon	
Hose	

Motzko/Mlynczak/Prinzen: Stimm- und Schlucktherapie nach Larynx- und Hypopharynxkarzinomen.
© Elsevier 2004

EINSILBER
STIMMHAFTER UND STIMMLOSER KONSONANT

STIMMHAFTER ANLAUT	STIMMHAFTER AUSLAUT	STIMMLOSER ANLAUT	STIMMLOSER AUSLAUT
sie	hell	Tor	Ast
wir	Ball	Tal	kalt
Saal	schnell	Fuß	Gold
Lehm	Spiel	Kiel	Herd
Mann	Schall	Paul	Ort
Meer	Mehl	Peer	Bett
warm	Null	Pech	bald
wer	Nil	vier	Zimt
wie	Aal	Zaun	Zeit
wo	Wall	Zorn	Zelt
was	Saal	faul	Wort
wann	im	Fisch	Wald
Lob	Baum		Wand
laut	Saum		Land
Boot	Raum		oft
Bär	Rom		Gift
	Schaum		Heft
	Ulm		Herbst
	Wurm		Berg
	Arm		Zwerg
	Turm		Zweig
	Lärm		Zug
	Helm		Tag
	in		Rock
	ihn		Sack
	ein		Lack
	Wein		Bank
	nein		Schrank
	Sinn		Weg
	Sohn		gelb

Motzko/Mlynczak/Prinzen: Stimm- und Schlucktherapie nach Larynx- und Hypopharynxkarzinomen.
© Elsevier 2004

ZWEISILBER
„SCHWALAUT" ALS AUSLAUT

AUSLAUT -E

Tube	Quelle
Taube	Miete
Sorge	Erbe
Tinte	Wolle
Jacke	Sahne
Enge	Biene
Seide	Hose
Lage	Vase
Erde	Beere
Wade	Blüte
Gasse	Tage
Reise	Wärme
Zeuge	Sonne
Wiese	Bluse
Blume	Wolke

9.2 Kurze Phrasen

ARTIKEL VORANGESTELLT

ZWEISILBER MIT ARTIKEL

die Schranktür
das Türschloss
die Treppe
die Milchkuh
der Schalter
die Lampe
das Regal
die Mutter
der Esstisch
die Stalltür

DREISILBER MIT ARTIKEL

das Ofenrohr
der Blumentopf
der Kalender
der Fernseher
das Kühlregal
der Weidezaun
die Rakete
die Tapete
die Rechtschreibung

KURZE PHRASEN (4-SILBEN)

Wie spät ist es?
Wie geht es Dir?
Wo wohnen Sie?
Wann fahren wir?
Wo bleibt der Zug?
Wo ist die Post?
Wie war die Fahrt?
Was kostet das?
Guten Morgen!
Guten Abend!
Gute Reise!
Alles Gute!
Bis die Tage!
Mir geht es gut!
Es tut mir leid!
Schönen Urlaub!
Bitte ein Bier!
Ich mag Suppe!
So ein Wetter!
Kannst du heute?
Nein, heute nicht!

KURZE PHRASEN (5-SILBEN)

Ich streiche die Wand.
Lesen Sie gerne?
Ich kaufe heut' ein.
Essen sie Knoblauch?
Der Wein ist lecker.
Ich habe Bauchweh!
Ich muss bald zum Zug.
Das ist Schokoeis!
Der Apfel ist rot.
Gut sehen sie aus!
Meine Nase juckt!
Das ist meine Frau.
Der Computer spinnt!
Guten Appetit!
Du gewinnst heute.
Mein schönes Auto!

Wie viel Uhr ist es?
Wann soll ich da sein?

9.3 Wortpaarlisten für Differenzierungs- und Diskriminationsübungen

DIFFERENZIERUNG
EIN BEDEUTUNGSUNTERSCHEIDENDER LAUT

Kopf – Topf	Wein – Bein	Karten – Garten
Netz – Nest	Eis – Reis	Flieder – Flieger
Kanne – Wanne	Katze – Tatze	Kabel – Gabel
Rind – Kind	Leiter – Reiter	Deckel – Decke
Kasse – Gasse	Tee – Zeh	Ski – Schuh
Hand – Sand	Ritter – Gitter	Tasche – Asche
Bär – Meer	Wecker – Wetter	Dackel – Fackel
Dieb – Sieb	Fisch – Tisch	Kirche – Kirsche
Mais – Preis	Uhr – Ohr	Schüssel – Schlüssel
Rose – Hose	Wurm – Turm	Becher – Bäcker
Geld – Zelt	Schein – Stein	Haus – Maus
Angel – Engel	Sonne – Nonne	Taube – Laube
Welt – Feld	Bus – Busch	
Auto – Otto	Nadel – Nagel	

STIMMHAFTER/STIMMLOSER LAUT

B/P	G/K	D/T
Bein – Pein	gern – Kern	Dom – Tom
baff – paff	Geck – keck	Dank – Tank
Paar – Bar	Guss – Kuss	dran – Tran
Bär – per	Gunst – Kunst	dann – Tann
Blatt – platt	Gurt – Kurt	drängt – tränkt
Bast – passt	Gram – Kram	der – Teer
Bries – prieß	Greis – Kreis	dir – Tier
backt – packt	Graus – kraus	Deich – Teich
	Gold – Colt	doll – toll
		Dill – Till
		Dreck – Treck

DISKRIMINATIONSÜBUNGEN

A

All – Aal
Bann – Bahn
Kamm – kam
wann – Wahn
Lack – lag
Sack – sag'
Schall – Schal
kann – Kahn
statt – Staat
Frack – frag'

E

Herr – Heer
weg – Weg
wenn – wen
Feld – fehlt
Bett – Beet

I

in – ihn
im – ihm
irr – ihr
Riff – rief
List – liest
Schiff – schief
still – Stiel

O

Bock – bog
Schrott – Schrot
hopp – hob
Bord – bohrt
hold – holt

U

muss – Mus
Rum – Ruhm
Sucht – sucht
Schuld – schult

I/Ü

Tier – Tür
liegt – lügt
Kiel – kühl
vier – für
sieht – Süd

E/Ö

Heer – hör'
Herd – hört

O/Ö

von – Föhn
schon – schön
dort – dörrt

E/I

Deck – dick
der – dir
Teer – Tier
lebt – liebt
See – sieh'
mehr – mir
Pelz – Pilz
Welt – Wild

U/Ü

Kur – Kür
Blut – blüht
Tour – Tür
Glut – glüht
Sud – Süd
fuhr – für

K/T

Kanne – Tanne
Kasse – Tasse
Kopf – Topf
Sack – satt
Keller – Teller
Kragen – tragen

G/D

Nagel – Nadel
Bogen – Boden
Regen – reden
Feger – Feder

R/L

rutschen – lutschen
Reiter – Leiter
Bretter – Blätter
brüten – Blüten

SCH/S

Busch – Bus
Schal – Saal
Tasche – Tasse

KONSONANT/HAUCHLAUT

Maus – Haus
Mund – Hund
Sand – Hand

Bahn – Hahn
Rose – Hose
Vase – Hase

AM WORTANFANG UND -ENDE

Brot – Boot
Brett – Bett
Spritze – Spitze
Schlaf – Schaf
Schlüssel – Schüssel
Klammer – Kammer

lass' – Last
mies – Mist
Fass – fast
Gas – Gast
Pass – passt
Bass – Bast

Motzko/Mlynczak/Prinzen: Stimm- und Schlucktherapie nach Larynx- und Hypopharynxkarzinomen.
© Elsevier 2004

9.4 Wortlisten für Betonungsübungen

BETONUNGSÜBUNGEN
MIT VORGEGEBENER AKZENTUIERUNG

Verbót	Ápfelbaum	Áufenthalt
Schokoláde	Sónnenschein	kéhlkopflos
Beschréiben	Marmeláde	Spazíergang
Únterricht	Betónung	Hepatítis
Veráchtung	Náchsprechen	Veréinslokal
Tíerschutzverein	Úmleitung	Hállenhandball
Fénsterbank	Vermíetung	Betríebsausflug
Háustür	únmöglich	Lilliputáner

Guten Abend!

Kann ich Ihnen behilflich sein?

Das glaube ich nicht.

Es ist doch immer wieder dasselbe mit der Politik.

Morgen fahren wir in die Stadt, um einen Einkaufsbummel zu machen.

Mögen Sie Himbeeren?

Das Wetter ist ziemlich schlecht.

Es klappt heute schon ganz gut.

Ich bin gestern aus dem Urlaub zurückgekommen.

Es wurde bei uns eingebrochen!

Unser Sohn hat gestern geheiratet.

BETONUNGSÜBUNGEN

OHNE VORGEGEBENE AKZENTUIERUNG

Kanu	Schlüsselbund	Übung
Marmelade	Schreibmaschine	Freitag
Farbfernsehgerät	Abreise	Beweis
Rebell	Zeitvertreib	Landschaft
Kabel	Papierkorb	Verdeck
Telefon	Attentat	Türschloss
Ärzte	Fußballspiel	Automat
Export	Radfahrweg	Europa
Tabak	Autotür	Paradies
Quadrat	Kassette	Gewehre
Realität	Musiker	Dublikat

Wie spät ist es?
Die Sonne scheint.
Diesen Buchstaben kann ich nicht erkennen.
Ich habe Durst.
Was machst du da?
Wie geht es dir?
Das Telefon schellt.
Meine Frau ist nicht da.
Ich bin müde.

9.5 Abspannen auf Wortebene und mit kurzen Phrasen

SCHLIESSEINSÄTZE MIT PLOSIVEN IM AUSLAUT
EINSILBER, MEIST KURZER VOKAL

H	F	SCH
Hack	Fakt	Schacht
Haft	Fass	Schaft
halb	fast	Schalk
Hand	Faust	Schank
Hast	Feld	Scheck
hat	Fest	Scheit
haupt	Fett	schenk'!
Haut	Fiat	Schicht
heck	Fight	schick
Heft	fit	Schild
Hemd	fix	Schlacht
Herd	Fleck	Schlack
hick	Flick	schlank
hip	Flack	schlepp'!
hopp	Flip	Schock
höchst	flitz'!	Schott
hold	flott	Schuld
hot	Flucht	Schups
	Flug	Schutz
		spack
		Spalt
		Speck
		Sport
		Spund
		Staub
		Stepp
		Stift
		Stock
		Stopp
		Stuck

Motzko/Mlynczak/Prinzen: Stimm- und Schlucktherapie nach Larynx- und Hypopharynxkarzinomen.
© Elsevier 2004

STELLEINSÄTZE MIT PLOSIVEN IM AUSLAUT
EINSILBER, MEIST KURZER VOKAL

M	W	L	S
Mac	wacht	lacht	sacht
Macht	Wachs	Lack	Sack
Magd	Wald	Laib	Saft
Mark	Wand	Land	salzt
Markt	Wanst	lang	Samt
Marx	Wärmt	Lapp	Sand
Mast	wäscht	Last	sanft
matt	Watt	Laub	Sankt
Maud	Web	laut	Sarg
meist	Weg	Leck	satt
melk'!	weilt	leicht	saust
merk'!	weit	Leid	sechst
Mett	Welt	Licht	seit
Mick	Werft	Lied	Sekt
Mild	Werk	lieg	selbst
Mind	West	Lift	Set
Mist	wett	lind	Sicht
mit	Wicht	link	sollst
Mixed	wild	Lob	sonst
Mob	Wind	Loft	soft
Most	Wink	Lok	sub
Mord	Wirt	Luft	Sucht
Muck	Wort	Lust	Suff
Mumps	Wrack		
Mund	Wucht		
mürb	Wund		
	Wulst		
	Wurst		

Motzko/Mlynczak/Prinzen: Stimm- und Schlucktherapie nach Larynx- und Hypopharynxkarzinomen.
© Elsevier 2004

STELLEINSÄTZE MIT PLOSIVEN IM AUSLAUT
EINSILBER, MEIST KURZER VOKAL

R		N
Rab	reist	nächst
Rack	Rest	Nacht
Rad	reut	nackt
Raft	Rick	Neck
Rand	Rind	Neid
Rapp	Rink	Nepp
Rast	Ritt	nervt
Raub	Rock	Nest
raucht	rollt	nett
rauscht	Rost	neunt
Recht	Ruck	Nick
Reck	rund	nicht
reibt	rutscht	nimmst
reift		Nord
		Nuk
		nutzt

KURZE PHRASEN

komm doch
alle weg
geh weg
das wars
nur zu
aber ja
ach was
hör zu
pass auf
hör auf
bleib da
hör mal
komm mit

SÄTZE VERLÄNGERN

komm
komm doch
komm doch mal
komm doch mal her

halt
halt bleib
halt bleib doch
halt bleib doch mal
halt bleib doch mal steh'n

9.6 Textlisten

Texte von Wilhelm Busch

Das Zahnweh, subjektiv genommen,
ist ohne Zweifel unwillkommen;
doch hat's die gute Eigenschaft,
dass sich dabei die Lebenskraft,
die man nach außen oft verschwendet,
auf einen Punkt nach innen wendet …
Wilhelm Busch

Liebe – sagt man schön und richtig –
ist ein Ding, was äußerst wichtig.
Nicht nur zieht man in Betracht,
was man selber damit macht,
nein, man ist in solchen Sachen
auch gespannt, was andre machen.
Wilhelm Busch

Sein Prinzip ist überhaupt:
was beliebt ist auch erlaubt;
denn der Mensch als Kreatur
hat von Rücksicht keine Spur.
Wilhelm Busch

Es war im schönen Karneval,
wo, wie auch sonst überall,
der Mensch mit ungemeiner List
zu scheinen sucht, was er nicht ist.
Wilhelm Busch

Texte von Christian Morgenstern

Der Lattenzaun

Es war einmal ein Lattenzaun,
mit Zwischenraum, hindurchzuschaun.

Ein Architekt, der dieses sah,
stand eines Abends plötzlich da

und nahm den Zwischenraum heraus
und baute draus ein großes Haus.

Der Zaun indessen stand ganz dumm,
mit Latten ohne was herum.

Ein Anblick grässlich und gemein.
Drum zog ihn der Senat auch ein.

Der Architekt jedoch entfloh
nach Afri- od- Ameriko.
Christian Morgenstern

Die drei Spatzen

In einem leeren Haselstrauch
da sitzen drei Spatzen, Bauch an Bauch.

Der Erich rechts und links der Franz
und mitten drin der freche Hans.

Sie haben die Augen zu, ganz zu,
und oben drüber da schneit es, hu!

Sie rücken zusammen dicht an dicht.
So warm wie der Hans hats niemand nicht.

Sie hören alle drei ihrer Herzlein Gepoch
und wenn sie nicht weg sind, so sitzen sie noch.
Christian Morgenstern

Texte von Joachim Ringelnatz

Genau besehn

Wenn man das zierlichste Näschen
von seiner liebsten Braut
durch ein Vergrößerungsgläschen
näher beschaut,
dann zeigen sich haarige Berge,
dass einem graut.
Joachim Ringelnatz

Bumerang

War einmal ein Bumerang;
war ein Weniges zu Lang.
Bumerang flog ein Stück,
aber kam nicht mehr zurück.
Publikum – noch stundenlang –
wartete auf Bumerang
Joachim Ringelnatz

Text von Christian Friedrich Daniel Schubart

Die Forelle

In einem Bächlein helle,
da schoss in froher Eil
die launige Forelle
vorüber wie ein Pfeil.
Ich stand an dem Gestade
und sah in süßer Ruh
des muntern Fisches Bade
im klaren Bächlein zu.

Ein Fischer mit der Rute
wohl an dem Ufer stand
und sah's mit kaltem Blute
wie sich das Fischlein wand.
So lang dem Wasser Helle,
so dacht ich, nicht gebricht,
so fängt er die Forelle
mit seiner Angel nicht.

Doch plötzlich ward dem Diebe
die Zeit zu lang. Er macht
das Bächlein tükisch trübe,
und eh ich es gedacht,
so zuckte seine Rute,
das Fischlein zappelt dran
und ich mit regem Blute
sah die Betrogne an.

Die ihr am goldnen Quelle
der sichern Jugend weilt,
denkt doch an die Forelle;
seht ihr Gefahr, so eilt!
Meist fehlt ihr nur aus Mangel
die Klugheit. Mädchen, seht
Verführer mit der Angel!
Sonst blutet es zu spät.
Christian Friedrich Daniel Schubart

Text von Heinz Erhardt

Ritter Fips und sein anderes Ende

Es stand an seines Schlosses Brüstung
der Ritter Fips in voller Rüstung.

Da hörte er von unten Krach
und sprach zu sich: »ich schau mal nach!«
und lehnte sich in voller Rüstung
weit über die erwähnte Brüstung.

Hierbei verlor er alsobald
zuerst den Helm und dann den Halt,
wonach – verfolgend stur sein Ziel –
er pausenlos bis unten fiel.
Und hier verlor er durch sein Streben
als drittes nun auch noch das Leben,
an dem er ganz besonders hing –!

Der Blechschaden war nur gering …

Schlussfolgerung:
Falls fallend du vom Dach verschwandest.
So brems, bevor du unten landest.
Heinz Erhardt

Text von Kurt Tucholsky

Ratschläge für einen guten Redner

Hauptsätze, Hauptsätze, Hauptsätze.
Klare Disposition im Kopf – möglichst wenig auf dem Papier.
Tatsachen oder Appell an das Gefühl. Schleuder oder Harfe.
Ein Redner sei kein Lexikon. Das haben die Leute zu Hause.
Der Ton einer einzelnen Sprechstimme ermüdet; sprich nie länger
als vierzig Minuten. Suche keine Effekte zu erzielen, die nicht in deinem
Wesen liegen. Ein Podium ist eine unbarmherzige Sache – da steht der
Mensch nackter als im Sonnenbad.
Merke Otto Brahms Spruch: Wat jestrichen is, kann nich durchfalln.

Texte von Rolf Wilhelm Brednich

Die Wunderglühbirne

Ich habe einmal von einem Mann aus der Nähe von Hannover gehört, der kurz nach dem Ersten Weltkrieg im Elektrohandel eine Glühbirne gekauft hat. Er schraubte sie in eine Lampe in seiner Küche, und seitdem brannte sie und brannte. Als sie nach dem Zweiten Weltkrieg immer noch unverändert ihren Dienst tat, schraubte er sie heraus und schaute nach dem Hersteller: Osram stand darauf. Er schrieb an die Firma und teilte seine Beobachtung mit. Kurze Zeit später erhielt er schon Antwort: Sie seien am Erwerb der Glühbirne für ihr Firmenarchiv sehr interessiert und würden einen Mitarbeiter vorbeischicken. Dieser erschien auch bald darauf und bot dem Besitzer eine horrende Summe an. Das machte ihn erst recht stutzig, und da er so viel Geld gar nicht nötig hatte, lehnte er das Angebot ab und begann auf eigene Faust zu recherchieren. Was er herausfand war erstaunlich: Dem Werk war etwa 60 Jahre zuvor das Patent für eine immerwährende Glühbirne angeboten worden, sie hatten es gekauft und eine Testserie hergestellt. Die Untersuchung der Serie ergab, dass diese Birnen tatsächlich unbegrenzt haltbar waren. Daraufhin zog die Firma die Serie aus dem Verkehr und hielt das Patent unter Verschluss um sich nicht selbst das Wasser abzugraben. Durch einen Zufall war diese Glühlampe in eine Lieferung mit normalen Glühlampen hineingeraten.

Zahnlos

An der ostfriesischen Nordseeküste lebt ein Mann, der keine größere Freude kennt, als zum Fischen auf die See hinauszufahren. Am liebsten tut er es in Gesellschaft, hat aber oft Schwierigkeiten, geeignete Angelpartner zu finden. An einem etwas windigen Tag packt ihn mal wieder die Lust, aufs Meer hinauszufahren, und er lädt einen Freund ein, ihn zu begleiten. Der will zunächst nicht, weil das Wetter ungünstig ist, aber am Ende stimmt er doch zu. Als sie auf offener See angekommen sind und ihre Angeln auszuwerfen beginnen, wird der Freund infolge der hohen Wellen bald seekrank und muss sich übergeben. Er beugt sich über die Bootskante und unglücklicherweise geht dabei sein künstliches Gebiss mit über Bord. Der Bootsbesitzer, der ebenfalls Gebissträger ist, befestigt seine dritten Zähne unbemerkt an der Angelschnur. Dann zieht er ein, zeigt seinem Freund im Ulk seinen „Fang", und fragt ihn, ob es vielleicht seine seien. Der schaut sie an, sagt, es seien nicht seine und wirft sie über Bord.

Beides Rolf Wilhelm Brednich
Spinne in der Yuccapalme/
Die Maus im Jumbojet

Deutsche haben Angst vor dem Fliegen

Allensbach – Für etwa ein Sechstel aller Bundesbürger ist der Menschheitstraum vom Fliegen ein Albtraum. 16 Prozent verspüren Flugangst, weitere 22 Prozent beschleicht beim Besteigen eines Flugzeugs ein deutliches Unbehagen. Das geht aus einer Untersuchung hervor, die das Institut für Demoskopie in Allensbach veröffentlichte. Danach leiden Frauen mit 20 Prozent weit mehr unter Flugangst als Männer mit zwölf Prozent. (dpa)
Kölner Stadtanzeiger – Nr. 171-40

Text von Loriot

Das Ei

Das Ehepaar sitzt am Frühstückstisch. Der Ehemann hat sein Ei geöffnet und beginnt nach einer längeren Denkpause das Gespräch.

Er: Berta!
Sie: Ja …
Er: Das Ei ist hart!
Sie: (schweigt)
Er: Das Ei ist hart!
Sie: Ich habe es gehört …
Er: Wie lange hat das Ei denn gekocht?
Sie: Zu viel Eier sind gar nicht gesund …
Er: Ich meine wie lange dieses Ei gekocht hat…
Sie: Du willst es doch immer viereinhalb Minuten haben …
Er: Das weiß ich …
Sie: Was fragst Du denn dann?
Er: Weil dieses Ei nicht viereinhalb Minuten gekocht haben kann!
Sie: Ich koche es aber jeden Morgen viereinhalb Minuten!
Er: Wieso ist es dann mal zu hart und mal zu weich?
Sie: Ich weiß es nicht … ich bin kein Huhn!
Er: Und woher weißt Du, wann das Ei gut ist?
Sie: Ich nehme es nach viereinhalb Minuten heraus, mein Gott!
Er: Nach der Uhr oder wie?
Sie: Nach Gefühl … eine Hausfrau hat das im Gefühl …
Er: Im Gefühl? … Was hast Du im Gefühl?
Sie: Ich habe es im Gefühl, wann das Ei weich ist…
Er: Aber es ist hart … vielleicht stimmt da mit Deinem Gefühl was nicht …
Sie: Mit meinem Gefühl stimmt was nicht? Ich stehe den ganzen Tag in der Küche, mache die Wäsche, bringe Deine Sachen in Ordnung, mache die Wohnung gemütlich, ärgere mich mit den Kindern rum, und Du sagst, mit meinem Gefühl stimmt was nicht!
Er: Jaja … jaja … jaja… wenn ein Ei nach Gefühl kocht, dann kocht es eben nur zufällig genau viereinhalb Minuten!
Sie: Es kann dir doch ganz egal sein, ob das Ei zufällig viereinhalb Minuten kocht … Hauptsache es kocht viereinhalb Minuten!
Er: Ich hätte nur gerne ein weiches Ei und nicht ein zufällig weiches Ei! Es ist mir egal wie lange es kocht!
Sie: Aha! Das ist Dir egal … es ist Dir egal, ob ich viereinhalb Minuten in der Küche schufte!
Er: Nein-nein …
Sie: Aber es ist nicht egal… das Ei muss nämlich viereinhalb Minuten kochen …
Er: Das habe ich doch gesagt …
Sie : Aber eben hast Du doch gesagt, es ist Dir egal!
Er: Ich hätte nur gern ein weiches Ei …
Sie: Gott, was sind Männer primitiv!
Er: (düster vor sich hin) Ich bringe sie um … morgen bringe ich sie um …

Loriot

9.7 Text für das Verlaufsprotokoll

Therapeutenexemplar
(Zeichen nach 20 Silben)

Der Hase und der Fuchs

Ein Hase und ein Fuchs reisten miteinander. Es war ☐ Winter und alles kahl und leer. „Das ist ein hungriges Wetter", sprach der Fuchs zum ☐ Hasen, „mir schnurren alle Gedärme zusammen." – „Jawohl", antwortete der ☐ Hase, „ ich möchte meinen eigenen Löffel fressen, wenn ich damit ins Maul ☐ gelangen könnte."

So hungrig trabten sie miteinander fort. Da sahen sie ☐ von weitem ein Bauernmädchen kommen. Das trug einen Handkorb, und aus dem Korb ☐ kam dem Fuchs und dem Hasen ein angenehmer Geruch entgegen, der Geruch ☐ von frischen Brötchen.

„Weißt du was?" sprach der Fuchs, „leg dich der Länge nach hin und stell ☐ dich tot! Das Mädchen wird ihren Korb hinstellen und dich aufheben wollen, um ☐ dein Fell zu bekommen. Inzwischen erwische ich den Brötchenkorb."

Der Hase ☐ tat nach des Fuchses Rat, und der Fuchs duckte sich hinter einem Schneehaufen. Das ☐ Mädchen sah den Hasen, der alle viere von sich streckte, und stellte den Korb ☐ hin. Der Fuchs schoss aus seinem Versteck, schnappte den Korb und lief damit querfeldein; ☐ gleich war der Hase lebendig und folgte seinem Begleiter. Der machte kei ☐ ne Miene, die Brötchen zu teilen. Er ließ merken, dass er sie allein fressen ☐ wollte. Das nahm ihm der Hase sehr übel.

Als sie nun in die Nähe eines ☐ kleinen Teiches kamen, sprach der Hase zum Fuchs: „Wie wäre es, wenn wir uns ei ☐ ne Mahlzeit Fische verschafften? Wir haben dann Fische und Weißbrot wie die gro ☐ ßen Herren! Häng deinen Schwanz ins Wasser, so werden die Fische, die jetzt auch nicht ☐ viel zu beißen haben, sich daran hängen. Eile aber, ehe der Teich zu ☐ friert!"

Das leuchtete dem Fuchs ein, er hängte seinen Schwanz ins Wasser, und nach ei ☐ ner Weile war der Schwanz des Fuchses angefroren. Da nahm der Hase den Korb, ☐ fraß die Brötchen vor den Augen des Fuchses eines nach dem anderen auf und ☐ sagte: „Warte nur, bis es auftaut!" und lief davon.

Der Fuchs bellte ihm nach wie ☐ ein böser Hund an der Kette.

Brüder Grimm

Patientenexemplar

Der Hase und der Fuchs

Ein Hase und ein Fuchs reisten miteinander. Es war Winter und alles kahl und leer. „Das ist ein hungriges Wetter", sprach der Fuchs zum Hasen, „mir schnurren alle Gedärme zusammen." – „Jawohl", antwortete der Hase, „ ich möchte meinen eigenen Löffel fressen, wenn ich damit ins Maul gelangen könnte."

So hungrig trabten sie miteinander fort. Da sahen sie von weitem ein Bauernmädchen kommen. Das trug einen Handkorb, und aus dem Korb kam dem Fuchs und dem Hasen ein angenehmer Geruch entgegen, der Geruch von frischen Brötchen.

„Weißt du was?" sprach der Fuchs, „leg dich der Länge nach hin und stell dich tot! Das Mädchen wird ihren Korb hinstellen und dich aufheben wollen, um dein Fell zu bekommen. Inzwischen erwische ich den Brötchenkorb."

Der Hase tat nach des Fuchses Rat, und der Fuchs duckte sich hinter einem Schneehaufen. Das Mädchen sah den Hasen, der alle viere von sich streckte, und stellte den Korb hin. Der Fuchs schoss aus seinem Versteck, schnappte den Korb und lief damit querfeldein; gleich war der Hase lebendig und folgte seinem Begleiter. Der machte keine Miene, die Brötchen zu teilen. Er ließ merken, dass er sie allein fressen wollte. Das nahm ihm der Hase sehr übel.

Als sie nun in die Nähe eines kleinen Teiches kamen, sprach der Hase zum Fuchs: „Wie wäre es, wenn wir uns eine Mahlzeit Fische verschafften? Wir haben dann Fische und Weißbrot wie die großen Herren! Häng deinen Schwanz ins Wasser, so werden die Fische, die jetzt auch nicht viel zu beißen haben, sich daran hängen. Eile aber, ehe der Teich zufriert!"

Das leuchtete dem Fuchs ein, er hängte seinen Schwanz ins Wasser, und nach einer Weile war der Schwanz des Fuchses angefroren. Da nahm der Hase den Korb, fraß die Brötchen vor den Augen des Fuchses eines nach dem anderen auf und sagte: „Warte nur, bis es auftaut!" und lief davon.

Der Fuchs bellte ihm nach wie ein böser Hund an der Kette.

Brüder Grimm

9.8 Mundmotorik

Allgemeine mundmotorische Übungen für die Lippen und den Kiefer

Lippen:
- Lippen spitzen („Schnute" machen oder Lippenform, als wolle man pfeifen)
- Lippen breit ziehen (bei geschlossenen Lippen)
- Lippen spitzen und breit ziehen im Wechsel
- Lippen spitzen und breit ziehen mit geöffneten Lippen
- Mundwinkel nach rechts und dann nach links ziehen (einseitiges Lachen ohne Grimassieren)
- beide Mundwinkel gleichzeitig mit geschlossenen Lippen nach oben, außen heben
- beide Mundwinkel gleichzeitig mit geschlossenen Lippen nach unten, außen ziehen
- Unterlippe über Oberlippe schieben
- Oberlippe über Unterlippe schieben
- Oberlippe heben und dabei die Zahnreihen geschlossen halten
- Unterlippe nach unten ziehen und dabei die Zahnreihen geschlossen halten
- Oberlippe heben und gleichzeitig Unterlippe nach unten ziehen und dabei dei Zahnreihen geschlossen halten
- Lippen fest aufeinander pressen
- Unterlippe mit den Zähnen festhalten und dann langsam abziehen
- Oberlippe mit den Zähnen festhalten und dann langsam abziehen
- Ober- und Unterlippe um die Zähne nach innen legen und fest aufeinander pressen (Sog kann entstehen), dann die Lippen „platzen" lassen
- so weit es geht die Wangen aufblasen und kurze Zeit halten
- Luftschaukeln im Mund (d. h. Luft in die eine Wangentasche drücken und dann in die andere schieben – immer hin und her)

Kiefer:
- Unterkiefer nach vorne schieben (Mund ist leicht geöffnet, die unteren Zähne stehen vor den oberen und berühren sich nicht)
- Unterkiefer nach rechts, in die Mitte und nach links schieben
- Mund locker öffnen, halten und wieder schließen, Zunge bleibt entspannt am Mundboden liegen

---

Hinweise für alle Mundmotorikübungen

- zur visuellen Kontrolle kann ein Spiegel eingesetzt werden
- Übungen nicht bis zur Schmerzgrenze durchführen; bei auftretenden Schmerzen Übungen sofort beenden
- Bewegungen stets langsam, zielgerichtet und koordiniert durchführen
- Pausen zwischendurch einplanen
- bei den Übungen, bei denen die Zunge nicht in Bewegung ist, bleibt die Zungenspitze stets am Ruhepunkt; dies ist der Bereich hinter den oberen Frontzähnen an dem die Zungenspitze auch bei der Artikulation von /t/ liegt (daher auch T-Punkt genannt)

Allgemeine mundmotorische Übungen für die Zunge

Zungenspitze:
- Zunge langsam rausstrecken und – evtl. auf ein Zeichen hin – wieder reinziehen
- Zunge weit herausstrecken und nach oben in Richtung Nase strecken
- Zunge langsam ganz breitflächig aus dem Mund herausstrecken und kurz halten, dann lagsam wieder hereinziehen
- mit der Zunge die Lippen ablecken; Richtung wechseln
- mit einem Gegenstand (z. B. Strohhalm, Spatel, Löffelstiel) an eine Stelle der Lippen tippen; Zungenspitze soll versuchen dahin zu kommen
- bei geschlossenen Lippen die Zähne an den Außenflächen „putzen"
- mit der Zungenspitze die Innenflächen der Zähne „putzen"
- den Gaumen mit der Zungenspitze „kitzeln"; von vorn nach hinten ausstreichen
- Mund weit öffnen und mit der Zungenspitze die Backenzähne berühren; erst oben, dann unten und auch diagonal versetzt
- mit der Zungenspitze zuerst die Oberlippe, dann die oberen Schneidezähne und dann den vorderen Gaumen antippen; in der Geschwindigkeit variieren
- mit der Zungenspitze die Zähne „zählen"

Zungenmittelteil:
- Schnalzen: Zunge kräftig an den Gaumen ansaugen und knallen lassen
- Zungenschaukel: Zunge ansaugen, dann das Zungenmittelteil vom Gaumen lösen (Zungenspitze bleibt dabei am Gaumen hinter den Zähnen, und darf nicht mit herunterfallen)
- Zunge ansaugen und den Kiefer dann auf und ab bewegen; Zunge bleibt am Gaumen angesaugt
- Zunge ansaugen und den Kiefer leicht nach links und nach rechts bewegen
- bei geschlossenen Zahnreihen Zunge ansaugen
- Zunge kräftig an den Gaumen ansaugen und bei geöffnetem Mund Zunge am Gaumen entlang vor- und zurückschieben
- Pleuelübung: Zungenspitze hinter die unteren Schneidezähne legen, dann Zungenmasse bei geöffneten Mund herauswölben/nach vorne stülpen, kurz halten und Spannung wieder lösen

Zungenhinterteil:
- Zungenrücken kräftig an den hinteren Gaumen drücken, als wolle man ein /k/ sprechen; einen Moment halten und anschließend Spannung wieder lösen
- Pleuelübung (s. o.)

Hinweise für die o. g. Mundmotorikübungen

- zur visuellen Kontrolle kann ein Spiegel eingesetzt werden
- Bewegungen stets langsam, zielgerichtet und koordiniert und mit Pausen durchführen
- beim Ansaugen sollte das Zungenbändchen lang gezogen werden und weiß sein, die Zungenränder können die Backenzähne ganz oder teilweise überlappen

9.9 Stimmhygiene

Stimmhygiene nach Tumoroperationen

Drei Tage postoperativ

- **absolute Stimmruhe** einhalten, d. h. nicht sprechen, nicht räuspern und auch nicht flüstern
- erste Wundheilung findet statt
- Narbenbildung wird durch Stimmschonung gering gehalten

(bei ausgeprägten Resektionen ist direktes Sprechen nach Rücksprache mit dem behandelnden Arzt oder dem Logopäden erlaubt)

Danach weitere drei Wochen bis zum Abschluss der Wundheilung

Stimmschonung einhalten, um die Gefahr von Komplikationen zu minimieren (gilt für alle Teilresektionspatienten), d. h.

- in normaler Lautstärke sprechen (wenn es anstrengend wird, eine Pause einlegen)
- nicht gegen Störlärm ansprechen, rufen oder schreien
- nicht räuspern
- nicht flüstern
- nicht rauchen
- rauchige Räume meiden
- scharfe Speisen und scharfe Lutschbonbons vermeiden (keinen hochprozentigen Alkohol, kein Eukalyptus, Menthol oder Pfefferminz, ebenso kein Chili)
- Bonbons wie Emser Pastillen® ohne Menthol, Isla Moos® oder Salbei Bonbons zur Pflege der Schleimhäute lutschen
- Inhalieren mit Salzlösung zur Pflege des Wundgebiets
- nicht singen
- situationsadäquaten Einsatz von nonverbalen Kommunikationsmitteln nutzen, um die Stimme zu entlasten

Anhang

Glossar

Abduktion: Bewegung eines Gliedes vom Körper oder der Mittellinie weg
Adduktion: das Heranziehen/die Bewegung einer Gliedmaße zum Körper oder der Mittellinie hin
Adhäsion: das Anhaften, die Verklebung (durch Fibrin), die Verwachsung oder flächenhafte Bindegewebsbildung
adjuvant: unterstützend
Aerodigestivtrakt: Luft- und Speiseweg
Akzeleration: Beschleunigung
Anastomose: mikrochirurgische Verbindung zweier anatomischer Strukturen
Anteflexion: nach vorne geöffneter Winkel
anterograd: vorwärts
artifiziell: künstlich entstanden
atraumatisch: nicht traumatisch/verletzend, hier: besondere Modifikation des Absaugschlauches (zwei kleine Öffnungen an dem Schlauchende verringern das Risiko für das Ansaugen/Anheften an der Trachealschleimhaut)
atretisch: nicht durchgängig, durch Atresie bedingt
Atrophie: Gewebsschwund infolge Mangelernährung der Gewebe bei mangelndem Substratangebot bzw. mangelhafter Zufuhr und/oder Substratverwertungsstörung
Augmentation: Unterfütterung der Stimmlippen z. B. mit Collagen, Silikon, körpereigenem Fett oder Knorpel
autolog: aus dem Körper entstanden, nicht von außen eingebracht
axonal: Nervenfaser betreffend
benigne: gutartig
bilateral: zwei-, doppelseitig
Body Mass Index: Normalgewicht: BMI 18–25, Übergewicht: BMI 25–30, Adipositas: BMI 30–40; Berechnung: Körpergewicht (kg) dividiert durch das Quadrat der Körpergröße (m^2), Einheit: kg/m^2
Carbonisationszone: Gewebsnekrose durch Verbrennung bei der Laseranwendung
Clavikula: das Schlüsselbein
Coping: Krankheitsbewältigung
Cuff: blockbarer Ballon an einer Trachealkanüle
Dehydration: mangelnde Flüssigkeitsversorgung

dilatativ: erweiternd
Diuretika: Arzneimittel, die eine erhöhte Wasserausscheidung mit dem Harn (Diurese) herbeiführen
diuretisch: die Diurese betreffend
dorsal: rückwärtig
drainieren: entwässern, Ableiten von Flüssigkeiten
Dysgeusie: reduzierter Geschmacksinn
Dyskinesie: motorische Fehlfunktion
Dyspnoe: Luftnot, besonders unter körperlicher Belastung entstehend
Dystonie: Störung des Spannungszustandes der Muskulatur
Elektrokaustik: elektrische Blutstillung
endolaryngeal: den Larynx von innen her betrachtet
enteral: die Eingeweide betreffend
Epithel: Deckgewebe
Erythroplasie: Carcinoma in situ des Übergangsepithels und der Schleimhaut
exophytisch: nach außen (über die Oberfläche hinaus wachsend)
exponiert: herausgehoben und dadurch Gefährdungen o. Angriffen in erhöhtem Maß ausgesetzt
Extension: Ausdehnung, Streckung (als Leistung der Extensoren)
Exzision: das Herausschneiden (chir.)
Fibrin: der Blutfaserstoff
Fibrinolyse: Auflösung eines Fibringerinnsels im Organismus durch proteolytische Enzyme
Fibrose: krankhafte Bindegewebsvermehrung in Organen
Flexion: Beugung; die aktive oder passive Bewegung einer Gliedmaße, eines Gliedmaßenteils oder der Wirbelsäule aus der Streck- bzw. Mittelstellung
Fraktionierung: Auftrennung in Einzelportionen (Fraktionen)
Gastrointestinaltrakt: Magen/Dünndarm betreffend
Gastroskopie: Magenspiegelung mit einem flexiblen Endoskop
Hämatom: Bluterguss
Hyperämie: vermehrte Blutfülle eines Körperbezirks durch vermehrten Blutzufluss
hyperämisiert: vermehrt durchblutet

Hyperplasie: Vergrößerung eines Gewebes durch Zellwachstum
Hypertrophie: vgl. Hyperplasie
Hyposmie: herabgesetzter Geruchssinn
Hypoxie: Sauerstoffmangel
ICD: Internationale Klassifikation der Krankheiten (international classification of diseases)
Induration: Verhärtung des Bindegewebes nach Bindegewebsproliferation; bei chronischen eiweißreichen Flüssigkeitsansammlungen im Körper kommt es zu einer örtlichen Vermehrung des Bindegewebes durch Fibroblasten, das führt zu einer Fibrose und im späteren Stadium zu einer Verhärtung
infrahyoidal: unterhalb des Zungenbeins befindlich
inkurabel: unheilbar
in sano: im Gesunden entfernt
Intercostalraum: Raum zwischen zwei angrenzenden Rippen
Interferon: Substanz mit u. a. antiviraler Wirkung z. B. zur Anwendung bei Papilloma-Viren
intermittierend: zeitweilig aussetzend
interstitiell: zwischen den Zellen befindlich
intradeglutitiv: während des Schluckens
Inzidenz: Häufigkeit einer Erkrankung im Vergleich zur Gesamtbevölkerung einer definierten Region
juvenil: im jugendlichen Alter verstärkt auftretend
Kapillaren: die kleinsten Blut- und Lymphgefäße
kaudal: fußwärts
Kehlkopflumen: Weite/Hohlraum des Kehlkopfes
Keratose: in der histologischen Aufarbeitung sichtbare Zellveränderungen
Kernatypie: regelwidrige Abweichung von Form, Größe und Chromatingehalt des Zellkerns
Koagulation: Gerinnung
konisch: kegelförmig
konsekutiv: aufeinanderfolgend
Konstriktionen: Zusammenziehung
Kontaktulzera: Kontaktgeschwürbildung
kurativ: auf Heilung ausgerichtet
Larynxextirpation: komplette operative Entfernung des Kehlkopfes
lateral: seitlich (von der Mitte abgewandt)
Leaking: Hinabgleiten von Nahrung aus dem Mundraum vor Auslösung des Schluckreflexes
Lymphkollektoren: „Lymphsammelstellen"
maligne: bösartig
Malignom: bösartige Geschwulst
manifest: erkennbar werdend
Medialisation: Medianverlagerung der Stimmlippe durch eine Operation von außen
Mediastinum: „Mittelfell"; mittleres Gebiet des Bauchraums/Raum zwischen beiden Lungenflügeln
Metastasierung: Bildung von Metastasen (Absiedelung)
Mikrozirkulation: die Blutbewegung in der Endstrombahn
Morbidität: Erkrankungsneigung
Mortalität: Sterblichkeit
Mukositis: Schleimhautentzündung
Nekrose: lokaler Gewebstod in einem lebenden Organismus als schwerste Folge einer örtlichen Stoffwechselstörung
Neopharynx: nach der totalen Laryngektomie neu entstandener Hypopharynxtrichter

non in sano: nicht im Gesunden entfernt
obsolet: ungebräuchlich, veraltet
Obstruktion: Verlegung/Verengung
okkult: verborgen
palliativ: lindernd
Palpation: Tastuntersuchung der Körperoberfläche zur Beurteilung von Konsistenz, Elastizität, Beweglichkeit, Schmerzempfindlichkeit etc.
Parästhesie: Missempfindungen, z. B. im Rachen-Hals-Bereich, wie z. B. Kratzen, Kribbeln, Brennen, etc.
parenteral: unter Umgehung des Verdauungstraktes
Pattern: dreidimensionale Bewegungsmuster (PNF)
Penetration: hier: Eindringen von Nahrungspartikeln in den Larynx
PE-Segment: (engl.) pharyngo esophageal segment; Übergang vom Pharynx zum Ösophagus
Petiolus: Stiel
Pexie: Suffix mit der Bedeutung: etwas befestigen
Phonochirurgie: chirurgische Maßnahme, die i.S. der phoniatrischen Grundsätze erfolgt
phylogenetisch: die Phylogenese/Stammesentwicklung betreffend
präventiv: vorsorglich
Propulsion: Vorwärtsbewegung
pulmonal: die Lunge betreffend
pulmotoxisch: schädlich/giftig für die Lunge
Reflextriggerung: hier: Auslösen des Schluckreflexes
Regurgitation: Rückfluss von Flüssigkeiten (hier: in den Nasopharynx)
Residualtumor: verbleibender Tumor
Responder: Respons/Reaktion auf bestimmte Reize/Bemühungen
Retention: hier: Überreste von Nahrung nach dem Schlucken
Rotation: Drehung; die von bestimmten Muskeln bewirkte Drehung von Gliedmaßen um ihre Längsachse, als Innen- bzw. Außenrotation
Sekretolyse: Auflösung von Absonderungsprodukten
Sternum: das Brustbein
Stridor: inspiratorisches, pfeifendes Atemgeräusch
thorako-fugal: vom Körper weg
thorako-petal: zum Körper hin
Traktion: Zug; bewusst vom Therapeuten ausgeführte Verlängerung einer Extremität oder des Rumpfes
Transit-time: Transportzeit
Triggerung: Auslösung
Tumorentität: das Vorhandensein eines Tumors
Vagotonie: dauerhafte Verschiebung des vegetativen Gleichgewichts i. S. einer erhöhten Erregbarkeit oder eines Überwiegens des parasympathischen Systems
Vallecula: lat. kleines Tal; hier anatomische Struktur zwischen Zungengrund und Epiglottis
Vigilanz: „Wachsamkeit", die durchschnittliche Wachheit des Bewusstseins
Vigilanzstörung: Bewusstseinseintrübung, -beeinträchtigung
Viskosität: Zähflüssigkeit
Xerostomie: Trockenheit der Mundschleimhaut
Zellmitose: Zellteilungsrate
zervikal: den Hals betreffend

Internetseiten, Kontakt- und Beratungsstellen

Selbsthilfegruppen

www.kehlkopflosenbundesverband.de
Bundesverband der Kehlkopflosen e.V.,
Annaberg Str. 231, 09120 Chemnitz
(hier sind auch die Anschriften der Landesverbände zu erfragen)

www.halsatmer.at
Selbsthilfe Verband Österreich

www.kehlkopflos.at
Verein der Kehlkopflosen Österreich

www.kehlkopfoperiert.ch
Union Schweizerischer Kehlkopflosen-Vereinigung

www.preisglocke.de/selbsthilfegruppen.html
großes Verzeichnis von Selbsthilfegruppen Deutschland

www.LaryCare.com
Informationen für Laryngektomierte (englisch)

www.laryngectomees.inuk.com/
Informationen für Laryngektomierte, Großbritannien (englisch)

www.larynxlink.com/Main/clubmap.html
Informationen für Laryngektomierte, USA (englisch)

www.newvoice.org/
Informationen für Laryngektomierte, USA, Florida (englisch)

Therapeutenverbände

www.dbl-ev.de
Deutscher Bundesverband für Logopädie e.V.
Augustinusstr. 11a, 50226 Frechen

www.dbs-ev.de
Deutscher Bundesverband der Sprachheilpädagogen
Goethestr. 16, 47441 Moers

www.dgs-ev.de
Deutsche Gesellschaft für Sprachheilpädagogik e.V.

www.logopaedie-wnb.at
Verband der diplomierten Logopädinnen für Wien, Niederösterreich und das Burgenland,
Sperrgasse 8–10, 1150 Wien

www.salogopaedie.ch
SAL – Schweizerische Arbeitsgemeinschaft für Logopädie
Deutsch-Schweizer-Logopädinnen- und Logopädenverband
Zähringerstrasse 19; 6003 Luzern

Psychosoziale Beratung

www.dapo-ev.de
Deutsche Arbeitsgemeinschaft für psychosoziale Onkologie e.V.

www.psychotherapiesuche.de
Psychotherapie-Informationdienst
Psychosoziale Krebsberatungsstelle in der Deutschen Krebsgesellschaft
Paul-Ehrlich-Straße 41, 60596 Frankfurt,
Tel. 069 / 630 09 60

Psychosoziale Beratungsstelle für Krebskranke und Angehörige
Selbsthilfe Krebs e.V., Albert-Achilles-Straße 65,
10709 Berlin, Tel. 030 / 891 40 49

„Krebs-Krisen-Telefon" eine Angehörigenberatung
unter 030 / 89 09 41 19
Der Verein beantwortet keine schriftlichen Anfragen.

Psychosoziale Nachsorgeeinrichtung für Krebskranke
an der Chirurgischen Uniklinik Heidelberg
Im Neuenheimer Feld 155, 69120 Heidelberg,
Tel. 06221/562727

Dysphagie

www.dysphagiezentrum.de
Informationen, Beratung über Behandlung von Schluckstörungen des Kölner Dysphagiezentrums
Fortbildungen und Seminare zum Thema

www.dysphagia.com
Informationen über Schluckstörungen (englisch)

www.dysphagia-diet.com
Informationen über Schluckstörungen (englisch)

www.dysphagiaonline.com
Patienteninformationen der Firma Novartis

Informationen zum Thema Krebs

www.krebsinformation.de
www.dkfz.de
Deutsches Krebsforschungszentrum Heidelberg

www.deutschekrebshilfe.de
Deutsche Krebshilfe e.V.

www.krebshilfe.de
Ratgeber der Deutschen Krebshilfe

www.internetkompass-krebs.de
Informationsquelle für Krebspatienten und Angehörige

www.krebs-kompass.de
Informationen und Links zum Thema Krebs

www.m-ww.de
Medizin-World Wide, medizinische Zusammenfassung über Kehlkopfkrebs

www.tumor-online.de/larynx.html
Informationen über Behandlung von Kehlkopfkrebs

www.inkanet.de
www.inkanet.de/krebs/kehl/index.htm
Informationsnetz für Krebspatienten/innen und ihre Angehörigen

www.swisscancer.ch
Schweizerische Krebsliga

www.oncolink.upenn.edu
Umfangreiche Seite mit Infos zu verschiedenen Krebsarten (englisch)

www.headneckcancer.net
Harvard Head and Neck Onkology Program (englisch)

www.nci.nih.gov/cancerinfo/types
National Cancer Institute: sehr ausführliche Seite über alle Arten von Krebs (englisch)

Medizintechnikvertriebe

www.fahl.de
Andreas Fahl Medizintechnikvertrieb GmbH; Hilfsmittel und mehr

www.heimomed.de
Heimomed Medizintechnik GmbH & Co. KG

www.servox.de
Servox Medizintechnikvertrieb

www.atosmedical.com
Firma Atosmedical stellt das PROVOX®-Shunt-Ventil her

www.tracoe.com
Firma Tracoe stellt unter anderem Kanülen her

www.neue-stimme.de
bess medizintechnik GmbH

Sonstiges

www.irl-institut.de
IRL-Institut für Rehabilitation Laryngektomierter GmbH

www.katharinenhospital.de
Information über Laryngoplastik nach Hagen

www.rki.de
Robert-Koch-Institut, Nordufer 20, 13353 Berlin, Informationen über Krebsregister und aktuelle Daten zu Inzidenz und Mortalität von Krebspatienten

www.focus.de/D/DG/DGS/DGS02/dgs02.htm
Datenbank zum Thema „Hilfen bei Krebs"

www.hno.org
Deutsche Gesellschaft für Hals-Nasen-Ohrenheilkunde, Kopf- Hals-Chirurgie

www.orl.ch
Schweizerische Gesellschaft für Oto-Rhino-Laryngologie, Hals- und Gesichtschirurgie

www.schulz-kirchner.de/logopaedie/redaktion.htm
Zeitschrift: „Forum Logopädie" im Netz

www.palliativ-celle.de
Förderverein Palliativmedizin

www.hospiz.net
Informationen über Hospize in Deutschland

www.lymphe.de
Informationen über das Lymphgefäßsystem und die Behandlung von Ödemen

www.logopaedie.de
Ausgangsadresse für verschiedenste logopädische Themen

Literatur

Achenbach W, Hinterberger R, Illiger HJ: Palliativmedizin in der Onkologie, Onkologe (2001); 7: 663–670, Springer-Verlag 2001

Alexander G: Eutonie – Ein Weg der körperlichen Selbsterfahrung. 8. Auflage Kösel Verlag München (1992)

Ambrosch P, Rödel R, Kron M, Steiner W: Die transorale Lasermikrochirurgie des Larynxkarzinoms. Onkologe 7:505-512, (2001)

Ambrosch, Hohenleuchter, Lippert, Paschen, Westhofen, Wöllmer, Werner: Perspektiven der Laseranwendungen in der Hals- Nasen- und Ohrenheilkunde. (Rundtischgespräch), Laryngo-Rhino-Otol 80: 642–643 (2001)

Ang KK: Altered fractionation trials in head and neck cancer. Semin Radiat Oncol 8 (4), 230–236 (1998)

Arbeitsgemeinschaft Bevölkerungsbezogener Krebsregister in Deutschland: Krebs in Deutschland. 3. erweiterte, aktualisierte Ausgabe, Saarbrücken ISBN 3-88718-153-0 (2002)

Arndt M: Leben, Leid, Sterben, Trauer Lambertus-Verlag Freiburg (1990)

Aulbert E, Klaschik E, Pichlmaier H (Hrsg.): Palliativmedizin – ein ganzheitliches Konzept. Band 1, Bücherreihe der DGP, 1998

Azizzadeh B, et al.: Radial forearm free flap pharyngoesophageal reconstruction. Laryngoscope 111: 807 (2001)

Bartolome G, Bucholz DW, Hannig C, Neumann S, Prosiegel M, Schröter-Morasch H, Wuttge-Hannig A: Diagnostik und Therapie neurologisch bedingter Schluckstörungen. 1. Auflage Gustav Fischer Verlag Stuttgart, Jena, New York (1993)

Bartolome G, Bucholz DW, Feussner H, Hannig C, Neumann S, Prosiegel M, Schröter-Morasch H, Wuttge-Hannig A: Schluckstörungen – Diagnostik und Rehabilitation. 2. Auflage Urban & Fischer Verlag München, Jena (1999)

Bender E: Funktionale Stimmrehabilitation. Logos interdisziplinär Jg. 6 Ausg. 4, 272–281 (1998)

Benninger E: Lymphödeme im Kopf-Hals-Bereich nach radikaler Halschirurgie, Dissertation, Medizinische Fakultät der Ruhr-Universität Bochum (2000)

Böckler R, Klajman S, Wein B, Kröger B: Die endoskopische Untersuchung der Pseudoglottis bei Laryngektomierten. Sprache-Stimme-Gehör 12: 121–123 (1988)

Böhme G: Sprach-, Sprech-, Stimm- und Schluckstörungen. Band 1 Klinik, 4. Auflage, Urban & Fischer Verlag München (2003)

Böhme G: Sprach-, Sprech-, Stimm- und Schluckstörungen, Band 2 Therapie, 3. Auflage, Urban & Fischer Verlag München (2001)

Boenninghaus HG: Hals-Nasen-Ohrenheilkunde für Medizinstudenten, 9. überarbeitete Auflage, Springer Verlag Heidelberg (1993)

Bootz F, Weber A, Oeken J, Keiner S: Rekonstruktion des Hypopharynx nach Pharyngolaryngektomie mit u-förmigen Unterarmtransplantaten. Laryngol-Rhinol-Otol; 81:17–21 (2002)

Brednich Rolf Wilhelm: Die Spinne in der Yuccapalme, Sagenhafte Geschichten von heute. Beck'sche Reihe 403 Verlag C.H. Beck, München (1990/1991)

Bringezu G, Schreiner O: Die Therapieform Manuelle Lymphdrainage. 2. aktualisierte Auflage, Verlag Otto Haase, Lübeck (1988)

Brügge W, Mohs K: Therapie funktioneller Stimmstörungen. Ernst Reinhardt Verlag München, Basel (1996)

Buck M, Beckers D, Adler S: PNF in der Praxis. 3. korrigierte Auflage, Springer Verlag, Berlin (1996)

Budach V: Strahlentherapie und Chemotherapie. In: Kompendium internistische Onkologie Teil1, Springer Verlag, 2. Auflage, 338–343 Heidelberg (1996)

Burgstaller-Gabriel H: Die körpereigene stimmliche Rehabilitation von Kehlkopflosen. aus: Kattenbeck G, Springer L. Laryngektomie – Krebsangst, Therapie, Selbsthilfe 2. Auflage, tuduv Verlag München (1989)

Chevalier D et al.: Cricohyoidoepiglottopexy for glottic carcinoma with fixation or impaired motion of the true vocal cord: 5-year oncologic results with 112 patients. Ann Otol Rhinol Laryngol 106: 364–369 (1997)

Coblenzer H, Muhar F: Atem und Stimme. Anleitung zum guten Sprechen. Österreichischer Bundesverlag Wien (1976)

Coblenzer H: Erfolgreich Sprechen, Österreichischer Bundesverlag Wien (1987)

Conrady KO: Das große deutsche Gedichtbuch, Athenäum Verlag (1978)

Damm M, Sittel C, Streppel M, Eckel HE: Transoral CO_2 laser for surgical management of glottic carcinoma in situ. Laryngoscope. Jul; 110(7): 1215–21. (2000)

Davids H, Iburg A: Richtig Essen nach Kehlkopfoperationen. Trias Verlag Stuttgart (2002)

De Maddalena H, Zalaman M: Zur Lebensqualität von Laryngektomierten. Forum Logopädie 6; 16–21 (2002)

De Maddalena H: Lebensqualität, Krankheitsbewältigung und psychologische Aspekte bei der Betreuung von Patienten mit malignen Tumoren im Kopf-Halsbereich. Krankenpflege-Journal Nr. 7–8/Verlag: „Die Schwestern-Revue" GmbH Würzburg (1988)

De Maddalena H, Pfrang H: Subjektive Vorstellungen von Laryngektomierten über die Ursachen ihrer Tumorerkrankung. HNO 41: 198–205 (1993)

Denk DM, Swoboda H, Schima W, Eibenberger K: Prognostic factors for swallowing rehabilitation following head and neck cancer surgery. Acta Otolaryngol. Sep; 117(5):769–74 (1997)

Diaz EM Jr, Laccourreye L, Veivers D, Garcia D, Brasnu D, Laccourreye O: Laryngeal stenosis after supracricoid partial laryngectomy. Ann Otol Rhinol Laryngol. Nov;109(11): 1077–81 (2000)

Dietz A: Prognostische Faktoren bei primärer Radiochemotherapie von fortgeschrittenen Kopf-Hals-Tumoren unter besonderer Berücksichtigung der Tumor Zellzykluskomponenten und -Oxygenierung. Laryngo-Rhino-Otol; 81: 63–64 (2002)

Dietz A, Rudat V, Conradt C, Vanselow B, Wollensack P, Staar S, Eckel HE, Volling P, Schröder M, Wannenmacher M, Müller RP, Weidauer H: Prognostischer Stellenwert des Hämoglobinwertes vor primärer Radiochemotherapie von Kopf-Hals-Karzinomen. HNO 48 (9), 655–664 (2000)

Dietz A, Rudat V, Nollert J, Eckel HE, Volling P, Schröder M, Staar S, Conradt C, Dollner R, Wannenmacher M, Müller RP, Weidauer H: Organerhalt beim fortgeschrittenen Larynx- bzw. Hypopharynxkarzinom durch primäre Radiochemotherapie – Ergebnisse einer multizentrischen Phase-II-Studie. HNO 50, 146–154 (2001)

Dietz A, Iro H, Flentje M, Werner JA: Larynxorganerhalt durch multimodale Therapiestrategien. Forum Deutsche Krebsgesellschaft, 41–43 (2003)

Dietz A, Hoppe F, Pfreundner L, Rudat V: Organerhalt bei fortgeschrittenen Larynx- beziehungsweise Hypopharynxkarzinomen. Forum Hals-Nasen-Ohrenheilkunde (5) (2003)

Dische S, Saunders M, Barrett A, Harvey A, Gibson D, Parmar M: A randomised multicentre trial of CHART versus conventional radiotherapy in head and neck cancer. Radiother Oncol 44 (2), 123–136 (1997)

Dobrowsky W: Diagnostik und Behandlung von Kopf-Hals-Tumoren, Facultas Wien (1998)

Dost P: Die Arteria ulnaris kann alternativ zur Arteria radialis in den freien Unterarmlappen einbezogen werden. Laryngo-Rhino-Otol; 80: 152–155 (2001)

Eckel HE, Thumfart W, Jungehülsing M, Sittel C, Stennert E: Transoral laser surgery for early glottic carcinoma. Eur Arch Otorhinolaryngol.; 257(4): 221–6 (2000)

Eckel HE, Schneider C, Jungehülsing M, Damm M, Schröder U, Vössing M: Potential role of transoral laser surgery for larynx carcinoma. Laser Surg Med 23 (2), 78–86 (1998)

Eckel HE, Staar S, Volling P, Sittel C, Damm M, Jungehülsing M: Surgical treatment for hypopharynx carcinoma: feasibility, mortality, and results. Otolaryngol Head Neck Surg. May; 124(5): 561–9 (2001)

Eckel HE, Thumfart W: Laser surgery for the treatment of larynx carcinoma. Indications, techniques and preliminary results. Ann Otol Rhinol Laryngol 101: S. 113–118 (1992)

Eichhorn K et al.: Reizstromtherapie bei schlaffen Lähmungen. Biomed. Technik 28: 48–58 (1983)

Erbguth F: Lokale Injektionsbehandlung fokaler Hyperkinesen mit Botulinum-Toxin A. Dt. Ärzteblatt Heft 41, 92. Jahrgang (1995)

Erhardt, H: Das große Heinz Erhardt Buch. Lappan Verlag GmbH Oldenburg (1997)

Fabian RL et al.: Pectoralis major myocutaneous flap reconstruction of the laryngopharynx and cervical esophagus. Laryngoscope; 98: 1227 (1988)

Fernau-Horn H: Prinzip der Weitung und Federung in der Stimmtherapie. HNO 5, 365 (1955/56)

Fietkau R, Sauer R: Möglichkeiten und Grenzen der Radiotherapie des Larynxkarzinoms. Strahlenther. Onkol. 168: 1–16 (1992)

Földi M: Lexikon der Lymphologie. Germa-Press, Hamburg (1990)

Friedrich G, de Jong FI, Mahieu HF, Benninger MS, Isshiki N: Laryngeal framework surgery: a proposal for classification and nomenclature by the Phonosurgery; Committee of the European Laryngological Society. Eur Arch Otorhinolaryngol. Oct; 258(8): 389–96 (2001)

Fröschels E: Chewing method as the therapy. Archives of Otolaryngology 56: 427–434 (1952)

Fu KK, Pajak TF, Trotti A, Jones CU, Spencer SA, Phillips TL, et al.: A Radiation Therapy Oncology Group (RTOG) phase III randomized study to compare hyperfraktionation and two variants of accelerated fractionation to standard fractionation radiotherapy for head and neck squamous cell carcinomas: first report of RTGO 9003. Int J Radiat Oncol Biol Phys 48: (1), 7–19 (2000)

Ganzer U, Bier H, Bachert C: Kritische Anmerkungen zur Chemotherapie bösartiger Kopf- und Halsgeschwülste. Laryngo-Rhinol-Otol 66: 200–204 (1987)

Gaut A: Lingual nerve injury during Suspension Microlaryngoskopy. Arch Otolaryngol Head Neck Surg.; 126: 669–671 (2000)

Gross M: Sekundäre ambulante Stimmprothesen-Implantation mit Argon Laser in Lokalanästhesie. Laryngo-Rhino-Otol 73: 496–499 (1994)

Grossenbacher N, Fisch U: Zur funktionellen operativen Rehabilitation nach Laryngektomie. Z. Laryngol. Rhinol. 57: 966–971 (1978)

Grundmann T: Myokutane Insellappen oder mirkovaskuläre Transplantate-Indikation und Grenzgebiete. Laryngo-Rhino-Otol; 80: 635–636 (2001)

Gutzmann H: Stimme und Sprache ohne Kehlkopf. Z. Laryng. Rhinol. 1: 221–242 (1908)

Gutzmann H: Über die Rehabilitation der Laryngektomierten. Folia phoniatrica 14: 51–54 (1962)

Gutzmann H: Sprache ohne Kehlkopf. Lehr- und Übungsbuch, 3. Aufl., Hannover (1967)

Haapaniemi JJ, Laurikainen EA, Pulkkinen J, Marttila RJ: Botulinum toxin in the treatment of cricopharyngeal dysphagia. Dysphagia. Summer; 16(3): 171–5 (2001)

Hagen R: Funktionelle Langzeitergebnisse nach Hemipharyngo-Hemilaryngektomie und mikrovaskulärer Rekonstruktion mit dem Unterarmlappen. Laryngo-Rhino-Otol 81: 233–242 (2002)

Hagen R: Stimmrehabilitation nach Laryngektomie: Mikrovaskuläre Larynxersatzplastik (Laryngoplastik) statt Stimmprothese. Laryngo-Rhino-Otol. 69: 213–216 (1990a)

Hagen R: Stimmrehabilitation nach Laryngektomie in der Bundesrepublik Deutschland. HNO 38: 417–420 (1990b)

Hall FT, O'Brien CJ, Clifford AR, McNeil EB, Bron L, Jackson MA: Clinical outcome following total laryngectomy for cancer. ANZ J Surg. May; 73(5): 300–5 (2003)

Halling F, Pfab R: Vergleichende radiologische Untersuchung zur Ösophagusersatzsprache laryngektomierter Patienten. HNO 39: 142–146 (1991)

Hammer S: Stimmtherapie mit Erwachsenen, Springer Verlag Heidelberg (2003)

Hanewinkel A, Steck S: begleitendes Skript zum Kurs: Funktionale Stimmtherapie und Funktionale postoperative Stimmrehabilitation (Göttinger Konzept) Phoniatrie und Pädaudiologie der Georg-August-Universität Göttingen (2001)

Hasenbring M: Zur Verarbeitung und Bewältigung einer Krebserkrankung: Theorie, empirische Ergebnisse und praktische Schlussfolgerungen. Verhaltenstherapie und Psychosoziale Praxis 19: 383–399 (1987)

Herbst W: Neurogene Dysphagien und ihre Therapie bei Patienten mit Trachealkanüle. Schulz-Kirchner Verlag Idstein (2000)

Herrmann IF: Speech restoration via voice prothesis. Springer, Berlin, Heidelberg New York (1986)

Hilgers FJM, Balm AJM, Gregor RT: HNO Stimmrehabilitation nach Laryngektomie mit der Provox-Stimmprothese. Chirurgische und technische Aspekte. Teil I 43: 197–201/Teil II 43: 261–267 (1995)

Hilgers FJM: Broschüre Probleme und Komplikationen bei der Sprachrehabilitation mittels Stimmprothese, Firma BESS Medizintechnik Berlin (1996)

Hilliges-Brandt B: begleitendes Skript zum Kurs: Funktionale Stimmtherapie und Funktionale postoperative Stimmrehabilitation (Göttinger Konzept) Phoniatrie und Pädaudiologie der Georg-August-Universität Göttingen (2001)

Hofbauer K, Praxis der chorischen Stimmbildung. Schott Verlag (1978)

Hohmann C: Untersuchungen zur Stimmrehabilitation von Kehlkopflosen. Med. Dissertation; Aachen (1988)

Horiot JC, Bontemps P, Van den BW, Le Fur R, van WD, Bolla M et al.: Accelerated fractionation (AF) compared to conventional fractionation (CF) improves locoregional control in the radiotherapy of advanced head and neck cancers: results of the EORTC 22851 randomized trial. Radiother Oncol 44 (2), 111–121 (1997)

Hotzenköcherle S: Funktionelle Dysphagie-Therapie Ein Übungsprogramm. Edition Steiner Schulz-Kirchner Verlag Idstein (2003)

Hutzschenreuter P, Einfeldt H, Besser S: Lymphologie für die Praxis. Hippokrates Verlag Stuttgart (1991)

Iro H, Waldfahrer F: Ansätze zur organerhaltenden Therapie von Karzinomen des Larynx und Hypopharynx HNO 2, 109–113, (2002)

Iro H, Hosemann W: Minimally invasive therapy in otorhinolaryngology. Eur Arch Otorhinolaryngol. 205: 1–10 (1993)

Issing WJ, Taleban B, Tauber S: Diagnose und Management von Plattenepithelkarzinomen mit unbekanntem Primärtumor im Kopf-Halsbereich. Forum HNO (5) (2003)

Jahnke V: Bösartige Tumoren des Larynx aus: Oto-Rhino-Laryngologie in Klinik und Praxis S. 388–419 (1992)

Jaworowska E. Horizontal laryngectomy in treatment of laryngeal cancer-oncologic and function results. Ann Acad Med Stetin. 44: 175–95 (1998)

Judith A et al.: Dietry Adjustments and Nutritional Therapy During Treatment for Oral-Pharyngeal Dysphagia. Dysphagia 4: 209–212 (1990)

Kahle W, Leonhardt H, Platzer W: Taschenatlas der Anatomie, Band 1: Bewegungsapparat, 6. überarbeitete Auflage, Thieme Verlag, Stuttgart (1991)

Kittel G: Voice and respiration before and after partial laryngeal resections in: Wigand ME, Steiner W, Stell PM: Funktional partial laryngektomy: conservation surgery for carcinoma of the larynx. New York. 174–176 (1984)

Klaschik E, Nauk F, Radbruch L, Sabatowski R: Palliativmedizin – Definition und Grundzüge. Internist; 41: 606–611 (2000)

Klaschik, E, Husebö S: Palliativmedizin. Anästhesist; 46: 177–185, Springer-Verlag (1997)

Kleinsasser, O: Tumoren des Larynx und des Hypopharynx Georg-Thieme Verlag Stuttgart (1987)

Klussmann JP, Knoedgen R, Wittekindt C, Damm M, Eckel HE: Complications of suspension laryngoscopy. Ann Otol Rhinol Laryngol. Nov; 111 (11): 972–6 (2002)

Knöbber DF: Der tracheotomierte Patient. Springer-Verlag Berlin, Heidelberg, New York (1991)

Köhler W, Schröer C. Niers N: Broschüre „Blaue Reihe": Schluckstörungen. Pfrimmer Nutricia GmbH

Kolster B, Ebelt-Paprotny G: Leitfaden Physiotherapie-Behandlung und Rehabilitation. 2. neu bearbeitete Auflage, Gustav-Fischer Verlag, München (1999)

Kreuzer S, Schima W, Schober E, Strasser G, Denk DM, Swoboda H: Postoperative complications after larynx resection: assessment with video-cinematography. Radiologe. Feb; 38(2): 109–16 (1998)

Kreuzer SH, Schima W, Schober E, Pokieser P, Kofler G, Lechner G, Denk DM: Complications after laryngeal surgery: videofluoroscopic evaluation of 120 patients Clin Radiol. Oct; 55 (10): 775–81 (2000)

Kruse E: Funktionale Stimmrehabilitation – Therapeutischkonzeptionelle Konsequenz der laryngealen Doppelventilfunktion. Sprache-Stimme-Gehör 4, 127–178 (1991)

Kruse E: Funktionale Stimmtherapie/Funktionale Stimmrehabilitation. In: Böhme, G. Sprach-, Sprech-, Stimm- und Schluckstörungen (2) 116–130, Gustav Fischer, Stuttgart Jena Lübeck Ulm (1998)

Kruse E: Der Reizstrom als integraler Bestandteil der logopädischen Stimmtherapie. Sprache – Stimme – Gehör 13: 64–70 (1989)

Kruse E: begleitendes Skript zum Kurs: Funktionale Stimmtherapie und Funktionale postoperative Stimmrehabilitation (Göttinger Konzept) Phoniatrie und Pädaudiologie der Georg-August-Universität Göttingen (2001)

Kübler-Ross E: Über den Tod und das Leben danach. Verlag Silberschnur Güllesheim (1969)

Kübler-Ross E: Interviews mit Sterbenden. 16. Auflage, Gütersloher Verlagshaus Mohn, Gütersloh (1992)

Kürvers A. Sprachtherapie bei Laryngektomie. Verlag Peter Lang, Frankfurt am Main (1997)

Laccourreye O, Veivers D, Hans S et al.: Chemotherapy alone with curative intent in patients with invasives squamous cell carcinoma of the pharyngolarynx classified as T1-T4N0M0 complete clinical responsders. Cancer 92: 1504–1511 (2001)

Lemberger, H: Die Sprache wiederfinden. Weltbild 5: 48–49 (1995)

Linke R, Bockmühl U, Haake K: Operative Therapie neuromuskulärer Schluckinsuffizienzen unter besonderer Berücksichtigung der krikopharyngealen Myotomie und der Glottopexie. Laryng-Rhino-Otol. 80: 714–718 (2001)

Lipp B, Schlaegel W: Das Tracheostoma in der neurologischen Frührehabilitation. Forum Logopädie Heft 2 (1997)

Loriot, Szenen einer Ehe. Diogenes Verlag AG, Zürich (1986)

Maier W, Beck C, Hinkelbein W, Richter B: Auswirkungen der Therapie von Larynx- und Hypopharynxkarzinomen auf die Funktion der Tuba Eustachii. Laryng-Rhino-Otol. 73: 164–168 (1994)

Markou KD, Vlachtsis KC, Nikolaou AC, Petridis DG, Kouloulas AI, Daniilidis IC: Incidence and predisposing factors of pharyngocutaneous fistula formation after total laryngectomy. Is there a relationship with tumor recurrence? Eur Arch Otorhinolaryngol. Jul 10 (2003)

Marshall Strome et al.: Larynxtransplantation N Engl. Med. J., Vol. 344, No. 22 (2001)

Martin F et al.: Elektrodiagnostische und Histometrische Untersuchungen über den Einfluss von Reizstrom auf die Atrophie der denervierten Kehlkopfmuskulatur im Tierexperiment. Laryngo-Rhino-Otologie 62, 590–596 (1983)

Meyer HJ et al.: Die freie Dünndarmtransplantation zur plastischen Rekonstruktion von Mundhöhle, Pharynx und zervikalem Ösophagus. Laryngol-Rhinol-Otol; 67: 1 (1988)

Middendorf I: Der erfahrbare Atem, 7. Auflage, Junfermann Verlag, Paderborn (1991)

Motsch C, Kahl S, Nebelung K: Grundlagen der enteralen Ernährung, Sondentechnik, PEG. Laryngo-Rhino-Otologie 80: 449–457(2001)

Morris SE: Development of oral-motor skills in the neurological impaired child receiving non-oral feedings. Dysphagia 3: 135–154 (1989)

Müller M, Klaschik E: Möglichkeiten und Ziele psychosozialer Betreuung und Trauerbegleitung, Schmerz. 15: 333–338, Springer-Verlag (2001)

Naudo P, Laccourreye O, Weinstein G, Hans S, Laccourreye H, Brasnu D: Functional outcome and prognosis factors after supracricoid partial laryngectomy with cricohyoidopexy. Ann Otol Rhinol Laryngol. Apr; 106(4): 291–6 (1997)

Nauk F, Radbruch L: Palliativmedizin in NRW. Rheinisches Ärzteblatt 2/2002; 11–14 (2002)

Negus VR: The Comparative Anatomy and Physiology of the Larynx New York, London; Hafner (1949)

Neumann A, Schultz-Coulon HJ: Management von Komplikationen nach prothetischer Stimmrehabilitaion. HNO 48: 516 (2000)

Neumann A, Schulz-Coulon HJ: Die frühe Pharyngostomaanlage bei der Therapie postoperativer Pharynxfisteln. Laryngo-Rhino-Otol; 80: 269–274 (2001)

Overgaard J, Hjelm-Hansen M, Vendelbo Johansen L, Andersen AP: Comparison of conventional and split course radiotherapie as treatment in carcinoma of the larynx. Acta Oncol. 27, 147–152 (1988)

Parise Jr. et al.: Primary placement of a voice prothesis on transposed colon after total pharyngolaryngoesophagektomie. Head Neck Surg; 21: 363 (1999)

Piquet JJ et al.: Laser et exérèse glottique. Ann Otolaryngol Chir Cervicofac110: 227–229 (1993)

Plinkert PK, Bootz F: Gestielte und mikrovaskulär reanastomisierte Transplantate zur Rekonstruktion im Kopf- Halsbereich. HNO; 41: 206 (1993)

Plinkert PK et al.: Differentialindikation von freien und gestielten Transplantaten in der Wiederherstellungs-Chirurgie des Kopf-Hals-Bereichs. Laryngo-Rhino-Otol; 41: 380–384 (1993)

Pototschnig C, Thumfart W. in: Botulinum-Toxin-Therapie im Kopf-Halsbereich. Hrsg. Laskawi R, Roggenkämper P. Urban & Vogel München (1999)

Pressman JJ: Sphinkters of the Larynx. A.M.A. Archives of Otolaryngology 59, 221–236 (1954)

Rang NG, Höppner S: CranioSacralOsteopathie 2. überarbeitete Auflage, Hippokrates Verlag, Stuttgart (1998)

Remacle M, Eckel HE: Current Opinion in Otolaryngology & Head and Neck Surgery Suggested classification of endoscopic laryngeal oncological surgery 8: 122–129 (2000)

Remacle M et al.: Endoscopic cordectomy. aproposal for a classification by the working committee, european laryngological society Eur Arch Otorhinolaryngol 257: 227–231 (2000)

Remacle M, Lawson G: Carcinoma of the larynx. Surgery: general aspects. Acta Otorhinolaryngol Belg.; 46(2): 175–86 (1992)

Remmert S: Komplexe Rekonstruktionen mit freien Transplantaten im Kopf- Halsbereich. Laryngo-Rhino-Otol; 80: 632–634 (2001)

Reusch F, Der kleine Hey, die Kunst des Sprechens. Schott Verlag, revidierte Neuauflage, (1971)

Richard JM, Sancho-Garnier H, Pessey JJ et al.: Randomized trial of induction chemotherapy in larynx carcinoma. Oral Oncol. 34: 224–228 (1998)

Roberts RE et al.: Replacement of the cervical oesophagus and hypopharynx by revascularized free jejunal autograft. New Engl J Med; 264: 342 (1961)

Rohmert W: Grundzüge des funktionalen Stimmtrainings. Dokumentation Arbeitswissenschaft Bd. 12 4. Aufl. Dr. O. Schmidt KG Köln (1987)

Rompe G, Cotta H, Heipertz W, Hüter-Becker A, Göhring H: Krankengymnastik Band 8: Innere Medizin, 2. neubearbeitete und erweiterte Auflage, Thieme Verlag, Stuttgart (1990)

Rompe G, Cotta H, Heipertz W, Hüter-Becker A, Thom H: Krankengymnastik Band 2: Psychologie, Gruppenbehandlung, Berufslehre, Massage, 2. neubearbeitete und erweiterte Auflage, Thieme Verlag, Stuttgart (1990)

Rompe G, Cotta H, Heipertz W, Hüter-Becker A: Krankengymnastik Band 9: Neurologie, 2. überarbeitete Auflage, Thieme Verlag, Stuttgart (1990)

Roth SL, Bertram G, Stützer H, Sack H: Strahlentherapie des frühen supraglottischen Karzinoms – Ergebnisse der Kölner Universitätskliniken 1974–1985. In: Steiner W, Reck R, Dühmke E: Funktionserhaltende Therapie des frühen Larynxkarzinoms. Symposium Göttingen November 1989, Thieme Verlag Stuttgart-New York, 39–47 (1990)

Rudert H: Erfahrungen mit dem CO_2-Laser unter besonderer Berücksichtigung der Therapie von Stimmbandkarzinomen. Laryngo-Rhino-Otologie. 62: 493–498 (1983)

Rudert H: Laser-Chirurgie in der HNO-Heilkunde. Laryngo-Rhino-Otologie 67: 261–268 (1988)

Samonigg H, Kasparek AK, Andritsch E: Ganzheitliche Tumorpatientenbetreuung in der letzten Lebensphase, Urologe (B); 41: 243–247, Springer-Verlag (2001)

Schädel A, Schuster M, Kummer P, Eysholdt U, Rosanowski F: Gesundheitsbezogene Lebensqualität und Krankheitsbewältigung Laryngektomierter mit Stimmventilprothesen. Forum Logopädie 6: 22–27 (2002)

Schalch F: Schluckstörungen und Gesichtslähmungen 4. Auflage Gustav Fischer Verlag Stuttgart, Jena, New York S. 129–135 (1994)

Schlorhaufer B, Müller B: Elektroakustische Untersuchungen an laryngealen Stimmen. Mschr. Ohrenheilk. 107 395–410 (1973)

Schlossauer B, Möckel G: Auswertung der Röntgentonfilmaufnahmen von Speiseröhrensprechern. Folia phoniatrica 10: 154–166(1958)

Schmitz E, Glunz M: Shuntventil – Ein Weg zur Stimme. Sprache-Stimme-Gehör 21, 23–25 (1997)

Schmoll HJ et al.: Kompendium internistische Onkologie. Teil 1 Springer (1996)

Schmoll HJ et al.: Kompendium internistische Onkologie Teil 2 Springer (1996) S. 461–479

Schneider I, Thumfart WF, Pototschnig C, Eckel HE: Treatment of dysfunction of the cricopharyngeal muscle with botulinum A toxin: introduction of a new, noninvasive method. Ann Otol Rhinol Laryngol. Jan; 103 (1): 31–5. (1994)

Schober E et al.: Röntgen-Videokinematographie des Schluckaktes. aus: Oropharyngeale Dysphagien Biegenzahn W, Denk DM; Thieme-Verlag Stuttgart. 42–56 (1999)

Schön D, Bertz J, Görsch B, Haberland J, Ziegler H, Stegmaier C, Eisinger B, Stabenow R: Entwicklung der Überlebensraten von Krebspatienten in Deutschland. Schwerpunktbericht, Robert Koch Institut (1999)

Schröder U, Eckel HE, Jungehülsing M, Thumfart W: Indikationen, Technik und Ergebnisse der Kehlkopfteilresektion nach Sedlacek-Kambic-Tucker. HNO 45: 915–922 (1997)

Schröder U, Jungehülsing M, Klussmann JP, Eckel HE: Cricohyoidopexie (CHP) und Cricohyoidoepiglottopexie (CHEP): Indikationen, Komplikationen, funktionelle und onkologische Ergebnisse. HNO. Jan; 51(1): 38–45 (2003)

Schultz-Coulon HJ: Das Jejunumtransplantat – Ein therapeutischer Fortschritt? HNO; 39: 203–207 (1991)

Schultz-Coulon HJ: Ärztliche Nachbetreuung von Laryngektomierten mit Stimmprothese HNO 41: 597–608 (1993)

Schultz-Coulon HJ: Die Stimmprothese, Stimme-Sprache-Gehör 21; 13–19 (1997)

Schulz M, Davids H: Vorbeugung und Behandlung von Schleimhautschäden und Mundtrockenheit nach Bestrahlung und/oder Chemotherapie im Kopf-Hals-Bereich. Broschüre des IRL-Institut für Rehabilitation Laryngektomierter GmbH, Köln (2003)

Schuster M, Lohscheller J: Untersuchung der Ersatzstimmbildung Laryngektomierter mittels endoskopischer Hochgeschwindigkeitstechnik. Forum Logopädie 1; 11–15 (2003)

Seemann M: Phoniatrische Bemerkungen zur Laryngektomie. Archiv für klinische Chirurgie 140: 285–298 (1926)

Seifert E, Schadel A, Haberkorn U, Strauss LG: Die Beurteilung der Effektivität einer Chemotherapie bei Patienten mit Kopf-Hals-Tumoren mittels Positronenemissionstomographie (PET). HNO 40: 90–93 (1992)

Siegert R, Witte J, Jurk V, Kunisch M, Katzbach R, Remmert S: Rekonstruktion nach ausgedehnten Larynx- und Hypopharynxteilresektionen. HNO; 50: 829–835 (2002)

Simonton C, Matthews-Simonton S, Creighton J: Wieder gesund werden – Eine Anleitung zur Aktivierung der Selbstheilungskräfte für Krebspatienten und ihre Angehörigen. Rowohlt Verlag Reinbeck bei Hamburg 2. Auflage (1988)

Singer M, Blom E: An endoscopic technique for restoration of voice after laryngectomy. Ann. Otol. 89: 529–533 (1980)

Sittel et al.: Stimmstatus nach Laser-Kehlkopfteilresektion. Laryngo-Rhino-Otol. 77: 219–225 (1997)

Sittel C, Friedrich G, Zorowka P, Eckel HE: Surgical voice rehabilitation after laser surgery for glottic carcinoma. Ann Otol Rhinol Laryngol. Jun;111(6): 493–9 (2002)

Sittel C, Eckel HE, Eschenburg C: Phonatory results after laser surgery for glottic carcinoma. Otolaryngol Head Neck Surg. Oct; 119(4): 418–24 (1998)

Sittel C, Mlynczak U, Prinzen C: Stimmleistungsfähigkeit nach Laserchirurgie maligner Kehlkopferkrankungen. Forum Logopädie 6: 25–30 (1998)

Smith JK, Rise EN, Gralnek DE: Speech recovery in laryngectomized patients. Laryngoscope 76: 1540–1546 (1966)

Snidecor JC: Sprachrehabilitation bei Kehlkopflosen. Stuttgart: Hippokrates (1981)

Sobol SM, Levine L, Wood B, Tucker HM: Epiglottic laryngoplasty for complicated laryngeal stenosis. Ann Otol Rhinol Laryngol. Jul-Aug; 90(4 Pt 1): 409–11 (1981)

Sopka J, Wey W, Faust H: Zur Klinik der Ösophagusersatzstimme, HNO 25: 433–435 (1977)

Stegen A, Striezel M, Kramp B, Morche R, Groth P: Verlaufsbeobachtung der Stimmbandfunktion nach intensiver perkutaner Strahlenbelastung. In: Steiner W, Reck R, Dühmke E: Funktionserhaltende Therapie des frühen Laryngskarzinoms. Symposium Göttingen November 1989, Stuttgart, New York, 79–81 (1990)

Steiner W: Laserchirurgie im HNO-Bereich. Laserchirurgie zur Behandlung maligner Tumoren des oberen Aerodigestivtraktes. Arch. Oto. Rhino. Laryngol. Suppl. 1987/II: S. 8–18 (1987)

Steiner W: Endoskopische Laserchirurgie der oberen Luft- und Speisewege. Thieme Verlag Stuttgart (1997)

Steinhart et al.: Kehlkopferhaltende Chirurgie bei Karzinomen der Rachenhinterwand durch Rekonstruktion mit freien Lappen. HNO 46; 135–139 (1998)

Stoicheff ML, Ciampi A, Passi J, Frederickson JM: The irradiated larynx and voice: perseptual study. J. Speech Hear. Res. 26: 482–485 (1983)

Sunger MI, Blom ED: An endoscopic technique for restoration of voice after laryngectomy. Ann Otol Rhinol Laryngol 89: 529 (1980)

Swanson E et al.: The radial forearm flap: reconstructive applications and donor site defects in 35 consecutive patients. Plastic Reconstr Surg; 85: 258–266 (1990)

Szmeja Z, Szyfter W, Leszczynska M, Wierzbicka M, Golusinski W, Dabrowski P, Karlik M. Klinika Otolaryngologii AM w Poznaniu. Reconstructive surgery in larynx cancer. Otolaryngol Pol.; 54(3): 305–9 (2000)

Tachiiri H, Fujimi K, Mori S, Kotake T, Sato T: Röntgenologisches Studium des Mechanismus der Ösophagusstimme von laryngektomierten Patienten. Z. Laryng. Rhinol. 51: 462–479, 539–549 (1972)

Tausch AM: Gespräche gegen die Angst. Reinbeck: Rowohlt (1981)

Taylor SG, Murthy AK, Vannetzel JM, Colin P, Dray M, Caldarelli DD et al.: Randomized comparison of neoadjuvant cisplatin and fluorouracil infusion followed by radiation versus concomitant treatment in advanced head and neck cancer. J Clin Oncol 12 (2), 385–395 (1994)

Theissing J: HNO-Operationslehre 3. vollständig, überarbeitete Ausgabe Thieme Verlag, Stuttgart, 248–249; 222–227 (1996)

Thumfart W, Eckel HE: Endolaryngeale Laserchirurgie zur Behandlung von Kehlkopfkarzinomen. HNO 38: S. 174–178 (1990)

Vilaseca-Gonzalez I, Bernal-Sprekelsen M, Blanch-Alejandro JL, Moragas-Lluis M: Complications in transoral CO_2 laser surgery for carcinoma of the larynx and Hypopharynx.Head Neck. May; 25 (5): 382–8 (2003)

Volling P, Singelmann H, Ebeling O: Incidence of salivary fistulas in relation to timing of oral nutrition after laryngectomy. HNO. Apr; 49(4): 276–82 (2001)

Volling P, Staar S, Eckel HE, Müller RP: Results of accelerated radiotherapy and simultaneous carboplatin administration in inoperable head-neck cancers. Laryngo-Rhino-Otologie 73 (10), 511–517 (1994)

Vrticka, K: Lupenendoskopie, Stroboskopie, Fotographie und Bildbanddokumentation der Ersatzphonation bei Laryngektomierten, Aktuelle Probleme der Otorhinolaryngologie 12, Huber, Bern, 85–92 (1989)

Waschke N: Operation gibt stummen Mann seine Stimme zurück. ©wissenschaft.de, Konradin Medien GmbH (2001)

Wei FC, Carver N, Chen HC et al.: Free colon transfer for pharyngo-oesophageal reconstruction. Br J Plat Surg; 53: 12 (2000)

Werner JA, Schünke M, Lippert BM, Koelman-Schmidt H, Gottschlich S, Tillmann B: Das laryngeale Lymphsystem des Menschen. HNO 43: 525–531 (1995)

Willmanns W et al.: Carcinoma of unknown primary. in: Wilmanns W, Huhn D, Wilms K: Internistische Onkologie, Thieme Verlag, 693–697 (1994)

Wirth G: Stimmstörungen. Deutscher Ärzteverlag, Köln (1995)

Wolfgang J, Issing WJ et al.: Incidence of tracheo-oesophageal fistulas after primary voice rehabilitation with the Provox or the Eska-Herrmann voice prothesis. Eur Arch Otorhinolaryngol 258: 240–242 (2001)

World Cancer Research Fund/Dt. Institut für Ernährungsforschung Potsdam – Rehbrücke; Broschüre „Krebsprävention durch Ernährung" (1999)

Zenner HP, Pfrang H: Ein einfacher Sprachverständlichkeitstest zur Beurteilung der Stimmrehabilitation des Laryngektomierten. Laryngo-Rhino-Otol. 64, Stuttgart, Thieme Verlag (1985)

Sachwortverzeichnis

A

Abhebetechniken
– Narbenmobilisation 200
Abhusten 59
– Trachealsekret 79
Abklopfen 115
Ablegen
– des Armes 153
Absaugbereitschaft
– Schluckstörungen 62
Absaugen
– schnelles 59
– tracheales 59
Abspannen 129
– mit begleitender Bewegung 130
– mit Intention 129
Accessoriuskette
– Lymphknotengruppe 203
adenosquamöses Karzinom 5
Aggression
– Trauerverarbeitung 209
Akzente setzen
– Shunt-Ventil 178
Akzeptanz 148
– Ösophagusersatzstimme 193
Alexander-Technik
– Eutonie 153
Alkoholabhängigkeit 56
– Ösophagusersatzstimme 193
– Schluckstörungen 60
Alonso
– Kehlkopfteilresektion, supraglottische 14
– Teilresektion, horizontale 22
Anamnese
– logopädische **60**
Anamnesebogen 141
Anastomosestellen
– Stenosen 34
Anblasedruck
– laryngealer Verschluss 125
– Ösophagusersatzstimme 147, 181
– subglottischer 120
– Tracheostoma 175
Angst
– Trauerverarbeitung 209
Annahme
– Krebserkrankung 208
– Trauerverarbeitung 209
Anstrengung
– Ösophagusersatzstimme 197
Aquamat
– Tracheostoma 138
Arbeitsgemeinschaft Bevölkerungsbezogener Krebsregister 1
Arm ablegen 153
Arm schwingen 159

Arm-Pattern
– PNF 202
Arndt-Einteilung
– Trauerphasen 209
Artikulation 110
– differenzierte 147
– Laryngektomie 143
– Logopädie 146
– Ösophagusersatzstimme 197
– Stimmrehabilitation, funktionale 94
Artikulation **133**
Artikulationsstörungen 133
Artikulationstraining 163
– Differenzierungsübungen 164
– Lauttraining 163
– Wahrnehmung der Artikulationszonen 163
Artikulationszonen
– Wahrnehmung 163
aryepiglottische Falte 7
Aryknorpel
– Resektion 17
ärztliche Diagnose 143
ärztlicher Befund 143
Aspiration
– Dyspnoe 59
– intradeglutitive 53
– Laryngektomie 51
– postdeglutitive 53, 80
– prädeglutitive 53, 69
– Tracheostoma 30
Aspirationsmethode
– Ösophagusersatzstimme 182
Aspirationspneumonie 59
Asthma bronchiale
– Lymphdrainage, Kontraindikation 205
Asthma cardiale
– Lymphdrainage, Kontraindikation 205
Atem-Sprech-Rhythmus, optimaler
– Ösophagusersatzstimme 187
Atemergänzung
– reflektorische 129
Atemgeräusche
– Verminderung 167
Atemöffnung, künstlich gelegte
– Platzhalter 29
Atemrhythmus
– Luftaufnahme 182
– Ösophagusersatzstimme 183
Atemtherapie 167, 201
– Blasebalg 167
– Katzenbuckel und Aufrichtung 168
– nach den Sternen greifen 169
Atemübungen
– aktive 122
– Mondsichel 124

– Päckchensitz 123
– Pendel 122
– Sitzschaukel 122
Atemwahrnehmung **120**, 166
– Hand auflegen 166
– Reissäckchen spüren 121
– zur Verminderung von Atemgeräuschen 167
Atemwege 13
– Verlegung, Notfallmaßnahmen 82
Atemwurf nach Fernau-Horn 125, **126**
Atmen
– geführtes 120
Atmung 109, 110, **120**
– costo-abdominale 147
– Laryngektomie 143
– Stimmrehabilitation, funktionale 93, 94
– Tonus und Phonation, Verbindung 126
– Unterdrucktherapie 95
Atmungstraining siehe Atemtraining
Atrophie
– Strahlentherapie 45
audiometrische Diagnostik
– Laryngektomierte 194
auditive Mechanismen
– Schlucktraining 80
Aufrichtung
– des Beckens 151
– passive des Brustkorbs 150
Ausgangshaltungen
– Unterdrucktherapie 96
Ausgangspositionen
– Überdrucktherapie 103
Autogenes Training 153

B

bakterielle Erkrankungen
– Lymphdrainage 205
Bali®-Gerät 130
Becken aufrichten 151
Beckenkippe 151
Befund
– ärztlicher 143
Befunderhebung
– Logopädie 143
Beißrolle
– Kieferklemme 77
Benefiber® 57
Beratung 109, 110, **111**
Bernoullieeffekt 91
Bestrahlungszeit
– Phonationsschwierigkeiten 179
Bewegung
– Arten 97
– flexibilisierende 97
– fließende/rhythmische 97, 102

Sachwortverzeichnis

- Stimmrehabilitation, funktionale 94
- thoraxweitende 97
- ziehende 97

Bewegungs-Phonationsübungen (BPÜ) 96
- Ablauf 108
- Ausblick auf weitere Stunden 109
- Auswahl 108
- Einführungsübungen 108
- Einleitung der Bewegung 108
- flexibilisierende 99
- fließende/rhythmische 102
- komplette mit Phonation 109
- Spannungsaufbau 105
- thoraxweitende 97
- ziehende 100

Bewegungseinschränkungen
- Stimmstörungen 87

Bewegungstherapie
- entstauuende 204

Blasebalg
- Atemtherapie 167

Blickkontakt
- Ösophagusersatzstimme 197

Blom-Singer-Insufflationstest 37
Blom-Singer-Prothese 38, 39
Boluskontrolle, orale 67, 71
- verminderte 70

Bolustransport
- oraler 70

Botulinum-Toxin 37
Bougierung 37, 52
Bronchitis
- Lymphdrainage, Kontraindikation 205

Broylsche Sehne 6
Brust raus 157
Brustkorb
- Aufrichtung, passive 150

C

Carcinom of Unknown Primary 11
Carcinoma in situ 5
Carotinoide 57
Chemotherapie 43, **46**
- Indikationen 46
- Nebenwirkungen 46

Chordektomie 14, 16
- erweiterte 16, 17, 19, 85
- klassische **19**
- partielle **19**
- Stimmrehabilitation, funktionale 92
- subepitheliale 17, 20, 85
- mit Thyreotomie 19, 20
- totale 17, 18, 20, 85
- transmuskuläre 17, 85

Collotomie
- laterale 36

COPD (chronisch-obstruktive Lungenerkrankung)
- Ösophagusersatzstimme 193

Cranio-Sacrale-Therapie 203

Cricoarytaenoidgelenk 19
Cricomyotomie 36
Crico-Hyoido-(Epiglotto-)Pexie 24
Cuffdruck
- exspiratorische Phase 58
- Tracheostoma 58
- visuelle Kontrollmöglichkeit 59

Cuffdruck-Messgerät 58
CUP-Metastase 11
CUP-Syndrom 11

D

Dekortikation 14, 16
- Stimmrehabilitation, funktionale 92
- tiefe 19

Demenz
- Ösophagusersatzstimme 193

Depression
- Krebserkrankung 208
- Trauerverarbeitung 209

Desorganisation
- Trauerverarbeitung 209

dexter 3
Diagnose
- ärztliche 143
- logopädische **60**

Differenzierungsübungen
- Artikulationstraining 164

Divertikel
- Ösophagusersatzstimme 192

Doppelinjektionen
- Ösophagusersatzstimme 197

Doppelphonationsfunktion
- laryngeale 91

Doppelventilfunktion
- Kehlkopf 91

dorsal 3
Drehdehnlagerungen
- Sekretolyse/Thoraxmobilisation 201

Druck-Sog-Veränderungen
- In-/Exspiration 205

Druckaufbau
- statischer 105, 107

Duck-Bill-Ventil 38
Ductus
- intercostalis dexter/sinister 205
- thoracicus 205

Durchblutungsstörung
- Transplantate 35

Dysphagie 29
- Absaugen, tracheales 59
- Laryngektomie, totale 52
- postoperative 29

Dysphagietherapeuten
- rechtfertigender Notstand 81
- rechtliche Lage 81
- Rechtswidrigkeit der Körperverletzung 81

Dysphagietherapie
- funktionelle (FDT) 68
- Tracheostoma 57

Dysphonie 84
Dysplasien 5
Dyspnoe
- Aspiration 59

Dystonie
- fokale 37

E

Eigenschaften
- Nahrungsmittel 71

Eigenwahrnehmung 109, 110, **111**, 148
- Förderung 146

Einführungsübungen
- Bewegungs-Phonationsübungen (BPÜ) 108

Einhornübung nach Middendorf 116
Einschluckstörungen 36
Eisstimulation
- Sensibilitätsübungen 72

Emser Sole® 202
endolaryngeale Kehlkopfteilresektion 14
Endoskopie, transnasale
- Ösophagusersatzstimme 193

Entenschnabel-Prothese 38
Entspannungsgeschichten 153
Entstauungstherapie, physikalische, komplexe 204
- Lymphödem 204

Enttabuisierung 148
epidemiologisches Krebsregister Saarland 1
Epiglottis 6, 7
Epiglottiskarzinome
- zentrale 7

Epitheldysplasie 4
Epithelhyperplasie 5
Epithese
- Herstellung 206
- Shunt-Ventil 206
- Tracheostoma 206

Ernährung
- ausgewogene 56
- enterale 54
- intravenöse 54
- orale, optimale 56
- parenterale 54
- postoperative 61
- transnasale 55
- via Sonde 54

Ernährungssonde 54
- Arten 55
- Jejunostomie 55

Ersatzphonation
- supraglottische 84, 92

Ersatzphonationsebene
- Verschluss 84

Erythroplakie 4
ESKA-Herrmann Prothese 38, 39
Eutonie
- nach Alexander 153
- Wahrnehmungsübung 134

Eutonieübung 95
externa 3

F

Farnblatt
– Ganzkörperaufrichtung 150
faziokutane Lappen 35
Fernmetastasierung
– Larynxkarzinom 11
– Lymphdrainage, Kontraindikation 205
Fibrose
– Strahlentherapie 45, 46
Finger-Atem Koordination 176
– Tracheostomaverschluss 176
Fisteln
– ösophageale 55
– ösophagopharyngeale 55
– tracheo-ösophageale 51
Fleischverzehr 57
Fließeigenschaften
– Nahrung 70
Flüssigkeitssubstitution 56
fokale Dystonie 37
Fremdkörperaspiration
– Notfallmaßnahmen 82
– Schlag auf den Rücken 83
– Tracheostoma 82
Fremdkörpergefühl
– Schluckstörungen 61
Frontalschnitt 3

G

Gähnen 119
Ganzkörperaufrichtung 150
– Farnblatt 150
Gastroskopie 68
Gastrostomie
– perkutan endoskopisch kontrollierte (PEG) 55
Gefäßveränderungen
– Strahlentherapie 45, 46
Gemüseverzehr 57
Geruchssinn 137
Gesamtkörpertonus 149
– Stimmrehabilitation, funktionale 93
– Unterdrucktherapie 95
Geschicklichkeitsübungen 71
Geschmacksverlust
– Strahlentherapie 43
Gesichtsbereich
– Lymphödem 204
Gespräch 109, 110, **111**, 148
– präoperatives 136
– Stimmrehabilitation, funktionale 94, 95
Gesprächshilfen
– Laryngektomierte 148
Gestik
– Laryngektomie 143
Getränke
– Kehlkopfoperationen 56

Gewichtheben 128
Gewichtsverlust
– Schluckstörungen 61
Globusgefühl
– Stimmlippenkarzinom 6
Glottis 6
glottische Karzinome
– primäre 6
Glottiskarzinom 13
– Klassifikation 10
Göttinger Modell
– Stimmrehabilitation, funktionale 91
Grifftechniken nach Thomsen
– Narbenmobilisation 200
grippale Infekte
– Lymphdrainage, Kontraindikation 205
Groningen LR 39

H

Hals
– Lymphknoten 204
Halsbereich
– Lockerungsübungen, aktive 155
– Lymphödem 204
Halsmuskulatur
– verkrampfte 81
Hals-Nacken-Schulterbereich
– Hypertonus 148
Halteübungen 71
Haltung
– Modifikation 112, 149
– Stimmrehabilitation, funktionale 94
– Unterdrucktherapie 95
Haltungsmodifikationen, vorbereitende 112, 149
Hautpflege
– Strahlentherapie 45
Hautulzerationen
– Lymphdrainage 205
Heimlich-Manöver 83
Heiserkeit
– Kommisurenkarzinome, vordere 6
– Schluckstörungen 61
– Stimmlippenkarzinom 6
heiße Rolle 202
Hemilaryngektomie **21**
– klassische nach Billroth und Gluck 21
– Stimmlippenkarzinom 21
Herzinsuffizienz
– Lymphdrainage, Kontraindikation 205
Hirnnervenschädigung
– periphere 46
histologischer Befund 60
HNO-Tumorpatienten
– psychologische Betreuung, Aspekte 209
Hochatmung
– thorakale 202

Hochfrequenz-Kinematographie
– Pseudoglottis 194
Hochgeschwindigkeits-Videoaufnahme, endoskopische
– Ösophagusersatzstimme 193
Horizontalschnitt 3
Husten
– Schluckstörungen 61
Hyoidelevation 66
Hyperthyreose
– Lymphdrainage, Kontraindikation 205
Hypertonie
– Ösophagusersatzstimme 193
Hypertonus
– Hals-Nacken-Schulterbereich 148
Hypoglossusparese 69, 71, 74
– Ösophagusersatzstimme 192
Hypopharynxhinterwand 8
– Karzinom 8
Hypopharynxkarzinom 4, 78
– Chemotherapie 46
– Hinterwand 8
– Kehlkopfteilresektion, endolaryngeale 15
– Larynxteilresektion 26
– Lokalisation 7
– Lymphknotenmetastasierung 7
– Plattenepithelkarzinom 7
– Postkrikoidregion 8
– Primärtumorklassifikation 10
– Resektion 25
– Schlucktherapie 68
– Sinus piriformis 8
Hypopharynxläsionen 78
Hypopharynxteilresektion
– endoskopische 69
– rekonstruktive Verfahren 34
– Schluckstörungen 52, 54
– Speichelfisteln 35
– Zugang, transzervikaler 69

I

Identitätsverlust 148
Igelball-Massage mit Ausstreichen 114
Impuls
– rhythmisch-dynamischer 106
Indurationen
– Lymphödem 204
– Strahlentherapie 46
Indwelling-Prothese
– Eigenschaften 39
– Shunt-Ventil 38
inferior 3
Infiltrationstiefe
– Tumoren 13
Inhalationsmethode
– Ösophagusersatzstimme 182, 185
Injektionsmethode
– Ösophagusersatzstimme 182, 184
Innervationsstörungen
– Ösophagusersatzstimme 192

Sachwortverzeichnis

Insufflationstest, transnasaler 37
– Ösophagusersatzstimme 194
Interaryregion 6
interna 3
IPUP (intrapulmonale Perkussion) 202

J

Jejunostomie 55
– Ernährungssonde 55
– perkutane, endoskopisch kontrollierte (PEJ) 55
Jejunuminterponat 33, 34, 51
– Nekrosen 34
– Stenose 54
Jugulariskette
– Lymphknotengruppe 203

K

Kanüle
– geblockte 30, 33
– mit Sprechventil 33
Kanülenversorgung
– Schluckstörungen 61
Kanülenwechsel 82, 210
Karzinom
– adenosquamöses 5
– lymphoepitheliales 5
– verruköses 5
Karzinosarkom 5
Kastanienübung 115
Katzenbuckel und Aufrichtung
– Atemtherapie 168
kaudal 3
Kaumuskulatur
– Lockerung, aktive 118
Kehlkopf siehe Larynx
Kehlkopfkrebs siehe Larynxkarzinom
Kehlkopflumen
– Verengung 6
Kehlkopfoperationen
– Getränke 56
– Speisen 56
– Verdauungsprobleme 56
Kehlkopfrand
– freier 7
Kehlkopfrandkarzinom 7
Kehlkopfteilresektion 13
– endolaryngeale 14, 69
– – Hauptvorteile 14
– – Hypopharynxkarzinom 15
– – Komplikationen 15
– – Larynxkarzinom 15
– – postoperative Ergebnisse 18
– – Remacle-Klassifikation 17
– – transglottische 16
– – Typ I 16
– – Typ II 16
– – Typ III 16
– – Typ IV a 16
– – Typ IV b 16
– – Typ IV c 18
– – Typ IV d 18
– erweiterte 23
– frontoanteriore 20
– frontolaterale 20
– Hypopharynx 26
– nach Sedlacek-Kambic-Tucker 23
– Schluckstörungen 52
– Speichelfisteln 35
– Stimmbehandlungskonzept, funktionelles 109
– supracricoidale 13, 14
– supraglottische 52
– – horizontale 22
– – nach Alonso 14
– transorale 14
– transzervikale 13, 19
– – konventionelle, von außen 69
– – Schluckstörungen 54
– vertikale, nach Leroux-Robert 14
Keulenschwingen 132
Kiefer ausstreichen 119
Kieferbereich
– Lockerung, aktive 118
Kieferbewegung
– Wahrnehmung 161
Kiefergelenk
– vernarbtes, Mobilisation 76
Kieferklemme
– Kieferkontrollgriff 77
– Lockerungsübungen 76
– Mullkompresse 77
– Pleulübung 77
– Therapie 76
– Wärme 76
Kieferkontrollgriff
– Kieferklemme 77
Kloßgefühl
– Schluckstörungen 61
Koloninterponat 34
Kommissur, vordere
– Karzinome 6
Kommunikationsregeln
– Laryngektomierte 209
kompensatorische Therapieverfahren 70
Kompressionstherapie 204, 205
Kopf drücken 158
Kopf seitlich kippen 154
Kopf-Pattern
– PNF 202
Kopfhaltung
– Modifikation 77, 79
Korken sprechen 135
Körperbewegungen
– Unter-/Überdruck, thorakaler 91
Körperhaltung
– Beurteilung 143
– Modifikation 77
– physiologische 146
– Stimmrehabilitation, funktionale 93
– Überdrucktherapie 103
körperliche Beschwerden
– Stimmstörungen 87
Korpuskularstrahlen 42
Kraftübungen 73
kranial 3
Krankheitsbewältigung 148
– aktive 209
– Ösophagusersatzstimme 193
– passive 209
– Verhalten 208
Krankheitsverarbeitung
– Einteilung 208
– Phasen 207
Krebserkrankungen 1
– Verarbeitung 208
Krebsregister
– in Deutschland 1
Kübler-Ross-Einteilung
– Trauer-/Sterbephasen 208
Kunststoffkanüle 33
– gesiebte 33
– mit Fensterung 31
– ohne Fensterung 30
– mit Sprechventil 33
Kutschersitz 78
– mit Ausschütteln 118
– Kopf- und Körperhaltung, Modifikation 79

L

Lagebezeichnungen 3
Lagerung
– Lymphödem 205
Lappen
– faziokutane 35
– myofaziale 35
– myokutane 34
Lappendeckung
– partielle 69
– Speichelfisteln, pharyngokutane 35
laryngealer Verschluss
– Anblasedruck 125
Laryngektomie
– anatomische/physiologische Veränderungen 137
– Aspiration 51
– Komplikationen, postoperative 143
– Körperhaltung/Tonus 143
– mit partieller Pharyngektomie 26
– Retention 51
– Speichelfisteln 35
– subtotale 13, 24
– totale 13, 24, 69
– – Dysphagie 52
– – Logopädie 52
– – Schluckstörungen 51, 54
– – Stimmrehabilitation 37

– – Zeitpunkt 143
– – Zungenmotorik 52
– Tracheostoma 137
Laryngektomierte
– Anamneseerhebung 140
– Artikulation 143
– Atmung 143
– audiometrische Diagnostik 194
– Gesprächshilfen 148
– Gestik 143
– Kommunikationsregeln 209
– Lese- und Schreibvermögen 143
– logopädische Behunderhebung 140
– Mimik 143
– Mundmotorik 143
– shuntventilversorgte 31
– Stimmstörungen 136
– Verlaufsbogen 198
Laryngofissur 19
Laryngoskopie
– Ösophagusersatzstimme 193
Larynx 4
– Aufteilung, anatomische 6
– Ebenen 6
– Horizontalschnitt 4
– Plattenepithelkarzinom 6
Larynxelevation 54, 66, 69
– fehlende 51
Larynxkarzinom 2, 5
– Alter 2
– Differenzierung 5
– Doppelventilfunktion 91
– Einteilung 5
– Erkrankungshäufigkeit 2
– Fernmetastasierung 11
– glottisches 13
– – Strahlentherapie 43
– intraoperative Ansicht 5
– Kehlkopfteilresektion, endolaryngeale 15
– Kommissur, vordere 6
– Lymphknotenmetastasierung 11
– Primärtumorklassifikation 10
– Stimmlippen 6
– subglottisches 6
– supraglottisches 7
– transglottisches 7
– Überlebensrate 2
– Ventrikelkarzinom 7
Larynxtumoren 4
– Schlucktherapie 68
Laserchirurgie
– endolaryngeale 14
Lasso 160
lateral 3
Lautstärke
– Ösophagusersatzstimme 197
– – Verbesserung 190
Lauttraining 163
Leaking 54, 69

Leerschlucken 80
Leroux-Robert-Technik
– Kehlkopfteilresektion, vertikale 14
Lesevermögen
– Laryngektomie 143
Leugnung
– Krebserkrankung 208
Leukoplakie 4, 5
– Präkanzerose 4
Lippen flattern 133
Lippen-Tippen
– Sensibilitätsübungen 74
Lockerung
– der Kaumuskulatur und des Kieferbereichs 118
Lockerungsübungen, aktive
– Halsbereich 155
– Kieferklemme 76
Logopädie 136
– Anamneseerhebung 140
– Artikulation 146
– Befunderhebung 143
– Gespräch und Beratung 146
– Laryngektomie, totale 52
– Mundmotorik 146
– Stimmstörungen 84, 91
logopädische Anamnese 60
logopädische Behunderhebung
– Laryngektomie 140
logopädische Diagnostik 50, 136, 60
logopädische Schluckdiagnostik 63
Low-Pressure 38, 39
Luftabgabe
– Ösophagusersatzstimme 185
Luftaufnahme
– Atemrhythmus 182
– Ösophagusersatzstimme 181
Luftnot
– Schluckstörungen 61
Luftverschiebung
– retropharyngeale 137
Lungenerkrankung, chronisch-obstruktive (COPD)
– Shunt-Ventil 38
Lupenlaryngoskopie 5, 19, 67
– Leukoplakie 4
lymphatisches System 203
Lymphdrainage 200, **203**
– Hautulzerationen 205
– Indikationen 204
– Kontraindikationen 205
– manuelle 204
– Strahlentherapie 205
Lymphgefäßsystem 203
Lymphknoten 203
– Hals 204
Lymphknotenmetastasen
– Larynxkarzinom 11
– Strahlentherapie 42, 43
Lymphkollektoren 203, 204
Lymphödem 204
– Gesichtsbereich 204

– Halsbereich 204
– Indurationen 204
– Kompressionstherapie 205
– Lagerung 205
– Neck dissection 204
– Phonationsschwierigkeiten 179
– primäres 204
– sekundäres 204
– Symptome 204
– Vagotonisierung 205
lymphoepitheliale Karzinome 5

_____ M _____

M. cricopharyngeus
– Myotomie 22, 36, 51, 52
– Stenosen 36
Magenhochzug 33
Magensonde
– nasogastrale 54
– transnasale 54, 55
Malignom 5
Mangelernährung 56
Manschettendruck
– zu hoher 59
– zu niedriger 59
manuelle Therapie 202
Massagegeräte 201
medial 3
Mediastinitis 36
Medikamente
– Schluckstörungen 60
medizinische Behandlungen
– weiterführende 60
Mehretagentumor
– Stimmlippenkarzinom 6
Membrana cricothyroidea 6
Mendelsohn-Manöver 73, 79
Metastasierung
– Larynxkarzinom 11
– Stimmlippenkarzinom 6
Middendorf-Einhornübung 116
Mikrolaryngoskopie 13
– endolaryngeale 13
Milz 203
Mimik
– Laryngektomie 143
Modulation
– Ösophagusersatzstimme 197
– – Verbesserung 191
Morgagnische Ventrikel
– Karzinome 7
Motilitätsstörungen
– Schluckstörungen 61
Motorikübungen 71
Mucosolvan® 202
Mukositis
– Strahlentherapie 43, 44, 46, 179
Mund-zu-Mund-Beatmung
– Fremdkörperaspiration 83
Mund-zu-Nase-Beatmung
– Fremdkörperaspiration 83

Sachwortverzeichnis

Mundmotorik
- Laryngektomie 143
- Logopädie 146
- Training 161

Mundmotorikübungen 146, 161
- aktive 161
- Kaugummi kauen 162
- Wahrnehmung der Kieferbewegung 161

Mundtrockenheit
- Strahlentherapie 44

Muskelentspannung, progressive nach Jacobson 153

myofaziale Lappen 35
myokutane Lappen 34
Myotomie 37, 143
- M. cricopharyngeus 22, 36, 51, 52
- Mediastinitis 36
- primäre/sekundäre 36

N

Nackenmuskulatur
- verkrampfte 81

Nährsonde
- nasogastrale 54, 146
- transnasale 137

Nahrung
- Fließeigenschaften 70
- Formbarkeit 70

Nahrungskonsistenz
- geeignete, Wahl 69

Nahrungsmittel
- Eigenschaften 71
- Qualität des Speichels 71
- Quantität des Speichels 71

Nahrungspartikel
- Penetration, laryngeale 79

Narbenmobilisation 200
Narbenstruktur
- Augmentation 20

Nationales Krebsregister
- DDR 1

Neck dissection 26, 143
- Folgen 27
- Lymphödem 204
- modifiziert radikale 27
- Ösophagusersatzstimme 195, 196
- radikale 27
- Schluckstörungen 60
- Schulter-Arm-Syndrom 27
- selektive 27
- Sprechhilfe, elektronische 195

Nekrosen
- Jejunuminterponat 34
- Strahlentherapie 45, 46
- Transplantate 34

Neopharynx
- Retentionen 54

Neopharynxtrichter 54
Neoplasien 4
Nikotinabusus 56
- Schluckstörungen 60

Non-Indwelling-Prothese 38, 39
- Eigenschaften 39
- Shunt-Ventil 38, 173

Novafon®- Massage 152
Noxen
- Stimmstörungen 86

O

Obstverzehr 57
Ödeme
- Neck dissection 27
- Strahlentherapie 44

orale Phase
- Störungen 71

ösophageale Phase
- Schluckstörungen 51, 53

Ösophagoskopie 68
Ösophagus
- Stenosen 52

Ösophagusdruck
- Ösophagusersatzstimme
- – Erhöhung 186
- – Verminderung 187

Ösophaguseingangsrekonstruktionen 34

Ösophagusersatzstimme 136, 143, 146, 170, **181**
- Akzeptanz 193
- Alkoholabhängigkeit 193
- Anblasedruck 147, 181
- Anstrengung 197
- Artikulation 197
- Atem-Sprech-Rhythmus, optimaler 187
- Atemrhythmus 183
- audiometrische Diagnostik 194
- Blickkontakt 197
- Brust- und Hochatmung 193
- COPD (chronisch-obstruktive Lungenerkrankung) 193
- Dauer
- – der Latenzzeit 197
- – der Tonproduktion 197
- Demenz 193
- Divertikel 192
- Doppelinjektionen 197
- Erlernen 143
- Hypertonie 193
- Hypoglossusparese 192
- Inhalationsmethode 182, 185
- Injektionsmethode 182, 184
- Innervationsstörungen 192
- Insufflationstest, transnasaler 194
- Krankheitsbewältigung 193
- Lautstärke 197
- Verbesserung 190
- Luft- bzw. Tonabgabe 185
- Luftaufnahme 181
- Modulation 197
- – Verbesserung 191
- Neck dissection 195, 196

- Ösophagusdruck
- – Erhöhung 186
- – Verminderung 187
- Ösophagustonproduktion 183
- Phonationsexspiration 182
- Pseudoglottis 181
- qualitative Parameter 192
- Qualitätsprüfung 193
- Röntgendiagnostik 193
- Schluckmethode 181
- Schwerhörigkeit 193
- Silbenzahl, Erhöhung 190
- Spontansprache 192
- sprachanalytische Kriterien 194
- Störgeräusche 197
- Text lesen 197
- Textarbeit 192
- Therapieverlaufsbogen 194
- Tongebung, willkürliche 189
- Transfer 192
- Tumorrezidive 192
- Verlaufsbogen 198
- Verschlusslautinjektion 182, 184
- Verständlichkeit 143
- Vor-/Nachteile 181

Ösophagusmanometrie 37, 68
Ösophagus-pH-Metrie 68
Ösophagussphinkter
- oberer, Öffnung, unvollständige 71
- Öffnung, verzögerte 54

Ösophagustonproduktion
- Ösophagusersatzstimme 183
- Stimulation 183

Osteopathie 203

P

Palliativmedizin 48
Papillom 4
Paresen 68
Passagestörungen 36
Pectoralislappen 36
PEG 55
PEJ 55
- Refluxsymptomatik 56

Peristaltik
- pharyngeale 51, 54

Peristaltikdruck
- pharyngealer 35

Persönlichkeit
- Stimmrehabilitation, funktionale 95

Petiolus 7
Petioluskarzinome 7
pharyngeale Phase
- Schluckstörungen 51, 53, 61

pharyngeale Propulsion
- reduzierte 71

Pharyngektomie
- partielle mit Laryngektomie 26

Pharyngolaryngektomie
- totale 26
- – rekonstruktive Verfahren 33, 69

Pharyngotomie
- laterale 25
Pharynx
- Retentionen 54
- Sensibilitätsstörungen 54
Pharynxeingangsrekonstruktionen 34
Pharynxersatzstimme 34
Pharynxfistel 35
Pharynxrekonstruktion
- Komplikationen 34
Pharynxteilresektion
- transorale 25
- transzervikale 25
Phlegmone
- peristomale 41
Phonation 110, **125**
- glottische 85, 92, 94, 95, 125, **126**
- pseudoglottische 94
- Shunt-Ventil 175
- Stimmrehabilitation, funktionale 94
- supraglottische 85, 94, 125, **126**
- Tonus und Atmung, Verbindung 126
- Überdrucktherapie 103
- Unterdruck 91
- Unterdrucktherapie 96
Phonationsatmung 196
- Tonproduktion 196
Phonationsebenen 85
Phonationsexspiration
- Ösophagusersatzstimme 182
Phonationsschwierigkeiten
- Bestrahlungszeit 179
- Lymphödem 179
- Schluckstörungen 179
- Shunt-Ventil 179, 180
Photonenstrahlen 42
physikalische Entstauungstherapie, komplexe 204
physiologische Gegebenheiten
- prä-/postoperative 137
Physiotherapie 200
Pilzinfektionen
- Strahlentherapie 43
Planungs-Computer-Tomographie 42
Plattenepithelhyperplasie 5
Plattenepithelkarzinom 5
- Hypopharynx 7
- Larynx 6
Platzhalter
- Atemöffnung, künstlich gelegte 29
Pleuelübung **133**
- Kieferklemme 77
PLTT (Postlaryngektomie-Telefontest) 194
Pneumonie 29
PNF (propriozeptive neuromuskuläre Fazilitation) 68, 202
Polypen 4
posterior 3

Postkrikoidregion 8
- Karzinom 8
Postlaryngektomie-Telefontest (PLTT) 194
präepiglottischer Raum 7
Präkanzerosen 4, 5
präkanzeröses Epithel mit Kernatypien 5
Präkollektoren 203
Primärtumorklassifikation 10
Probeexzision 4
Propriozeptive Neuromuskuläre Fazilitation (PNF) 68, 202
Proteine
- Zufuhr 57
Provox®-Filter-System 41
Provox®-FreeHands 32
Provox®-LaryTube 32, 41
Pseudoflüstern 143, 147, **165**
- Anbahnen 165
Pseudoglottis 182
- Hochfrequenz-Kinematograpie 194
- Ösophagusersatzstimme 181
- Ultraschalldiagnostik 193
Psyche
- Stimmrehabilitation, funktionale 95
psychologische Betreuung 207
- HNO-Tumorpatienten, Aspekte 209
Psychopharmaka
- Schluckstörungen 60
pulmotoxische Eigenschaften
- Nahrungsmittel 71
Punktionstracheotomie 28
- Komplikationen 29

_____ R _____

Radialislappen 33
Radikale, freie 57
Radio-/Chemotherapie
- kombinierte 46
Radiodermatitis 44
Radioonkologie 42
Radiotherapie *siehe* Strahlentherapie
rechtfertigender Notstand
- Dysphagietherapeuten 81
Rechtswidrigkeit der Körperverletzung 81
Reflux, gastro-ösophagealer 36, 57, 68
- PEJ 56
Refluxösophagitis 54
Regurgitation
- nasale 67
Reintegration
- Trauerverarbeitung 209
Reizstrombehandlung
- Stimmstörungen 92
Remacle-Klassifikation
- Kehlkopfteilresektion, endolaryngeale 17
Retentionen 54

- Laryngektomie 51
- Schluckstörungen 51
rhythmisch-dynamischer Impuls 106
Richtungsbeziehungen 3
Robert-Koch-Institut 1
Röntgendiagnostik
- Ösophagusersatzstimme 193
RTOG-9003-Studie
- Strahlentherapie 43
Rückzug
- Trauerverarbeitung 209
Ruheatmung 196

_____ S _____

Sagittalschnitt 3
Sandwich-Verfahren
- Strahlentherapie 43
Schluckbeschwerden
- Strahlentherapie 43
Schluckdiagnostik
- logopädische 63
Schlucken
- super-supraglottisches 79
- supraglottisches 79
- videokinematographische Untersuchung 37
Schluckkontrollgriff 62
Schluckmethode
- Ösophagusersatzstimme 181
Schluckphasen 54
- orale 54
- ösophageale 54
- pharyngeale 54
Schluckreflextriggerung
- verzögerte 70
Schluckrehabilitation
- Tracheostoma 57
Schluckstörungen
- Absaugbereitschaft 62
- Alkoholabusus 60
- Beschwerdesymptomatik 61
- Diagnose 60
- Fremdkörpergefühl 61
- Gewichtsverlust 61
- Heiserkeit 61
- Husten 61
- Hypopharynxteilresektion 52
- Kanülenversorgung 61
- Kehlkopfteilresektion 52
- Kloßgefühl 61
- Laryngektomie, totale 51
- Luftnot 61
- Medikamente 60
- Motilitätsstörungen 51, 61
- Neck dissection 60
- neurogene 68
- Nikotinabusus 60
- ösophageale Phase 51, 53
- pharyngeale Phase 51, 53, 61
- Phonationsschwierigkeiten 179
- Retentionen 51
- Schmerzen 61

Sachwortverzeichnis

- Schwellungen 61
- Sensibilitätsstörungen 61
- Stimmstörungen 86
- Therapie 50
- Tracheostoma 59
- Tracheostomie 61
- Verschleimung 61
Schlucktechniken
- spezielle 79
Schlucktraining
- auditive Mechanismen 80
- Hypopharynxtumoren 68
- Larynxtumoren 68
- Trachealkanüle 79
- Tracheostoma 80
- visuelle Kontrolle 80
Schluckversuche 79
- Diagnostik 62
Schmerzen
- Schluckstörungen 61
- Stimmstörungen 87
Schmerzmittel
- Schluckstörungen 60
Schock
- Trauerverarbeitung 209
Schreibvermögen
- Laryngektomie 143
Schuldgefühle
- Trauerverarbeitung 209
Schulter-Arm-Syndrom
- Neck dissection 27
Schulterblick 117, 154
- zur Decke 155
Schulterführen, passives 152
Schultergelenk
- Palpation 203
Schultern hoch 156
Schultern kreisen 157
Schwellungen
- Schluckstörungen 61
Schwenklappenplastik 36
Schwerhörigkeit
- Ösophagusersatzstimme 193
Sedativa
- Schluckstörungen 60
Sedlacek-Kambic-Tucker-Technik
- Kehlkopfteilresektion 23
Sekretolyse 201
Sensibilitätsstörungen
- intraorale 54
- orale 72
- Pharynx 54
- Schluckstörungen 61
Sensibilitätsübungen
- Balancieren eines Gummiringes 75
- Eisstimulation 72
- Lippen-Tippen 74
- Spatelkampf 73
- Zähne erspüren 72
- Zähne-Tippen 75
- Zunge einwärts ziehen 73
- Zungenbewegungen 74

sensorische Eigenschaften
- Nahrungsmittel 71
Servox®-Digital 170
Servox®-Inton 170
Shunt-Ventil 136, 146, **173**
- Abstoßungen 41
- Finger-Atem Koordination 176
- Gespräch/Beratung 173
- Indikationen 37
- Indwelling-Prothese 38
- Komplikationen 40
- Kontraindikation 38
- Neck dissection 195
- Non-Indwelling-Prothesen 38, 173
- Phlegmone 41
- Phonation 175
- Phonationsschwierigkeiten 179, 180
- Reinigung 173
- Schwierigkeiten 41
- Sprechakzente 178
- Sprechen
- - fingerfreies 179
- - mit verhauchten Stimmeinsätzen 177
- - verschiedener kürzerer Sprechphrasen 177
- - von kompletten Sätzen/Spontansprache 178
- Stimmerzeugung 38
- Stimmrehabilitation 37
- Tonus 173
- Tonverlängerung 177
- tracheo-ösophageale Fistel 37
- Tracheostoma 139
- Tracheostomaverschluss 174
- Ventilationsstörungen 38
- Vor- und Nachteile 39
Shunt-Ventil-Entwicklungen 148
Sigmatismen 133
Silbenzahl, Erhöhung
- Ösophagusersatzstimme 190
Silberkanüle 33
- Tracheotomie 30
Singultus
- Tracheostoma 138
sinister 3
Sinus Morgagni 6
Sinus piriformis 7, 53
- Karzinom 8
- Retentionen 69
sitzende Übungen
- Unterdrucktherapie 95
Sitzhaltung
- physiologische 113
Sitzpositionen
- Kopf- und Körperhaltung, Modifikation 78
Sitzschaukel
- Atemübungen 122
Sonographie
- dreidimensionale 42

Soorinfektionen
- Strahlentherapie 44
Spannungsabbau 115
Spannungsaufbau 115
- Bewegungs-Phonationsübungen (BPÜ) 105
- supraglottischer 125
- Überdrucktherapie 105
Spatelkampf
- Sensibilitätsübungen 73
Speichelfisteln 34
- pharyngokutane, Lappendeckung 35
- postoperative 35
Speisen
- Kehlkopfoperationen 56
Speiseröhrensphinkter
- Relaxation 81
Spontansprache
- Ösophagusersatzstimme 192
sprachanalytische Kriterien
- Ösophagusersatzstimme 194
Sprechakzente
- Shunt-Ventil 178
Sprechen, fingerfreies mit Tracheostomaventil 179
Sprechhilfe, elektronische 136, 143, 146, **170**
- Ansatzstelle, optimale 171
- Betonungsübungen 173
- Einstellung des Gerätes bzgl. Tonhöhe und Lautstärke 170
- Funktionsprinzip 170
- Grund- und Betonungstaste 172
- Grundton 171
- Koordination von Atmung und Sprechen 171
- Neck dissection 195
- Vor- und Nachteile 170
- Wortvorgaben 172
Sprechkanüle
- geblockte 33
- aus Silber oder Kunststoff mit Fensterung 31
stehende Übungen
- Unterdrucktherapie 95
Stehhaltung
- physiologische 112
Stenosen
- Anastomosestellen 34
- M. cricopharyngeus 36
- Ösophagus 52
- Strahlentherapie 46
Sterbephasen
- Kübler-Ross-Einteilung 208
Sternoclavikulargelenk
- Blockade 203
Stimmeinsätze
- verhauchte 177
Stimmerzeugung
- Shunt-Ventil 38
Stimmgebung/-rehabilitation
- glottische 91

– Grundprinzipien 137
– supraglottische 91
Stimmklang
– Tracheostoma 58
Stimmlippen 6
Stimmlippenkarzinom **6**
– Hemilaryngektomie 21
– Inzidenz 6
– Laserchirurgie 14
– Mehretagentumor 6
– Metastasierung 6
– Strahlentherapie 43
– Tumorchirurgie 19
Stimmlippenknötchen 4
Stimmlippenlähmungen 92
Stimmlippenrandkante
– Verschieblichkeit 4
Stimmlippenzysten 4
Stimmprothese 37, 170
Stimmrehabilitation 146, **170**
– Artikulation 94
– Atmung 93, 94
– Bewegung 94
– chirurgische 41
– funktionale 91, 94
– Gesamtkörpertonus 93
– Gespräch 94, 95
– Göttinger Modell 91
– Haltung 94
– Körperhaltung 93
– Laryngektomie
– – totale 37
– Möglichkeiten 140
– nach Chordektomie 20
– Phonation 94
– Psyche/Persönlichkeit 95
– Shunt-Ventil 37
– Steh- und Sitzhaltung 92
– Tonus 94
– Transfer 94
– Vokaltrakt 94, 170
– Wahrnehmung 93, 94
Stimmritze 6
Stimmstörungen
– Bewegungseinschränkungen 87
– Einschätzung der Symptomatik 86
– Komplikationen im Heilungsverlauf 86
– körperliche Beschwerden 87
– Laryngektomie 136
– logopädische Diagnostik 84
– logopädische Therapie 91
– lupenlaryngoskopische Untersuchung 86
– Motivation zur Therapie 86
– Noxen 86
– Reizstrombehandlung 92
– Schluck- oder Atemprobleme 86
– Schmerzen 87
– Stellenwert 86
– stroboskopische Untersuchung 86
– Veränderung der Symptomatik 86

Stimmtherapie
– Therapiebereiche/-ziele 147
Stoma-Button 33, **32**, 180
Stomageräusche 174
Stomapflege 210
Störgeräusche
– Ösophagusersatzstimme 197
Stoßübung nach Fröschels 125, **126**
– modifizierte gegen die Wand 127
Strahlen
– elektromagnetische 42
– ionisierende 42
Strahleneffekte
– akute 43, 44
– chronische 45, 46
Strahlenödem 54
Strahlentherapie 42
– und Chemotherapie, kombinierte 46
– Gesamtbehandlungszeit 43
– Hautpflege 45
– Indikationen 43
– Lymphdrainage 205
– Lymphknotenmetastasen 42, 43
– Mukositis 43, 44, 46, 179
– Nebenwirkungen 43
– Sandwich-Verfahren 43
– Stimmlippenkarzinom 43
– Verbrennungen 179
– Verhaltensweisen, empfohlene 45
Streptokokkeninfektionen
– Lymphdrainage, Kontraindikation 205
Subclavikularkette
– Lymphknotengruppe 203
Subglottis 6
– Resektion 17
subglottischer Raum 6
Subglottiskarzinom **6**
– Klassifikation 10
Sultanol® 202
superior 3
Supportan® Drink 57
supracricoidale Teilresektion 13, 14
supraglottische Teilresektion 14, 52
Supraglottiskarzinom **7**
– Klassifikation 10

_____ T _____
taktil-kinästhetische Reize 114
Taschenfalten
– Resektion 17, 19
Taschenfaltenkarzinome 7
Taschenfaltenmuskel 85
Teilchenstrahlen 42
Teilresektion
– erweiterte 23
– frontoanteriore 20
– frontolaterale 20
– horizontale
– – nach Alonso 22
– supraglottische
– – horizontale 22

Tennisball drücken 131
Text lesen
– Ösophagusersatzstimme 197
Textarbeit
– Ösophagusersatzstimme 192
Therapieverlaufskontrollen
– Qualitätssicherung 196
Thick&Easy® 56
Thomsen-Grifftechniken
– Narbenmobilisation 200
Thoraxmobilisation 201
Thymusdrüse 203
Thyreotomie
– mit Chordektomie 19, 20
TNM-Klassifikation 10
– Stadieneinteilung 12
Tonabgabe
– Ösophagusersatzstimme 185
Tongebung, willkürliche
– Ösophagusersatzstimme 189
Tonproduktion
– Phonationsatmung 196
Tonsillen 203
Tonus 79, 109, 110, **111**, 148
– Atmung und Phonation, Verbindung 126
– Beurteilung 143
– Shunt-Ventil 173
– Stimmrehabilitation, funktionale 94
– Überdrucktherapie 103
Tonusregulation 79, 148
– aktive 116, 154
– Logopädie 146
– passive 114, 152
Tonverlängerung
– Shunt-Ventil 177
Totalnekrosen
– Transplantate 35
Trachealhusten 138
Trachealkanüle
– geblockte 30
– Schlucktraining 79
Trachealpflege 82
Trachealsekret
– Abhusten 79
Tracheo-Bronchial-Toilette 29
tracheo-ösophageale Fisteln 51
– Shunt-Ventil 37
Tracheospreizer 29
Tracheostoma
– Absaugschlauch 59
– Anblasedruck 175
– Anlage 28, 137
– Aquamat 138
– Aspiration 30
– Atemtherapie 201
– Cuffdruck 58
– Dysphagietherapie 57
– Fremdkörperaspiration 82
– Geräusche 138
– Kanüle, geblockte 137
– Komplikationen 207

Sachwortverzeichnis

– Laryngektomie 137
– Nachteile 58
– Phonation 175
– Schluckrehabilitation 57
– Schluckstörungen 59
– Schlucktraining 80
– selbsttragendes 28
– Shunt-Ventil 139
– Singultus 138
– Stimmklang 58
– Vorteile 57
Tracheostoma-Epithese 32, 206
– Herstellung 206
– Pflege 206
Tracheostomaabdruck 207
Tracheostomaventil 206
– Sprechen, fingerfreies 179
Tracheostomaverschluss 174
– Finger-Atem, Koordination 176
– Shunt-Ventil 174
Tracheostomie
– Schluckstörungen 61
Tracheotomie **28**
– Indikationen 29
– Kanüle, geblockte 30
– Kanülenarten 29
– Kunststoffkanüle ohne Fensterung 30
– Silberkanüle 30
Transfer
– Ösophagusersatzstimme 192
– Stimmrehabilitation, funktionale 94
transglottische Karzinome 7
transglottische Resektion 16
Transplantate
– Arten 35
– Durchblutungsstörung 35
– faziokutane 35
– myofaziale 35
– myokutane 35
– Nekrosen 34
– Totalnekrosen 35
Transversuskette
– Lymphknotengruppe 203
transzervikale Teilresektion 13, **19**
Trauerphasen
– Arndt-Einteilung 209
– Kübler-Ross-Einteilung 208
Trauerverarbeitung
– Phasen 207
Traurigkeit
– Krebserkrankung 208
Triflo® 202
Tubenfunktion
– Strahlentherapie 44
Tucker-Technik
– Kehlkopfteilresektion, supracricoidale 14
Tumor-Debulking 49
Tumorchirurgie 13
Tumoren
– Infiltrationstiefe 13

Tumorrezidive
– Ösophagusersatzstimme 192
Tumortherapie 13

U

Überdruck
– thorakaler 91
Überdrucktherapie
– Ausgangspositionen 103
– Körperhaltung 103
– Phonation 103
– rythmisch-dynamisch 105
– Spannungsaufbau 105
– Tonus 103
– Vokaltrakt 103
UICC-Klassifikation 10
Ultraschalldiagnostik
– Pseudoglottis 193
Ulzerationen
– Refluxösophagitis 54
Unsicherheit
– Trauerverarbeitung 209
Unterarmtransplantat
– faziokutanes 34
Unterdruck
– Phonation 91
– thorakaler 91
Unterdrucktherapie 95
– Atmung 95
– Ausgangshaltungen 96
– Gesamtkörpertonus 95
– Haltung 95
– Phonation 96
– sitzende Übungen 95
– Vokaltrakt 96

V

Vagotonisierung
– Lymphödem 205
Valleculazysten 4
Ventilationsstörungen
– Shunt-Ventil 38
ventral 3
Ventrikelkarzinome 7
Verbrennungen
– strahlentherapiebedingte 179
Verdauungsprobleme
– Kehlkopfoperationen 56
Verein für Ernährung und Diätetik e.V. (VfED) 56
Verhandeln
– Krebserkrankung 208
Verlaufsbogen
– Ösophagusersatzstimme 198
Verneinung
– Trauerverarbeitung 209
verruköses Karzinom 5
Verschleimung
– Schluckstörungen 61
Verschlusslautinjektionsmethode
– Ösophagusersatzstimme 182, 184

Verständlichkeit
– Beurteilung 143
vertikale Teilresektion 14
Vibrationsgeräte 201
Vibrax® 201
Videofluoroskopie 66
Videokinematographie 66
– Schlucken 37
virusbedingte Entzündungen
– Lymphdrainage, Kontraindikation 205
Vitamine 57
VoiceMaster® 39
Vokaltrakt
– Stimmrehabilitation, funktionale 94
– Überdrucktherapie 103
– Unterdrucktherapie 96

W

Wahrnehmung 148
– Artikulationszonen 163
– Atmung 166
– Kieferbewegung 161
– Stimmrehabilitation, funktionale 93, 94
Wahrnehmungsübung
– in Anlehnung an Eutonie 134
Wärme
– Kieferklemme 76
Widerstandsübungen 71, **73**
Windmühle 159

X

Xerostomie
– Strahlentherapie 43, 44, 45, 46

Z

Zähne erspüren
– Sensibilitätsübungen 72
Zähne tippen
– Sensibilitätsübungen 75
Zahnsanierung 45
Zellmitosen
– atypische 5
Zorn
– Krebserkrankung 208
Zugang
– nach Tucker 69
– transzervikaler
– – Hypopharynxteilresektion 69
Zungenbewegungen
– Sensibilitätsübungen 74
Zungengrundzysten 4
Zungenmobilität
– eingeschränkte 54
Zungenmotorik
– Laryngektomie, totale 52
Zwerchfellflankenatmung
– costo-abdominale 120
Zytostatika 46